国家卫生和计划生育委员会"十二五"规划教材

全国高等医药教材建设研究会"十二五"规划教材

全国高等学校教材

供卫生检验与检疫专业用

病毒学检验

第 2 版

主　编　裴晓方　于学杰

副主编　陆家海　陈　廷　曲章义

编　者　(以姓氏笔画为序)

于学杰　山东大学	陆家海　中山大学
王德全　广东药学院	陈　廷　济宁医学院
左浩江　四川大学	周　俊　武汉科技大学
曲章义　哈尔滨医科大学	封少龙　南华大学
许文波　中国疾病预防控制中心	柳　燕　安徽医科大学
李迎丽　重庆医科大学	黄吉城　广东出入境检验检疫局
宋敬东　中国疾病预防控制中心	甄　清　吉林大学
张　勇　中国疾病预防控制中心	裴晓方　四川大学

秘　书　左浩江(兼)

人民卫生出版社

图书在版编目（CIP）数据

病毒学检验 / 裴晓方，于学杰主编 . —2 版 . —北京：
人民卫生出版社，2014

ISBN 978–7–117–20428–6

Ⅰ . ①病… Ⅱ . ①裴… ②于… Ⅲ . ①病毒学 – 医
学检验 – 医学院校 – 教材 Ⅳ . ① R446.5

中国版本图书馆 CIP 数据核字（2015）第 045624 号

人卫智网	www.ipmph.com	医学教育、学术、考试、健康，购书智慧智能综合服务平台
人卫官网	www.pmph.com	人卫官方资讯发布平台

病毒学检验
第 2 版

主　　编：裴晓方　于学杰
出版发行：人民卫生出版社（中继线 010-59780011）
地　　址：北京市朝阳区潘家园南里 19 号
邮　　编：100021
E - mail：pmph @ pmph.com
购书热线：010-59787592　010-59787584　010-65264830
印　　刷：北京铭成印刷有限公司
经　　销：新华书店
开　　本：787 × 1092　1/16　印张：26
字　　数：649 千字
版　　次：2006 年 7 月第 1 版　2015 年 4 月第 2 版
　　　　　2024 年 8 月第 2 版第 8 次印刷（总第 9 次印刷）
标准书号：ISBN 978-7-117-20428-6
定　　价：45.00 元

打击盗版举报电话：010-59787491　E-mail：WQ @ pmph.com
（凡属印装质量问题请与本社市场营销中心联系退换）

全国高等学校卫生检验与检疫专业
第2轮规划教材出版说明

为了进一步促进卫生检验与检疫专业的人才培养和学科建设,以适应我国公共卫生建设和公共卫生人才培养的需要,全国高等医药教材建设研究会于2013年开始启动卫生检验与检疫专业教材的第2版编写工作。

2012年,教育部新专业目录规定卫生检验与检疫专业独立设置,标志着该专业的发展进入了一个崭新阶段。第2版卫生检验与检疫专业教材由国内近20所开办该专业的医药卫生院校的一线专家参加编写。本套教材在以卫生检验与检疫专业(四年制,理学学位)本科生为读者的基础上,立足于本专业的培养目标和需求,把握教材内容的广度与深度,既考虑到知识的传承和衔接,又根据实际情况在上一版的基础上加入最新进展,增加新的科目,体现了"三基、五性、三特定"的教材编写基本原则,符合国家"十二五"规划对于卫生检验与检疫人才的要求,不仅注重理论知识的学习,更注重培养学生的独立思考能力、创新能力和实践能力,有助于学生认识并解决学习和工作中的实际问题。

该套教材共18种,其中修订12种(更名3种:卫生检疫学、临床检验学基础、实验室安全与管理),新增6种(仪器分析、仪器分析实验、卫生检验检疫实验教程:卫生理化检验分册/卫生微生物检验分册、化妆品检验与安全性评价、分析化学学习指导与习题集),全套教材于2015年春季出版。

4

前　言

新发传染病中，至少有 2/3 由病毒引起。自 2002 年严重急性呼吸综合征（SARS）突发、2009 年甲型 H1N1 流感横行，到逐年增多的手足口病例和诺如病毒腹泻，而教材编写期间正值埃博拉出血热肆虐和中东呼吸综合征发生，病毒性疾病的防控引起全球极大关注。《病毒学检验》作为卫生检验与检疫专业的必修课教材，在此之际再版，更具现实意义。

病毒性疾病疫情的防控，需要根据临床表现和流行病学特征，推测可能的病毒类型，通过实验室检测确定病原。因此，本版教材除在总论篇沿用第 1 版的思路外，各论篇内容不再按病毒分类学进行编排，而是选择对人群健康危害较大的病毒性疾病，以感染途径、所致疾病为主线，按引起的主要临床表现、标本的种类及采集、主要病毒的生物学和流行病学特征、实验室检测、预防与治疗原则进行编排。由于核酸检测与分析技术将在病毒检验中发挥更重要的作用，本版增加了不少相关新技术的介绍和序列进化分析的实例；在电子显微镜观察技术部分缩减了与病毒检测实践联系不强的电镜的结构和原理介绍，增加了典型病毒电镜照片的识读内容；第二篇开始增加了病毒分类和复制知识的介绍。通过这些改变，期望学生能更多结合疾病预防控制和检验检疫工作的实际需求，提高综合分析和解决问题的能力。在编委队伍方面，有病毒检验和防控第一线的中国疾病预防控制中心的许文波、张勇、宋敬东以及广东出入境检验检疫局黄吉城等专家的参与，使本教材更具实际指导意义，而归国学者的加盟，更有利于教材与国际接轨。综上，本书除了作为卫生检验与检疫专业本科生教材外，也可供病毒检验和疾病预防控制相关工作人员参考使用。

本教材内容丰富，使用时可根据授课学时选择教学内容，如第六章呼吸道感染病毒及其检验，可以流感病毒为例深入介绍，其他内容则引导学生进行归纳比对，找出共性和特点，鼓励同学查阅最新的研究进展进行讨论。另一方面，鼓励授课教师查阅相关文献和使用本书推荐的参考书，特别是 *The Foundations of Virology*，*Lennette's Laboratory Diagnosis of Viral Infections* 和 *Fields Virology* 等外文书籍，将这些参考资料的内容融入教学过程。

特别感谢中国疾病预防控制中心宋敬东博士，他为本版教材提供了大量的珍贵电镜照片；感谢华西公共卫生学院卫生检验与检疫系的周涛博士等为本教材后期编辑、校对做的大量工作。此外，本版教材的成形离不开第 1 版编委打下的良好基础，离不开第 2 版各位编者的辛勤奉献，特别是工作在疾病控制预防中心和检验检疫的一线专家，在应对埃博拉疫情的同时，抽出宝贵时间，完成本书的撰写，在此一并致以衷心感谢。

本教材编写虽经过全体编委的用心撰写和反复修改，但由于编写时间和学识水平有限，书中难免不妥甚至错误之处，真诚希望各位同行专家，使用本教材的师生和读者批评指正。

裴晓方　于学杰
2014 年 12 月 18 日

目 录

第一篇 病毒学检验技术

第二篇　常见各类病毒的检验

绪　论

　　病毒学检验（laboratory sciences for virus infection）是从维护公众健康的角度,以医学病毒学和流行病学为基础,借助免疫学、现代分子生物学和其他分析技术,对临床和流行病学现场的标本(如人或宿主动物的血液、尿、粪便、组织液和组织等)进行检测,确定感染的病毒种类及数量,追溯病毒的来源,监测和预测病毒的变迁,为人群中病毒性疾病的预防和控制提供技术支撑的一门学科。病毒学检验不同于实验病毒学或者诊断病毒学,具体体现在:①以预防群体性疾病为目的,而非仅仅诊断和治疗患者;②标本来源不仅仅是患者,还包括环境和动物;③通常需要分型以追踪传染源;④通常需要进行病毒变异分析,以预测流行趋势和为疫苗研发提供支撑。在介绍病毒学检验的一般原则、检验内容与特点,以及应用范围前,有必要简要回顾病毒与病毒学检验的发展历史。

第一节　病毒与病毒学检验

　　病毒(virus)是一类普通光学显微镜下不可见的、专性细胞内寄生的非细胞型微生物。其有别于其他微生物的最显著特点是:①病毒颗粒的形成并非通过病毒长大或分裂,而是通过装配已合成的病毒各结构成分,形成子代病毒;②病毒缺乏编码能源系统和蛋白质合成工具(核糖体)的遗传信息,只能依靠宿主细胞的代谢系统。尽管病毒很小,结构和组成也相对简单,只能寄生于活细胞内,但其在自然界的分布非常广泛,动物、植物、真菌和细菌均能被病毒感染,特别值得关注的是,人类传染病中约三分之二由病毒引起。20世纪70年代以来,全球新发现的大多数传染病病原是病毒,包括致死率很高的埃博拉病毒、本世纪初肆虐我国的SARS冠状病毒、易引起大流行的禽流感病毒、仍无有效治疗手段的人类免疫缺陷病毒等,且它们大部分具有动物源性。不同病毒感染人体后,导致的危害从轻微感冒、腹泻到呼吸衰竭、严重出血、神经系统异常、免疫系统破坏、器官严重损害等;而不同病毒,感染的途径各异,包括呼吸道、消化道、体液传播等等。那么,哪些因素决定了病毒感染有如此的多样性? 病毒感染的历史是怎样的? 培养病毒的历史可以追溯到什么时候? 怎样进行病毒鉴定?

一、病毒学前历史

　　在早期的人类活动中已有病毒感染的历史记载。公元前3700年古埃及首都孟斐斯的象形文字曾记载了一位具有典型脊髓灰质炎临床症状的神庙祭司。古埃及法老拉美西斯五世死于公元前1145年,其保存完好的木乃伊的脸部有患过天花所造成的外形改变和皮疹发作过的印迹,经考古学家和古代病理学家研究,认为这是人类历史上现今发现的第一个天花病例,并推断早在公元前1161年,天花已经开始袭击埃及。在与病毒性疾病斗争的过程中,人类逐步认识了预防和控制病毒性疾病的方法,如公元 10 世纪的北宋年间,我国在世界上首先采用人工免疫方法预防天花,方法是先收集并保存轻型患者的感染性材料,用棉花将其接种于需要人群的鼻孔内壁,虽然存在引起天花的风险,但取得了较好的免疫效果。英国医生 Edward Jenner 发现挤牛奶的妇女感染牛痘后不再感染天花,因此,1796 年 5 月 14 日其用牛痘接种一名 8 岁小男孩并获得成功,此后牛痘接种在世界范围内推广,尽管一开始存在争议,但到 19 世纪已被广泛采用。牛痘接种对消灭天花产生了巨大作用。

为了观察到病原体,前人进行了不懈的努力。1665 年 Robert Hooke 设计了一台复杂的复合显微镜,用其观察植物,第一次描述了植物细胞的构造,并首次用 cells(小室)命名所见的类似蜂巢的极小的封闭状小室(实际上只是观察到细胞壁)。1683 年 Van Leeuwenhoek A 改进了显微镜,并用显微镜发现了单细胞微生物。

为了预防病原体感染,19 世纪法国杰出的科学家、微生物学的奠基人,Louis Pasteur,发明了狂犬病疫苗,并指出这种病原体是某种可以通过细菌滤器的"过滤性的超微生物",其他科学家应用 Louis Pasteur 的基本思想先后研制出多种疫苗,如预防斑疹伤寒、脊髓灰质炎等疾病的疫苗。

为了确定某感染性疾病的病原,Robert Koch 根据其成功分离培养炭疽杆菌、结核杆菌和霍乱弧菌的研究经历,提出确定感染性疾病病原的四条准则(后被人们誉为著名的科赫法则):①从该病的每个患者都能发现这种病原体,且在健康者体内不存在;②该病原体不仅能从患者分离出来,而且能培养出纯品;③用此纯培养物接种易感动物或人时,能复制出相同的疾病;④从被接种的易感动物或人体,能重新分离到该病原体。罗伯特·科赫的这四条准则,为以后发现和认识病原体确定了最基本的标准和研究思路,然而随着医学的发展,发现越来越多病毒性疾病的病因不能用传统的法则准确判定,某些病原体确实引发了传染病,但它们并不完全满足该法则的所有条件,如霍乱病原体从患者和健康人(携带者)体内都能分离到,这明显与第 1 个条件不相符;第 2 和第 4 个条件不适用于无法用细胞培养或没有合适的动物模型的病毒,例如,引起克雅病的朊粒还无法获得纯培养物;对于第 3 个条件,应考虑宿主对病原微生物的不同敏感性。因此,在对传染病病原体的确认上,科赫法则规定的是充分条件,而不是必要条件。针对科赫法则的局限性,David N. Fredricks 和 David A. Relman 提出了基因组时代的科赫法则:①疑似病原体的核酸应该在大多数病例中检出,并且仅可在与疾病相关的器官或组织发现该微生物的核酸;②在未患病的宿主或组织中很少或几乎检测不到与病原体相关的核酸;③疾病缓解时,与病原体相关的核酸拷贝数应减少或消失,疾病复发时情况相反;④若核酸检测可预示疾病发生或核酸拷贝数与疾病的严重程度有相关性,则核酸与疾病可存在强因果关系;⑤从现有核酸序列推断出的微生物特性应符合该生物类群的已知生物学特性,当疾病的表型可用基于核酸序列的系统发育关系进行推测时,则该序列更有意义;⑥应在细胞水平探求患病组织与病原体核酸的关系:如用原位杂交来显示发生组织病理变化或微生物存在的区域以证明微生物的存在;⑦基于核酸分析的上述证据可重复获得。上述修订对确定病毒性感染性疾病的病原更有意义。

二、病毒的发现

1. 植物病毒的发现 虽然 Louis Pasteur 曾对狂犬病进行了广泛深入的研究,并认为狂犬病是由 "virus"(来自拉丁文 "poison")引起,但其未能将病毒和细菌等其他病原体相区别。现代病毒的概念起源于烟草花叶病毒的发现。

烟草花叶病的研究最早可以追溯到 1879 年。当时德国的发酵和植物营养学家 Adolf Mayer 将烟草花叶病株的汁液注射到健康烟草的叶脉中，引起了烟草的花叶病，再将患病的烟草叶汁煮沸，感染性消失，所以他认为烟草花叶病可能是由细菌所致。这也是植物病毒病害研究中所进行的首次传染试验。

1884 年，法国微生物学家 Charles Chamberland 发明了一种细菌无法滤过的陶瓷制过滤器（尚柏朗过滤器，其滤孔孔径小于已知细菌的大小），可除去液体中的细菌，该滤器的发明是后期发现病毒的关键因素之一。1892 年，俄国生物学家 Dmitri Ivanovsky 在研究烟草花叶病时发现，将感染了花叶病烟草叶的提取液用尚柏朗过滤器过滤后，依然能使其他烟草感染；同时还发现，经细菌培养基培养，未见细菌生长，显微镜下也未见任何微生物，该研究提示有一种比以前所知的任何一种病原都小的病原体存在；但受当时主导的疾病细菌理论的影响，伊凡诺夫斯基对其发现尚无充分的自信，未提出具有创见性的结论，而将这种"传染性的滤液"简单地解释为是细菌分泌的一种可溶于滤液的毒素，因此并未深入研究。1898 年，荷兰微生物学家 Martinus Beijerinck 重复了伊凡诺夫斯基的实验，因为这种物质可以在染病的植物中进行复制，他认为其与毒素不同，可能是一种新的感染性因子。由于其实验未发现该病原的颗粒形态，因此他称之为 "contagium vivum fluidum"（可溶性活传染物），进一步命名为 "virus"（病毒），并认为病毒是以液态形式存在的（该观点后来被 Wendell Meredith Stanley 推翻，其证明病毒呈颗粒状）。此外，贝杰林克还进一步发现干烟叶中的病毒仍然具有侵染力，但经 90℃加热后失去感染性。贝杰林克冲破了 Louis Pasteur "疾病菌源学说"的框架，建立了病毒的基本概念。

2. 动物病毒的发现　在 1898 年，Friedrich Loeffler 和 Paul Frosch 发现患口蹄疫的动物淋巴液中含有能通过滤器的感染性物质，由于经过了高度的稀释，排除了其为毒素的可能性，并认为该感染性物质能够自我复制，推论当时病因未明的天花、牛痘、猩红热、麻疹可能是由类似口蹄疫致病生物引起的。口蹄疫病原体是人类史上发现的第一个动物病毒。

3. 人类病毒的发现　黄热病自 15 世纪起在热带国家流行，死亡率很高，但很长一段时间，人们一直找不到其病原体。1900 年，由 Walter Reed 领导的美国黄热病委员会在古巴证实黄热病通过蚊子传播，该委员会的 James Carroll 将黄热病患者的血清经过稀释和过滤后，注射到三名志愿者体内，其中两名士兵均产生了明显的黄热病症状，而另一位平民志愿者虽然最初症状很轻，但在再次注射血清后的第二天即产生了明显的黄热病临床症状，该实验证明了黄热病病原体是可滤过性的病毒。因此，黄热病病毒是被证实的第一个人类病毒。

4. 噬菌体的发现　1915 年，英国细菌学家 Frederick W.Twort，正担任伦敦布朗研究所所长，在研究中力图寻找用于天花疫苗的痘苗病毒的变异株，并研究变异株能否在活细胞以外的介质中复制，因此，在一项试验中将一部分天花疫苗接种含营养琼脂的平板，虽然未见病毒复制，但是细菌污染物在营养琼脂中生长很快，继续培养、观察，发现一些细菌菌落显示出"带水的样子"（即变得比较透明），特沃特将该现象称为透明转化（glassy transformation）。进一步研究发现：①受影响的菌落无法在任何介质中生长；②水样透明区无细菌检出；③纯细菌培养物在接触水样透明区后也会变得透明；④水样透明物质经过滤器后仍可以感染细菌；⑤水样透明物质可以在纯培养物中培养数代，因此，他认为存在一种细菌病毒，遗憾的是，受服役于第一次世界大战及资金缺乏的影响，特沃特的研究中断了。与此同时，加拿大医学细菌学家 Felixd Herelle 正在巴黎的巴斯德研究所工作，1915 年 8 月，法国的一个骑兵中队驻扎在巴黎的郊外，因志贺菌引发的痢疾对整个部队造成了毁灭性的打击，德赫雷尔对患者的粪便进行初滤,并从滤液中分离出志贺菌,在培养中,细菌生长覆盖了培养基的表面,但他偶然观察到未见任何细菌生长的圆点区域,将其称为乳样斑(taches vierges),或称为噬斑(plaques)。进一步跟踪观察一名患者的临床表现和整个感染过程中何时细菌最多,何时出现乳样斑,结果发现患者的病情在感染后的第四天开始好转,德赫雷尔认为细菌被吃掉了,并将这些能"吃掉"细菌的因子命名为噬菌体(bacteriophage)。

随后几年,不同学者分别发现了流感病毒、墨累谷脑炎病毒、I型单纯疱疹病毒、非洲猪瘟病毒等,到1927年,Thomas Rivers 撰文,建议设立病毒学,次年出版了第一本病毒学专著 *Filterable Viruses*,Thomas Rivers 因此被誉为病毒学之父。1928年洛克菲勒基金会建立了病毒实验室——Rockefeller Foundation Virus Laboratory,并启动病毒研究的国际项目,极大地促进了病毒学的发展。到1939年,第一本国际病毒学杂志出版(*Archiv für die Gesamte Virusforschung*,现名为 *Archives of Virology*)。经过近百年的发展,到2013年,已发现2827种病毒。

此外,后来发现的类病毒因子如类病毒、拟病毒和朊粒,虽然和病毒不同,但和其他微生物差别更大,因此将它们放在病毒中讨论。类病毒(viroids)为含有200~400个核苷酸的环状RNA分子,呈棒状二级结构,无衣壳和包膜,专性细胞内寄生;拟病毒(virusoids)比类病毒稍大(约含1000个核苷酸),依赖病毒的复制,被包装进病毒的衣壳内而存在,又被称为病毒的"卫星",或者"卫星病毒",两者均可导致某些植物病害。而朊粒(prions)是具有感染性的不包含核酸的蛋白质分子,可引起人和动物致病,本教材将专章讨论。

三、病毒的培养与观察

由于病毒只能在活细胞内复制增殖,因此病毒的培养依赖于动物接种、鸡胚培养和细胞培养。

1. 动物接种 早在1881年,Louis Pasteur 开始用动物研究狂犬病毒,虽然当时 Louis Pasteur 并不知道狂犬病是一种病毒病,但从科学实践中他知道有侵染性的物质经过反复传代和干燥,会减少其毒性,于是其将狂犬病狗的延髓提取液多次注射兔子后,再将这些减毒的液体注射狗,发现注射后的狗能抵抗正常毒性的狂犬病毒的侵袭。1908年 Karl Landsteiner 和 Erwin Popper 用猴子分离出脊髓灰质炎病毒。尽管早在1881年 Louis Pasteur 就使用动物研究狂犬病毒,但由于用动物研究病毒的成本高、需要专门设施、动物易感性的不确定性和动物实验伦理方面的考虑,使用越来越少,仅用于体外不能培养的病毒的研究,或者用于研究病毒的致病性和观察病毒疫苗的安全性。

2. 鸡胚培养 鸡胚是病毒研究中第一个用于培养和高效分离病毒的体系,目前使用仍然较多,特别是针对流感病毒的分离与培养。那么,人类什么时候将鸡胚用于病毒培养的?该历史可追溯到1931年,Alice Miles Woodruff 进入范德堡大学的病理系,Ernest Goodpasture 让其尝试在鸡肾组织中培养鸡痘病毒,但是并未成功;由于鸡胚由活细胞构成并且其中不含有细菌,因此 Ernest Goodpasture 让 Miles Woodruff 尝试在活鸡胚中进行培养。Woodruff 用小刀在受精的鸡蛋外壳开一个小孔,然后将鸡痘病毒注入胚胎,用凡士林固定玻璃片进行封口后放在孵卵器中继续孵育,但是这些鸡胚均因入口细菌污染而死亡。Woodruff 一边总结失败的教训,一边不懈尝试,终于幸运地发现了一例接种病毒后仍存活的鸡胚,并且发现在接种部位出现轻微的肿胀,她将肿胀部位的组织接种到其他鸡胚后产生更多的肿胀区域,显微镜下观察肿胀部位的组织可见包涵体。为证实得到的病毒与最初接种的病毒是一致的,

Woodruff 将获得的病毒接种鸡,产生了典型的鸡痘症状。从此开启了鸡胚培养病毒的历史。此后该技术被广泛应用,如 Max Theiler 在 1937 年用鸡胚培养黄热病病毒,获得减毒株 17D,该毒株截至现在仍在使用。而鸡胚接种技术至今仍用于流感病毒分离培养和疫苗生产。

3. 细胞培养　尽管鸡胚培养仍然是病毒分离培养不可或缺的技术,但细胞培养使用最多。最早使用细胞培养技术培养病毒可追溯到 1913 年,Edna Steinhardt Harde 等微生物学家用兔角膜上皮细胞,成功培养出牛痘病毒。随后,在 1916 年有学者发明了用胰酶消化细胞,但由于原代细胞培养操作相对复杂和容易污染,以及动物接种技术和鸡胚培养在当时的广泛应用,限制了细胞培养技术的发展和应用。1942 年我国科学家黄祯祥(中国科学院院士)用原代鸡胚细胞成功培养西方马脑炎病毒,在此基础上,于次年建立了病毒中和试验的方法,在美国发表了对病毒研究有重大影响的论文《西方马脑炎病毒在组织培养上滴定和中和作用的进一步研究》,极大地推动了细胞培养技术在病毒研究中的应用。此后,1949 年 Enders J.F 成功地利用人原代细胞培养脊髓灰质炎病毒并制备了该病毒的灭活疫苗。20 世纪 50 年代到 60 年代期间,利用细胞培养技术,相继分离出上百种过去对实验动物不敏感的新病毒,如呼吸道合胞病毒、副流感病毒、鼻病毒、腺病毒、埃可病毒和柯萨奇病毒等,这些进展极大地促进了人类对病毒的种类、性质以及与疾病关系的深入研究。细胞培养技术在病毒学研究中的应用,标志着病毒学黄金时代的开始,同时,也推动了病毒研究方法的发展,如基于噬菌体测定的空斑实验发展为细胞空斑实验,1952 年,Renato Dulbecco 首次利用该技术测定了动物病毒的滴度。

尽管微生物学家知道通过上述三种方式能培养出病毒,但直到 1938 年发明了电子显微镜,人们才观察到病毒颗粒。1932 年,德国柏林工业大学的 Ernst Ruska 制造出了世界上第一台电子显微镜,次年博士毕业后进入西门子公司,研发商业电子显微镜,在此期间,他参与建立了一个实验室,该实验室负责人 Helmut Ruska 是一名内科医师(其弟弟),他们一起研究用电子显微镜观察病毒,终于在 1938 年,Bodo von Borries(其表弟)、Ernst Ruska 与 Helmut Ruska 用电子显微镜观察到鼠痘病毒和牛痘病毒,并发表了电镜拍摄的照片。Ernst Ruska 因为发明电子显微镜获得了 1986 年的诺贝尔物理学奖。

四、病毒的鉴定

随着免疫学和分子生物学的发展,鉴定病毒的方法不断完善。

免疫学方法在病毒研究和检验中的应用可追溯到 1941 年,Ggeorge Hirst 在科学杂志上发表题为 *The agglutination of red cells by allantoic fluid of chick embryos infected with influenza virus* 的文章,报道流感病毒的血凝素具有凝集鸡或者人的红细胞的现象。从此,红细胞凝集试验和红细胞凝集抑制试验就开始用于流感病毒和一些其他病毒的鉴定。1942 年 Albert Coons 建立了免疫荧光标记技术,次年黄祯祥报道了中和试验,1952 年 Renato Dulbecco 建立了空斑形成试验,1959 年 Rosalyn Yalow,Solomon Berson 建立了放射免疫技术,1970 年 Pekka Halonen 等撰文强调病毒快速诊断在临床治疗中的重要性,次年 Eva Engvall 等发明了酶联免疫吸附试验等。上述免疫学方法可测定样品中的微量病毒抗原或病毒抗体,其中有些方法可做到结果判定的自动化,有些方法还可测定宿主组织中的病毒抗原。这些免疫学技术的广泛应用,不但促进了病毒研究,更是病毒鉴定中常用的方法。

病毒结构和功能、分类和变异、溯源和检测等方面的研究的进展,很大程度上依赖于分子生物学及其相关技术的发展。自 1953 年 Watson J.D. 和 Crick F. 指出生物的遗传物质是核酸,并提出脱氧核糖核酸(DNA)双螺旋结构理论以来,人们开始从分子水平认识 DNA 的结构及其功能、基因表达与性状的关系,从而为分子生物学的创立奠定了基础,也使病毒学的研究步入了分子病毒学时代。

1952 年 Hershey 和 Williams 分别用化学法和电子显微镜观察到噬菌体浸染细菌时只是将核酸注入细菌体内,而蛋白质衣壳留在细菌外面,证明了噬菌体的遗传物质是 DNA;John Cairns 于 1961 年报道了 T_2 噬菌体环状 DNA 的长度。1962 年,Casfar D. L. 阐明了许多病毒的二十面体结构,明确了病毒核衣壳二十面体的构成规律,这是对病毒超微结构认识的重大突破。1968 年 Werner Arber、Hamilton Smith、Daniel Nathans 等发现了限制性内切酶,为 DNA 重组技术的建立奠定了基础。1969 年 Delbruck M. 和 Hershey A.D. 以及 Luria S.E. 分析了病毒基因结构和复制机制,提出了病毒致癌基因假说。1970 年,Howard Temin 和 David Baltimore 分别研究劳氏肉瘤病毒和劳舍尔小鼠白血病病毒,发现了病毒的反转录酶(reverse transcriptase),研究结果发表于《自然》杂志,并获得了 1975 年的诺贝尔奖。1972 年 Paul Berg,Dale Jackson,Robert Symons 建立了 DNA 重组技术。次年,Joseph Sambrook 等发明了琼脂糖凝胶电泳;Nathans D 和 Danna 等用酶切法建立了 SV40 病毒的酶切图谱。1975 年英国学者 Frederick Sanger 发明了 DNA 序列测定技术,1977 年他用该技术完成了噬菌体 φX174-ssDNA 全部序列的测定。1985 年美国生物化学家 Kary Mullis 建立了聚合酶链反应技术(PCR)。1990 年以来,PCR 技术在分子病毒学领域得到了广泛应用,已成为病毒性疾病诊断和研究的重要手段。1993 年,Kary Mullis 由于发明了 PCR 仪而与第一个设计基因定点突变的 Smith 共享诺贝尔化学奖。随着这些分子生物学技术的发明和应用,自 20 世纪 80 年代以来,病毒学家精确地测定了许多病毒基因组的核苷酸序列,特别是测序技术的发展,使人们能在几天内获得病毒的基因组序列,这对揭示病毒的复制机制、基因表达调控原理、通过序列比对研究其进化和变异以及发现未知病毒,具有重要的意义。这些技术中,PCR 技术、核酸杂交技术以及近年发展起来的基因芯片技术,在病毒的鉴定和快速检测方面得到广泛应用。

第二节　病毒学检验的内容与应用范围

一、病毒学检验的一般原则

病毒学检验涉及的病毒多种多样,可结合病毒的致病特征、流行病学特点和生物学特性选择适当的样品采集及试验方法,同时注意生物安全及实验室检测的质量控制。

(一)满足硬件设施和生物安全要求

病毒学实验具有很强的专业性,且存在一定生物安全风险,因此对病毒学实验室的硬件设施要求较高。不具有相应资质的实验室不得从事病毒学检验的相关工作。

病毒检验过程中涉及的一些病毒具有很强的传染性和致病性,处理不当可能造成实验室感染,甚至波及社区人群,造成病毒性疾病的蔓延。因此,应加强病毒学实验室生物安全管理。

生物安全是为了避免微生物和医学实验室中在进行各种有危害或有潜在危害的生物因子活动过程中,可能对人、环境和社会造成的危害或潜在危害,而采取的防护措施(硬件)和管理措施(软件)。

1. 相关法律法规和标准 第一本《实验室生物安全手册》(*Laboratory Biosafety Manual*)由世界卫生组织(WHO)于1983年颁布。在我国,2003年卫生部发布《微生物和生物医学实验室生物安全通用准则》;2004年4月5日,中华人民共和国质量监督检验检疫总局和中国国家标准化管理委员会发布GB 19489—2004《实验室生物安全通用要求》,其中实验室生物安全防护屏障和水平分级、生物安全实验室的设施、生物安全动物实验室的设施、生物安全实验室的个人防护、生物安全动物实验室的个人防护等做了详细规定。该国标是国家实验室生物安全强制执行的标准,是生物安全实验室认证认可的唯一国家标准。现用版本为GB 19489—2008《实验室生物安全通用要求》。2004年11月,国家颁布《病原微生物实验室生物安全管理条例》,该《条例》包括总则、病原微生物的分类和管理、实验室的设立与管理、实验室感染控制、监督管理、法律责任和附则7章。

2. 病原微生物分类和管理 《病原微生物实验室生物安全管理条例》按病原微生物的传染性、感染后对个体或者群体的危害程度,将病原微生物分为四类:

第一类病原微生物,是指能够引起人类或者动物非常严重疾病的微生物,以及我国尚未发现或者已经宣布消灭的微生物。第二类病原微生物,是指能够引起人类或者动物严重疾病,比较容易直接或者间接在人与人、动物与人、动物与动物间传播的微生物。第三类病原微生物,是指能够引起人类或者动物疾病,但一般情况下对人、动物或者环境不构成严重危害,传播风险有限,实验室感染后很少引起严重疾病,并且具备有效治疗和预防措施的微生物。第四类病原微生物,是指在通常情况下不会引起人类或者动物疾病的微生物。

其中第一类和第二类病原微生物统称为高致病性病原微生物。需要注意的是,WHO《实验室生物安全手册》的分类标准中,第一类病原微生物危害程度最低,第四类最高,与我国颁布的《病原微生物实验室生物安全管理条例》中的分类不同。根据不同类别的微生物应采取相应的管理措施。

3. 实验室的分类及适用范围 针对不同的病原体,生物安全防护水平(biosafety level, BSL)分为4级,Ⅰ级防护水平最低,Ⅳ级防护水平最高,以BSL-1、BSL-2、BSL-3、BSL-4表示;动物实验室相应为ABSL-1、ABSL-2、ABSL-3、ABSL-4,A是animal的首字母。不同的病毒需在不同生物安全防护水平级别的实验室中进行检验,如埃博拉病毒的分离培养应在BSL-4实验室进行;人类免疫缺陷病毒(human immunodeficiency virus, HIV)血清学检测在BSL-2实验室进行,培养则要求在BSL-3实验室进行;其他大部分病毒的检测在BSL-2实验室进行。

4. 实验室感染控制与处理 病毒实验室要建立严格的实验室安全管理制度,制定实验室安全管理工作的实施细则。依据《中华人民共和国传染病防治法》《中华人民共和国突发事件应对法》《国家突发公共卫生事件应急预案》等建立《实验室污染及安全事故应急处理预案》,明确组织管理、部门分工、预防措施和应急处理措施。定期检查实验室的生物安全防护、病原微生物菌(毒)种和样本保存与使用、安全操作、实验室排放的废水和废气以及其他废物处置等规章制度的实施情况。

当实验室工作人员出现与本实验室从事的高致病性病原微生物相关实验活动有关的感染临床症状或者体征时,实验室负责人应当向负责实验室感染控制工作的机构或者人员报告,同时派专人陪同及时就诊;实验室工作人员应当将近期所接触的病原微生物的种类和危险程度如实告知诊治医疗机构。

实验室发生高致病性病原微生物泄漏时,实验室工作人员应当立即采取控制措施,防止高致病性病原微生物扩散,并同时向负责实验室感染控制工作的机构或者人员报告。卫生主管部门或者兽医主管部门接到关于实验室发生工作人员感染事故或者病原微生物泄漏事件的报告,或者发现实验室从事病原微生物相关实验活动造成实验室感染事故时,应当立即组织疾病预防控制机构、动物防疫监督机构和医疗机构以及其他有关机构依法采取相应的预防、控制措施。

（二）标本的采集原则

标本的采集、运送和储存是实验室分析的第一步,也是关键的一步。标本质量的好坏直接影响检测结果的准确性。

1. 做好采样规划　标本采集处理首要问题是要目的明确,根据已有流行病学资料和疾病的临床表现进行分析,初步推断可能是哪类疾病,再从以下几个方面考虑取材部位:①从病原体入侵部位取材;②从病原体感染的靶器官取材;③根据病原体的排泄途径取材;④从环境中采集标本,另外还应注意采样时间。根据以上因素,制定详细的、有针对性的采样工作程序。

2. 注意保护病毒　首先需选取恰当的病毒采样液,采样液中一般含有蛋白保护剂,具有适当的 pH,以保护病毒,加有抗生素,以减少细菌的生长对病毒的影响;其次根据所采集标本的性质选择合适的储存温度,冷冻不影响检测的标本可储存在 –70℃或更低,而冷冻后影响检测的标本则以保存在 4℃为宜;另外采集好的病毒标本应及时送检。

3. 样品的正确标记　标本采集过程中,应保证采样记录表登记与样品标记同时进行,并确保编号一一对应。样品编号时需要在标本容器表面与容器盖顶上同时进行标记,避免容器与盖子错配,造成标本的交叉污染。采完样后,所有的标本都应有详细的记录和标签。在进行标记时需注意标记的清晰易识,保存时间较长的样品需选用质量较好的记号笔或选择其他可靠的方法进行标注。样品标记非常关键,是所有标本辨识的重要标志,不容出现任何差错。

4. 标本的运送　标本采集后应尽快送往实验室检测,采集的标本应放入适当的容器,并遵循生物安全要求防止扩散,包装运输需符合《危险物品航空安全运输技术细则》的规定。

（三）质量控制原则

为了保证实验结果的准确性,应注重实验室工作人员的素质培训和质量控制。

1. 提升实验室工作人员的素质　从事病毒学检验的技术人员必须经过扎实的训练,包括病毒学、分子生物学、基础医学等知识的学习以及专业化的实验技能培训,并经考核合格后持证上岗。技术人员要定期接受病毒学的新知识和新方法的继续教育和培训。对实验室人员的检验技术和能力要进行定期考核。

2. 仪器设备质量控制　病毒学检验需要用到各种先进仪器设备,根据工作需要正确配备所需的仪器设备,并对其采购、验收、运转进行控制,加贴状态标识,防止误用。为了保证检测结果的可靠性,主要计量仪器设备应经过国家质量监督部门检测、校正和认可;重要设备由专职人员负责使用和维护,设立仪器设备档案,规范仪器设备使用记录。

3. 试验试剂和材料的质量　病毒学试验要特别注意材料和试剂的质量、保质期以及保存方法等,而且应从质量可靠的厂家或声誉好的供应商那里订购试验试剂。在接收实验材料和试剂时,应检查有无破损及污染,在实验室工作日志上记录收到试剂的数量、来源、批号及日期,并按照说明书要求保存试剂。

4. 标准操作程序文件的制定　实验室应优先采用国家、行业制定的标准检验方法,根据本实验室条件及工作要求编写标准操作程序(SOP)文件,根据实际工作定期组织专业人员进行修改和补充,用于指导实验室日常工作,使实验室在实验操作中做到规范化和标准化,不因为人员的变动而受到影响。SOP 文件通常应包括以下内容:实验室操作规章制度,各级人员的职责和权限,实验室生物安全与防护措施,实验室检测项目操作方法,培养基和试剂的配制方法,毒株管理办法,仪器维护保养及质控措施,质量控制方案,常用参考数据,废弃物处理等其他制度。

5. 室内质量控制　室内质量控制要求检验过程中严格按照微生物检验的各项标准化的操作规程、质量管理手册和 SOP 文件进行操作,实验前认真核对样本送检单和样本编号然后进行检验。检测过程做好实验记录。另外为了保证病毒学检验的真实性,每种病毒检验方法应设立合理的对照。室间质量控制由实验室以外的组织或机构定期或不定期检查各实验室的监测水平,发给未知样品,在室内质控的基础上,考核实验室真实的技术水平,在规定的时间内上报结果。通过室间质控可对实验室技术水平进行综合评价,它可作为实验室质量保证的外部监督工具。

二、病毒学检验的主要内容和特点

病毒学检验可分为直接和间接检测两种类型,前者包括对样品中或者细胞培养物中病毒的核酸、蛋白质、细胞的病理改变进行检测,或者通过电子显微镜对病毒的形态结构进行观测,直接显示病毒的存在。间接检验主要通过血清学试验。病毒学检验往往需要分型,需要进行病毒变异分析,需要获得大量纯种病毒,因此,与临床诊断病毒学比较,病毒的分离、培养、纯化和保存技术的应用,显得更为重要。此外,病毒学检验常常需要对病毒进行定量研究,由于标本来源不仅仅是患者,还包括环境,因此需要对病毒进行浓缩。

(一)直接检测

1. 电子显微镜技术　直接观察病毒颗粒经负染处理后,用透射电子显微镜观察病毒颗粒,根据病毒颗粒的形态即可判断病毒种类。电镜常用于粪便中病毒的快速检测,粪便中轮状病毒的电镜诊断已成为重要的实验室诊断标准之一。粪便中还包含腺病毒、星状病毒、诺如病毒和札如病毒等。有时电镜也用于检测损伤的皮肤和小囊泡中的病毒颗粒,如疱疹病毒和乳头瘤病毒等。免疫电镜可提高普通电镜的敏感度和特异度,但需要特异的病毒抗体。

2. 细胞病理学检测　最常见的改变是由于病毒复制,在受染细胞核或者细胞质内形成病毒包涵体。含有病毒包涵体的病变组织或脱落细胞经姬姆萨染色或苏木精-伊红染色后,用光学显微镜观察。

(1)核内包涵体的检测:核内包涵体是指有些病毒在宿主细胞核内复制、装配,并在核内产生的包涵体。①单纯疱疹病毒、水痘-带状疱疹病毒感染细胞后,在细胞核内均可见到嗜酸性包涵体和巨核细胞;②腺病毒在早期感染后细胞核内形成的包涵体呈嗜酸性,成熟后变成嗜碱性;③巨细胞病毒感染的宿主细胞的细胞核周围有大型的嗜酸性包涵体,巨细胞包涵体也可出现在尿液沉渣、泪液、唾液、乳汁中的细胞内。

(2)细胞质内包涵体的检测:在细胞质中复制装配的病毒[常见核糖核酸(RNA)病毒]可产生细胞质内包涵体,如①狂犬病毒在易感的动物体内增殖,将其大脑组织海马回部位作病理切片,经姬姆萨或苏木精-伊红染色后,在细胞胞质内可见边缘清晰,椭圆形或圆形的嗜酸性包涵体,又称内基小体(Negri body);②呼吸道合胞病毒的包涵体为轻度嗜酸性,细胞培养物中常见,一般临床标本也可见到。

3. 病毒蛋白检测　病毒蛋白包括病毒的功能性蛋白、结构蛋白和酶类,常以病毒颗粒的形式存在于细胞、组织、体液或者培养液中,有些病毒蛋白(常常是病毒的膜蛋白)还存在于宿主细胞表面。可以通过检测这些病毒蛋白的抗原性,或者其他特性(如酶活性或者血凝性),显示病毒的存在。病毒蛋白作为抗原可根据其存在位置的不同而具有不同的作用,其中存在于病毒颗粒内部的抗原可用于病毒分型和诊断(如流感病毒的核蛋白和基质蛋白),而存在于病毒颗粒表面或者宿主细胞膜的蛋白,往往是糖蛋白,易发生变异,对其检测,可用于区分不同亚型的病毒,如检测流感病毒的血凝素和神经氨酸酶这两种膜蛋白,可将病毒分成不同的亚型。

(1)组织或细胞内的病毒抗原的检测:用免疫荧光染色法、免疫酶染色法等对组织或细胞内的病毒抗原进行定性检测。例如,黑线姬鼠感染肾综合征出血热病毒,只发生病毒感染,无明显的临床症状,但可用间接免疫荧光法检测鼠肺冷冻切片中的肾综合征出血热病毒抗原。

(2)血清中病毒抗原的检测:用酶联免疫吸附试验、放射免疫测定法等对血清中可溶性病毒抗原成分进行检测。例如,酶联免疫吸附试验法检测人血清中乙型肝炎病毒表面抗原(HBsAg)。针对大多数病毒,血清中病毒抗原阳性,一般可作为诊断急性病毒感染的依据。但对有些病毒(如巨细胞病毒、人类免疫缺陷病毒、乙型肝炎病毒),病毒抗原阳性常常不能说明宿主的感染状态(如急性、慢性或携带状态)。

(3)培养物中病毒蛋白的检测:如用血凝实验检测培养物中流感病毒的血凝素,显示病毒的存在。

病毒抗原检测只能用于已知病毒的筛查,而且临床标本较少时,难以同时检测多种病毒。

4. 病毒核酸检测　包括检测病毒的 RNA 或者 DNA。病毒体主要由核酸和蛋白质组成,核酸作为核心部分,是一套完整的基因组,在待检者体内检测到病毒核酸的存在,是证明病毒感染的直接证据。核酸检测还可进行病毒的基因分型,比对核酸序列,可研究病毒的变异和溯源。常用的核酸检测技术有聚合酶链反应(PCR)技术、核酸杂交技术、基因序列测定技术和基因芯片技术。

(1)聚合酶链反应技术:其灵敏度高,特异性强,不需获得纯培养物、几乎适用于所有类型标本,提取核酸后即可进行,能在几小时内获得结果,是检测病毒最常用的技术,既可检测 DNA 病毒,也可检测 RNA 病毒;而且可定量检测病毒的载量,反映感染的严重程度或者治疗的效果;根据扩增的目的基因的特点,可进行亚型检测。

(2)核酸杂交技术:一段用放射性同位素标记的与目的基因互补的核酸序列(DNA 或 RNA),变性后形成单链,其中一条若能与被测基因的 DNA(或 RNA)碱基配对互补,则两者发生结合,这一过程称为杂交。利用核酸探针分子杂交技术,可检测病毒 DNA 或 RNA,显示病毒的存在。

(3)基因芯片技术:基因芯片技术的基础为核酸杂交,经典的基因芯片是一种大规模集成的固相杂交,即在固相支持物上原位合成寡核苷酸或直接将多种预先制备 DNA 探针以显微打印的方式有序地固化于支持物表面,然后与标记的样品杂交,通过对杂交信号的检测分析,得出样品中是否有目的核酸的存在。在病毒检测中液相芯片技术的发展将发挥更重要的作用。

(4)基因序列测定技术:随着测序技术的快速发展、成本下降、时间缩短,其在病毒学检验的应用将越来越多。通过序列测定,可了解病毒编码基因、确定病毒某些特性的基因位点、研究病毒基因组突变、比对序列差异,在此基础上可对病毒进行分型、鉴定、溯源,甚至揭示病毒从动物传到人的演变,用于新发病原体的研究。如我国科学家首先报道流感病毒 H7N9 感染人类,并研究发现该 H7N9 流感病毒的 8 个基因片段中,H7 片段来源于浙江鸭群中分离的禽流感病毒,并可追溯至东亚地区野鸟中分离的相似病毒;N9 片段与东亚地区野鸟中分离的禽流感病毒同源,其余 6 个基因片段来源于 H9N2 禽流感病毒。

(二)血清学 / 免疫学诊断

血清学 / 免疫学试验是诊断病毒感染和鉴定病毒的重要手段。血清学试验的方法很多,最常用的有中和试验、血凝和血凝抑制试验、补体结合试验等。近年来免疫荧光试验、免疫过氧化物酶染色、酶联免疫吸附试验、固相放射免疫测定蛋白印迹等方法,虽然也属血清学范畴,但一般称之为现代免疫学技术。血清学检测需待患者感染后体内产生抗体后才能检出。不适用于疾病早期的临床诊断,但在以下情况仍存在重要价值:①检测目前培养困难或培养时间较长的病毒,例如乙型肝炎病毒、丙型肝炎病毒、人类免疫缺陷病毒等;②标本来不及分离病毒;③证实病毒的临床意义;④血清流行病学调查。而对于那些易于培养的病毒,血清学检测亦有辅助诊断价值。

血清学试验可用于原发病毒感染的诊断。患者血清中的 IgM 抗体出现早,消失快,血清中的特异性 IgM 抗体检测阳性,说明近期有该病毒感染。如甲型肝炎病毒感染后出现症状时抗 HAV IgM 抗体阳性,有诊断意义。如果病毒性疾病的恢复期病毒 IgG 抗体滴度较急性期升高 4 倍或 4 倍以上,就可认为存在病毒感染。但如果只取单份血清检测到特异性 IgG 抗体,只能说明过去有过病毒感染,而不能确定最近感染。如果只有急性期血清,即使未测出病毒特异性抗体,也不能排除病毒感染,因发病初期,抗体尚未升高。

(三)病毒的分离培养

病毒分离培养仍然是诊断病毒感染的金标准(gold standard)。由于病毒仅在活细胞中复制,因此病毒的分离培养常使用敏感细胞、鸡胚和实验动物作宿主系统,对于可进行培养的病毒,培养法优于直接检测法,因为病毒在敏感的宿主细胞内大量复制而增加了病毒数量,检出病毒的敏感性也就增加。而且,病毒培养法可以检测各种病毒,包括可能存在的新病毒。病毒对其赖以寄生的宿主的种类和组织细胞,具有明显的选择性,一般情况下,首先用细胞培养法分离病毒,其次也可用实验动物或鸡胚分离病毒。经动物、鸡胚、细胞培养分离的能稳定传代的病原体,如能确证无细菌污染或经除菌过滤仍无碍其繁殖力与致病力,就可以认为已分离到纯病毒,但究竟是属于哪一种,须采用上面介绍的方法,特别是直接检测法进行鉴定。病毒分离培养费事、费力,在临床病毒学检验中使用不多,但公共卫生实验室多用。

(四)病毒的定量检测

1. 病毒滴度测定 计数病毒的方法包括直接计数和间接测量病毒感染单位的浓度(infectious unit concentration)两种方法。最早的直接计数法是通过计数鸡胚实验形成的痘斑,后来,利用血凝效价、空斑形成单位、50% 终点法、干扰滴定反映病毒的含量。

2. 病毒核酸载量测定 包括实时荧光定量 PCR 技术或者数字 PCR 技术,前者依靠标准曲线或参照基因来测定核酸量,而后者可以直接测定 DNA 分子的个数,是对起始样品的绝对定量。

(五)病毒的纯化、浓缩和保存

在对病毒进行进一步研究之前,通常需要先提取病毒,然后对病毒进行纯化和浓缩。纯化病毒可用于：①电镜下观察病毒的形态及物理结构；②研究病毒的化学组成；③分离提纯病毒的核酸和蛋白质亚单位；④研究病毒遗传、变异的本质；⑤制备单价抗原；⑥病毒基因工程研究。纯化病毒的方法有多种，如诞生于1951年的密度梯度离心法，将经低速和高速离心后的病毒材料，铺加在用不同浓度的蔗糖或氯化铯配制的梯度溶液上面，于30 000~300 000×g离心，病毒和其他密度不同的细胞碎片即按其密度分别沉淀在不同的梯度中。等速区带密度梯度离心技术是梯度离心法的进一步发展，它可以进行大量的连续的分离提纯。浓缩病毒的方法有聚乙二醇（PEG）浓缩法、超过滤法、吸附法等。需要注意的是进行纯化或浓缩病毒，应注意保护病毒的感染性和避免污染。

病毒保存是病毒学研究中一个非常重要的环节，长期保持病毒的感染性和抗原性，使其不发生变异，是病毒学研究的必要条件。病毒结构复杂，各类型病毒理化性质存在差异，因此保存病毒需了解该病毒的性质。保存病毒可采用低温及超低温冻存法，若长期保存病毒，需采用超低温（-70℃以下）冰箱或液氮罐（-196~-150℃），同时应注意加入保护剂。

三、病毒学检验的应用范围

（一）病毒感染和病毒性疾病的诊断

1. 临床患者的诊断　对患者的临床标本（包括血液、尿、粪便、组织液和组织等）进行病毒学检验，可为病毒性疾病的诊断提供实验依据，利于临床用药的选择和及时治疗，减轻临床症状和防止病毒传播扩散，如针对流感病毒的某些药物，在发病48小时内用药，可有效防止疾病的恶化，减少病毒释放，从而控制病毒传播。另外病毒学检验结果可以使医生采用更为恰当的医疗建议，如在妊娠早期，风疹病毒感染会导致婴儿出生后出现先天性缺陷，因此，在孕前3个月内感染风疹病毒，应劝其进行人工流产或其他终止妊娠措施。

2. 病毒性传染病疫区患者的诊断　当发生病毒性传染病的暴发时，病例的诊断对传染源的发现及追踪、管理和疫区的处理至关重要。疫源地病例的诊断主要依赖临床表现、实验室病毒学检验结果和流行病学资料，特别是病毒学检验的证据对病例的诊断起着决定性作用。因此，在处理这种暴发疫区或单个疫源地时，一定要及时采集可疑患者的标本进行病毒学检验，为患者的诊断和疫区性质的确定提供病原学或血清学依据，为隔离传染源，切断传播途径，保护易感人群，控制疫源地的蔓延提供实验室诊断依据。

3. 特殊人群病毒筛检　对吸毒人群、同性恋人群和从事性交易的人群进行人类免疫缺陷病毒感染的检测，以便早期发现病毒携带者及艾滋病患者，减少其他人的感染机会，同时使患病者及早进行临床治疗，提高他们的生存质量。对于从业人员（如饮食和服务行业等）等人群，应检查甲型肝炎、戊型肝炎，以及时早期发现病原携带者，控制传播。对献血员需每次献血前检测血清转氨酶（ALT）、HBsAg、丙型肝炎病毒（HCV）抗体、人类免疫缺陷病毒（HIV）抗体和梅毒抗体；针对HBV、HCV、HIV三种病毒，也可采用核酸检测方法，排除感染。

（二）动物传染源和节肢动物的检测

以动物作为传染源或以节肢动物作为传播途径的病毒性传染病流行时，为了及时分离病毒和确定传染源和传播途径，一定要注意采集动物和媒介生物的标本。例如，在我国农村肾综合征出血热的主要传染源是黑线姬鼠，在处理肾综合征出血热疫区时，一定要及时捕捉黑线姬鼠，以便用间接免疫荧光法检测鼠肺的肾综合征出血热病毒抗原或用Vero E6细胞或A549细胞从感染的鼠肺中分离肾综合征出血热病毒。森林脑炎病毒的主要宿主是野生啮齿类动物，其通过硬蜱叮咬传播疾病，因此在疫区森林脑炎流行季节要注意采集硬蜱类动物标本,然后用小鼠脑从硬蜱中分离森林脑炎病毒。

（三）新发病毒性疾病的病原和防治研究

近年来,新发病毒性疾病陆续出现,如埃博拉出血热、获得性免疫缺陷综合征、严重急性呼吸综合征(SARS)和人感染高致病力禽流感等。这些疾病对人群健康产生巨大影响,怎样及时检测,确定新发病原体,是对病毒学检验的挑战,将专节讨论。

（四）病毒变异的研究

病毒变异容易发生,既可以缓慢地自行发生变异,也可以在外界条件诱导下快速发生变异,这是病毒遗传进化的基本特征,此外 RNA 病毒更容易发生变异,因为 RNA 合成中缺乏类似 DNA 合成中的纠错机制。病毒变异的生物学意义有:逃避免疫监视作用、对药物产生耐受性、改变发病机制,甚至改变种属和组织的嗜性等。几乎所有病毒的不同分离株都可能在核苷酸和氨基酸序列上存在差异,这些差异的积累使许多病毒被分为不同基因型或血清型。值得注意的是,有些病毒可通过基因重组,形成新型病毒,导致疾病大流行。例如,甲型流感病毒的血凝素和神经氨酸酶基因曾因为人源株和动物源病毒株发生了基因重组,导致数次流感大流行。因此,进行病毒变异的研究,可区分不同的病毒亚型,追溯病毒的来源,监测和预测病毒的变迁。在病毒变异分析的研究中,序列分析与比对方法将起到越来越重要的作用。

（五）病毒性传染病的检验与检疫

我国颁布的《中华人民共和国国境卫生检疫法》监督国境卫生检疫的实施从而防止传染病在我国与别国之间传播,以保护人群健康。该法规定的检疫传染病包括鼠疫、霍乱、黄热病以及国务院新确定和公布的其他传染病。其中监测的病毒性传染病更多,如近期发生的埃博拉出血热、高致病性禽流感、登革热、拉沙热、基孔肯雅热以及脊髓灰质炎等。在境外病毒性传染病流行期间,对来自或经过传染病疫区并有相应症状的出入境人员,检疫人员可根据病毒学诊断检查结果对患者进行处置。若检疫部门或卫生部门认为患者存在传染病传播的可能性,会劝阻其登乘交通工具,并采取相应的防控措施,防止境外传染病传入我国。

病毒学检验不仅包括口岸病毒性疾病的检疫与监测,还包括对不同综合征患者病毒性病原谱监测调查、或者针对一般人群进行某些病毒的带毒调查及病原分析,上述工作对发现新病原体、了解病毒的变异、预测流行趋势和研制相应疫苗等,具有重要的意义。病毒学检验的结果,可以使政府部门在疾病流行之前,采取适当的预防措施,以控制病毒病的流行。例如在流感的周期性大流行到来之前,对易感人群进行监测和免疫接种,可减少疾病的发生;对麻疹,风疹,脊髓灰质炎病例的特异性诊断,将促使免疫计划的推行;对虫媒病毒性脑炎病例进行检测,可根据检测结果采取适当的公共卫生措施和灭蚊措施来阻止其流行。另外,医疗操作中常涉及输血和实体器官移植,在医疗行为发生之前对血源和器官进行人类免疫缺陷病毒(HIV)、乙型肝炎病毒(HBV)、丙型肝炎病毒(HCV)的检测可以有效避免病患感染上述病毒。

（六）病毒性人兽共患疾病的检疫

有一些病毒性疾病是人兽共患疾病,例如,禽流感、疯牛病(牛海绵状脑病)、狂犬病等。人兽共患疾病不仅给人类健康带来重大危害,而且给国民经济造成巨大的损失。1997 年香港的禽流感引起 30 万只鸡死亡,导致 12 人感染禽流感;1985 年 4 月,在英国发现了第 1 例患疯牛病患者,十多年来,这种病在牛群中迅速蔓延,英国每年有成千上万头牛患这种神经错乱、痴呆、不久死亡的疯牛病,英国政府被迫销毁 1100 万头携带疯牛病朊病毒的牛,全面禁销牛肉制品,每年损失数百亿英镑。因此,人兽共患疾病病原的检验和检疫的对象不仅包括人,还应当包括动物,并建立动物样品的快速、灵敏、特异、简便的病毒检测方法和技术,加强对动物源性病毒的研究。

第三节　新发传染病病毒的检测策略

新发传染病不断出现,严重威胁着人类的健康。新发传染病多是动物源性病毒性传染病。我国由于人口密集,动物数量与种类繁多,人与动物接触密切,导致新发传染病高发,如严重急性呼吸综合征(SARS)、禽流感 A(H5N1)和发热伴血小板减少综合征。虽然无法预测新发传染病何时何地出现,但是我们可以确信新发传染病会不断发生并导致突发公共卫生事件。但由于我们通常对新发传染病缺乏认识且新发传染病病原体分离鉴定存在困难,因而出现传染病误诊或大规模流行。如 SARS 的流行就是最初我们不认识其病原体,没有及时预防,导致疾病迅速扩散。公共卫生和预防医学的任务是要在一个新的病原体出现后迅速确定病原体的种类和性质,在新发传染病大规模暴发之前将其消灭。为此,我们必须具有识别新发传染病的能力和鉴定病原体的知识和技术。

一、影响新发传染病的因素

人们经常会问为什么新发传染病会不断发生?其实新发传染病的发生有其自然规律。我们认识了这些规律就可以预防新发传染病的发生。影响新发传染病的自然和人为因素包括病毒变异、生态和环境改变、人群行为和生活习惯、国际旅行和商务、气候变化和公共卫生投入不足等。

1. 病毒变异　包括遗传漂变(genetic drift)和遗传转移(genetic shift):遗传漂变是由于基因组复制时发生碱基变异所导致的,其引起的抗原变异,称为抗原漂变。这是一种持续的、渐进的过程。遗传漂变使一种病毒的基因组产生庞大的多样性。当同一种病毒在人群中发生了抗原漂变,先前感染的人的免疫系统可能不再能够识别这种变异病毒株,从而再次感染。

遗传转移又称抗原转移是由病毒基因组重组导致的。当两个基因组是片段结构的病毒株(如流感病毒的不同种)同时感染一个动物时,两个病毒株的基因组片段会发生交换从而形成新的病毒。通过重组实现遗传物质的交换会导致病毒的快速变异。例如流感病毒通过重组获得新的表面抗原——血球凝集素和神经氨酸酶后,成为全新的病毒株。这种新型病毒就会与人群间本已流行的流感病毒的表面抗原完全不同,人群对新型病毒将没有抵抗力,从而易发生流感大流行。历史上曾出现过这类事件,例如 1957 年和 1968 年,鸟类和人类流感病毒的重组导致了流感大流行。

2. 生态和环境改变　因为农业生产需要,人们时刻在改变着地球的自然生态。生态的改变主要是指森林的破坏和恢复。森林是动物和媒介昆虫的生息环境,这些野生动物和媒介昆虫带有大量病原体,如果这些病原体可在动物与人类之间进行传播,同时导致动物与人类患病,那么这类疾病统称为人兽共患病(Zoonosis)。因为长期共进化,这些病原体往往对动物不致病或轻微致病,但这些病原体一旦传播至人群,可能会引发灾难性疾病(如 SARS、肾综合征出血热、发热伴血小板减小综合征等)。事实上大多数(约 2/3 以上)的新发传染病是动物源性的。人们往往误认为只有生态破坏会引起新发传染病的发生,事实上生态破坏和生态恢复均可引起新发传染病的发生。生态的改变使人类和自然界更接近,促使人们更易接触媒介和野生动物,并从媒介和动物获得动物源性传染病。人们在热带雨林打猎或破坏森林时深入林区与媒介和野生动物接触机会增加,使人们感染动物源性疾病如黄热病(yellow fever)和埃博拉(Ebola)出血热的可能性大大增加。在环境恢复时森林覆盖面积增加,媒介和野生动物的数量也随之增加,因此人们获得动物源性疾病的概率升高。美国的莱姆病(lyme)是因为退耕还林、野生鹿数量增多导致蜱数量增加所引起的,中国的发热伴血小板减小综合征是因为生态恢复农民养殖山羊使蜱的数量增加所致。

3. 人群行为和生活习惯 人们的行为和生活习惯在很多方面决定了传染病的发生和流行如前述的生态改变和人的行为有关。从 1940 年以来新发传染病主要发生在亚洲、非洲和南美洲,与这些地区人口密度高,人们与家养动物和野生动物接触机会多有关。我国部分地区的人们喜欢食用野生动物,这就增加了他们感染动物源性新发传染病的机会,此外购买活禽会增加禽流感在人群中传播的机会。然而性传播疾病如艾滋病则几乎完全由个人行为决定,注射毒品和性生活混乱是艾滋病传播的主要途径,因此个人的良好行为是预防艾滋病的主要方式。

4. 国际旅行和商务 传染病从一个城市传播到另一个城市的速度主要取决于交通工具的速度,比如一个患者在传染病潜伏期可以乘飞机在 24 小时内把其所携带的病原体传播到地球任何地方。因此,传染病没有国界,世界各国需要相互配合、共同努力预防与控制传染病。起初在亚洲流行的 SARS 之后就是通过乘客传播的途径快速传播到欧美国家。经蚊子传播的西尼罗病毒从非洲传播到美国,也被认为是借助飞机传播的。另外各国对引进动物和宠物要加强检疫。2003 年在美国,数人因购买宠物土拨鼠后感染猴痘病毒,检查发现这些土拨鼠在出售之前曾和从非洲进口的带有猴痘病毒的小动物放在一起,因此可能感染了猴痘病毒。

5. 气候变化 媒介和水源性传染病受气候变化的影响大,随着气温的升高和降雨量的改变,媒介昆虫生存空间和传播疾病的范围可能增大,水源性传染病的季节性会发生变化。基孔肯雅热(chikungunya fever,CHIK)是一种通过蚊子传播的病毒性疾病,患者会持续发高烧、脱水和严重出疹,因患者关节肿大疼痛、不能伸直获其名 "Chikungunya",该词在非洲斯瓦希里语(Swahili)或马孔德(Makonde)语里意指 "关节弯曲"。基孔肯雅热病毒为 RNA 病毒,是披膜病毒科甲病毒属。埃及伊蚊和白纹伊蚊是基孔肯雅热病毒的宿主。埃及伊蚊仅生存在热带和亚热带,而白纹伊蚊可在温带,甚至寒冷的温带地区生存。最近几十年,来自亚洲的白纹伊蚊,已在非洲、欧洲和美洲一些地区固定生存下来。伊蚊能在有很少水的地方繁殖如车胎、盆栽托盘、树洞、石头上的水坑等。繁殖场所的多样性使白纹伊蚊在农村,以及城郊地区和阴凉城市公园随处可见。基孔肯雅热首先于 1952 年在坦桑尼亚南部地区暴发,原来认为基孔肯雅热只发生于热带,但现在疫区不断扩大。基孔肯雅热的蚊子媒介已传播到亚洲、欧洲和美洲。2007 年欧洲意大利首次报告病例,2013 年 12 月在加勒比海圣马丁岛,现在已遍及加勒比海岛国和美国。我国于 2008 年在广东出现首例基孔肯雅热患者,2010 年在广东发生 173 例患者的暴发流行,2012 年在浙江发现病例。基孔肯雅热在我国的传播范围还会扩大。

6. 公共卫生投入不足 公共卫生投入不足是很多传染病暴发的前提。充足的公共卫生投入能够消灭疾病于萌芽阶段。公共卫生系统的不完善会导致旧的传染病复燃,新的传染病无法控制。海地共和国于 2010 年 10 月中旬发生霍乱大流行,截至 2013 年 11 月,69 万人

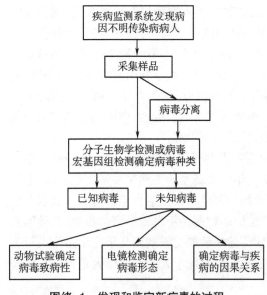

图绪-1 发现和鉴定新病毒的过程

感染,38万人住院,已造成8448人死亡,平均每天新增200名患者。海地霍乱流行后人们在争论海地的霍乱是否来自于东南亚,由联合国维和部队带入,但来源并不是最重要的,最重要的是公共卫生投入严重不足,75%的海地家庭没有消毒自来水。2003年SARS在我国流行时,由于当时我国的公共卫生投入严重不足,很长时间无法确定病原体,对该病的危害认识不足,导致SARS扩散,造成8000多人感染,700多人死亡和巨大经济损失。

新发传染病的病原体的发现要经过三个过程,样品采集、分离病毒和鉴定病毒(图绪-1)。因为新发病原体尚未有生物安全等级分类,因此操作者要根据病原体的致病性和传播方式,采取相应的防护措施。能引起患者死亡或能通过呼吸道传播的病原体要严加防护,防止实验人员感染。

二、样品收集

新发传染病的病原体的分离与鉴定能否成功首先取决于样品的采集时间和采集部位。为了成功分离培养病毒,应在病毒血症高峰期时,最好是在发病一周内,采集血液和组织样品。因为病毒在发病的器官大量增殖导致病毒含量最高,因此采样的部位应该是发病的器官。有时不易做到在发病器官活检采样,所以如果是内脏感染可以在病毒血症期收集血浆或血清来分离病毒。为了防止病毒失活,应把采集有样品的棉拭子头部折断,放在盛有3~4ml的病毒样品保存液的试管中,低温保存(可以将样品放置在冰盒中)并迅速运送实验室做病毒分离与检测。样品到达实验室后,如果48小时内无法检测样品,样品应冻存于–70℃。除了肠道病毒,不要把标本储存在–20℃或更高温度。为了使病毒稳定,病毒样品保存液应含有蛋白质。最常用的病毒样品保存液有细胞培养基、Hanks平衡盐溶液和细菌培养的胰蛋白胨肉汤。

下面详细介绍常见样品的采集部位、方法和注意事项。

1. 血液 怀疑患者感染病毒时,应尽早采集血液分离病毒,因为当血液中出现中和抗体时,中和抗体会阻碍病毒的分离培养。一般采用血清分离病毒,如果用血浆或白细胞分离病毒,血液需要储存在抗凝管中。肝素抗凝管可以用于绝大部分病毒血液样品的保存,但能够抑制单纯疱疹病毒和人类免疫缺陷病毒的分离培养。如果需要检测血液中病毒的核酸及做PCR实验,可采用EDTA抗凝管保存血液样品,注意此时不能选择肝素抗凝管,因为肝素会抑制PCR反应。用血清检测血液中病毒抗体时要注意血液的采集时间,如检测IgM,需要采集发病后一周内的血液,如检测IgG,需要分别采集发病后一周和恢复期(2~4周)的血液。

2. 脑脊液 脑脊液可用于病毒分离培养或做PCR检测病毒核酸,也可用于检测抗体。发病后7~10天,用无菌术抽取脑脊液3~4ml,切记不要使用任何液体稀释脑脊液。

3. 眼睛 用无菌生理盐水浸湿棉拭子,用棉拭子在睑结膜取样。把棉拭子头部折断,放入 2~3ml 病毒样品保存液里。

4. 直肠　直肠棉拭子样品应在发病后 7~10 日内取样,用一个生理盐水浸泡的棉拭子插入肛门 4~6cm,沿着肠壁摩擦几下,将棉拭子头部折下放入 3~4ml 病毒样品保存液里。

5. 唾液　用一个棉拭子在腮腺管附近,从下颌磨牙对面的颊黏膜到口底和舌头之间取样。将棉拭子头部折下,放入 3~4ml 病毒样品保存液里,将样品放冰上,迅速送实验室做病毒分离检测。

6. 粪便　发病后立即取样,最晚不超过 7~10 天,但肠道病毒在发病 10 天后至数周内取样仍然可能阳性。取 3~4g 粪便样品放塑料样品瓶中,将样品放冰上,迅速送实验室做病毒分离检测。在 48 小时内无法检测的样品应冻存于 −20~−70℃;−20℃冻存只适应于肠道病毒检测。

7. 呼吸道　发病后 3 天内呼吸道取样,病毒分离成功率高,取样最晚不晚于发病后 5 天。取咽喉部和鼻腔棉拭子样品。取咽喉部样品时,用生理盐水浸湿的棉拭子,取鼻腔样品时用干燥的棉拭子。将棉拭子头部折下放入 3~4ml 病毒样品保存液里,将样品放冰上,迅速送实验室做病毒分离检测。

8. 尿液　发病后迅速取尿液检测病毒,为了提高检测阳性率,可以取 2~3 次尿液,每次取 20~30ml。尿液的酸性和细菌污染可能导致病毒分离困难,可以用 7.5% 碳酸氢钠中和尿液,用滤菌器过滤除去细菌。

9. 皮肤　可用棉拭子取皮肤水疱液体,或用 26~27 号注射器针头吸取水疱液体,用 2~3ml 病毒样品保存液稀释吸取的液体或保存棉拭子头部。操作时应避免出血,血液中的中和抗体可以抑制病毒分离。

三、分离新病毒

自 1907 年组织培养技术的发明以及 1909 年脊髓灰质炎病毒被证明可在动物细胞中培养,一百多年来细胞培养已经成为病毒发现的金标准。利用细胞培养技术我们已经培养了大部分已知传染病的病毒。当我们遇到原因不明、症状不典型的传染病时首先要考虑作病毒分离。分离病毒的方法有细胞培养、鸡胚接种和动物接种。然而细胞培养比动物接种和鸡胚接种更敏感,容易操作,且不易导致实验室感染,所以细胞培养是分离病毒的首选方法。由于对新发病毒的种类和特性不清楚,所以培养时多选几种细胞,以利于发现细胞病变。实验室常用的细胞有 Vero E6、Vero E76、HEL、HeLa 等。注意没有病变并不等于没有病毒生长,在两种情况下有病毒生长但没有细胞病变:第一种情况是虽然有大量病毒生长,但是不形成细胞病变,此时把接种了病毒的细胞做涂片,用患者的血清作免疫荧光检测,就会发现病毒存在;第二种情况是病毒生长缓慢,接种后短时间内细胞病变不明显,此时可以把分离培养物盲传 3 代,每代用患者的血清做免疫荧光检测,根据检测结果确定发现病毒后再用被严重感染的细胞做电子显微镜观察病毒形态。电子显微镜可以确定病毒的存在、观察病毒的形态与大小,但除了少数病毒有典型形态外(如丝状病毒、轮状病毒等),大部分病毒并不能够依据形态得到鉴定,因此电子显微镜在病毒鉴定中的作用非常有限。事实上,对新病毒最终鉴定需要用分子生物学方法。

四、分子生物学鉴定新病毒

当发现一个未知的病毒,我们面临的首要问题就是回答它是哪一类病毒,要回答这个问题就需要知道它的基因序列。

　　首先，我们可以根据临床症状判断这种病毒是否与已知病毒相同。当认为它是某类病毒时，可以用这类病毒的保守引物做 PCR 扩增、序列测定来鉴定病毒。然而如果这种病毒是全新的，其与现有已知的病毒的基因序列可能差异太大，无法用已知病毒的基因序列设计引物来扩增这种新病毒时，我们需要用非序列依赖性的方法来扩增这种新病毒的基因组。非序列依赖性 PCR 方法，不用已知的 DNA 序列设计引物，避开了未知序列的困惑。这种方法包括随机引物 PCR（random primer PCR）、简并 PCR（degenerate PCR）、非序列依赖性单引物扩增（sequence-independent single primer amplification，SISPA）和病毒宏基因组学。

　　1. 随机引物 PCR　随机引物 PCR 需要两套引物，是两步独立的 PCR 过程。第一步 PCR 的引物 5′ 端为确定系列，3′ 端为 6 或 7 个核苷酸的简并序列。第二步 PCR 的引物与第一步的引物的 5′ 端确定系列互补，从而对第一步的 PCR 产物进行扩增。随机引物 PCR 简单，被广泛应用于检测 DNA 或 RNA 病毒，也是目前发现未知病毒最常用的方法。运用随机 PCR，成功地发现了细小病毒、冠状病毒、呼吸道多瘤病毒、人副肠孤病毒、小 RNA 病毒、博卡病毒、人 γ 乳头瘤病毒等感染人的病毒，引起儿童急性弛缓性麻痹的几种病毒和发热伴血小板减少综合征病毒。

　　2. 简并 PCR　简并 PCR 也是一种简便常用的方法。它利用相似病毒的高度保守序列来设计引物。与普通 PCR 不同，简并 PCR 的引物不是两个单独的引物，而是在每个引物的位置有一组序列不同的引物组成。因为这些保守区域并不是完全意义上的保守，这要求具有简并性的引物能够与保守序列上的所有的或者大部分最常见的变异互补。在涵盖某一病毒家族中所有可能的病毒的突变（即高简并引物）与设计许多不完全匹配的引物之间取得平衡是必不可少的。在高简并引物中，只有小部分引物能够与基因组 DNA 结合并促进 PCR 延伸，而大部引物因为序列不匹配，不能促进 PCR 延伸。

　　简并引物可以从具有高度同源性病毒家族中发现新型病毒。简并引物已经被用于发现猪内源性反转录病毒（PERV）、多株猕猴 γ 疱疹病毒、引起兔死亡的新型 α 疱疹病毒及一种黑猩猩新型多瘤病毒。使用简并引物技术也发现了感染人的新型病毒，如庚型肝炎病毒、汉坦病毒（辛诺柏病毒）、冠状病毒及副流感病毒（1、2、3 型）。

　　3. 非序列依赖性单引物扩增技术　在做 SISPA 反应时，先用产生平端的内切酶消化目的 DNA，然后再在所有 DNA 分子两端各连接上同一个接头序列。这个接头序列的两端是不对称的，一端为平末端，一端为黏性末端。因为目标 DNA 的两端均为平端，只能与接头序列的平端定向连接。在目标 DNA 的两端连接上的接头序列方向相反，用一个与接头序列匹配的引物便可以扩增两个接头序列之间的 DNA 序列。

　　纯化的病毒基因组的复杂程度低，酶消化后会产生大量的有限长度的片段。PCR 扩增产物经琼脂糖凝胶电泳，可见离散的条带，这些条带可以用来测定序列，继而鉴定。但是如果标本来自于感染的人，病毒的核酸只占总核酸量中的极少部分，而人的基因组更大、更复杂，限制酶消化可产生大量长度不等的片段，这会导致扩增条带在琼脂糖凝胶中弥散分布。为了去除宿主核酸，降低背景，可以采用过滤、超速离心、密度梯度超速离心纯化病毒及在病毒破壳前利用 DNase 和 RNase 消化非病毒核酸。用 SISPA 发现了戊型肝炎病毒、诺如病毒、冠状病毒、腺病毒、正呼肠孤病毒、小 RNA 病毒及猪瘟病毒。

　　4. 病毒宏基因组学　宏基因组学（metagenomics）是一种新兴的基因组学研究技术，它突破了传统技术方法的局限，直接以环境中所有的遗传物质为研究对象，可以快速地鉴定出环境中所有的遗传物质组成。病毒宏基因组学已被越来越广泛用于发现新病毒和监控病毒变异。病毒宏基因组学是一种非培养依赖性的、非序列依赖性的检测方法,它的检测不依赖于任何特定基因,比传统的序列依赖及非序列依赖性的分子生物学方法,在检测已知和未知的病毒方面都表现出显著的优越性,特别是在公共卫生和传染病的预防控制领域打开了新应用领域的大门。随着高通量测序成本的下降,我们可以将患者标本直接测序,检测标本中的病原体核苷酸序列,鉴定病原体。

病毒宏基因组学包括三个主要步骤:①样品处理;②高通量测序;③生物信息学分析。

(1)样品处理:理论上讲,任何类型的样品都可以用宏基因组学的方法进行分析,包括血液和粪便等。由于病毒的基因组相对较小,可能仅占样品中 DNA 或 RNA 的小部分、检测会受到细菌或真核细胞核酸的严重干扰,所以必须去除非病毒核酸,通常用过滤和超速离心等方法浓缩样品中病毒颗粒。因为三氯甲烷能够破坏线粒体、细菌及真核细胞的细胞膜,从而使非病毒 DNA 暴露出来,所以一般用三氯甲烷处理样品,然后用 DNA 酶消化去除污染的DNA。

(2)高通量测序(high-throughput sequencing):技术集快速、自动化及高通量等优势于一体,能一次同时对几十万甚至几百万条 DNA 分子进行读长较短(50~400bp)的序列测定。因为这种技术有别于 Sanger 发明的第一代序列分析,所以又称为"第二代测序技术"(second-generation sequencing)或"下一代测序技术"(Next-generation sequencing technology)。Sanger 测序技术采用双脱氧链末端终止法终止核苷酸链的延伸,用电泳的方法分离不同长度的 DNA 链,一次反应只能测定一个核苷酸链的序列。与 Sanger 测序技术不同,高通量测序不采用双脱氧链终止法,而是以互补链为模板合成核酸链,采用毛细管分离技术测序。

在高通量测序中,首先要构建 DNA 模板文库。基因组 DNA 被随机打断,获得长度为数十到数百碱基的片段。在双链片段的两端连上接头序列,然后变性得到单链模板文库,并固定在固体表面上。固体表面可以是平面或是微球的表面。通过以下几种方式之一进行克隆扩增模板,如桥式 PCR、微乳滴 PCR 或原位成簇。在芯片上形成 DNA 簇阵列的 DNA 簇或扩增微球,利用聚合酶或者连接酶进行一系列循环的反应操作,通过显微检测系统监控每个循环生化反应中产生的光学事件,用 CCD 相机将图像采集并记录下来。对产生的阵列图像进行时序分析,获得 DNA 片段的序列。然后按照一定的计算机算法将这些片段组装成更长的重叠群。

(3)生物信息学分析:测序产生的数据可以用不同的方法来分析。迄今为止,大多数的新型病毒是应用 Basic Local Alignment Search Tool(BLAST)发现的。BLAST 可以将检测到的核苷酸序列与数据库中的序列比对,然后根据其与已知病毒具有的同源性来确定病毒类型。然而,检测相差较远的同种属病毒或完全新型的病毒还是一大难题,因为数据库里可能没有与新病毒相似的核苷酸。因为氨基酸序列比核苷酸序列更保守,为了提高鉴别病毒的能力,可把新病毒的核苷酸序列翻译成氨基酸序列再做 BLAST 比对。

5. 病毒与疾病的因果关系　许多新发现的感染动物和人的病毒,首先从具有明确临床症状或体征的病例中被发现,但大多数病毒尚未发现与特定疾病有确切关系。检测到病毒仅仅反映了病毒在样品中的存在,或病毒能够在特定疾病状态下增殖,而不能说明病毒直接导致了疾病的发生。例如,在人类多发性硬化症患者中可检测到多种感染性病原体,但这些病原体与该疾病的因果关系却从没有被确认。同样,直到人类乳头瘤病毒的 DNA 在活检样本中被发现,一致认为单纯疱疹病毒 2 型(HSV-2)与宫颈癌有强烈关系的观点才被打破。

流行病学、免疫学和基于序列的判断标准应当能够充分表明传染性病原体与其所致疾病之间的联系。建立病原体与疾病之间的因果联系还必须对病毒属种遗传多样性进行全面的鉴别,因为独特的病毒基因型甚至是微小的基因变异都可能导致病毒致病性的巨大变化。

在确立新的病毒与疾病的关系的时候,要尽量满足科赫原则,但是一个病原体的确立不一定能满足科赫原则的每一条。首先,大部分病原体都存在隐性感染,携带病原体的人并不一定得病,如成人携带 EV71,但不发病。其次,有些病原体无法培养。最后,很多病原体没有敏感动物,无法做动物实验验证。科赫提出这些原则的时候还没有发现病毒,更没有分子生物学。现代病毒学的创始人 Thomas Rivers 说道:"不幸的是,很多的人盲目遵循科赫原则,科赫自己很快就意识到,在某些情况下所有条件无法得到满足。因此,对于某些疾病,特别是那些由病毒引起的,盲目坚持科赫原则,科赫原则将成为障碍,而不是辅助。"

本 章 小 结

病毒学检验是从维护公众健康的角度检测与研究病毒,具有研究内容更多、检测对象更广、应用方法更复杂等特点,其检测应该遵循相应的原则;人类感染病毒已有久远的历史记载,但人们真正开始发现和认识病毒,却是近两个世纪的事情,直到 20 世纪初,细胞培养技术在病毒学研究中的广泛应用,以及免疫学和分子生物学技术的发展,才迎来了病毒学检验的黄金时代。病毒学检验应该遵循相应的原则,其检验的内容可分为直接检测、血清学诊断、分离培养和定量检测等,应用范围广。

新发传染病严重威胁着人类的健康,病毒变异、生态和环境改变、人群行为和生活习惯、国际旅行和商务、气候变化、公共卫生投入不足是影响新发传染病的主要因素。新发传染病的病原体的发现主要经过样品采集、分离病毒和鉴定病毒三个过程,在鉴定病毒过程中,分子生物学及生物信息学技术起的作用越来越大。

思考题

1. 病毒学检验的特点有哪些?
2. 病毒学检验的内容和应用范围有哪些?
3. 新发传染病病毒检测的特点有哪些?

（裴晓方　于学杰）

第一篇
病毒学检验技术

自古以来,病毒感染性疾病一直严重威胁着人类的健康与社会的安定。随着科学技术和经济水平的提高,虽然许多病毒性疾病如脊髓灰质炎、乙型脑炎、麻疹等的发病率已明显下降,但有些病毒感染性疾病,如病毒性肝炎、狂犬病等仍然广泛存在,获得性免疫缺陷综合征的防治一直是科学界研究的热点。近些年来,严重急性呼吸道综合征(SARS)、禽流感、埃博拉出血热等全球传染性疾病陆续出现,进一步引起人们对于病毒感染性疾病的重视。

　　病毒学检验在病毒感染和病毒性疾病的诊断、动物传染源和传播媒介中病毒的检测、新发病毒性疾病的病原和防治研究、病毒变异研究、病毒性传染病的监测、病毒性人兽共患疾病的检疫等方面,有着极其重要的意义。科学技术的不断发展,尤其是免疫学和分子生物学等学科的发展和实验仪器的更新,有力地推动了病毒学检验的发展。

　　病毒学检验技术可分为直接检验和间接检验两种类型。前者包括对病毒的培养、对样品中或者培养物中病毒的核酸、蛋白质、细胞的病理改变进行的检测,或者通过电子显微镜技术等对病毒形态结构的直接观察。间接病毒学检验技术的实现依赖于对病毒血清学的研究,通过检测血清中机体产生的抗体等成分来实现对病毒的鉴定。

　　本篇将分成五章内容,从方法学的角度依次讲述细胞培养技术、鸡胚和动物接种技术、病毒核酸检测与分析技术、病毒抗原与抗体检测技术、电子显微镜观察技术等病毒学检验中常用的技术手段,着重论述其基本原理、基本方法和实验的质量控制,为第二篇学习如何针对各种不同病毒进行检验奠定基础。

第一章　细胞培养技术

细胞培养技术（cell culture technology），是模拟体内生理环境条件，提供细胞适宜的营养和温度条件，在无菌操作的基础上，使离体组织细胞生长增殖并进行传代的技术。通常所说的组织培养（tissue culture）包括器官培养、组织培养和细胞培养。

在细胞培养技术出现之前，病毒分离、培养及鉴定一直依赖实验动物和鸡胚，自从发现离体组织细胞在适宜条件下能存活和增殖后，病毒学家们就一直试图利用组织细胞来分离培养病毒。1928 年 Maitland 创立了应用组织细胞培养技术进行病毒培养的简单方法，但由于缺乏对组织细胞培养系统中病毒增殖的直接判断方法，仍要依靠动物实验来判断，限制了该技术在病毒学领域的应用。20 世纪 30 年代，我国病毒学家黄祯祥在西方马脑炎病毒体外组织培养过程中，发现接种病毒的细胞培养液 pH 与未接种病毒的细胞培养液 pH 有显著差别，这种变化为判断病毒增殖提供了依据。1942~1943 年，黄祯祥等人又建立起滴定和中和实验检测病毒存在的方法。1949 年，Enders 等人发现脊髓灰质炎病毒能在人肾细胞中增殖且能引起细胞病变，首次确立了以细胞病变效应（cytopathic effect，CPE）作为判定病毒增殖的指标。随后又相继建立起一系列针对细胞培养病毒的鉴定系统，通过细胞变化、细胞出现血凝素或其他病毒抗原、血球吸附现象以及对"指示病毒"干扰等方法加以识别。1952 年 Dubecco 创立了病毒空斑形成实验技术用于病毒定量检测分析。近年来，分子生物学及现代免疫学技术飞速发展，其与细胞培养技术相结合，为病毒的快速检测提供了新的技术手段，推动了病毒学的发展。

细胞培养技术已成为病毒学研究的重要手段和工具，尽管离体组织细胞与体内组织细胞存在差异，不能完全代表体内的结果，但组织细胞在培养病毒方面与实验动物和鸡胚相比具有以下优点：①体外培养的组织细胞为培养病毒提供了生理特性基本一致的实验材料，且对病毒易感性较为接近；②一块组织可产生多个部分，每部分都相当一个实验动物或鸡胚，经济方便；③组织细胞可消除实验动物中存在的病毒特异性抗体或非特异性抑制因子对病毒培养的影响；④体外组织细胞培养易于进行无菌操作；⑤多数情况下，病毒的细胞培养都能显示病毒增殖特征，如细胞病变，而不需其他指示系统证实病毒是否增殖；⑥细胞培养中可通过许多其他检查方法来判断病毒的类型，如血球吸附试验、病毒核酸类型鉴定试验、病毒干扰现象、免疫荧光试验、核酸杂交及原位杂交试验等；⑦组织细胞培养病毒除可进行定性检测外，还可进行定量分析，如空斑试验和测定 50% 组织细胞感染剂量（50% tissue cell infectious dose，$TCID_{50}$）；⑧细胞培养技术与免疫学和分子生物学技术结合为病毒快速检测提供了技术支持。

第一节　细胞培养概述

为了全面理解并正确应用细胞培养技术进行病毒培养，对体外培养细胞的生物学特性、细胞培养种类、细胞系的建立等内容加以介绍。

一、体外培养细胞的生物学特性

由于细胞在体外生存条件不同于体内,体内外细胞在生物学特性上存在差异,而来源于不同动物或不同组织的细胞其生物学特性也常不同,了解体外培养细胞的生物学特性,对理解病毒与感染细胞间的关系具有重要意义。

(一)体外培养细胞组织来源

用于培养病毒的细胞多来自病毒自然感染宿主的组织,人、猴、鼠、禽的胚胎以及脏器是常见的体外培养细胞的来源,已知的原代细胞、传代细胞系或细胞株可来源于胚胎或成体组织、正常或肿瘤组织。

1. 胚胎或成体组织　由于成体组织细胞大部分为已分化细胞,在体外增殖困难,且生命周期短。而胚胎组织的细胞成分中有大量前体细胞和胚胎干细胞,在体外生存和增殖能力较强,因此常应用人或动物的胚胎组织来制备原代细胞。但由于胚胎组织中未分化细胞会继续分化,往往不能推测这些未分化细胞完全分化为成熟体细胞的类型,对组织细胞培养的一致性会产生影响。已建立起来的胚胎细胞系应用较广的有 3T3 细胞系(鼠胚胎成纤维细胞)、人二倍体细胞系 WI-38、MRC-5 及其他人胚肺成纤维细胞系。

2. 正常或肿瘤组织　正常组织细胞常由未分化干细胞或前体细胞分裂增殖而来,细胞在高度分化同时常伴随着细胞分裂停止。体外培养细胞有一定寿命,一般从正常组织获得的细胞培养物常为有限传代细胞系。但某些无限传代细胞系如 MDCK 狗肾细胞、3T3 成纤维细胞也是由正常组织细胞转化而来的,获得了细胞永生性,即无限传代能力,且不具有致癌性。而来源于肿瘤组织的细胞由于分化能力低,在体外增殖能力较强,某些细胞在分化同时还保持着分裂能力,是获得无限细胞系的主要来源,在已知的癌细胞系中最常见的是来源于宫颈癌上皮组织的 HeLa 细胞。

(二)体外培养细胞的生物学特性

细胞生物学特性可受到组织细胞来源以及细胞所处分裂期等多种因素影响,使细胞形态、生长特性、分化能力及在体外适应能力等方面表现不同。

1. 细胞异质性　从组织分离的原代细胞是一群对原有组织有较好代表性的细胞,但细胞间存在异质性,即差异性。来源于不同组织的细胞存在差异,来源于相同组织的细胞也存在差异,可同时包括分化和未分化细胞,如表皮角质细胞,包括干细胞、前体细胞和角质鳞状细胞。而成纤维细胞是相当一致的细胞群,但可因细胞所处分裂期不同导致细胞间差异。细胞群中各种细胞在体外的生长适应能力不同,细胞传代过程中,能够存活下来的细胞就得以延续,并可能成为无限传代细胞,而不能存活的细胞就被淘汰。通过细胞克隆技术、流式或其他物理分选细胞技术对原代细胞群中的特有细胞进行筛选,得到较为一致的所需细胞群,进而建立标准的细胞系或细胞株,为各个细胞实验室提供稳定的、具有良好重复性的实验细胞材料。

2. 细胞的增殖和分化　细胞具有生长、分裂和分化的特性,而在体外培养的细胞在增殖和分化能力方面易受多种因素的影响,如营养物质、激素、细胞和基质间关系以及细胞密度等。体外培养细胞条件如果适合于细胞数量的增加,往往不利于细胞分化;反之,适合于细胞分化的条件,往往不利于细胞增殖。利于细胞增殖的条件通常为较低的细胞密度、低钙离子浓度及多种细胞生长因子等。应根据实验目的对细胞培养条件加以选择,如进行病毒培养,常需要获取大量可供长期应用且稳定的细胞材料,选择的培养条件应该有利于细胞的增殖和传代。

3. 细胞生长特征与形态 来源于不同组织的细胞在培养器皿中的生长特征常不同,一般分为贴壁型和悬浮型两种,细胞形态也有多种。

(1)贴壁型生长:体外培养的细胞大多具有黏附生长特性,细胞在没有黏附于培养器皿壁之前悬浮于培养液中,细胞呈球形,贴壁后细胞逐渐伸展形成比较单一的形态,主要有两种形态:①呈扁平不规则多角形、中间有核的上皮样细胞型;②呈梭形或不规则三角形的成纤维细胞型。细胞的贴壁性一般认为与电荷有关,有许多因子可促进细胞贴壁,这些因子是带有阳性电荷的蛋白质,血清中就具有这种促贴壁作用的因子。

贴壁型细胞具有生长接触性抑制和密度依赖性的特点,当细胞伸展使细胞彼此间发生接触,细胞就不再延伸,即接触性抑制;当形成的单层细胞密度加大,培养液中营养成分消耗,代谢产物积累,细胞则逐渐停止分裂增殖,仅维持生存状态,此即密度抑制。大部分转化细胞或肿瘤细胞因为细胞间失去了接触性抑制,可重叠生长,最终生长的细胞浓度较高。

(2)悬浮型生长:某些细胞在培养器皿中生长时不贴壁,呈悬浮状态,如淋巴细胞、白细胞及部分肿瘤细胞,细胞呈圆形。大部分转化细胞只能悬浮生长,而二倍体细胞在悬浮培养状态下多不能生长。悬浮培养细胞培养空间相对大,细胞能大量增殖,适合大规模细胞培养,而且便于细胞传代。

(三)体外细胞培养生长增殖过程

体外培养细胞的生长增殖过程主要包括细胞周期、细胞一代生存周期和细胞的生命周期过程。

1. 细胞周期 细胞周期是单个细胞分裂增殖的过程,一个细胞经过前期的物质准备进入分裂期而成为两个新细胞,而两次细胞分裂间隔的时间为一个细胞周期,包括 G_1 期(DNA 合成前期)、S 期(DNA 合成期)、G_2 期(分裂前期)、M 期(分裂期)。不同来源的细胞在细胞周期中各阶段持续时间不同,也决定了细胞倍增时间不同。

2. 细胞一代周期 在细胞培养系统中,单个细胞经过多个细胞周期增殖而成为相互依存的一群细胞。由许多单个细胞分裂增殖所形成的细胞群最终会达到一定密度,由于空间和营养等条件限制细胞会停止分裂增殖。为了保持细胞继续分裂增殖则需要传代培养,即把原培养瓶中的细胞密度降低,转接到另一个培养瓶中。两次传代接种间隔的时间为一代时,而转接的次数为代次,每一代大约经历 3~6 个细胞周期。在细胞培养系统中,培养一代一般需经过迟缓期、对数期、平衡期和衰亡期四个阶段。

(1)迟缓期:细胞接种到培养液后,并不是立刻贴壁,而是游离或悬浮一段时间后才吸附于培养皿或瓶壁上。不同细胞开始贴壁时间不同,与细胞种类、培养液成分及培养皿或瓶的基质性质等因素有关。一般初代培养的细胞贴壁较慢,需要 10~24 小时,而连续传代细胞系贴壁较快,约 30 分钟即可完成贴壁。细胞贴壁后要间隔一段时间才进行分裂,不同细胞间隔时间不同,有的单层细胞培养 7~8 小时开始贴壁,至 24 小时才开始分裂增殖。细胞从贴壁至增殖间隔时间长短与细胞种类、接种量、培养液成分等因素有关,一般肿瘤细胞需要时间较短,仅需 2~24 小时,但原代细胞需要时间稍长,为 24~96 小时。

(2)对数期:细胞经过环境适应过程及细胞物质积累后,开始增殖分裂。在细胞增殖初期,细胞群中处于分裂相的细胞数目相对较少,随着细胞群中处于分裂相的细胞数目增多,整个细胞群体增殖速度加快,细胞数目呈指数增加。随着细胞数量增加,细胞伸展彼此连接形成单层细胞,细胞界限明显,折光度高。一般细胞贴壁后培养24~72小时即可进入对数分裂期,可持续3~5天。此时整个细胞群最具活力,对药物也最为敏感,病毒分离培养或药物试验常选此期细胞。

(3)平衡期:传代细胞经过快速增殖的对数期,贴壁生长细胞会因彼此间接触而抑制细胞继续延伸。而营养和空间竞争及代谢产物的有害作用,导致细胞分裂相减少,代谢活动减慢,增殖细胞数目与死亡细胞数可能趋于相等。此时细胞界限不清晰,胞质内颗粒增多,细胞折光度降低。由于营养物质消耗,代谢产物积累,培养液变酸,指示剂偏黄色,提示需更换培养液。平衡期的长短与细胞种类、培养条件等有关。

(4)衰亡期:细胞经过平衡期,由于营养物质的进一步消耗,有害代谢产物积累增多,对细胞损害加大,细胞停止分裂,死亡细胞数多于存活细胞数。单层细胞间开始出现空隙,有的细胞开始皱缩脱落。

3. 体外培养细胞的生命周期 离体组织细胞像生物体一样有寿命,不同来源的组织细胞生命周期长短不同,提供适宜的条件只可促进细胞分裂增殖,但不能增加细胞分裂次数,最终细胞由于停止分裂完结生命周期而死亡。在体外培养细胞过程中不论供体的物种或年龄如何,细胞群体的生命周期取决于细胞个体的生命周期,一般均经历了原代培养期、传代培养期、衰亡期。

(1)原代培养期:原代细胞培养是体外制备细胞培养物的必经过程,从供体体内取出组织,将其分散成单个细胞后接种于培养液中为初次培养;从初次培养到第一次传代培养为原代细胞培养期。由组织刚刚分离出来的细胞能够分裂增殖,形成单层细胞,最初仍保留原有组织的一些生物学特性,如细胞群存在异质性,细胞间相互依存性强,分裂增殖速度慢,多保持体细胞的二倍体核型等。随着细胞分裂增殖,体外培养细胞的生物学特性会逐渐改变,一般原代培养细胞经过一次传代后就能表现出来,由最初阶段的细胞多样性向单一性转变。大多细胞在体外经过几个细胞分裂周期便开始衰亡,原代培养持续时间较短,一般培养1~4周便开始衰亡。

(2)传代培养期:为扩大细胞培养物供试验用,需要对原有细胞培养物进行传代培养。通过对原代培养细胞传代可筛选出有限的和连续传代细胞,因为原代细胞群存在异质性,各种细胞分裂增殖能力不同,经过2~3次的传代,绝大多数细胞开始衰亡,但有部分细胞可能还继续保持分裂增殖能力。经过对原代细胞传代可获得二倍体细胞株或细胞系,二倍体细胞株具有二倍体核型,为有限传代细胞,可传代50次左右,进入衰退期。原代细胞经历多次传代还有可能导致细胞核型改变为非整倍体,甚至导致细胞发生转化,就如同肿瘤细胞一样获得了永生性。因此为保持二倍体核型,最好在原代培养或传代早期冻存,冻存的细胞种子控制在10代以内。

(3)衰亡期:对于原代培养细胞和有限传代细胞来说,不论提供的培养条件多么理想,终归会因细胞分裂次数有限而完成细胞生命周期。进入衰亡期的细胞增殖慢或不增殖,最终由于衰退而出现细胞凋亡,即细胞程序化死亡。

(四)体外培养细胞的基本条件

细菌为原核细胞,动物细胞为真核细胞,与细菌培养相比,动物细胞体外培养条件要求高,所需培养液营养组分复杂,完全合成的培养基往往不能满足细胞生长需要,需添加血清才能满足其生长需要。而且为避免微生物污染,对操作的环境条件要求高,常需要在培养液中添加抗生素。体外培养细胞的基本要求主要包括细胞接种、培养液成分、酸碱度、气体条件、温度、水的纯度及无菌条件等。

1. 细胞接种　一般细胞接种量越大形成单层的速度越快,但太大对生长也不利,可将细胞密度调整至 10^4~10^5/ml。尽量选择对数期细胞接种,避免使用平衡期后的细胞接种,以免延长迟缓期,使细胞增殖速度减慢。

2. 营养物质　天然培养液中的营养成分复杂,包括血清、组织浸出液、淋巴液等;合成培养基的主要成分包括无机盐、微量元素、维生素、碳水化合物、脂肪、氨基酸、蛋白质、激素和生长因子等。

3. 酸碱度　细胞能耐受的 pH 范围是 6.6~7.8,最适 pH 为 7.0~7.4,要依靠缓冲系统来调节,主要是 CO_2-$NaHCO_3$ 系统,类似于血液系统。细胞接种初期 pH 最好为 7.4,培养过程中不能下降至 7.0,当下降至 6.8 时会抑制细胞的生长。接种初期 pH 要稳定,否则会延长迟缓期甚至导致细胞数量下降。

4. 气体　细胞生长需要 O_2 和 CO_2,大规模的细胞培养要求有足够的 O_2 供给,否则会引起细胞损害。CO_2 主要用于调节细胞培养液的 pH,同时也用于合成细胞物质,在密闭培养状态下,细胞本身呼吸产生的 CO_2 即可满足其生长需要,而开放培养系统往往需要提供 5% 的 CO_2。

5. 温度　细胞耐冷不耐热,最适宜生长的温度为 35~37℃。

6. 水　细胞对用水要求较高,一般要求去离子水或三蒸水,现在实验室采用电阻率为 18.2MΩ 的超纯水,更适宜细胞培养。

7. 抗生素　因为细胞培养液的营养丰富,更易于发生微生物污染,如细菌、真菌、支原体等,在培养液中加入青、链霉素或庆大霉素可抑制细菌生长,加两性霉素可控制真菌污染,加卡那霉素可控制支原体污染等。但这些抗生素不应对培养细胞本身产生毒性作用。

二、组织细胞培养种类

组织细胞培养可分为:器官培养、组织块培养和单层细胞培养。

(一)器官培养

取动物器官薄片,如胎儿气管或鼻黏膜,加适宜营养液培养,该器官可存活几天到几周,并保持组织原有的结构和功能。对未知病毒,初次培养时往往利用活体组织器官,某些呼吸道病毒就是应用此方法分离到的,冠状病毒初次分离时曾采用了人胚气管组织培养方法。

(二)组织块培养

将动物组织切成小块,埋于玻片或培养瓶壁的一滴凝固血浆内,加适量营养液,1~2 天后可见组织块周围长有许多新的细胞。在组织培养的早期研究中,可应用组织块来培养病毒,但由于操作麻烦,应用不广泛,目前已很少用。

(三)单层细胞培养

应用机械和胰蛋白酶等分散剂将动物组织消化分散成单个细胞,加入营养液,在适宜的环境条件下,细胞贴附于培养皿或瓶壁上生长繁殖,当细胞伸展延伸至彼此接触而形成单层细胞时,即可用于培养和分离病毒。用于培养病毒的细胞种类有原代细胞、二倍体细胞和传代细胞等,由于其不同特性,往往应用于不同目的。

1. 原代细胞(primary cell)　将动物或人的胎儿组织经剪碎、酶消化、稀释计数、加营养液,37℃培养 1~2 天后,形成的单层细胞或悬浮细胞。由于原代细胞较好地保持了原有组织特性,对病毒敏感性强,常用于直接从标本中分离病毒。根据病毒对细胞的亲嗜性不同,可选择人胚肾、人羊膜、猴肾、地鼠肾等组织制备原代细胞。原代细胞一般仅能传 2~3 代,细胞就开始退化。

2. 传代细胞(continuous cell) 原代细胞培养过程中,在大多数细胞退化时,少数细胞又能长期传下去,这种能在培养容器内连续多次传代培养的细胞叫传代细胞。按其遗传特征又分为二倍体细胞株和传代细胞系两大类。

(1)二倍体细胞株(diploid cell or strain):该细胞株在传代过程中始终保持染色体的二倍体特征,一般能传 50 代左右。这种细胞株多来源于人胚肺组织,与原代细胞制备采用同样的处理与培养,长成单一类型的成纤维细胞。此细胞可在体外传代 50~70 次,然后开始死亡。对人类许多病毒易感,除可用于病毒分离外,由于无致癌性,可冷冻保存,目前国内外多应用二倍体细胞株生产病毒疫苗。

(2)传代细胞系(continuous cell line or infinite cell line):从人类癌组织或其他组织细胞制备的传代细胞系,如来自肿瘤组织的 HeLa 细胞,来自自发转化的原代细胞系(如中国地鼠卵巢细胞系,CHO)。这些传代细胞系的染色体为异倍体,其生长特点是繁殖率高,不易衰老,易于长期或无限传代保存。这些传代细胞系对病毒的敏感性稳定,易于冻存,科研和诊断中常用于分离培养病毒,但由于有致癌性,一般不用于生产人用病毒疫苗。常用的传代细胞系有 HeLa 细胞(人子宫颈癌传代细胞)、Hep-2 细胞(人喉癌传代细胞)、KB 细胞(鼻咽癌传代细胞)、Vero 细胞(非洲绿猴肾传代细胞)、BHK-21 细胞(幼地鼠肾传代细胞)等。

三、细胞系的建立、保存和鉴定

目前建立动物和人类细胞系已有数千种,有来源正常组织的有限细胞系,还有由原代细胞转化的以及由肿瘤组织建立起来的细胞系,属于可连续培养的细胞系。为了使这些细胞系能够在研究中得到广泛应用,就需要扩大培养细胞,还可供冷冻保存及生物学特征鉴定。在各个细胞培养实验室中,应用的细胞系要注意保存种子细胞,供以后生产和研究使用。为确保传代细胞具有明确的特征,并且未受污染,往往需要一系列鉴定程序。

(一)细胞系和细胞株的概念

1. 细胞系(cell lines) 原代培养物经传代培养获得的一群细胞,包含有多种细胞成分,根据其生存期分为有限细胞系和无限细胞系。

2. 细胞株(cell strains) 从原代培养物或细胞系中获得的遗传、生化特性相同的细胞群,如对某种病毒的敏感性或抗性、具有特殊的抗原性等,这些特性在传代培养中保持不变。某些细胞在体外培养过程中,会在某些遗传性状上发生改变,这种与原细胞株存在不同的细胞群称为亚株。

(二)细胞系或细胞株相关记录

一般将原代或传代 2~3 次的细胞培养物进行冻存作为种子细胞,对于这些细胞系或细胞株的相关信息要记录在案,包括细胞组织来源的详细情况、细胞的生物学特性以及细胞的培养条件和具体方法。

1. 细胞培养来源 包括物种、年龄、性别、所采取的组织或器官,以肿瘤组织为例,应记录病理诊断结果、组织来源和病理号等信息。

2. 细胞生物学特性 要对细胞的形态、结构、生长曲线和分裂指数、倍增时间、集落形成率或贴壁率等记录。肿瘤细胞,需要做异体动物接种致癌性及对正常组织浸润能力实验,确证细胞系是否来源于原肿瘤组织,并保持致癌性和浸润性。

3. 培养条件和方法　不同种类细胞都有其适宜的生长条件,因此除要说明所建细胞系使用的培养基、血清来源和浓度外,还要说明适宜的培养条件,如温度、CO_2 浓度、pH 等,以及特殊成分,如生长因子、激素、黏附因子等。

(三) 细胞系或细胞株的鉴定内容

标准稳定的细胞系或细胞株是保证科学研究准确性的重要前提,除说明细胞来源外,还需要对细胞系或细胞株进行一系列项目的检测和鉴定,针对形态学、遗传学、生长特性、是否有污染等情况进行检查,指标包括细胞系的组分、细胞系稳定性、细胞学特征、微生物污染检查、染色体的稳定性检查和细胞系或株的交叉污染。

第二节　细胞培养技术

为保证细胞培养工作的顺利进行,除具备必要的硬件设施外,还涉及一系列实验室准备工作,包括细胞培养前的准备工作,如洗刷、配液、无菌处理,细胞培养中细胞制备、孵育等,以及细胞培养后的传代、冻存与复苏等技术。

一、细胞培养的基本设施与条件

(一) 细胞培养常用设备和器材

1. 实验设施与设备　包括无菌室、超净工作台或生物安全柜、倒置显微镜、CO_2 培养箱、离心机、低温冷冻离心机、普通冰箱、超低温冰柜、液氮罐,以及高压蒸汽灭菌器、干烤箱、恒温水浴箱、过滤除菌装置等。

2. 实验器材的选择　包括细胞培养瓶、培养板、细胞冻存管、离心管、吸管等。

目前许多科研院所的细胞实验室都采用一次性的塑料培养器皿,由于使用前已经过灭菌处理,使用方便,重复性好,但价格较贵。玻璃器皿使用仍较为广泛,选择中性硬质玻璃,能耐酸、耐高温、透明度好、玻璃壁光滑无划痕。同时对于玻璃器皿的洗涤要求较高,以保证对所培养的细胞无毒。因此,玻璃器皿质量、清洗处理过程、清洁剂的选择等对细胞培养及病毒感染引起的 CPE 观察极为重要。

(二) 实验器材的处理

主要包括清洗(去污、去有机物、去离子)和无菌处理过程。

1. 玻璃器皿的处理　要保证玻璃器皿透明、无划痕,不能有任何对细胞有害物质残留。主要包括清洗和包装灭菌过程:

(1) 清洗过程:浸泡→刷洗→酸浸→冲洗。

1) 浸泡:对用过的器皿,如有污染需要先经灭菌处理,冲洗后在酸槽中浸泡过夜,再进行清洗。新的玻璃器皿可能带有一些重金属等有害物质,一般呈弱碱性,可以用自来水浸泡、冲洗,再用 2% 的盐酸浸泡过夜,然后用水洗。

2) 刷洗:选择软毛刷和无毒的洗涤剂,对玻璃器皿洗刷,以进一步去除污渍,然后冲洗烘干。

3) 酸浸:将干燥的玻璃器皿投入清洁液中浸泡过夜,清洁液的强氧化作用可清除刷洗不掉的微量污渍。常用清洁液洗液为强酸,要注意洗液的失效性,新配制的是棕色,变为绿色则失效。

4) 冲洗:先用流动的自来水反复冲洗,然后再用蒸馏水反复漂洗 3 次,不能残留有害物质,烘干。

（2）玻璃器皿的包装与灭菌:将烘干的吸管口塞上小块棉塞,装入牛皮纸袋,封口。其他玻璃器皿包括细胞培养瓶、盛装液体的玻璃瓶也要进行包装。包装好的玻璃器皿可用高压蒸汽121℃、灭菌20分钟,然后低温烘干,或直接干烤160℃,2小时。注意干热灭菌结束后,要关掉电源开关,待箱内温度降到80℃以下再打开干烤箱,切忌立刻开箱,以免箱内温度突降,使玻璃器皿爆裂。在干烤箱内摆放的物品之间要留有足够的空隙,物品也不能靠近加热装置。

2. 胶塞及其处理　细胞培养用的胶塞应能耐高压、有弹性,对细胞应无毒。新的橡胶塞可能含有对细胞有害的物质,使用前要用2%NaOH煮沸15分钟,再用4%的HCl煮沸15分钟,用自来水反复冲洗,用去离子水冲洗或浸泡过夜。用过的胶塞先经高压蒸汽灭菌,然后再用洗涤剂清洗或刷洗以去除附着的蛋白等物质,再重复以上步骤。

3. 滤器及其清洗　灭菌滤器经常用于不宜进行高压灭菌的液体(如某些含酶的消化液、血清等)的除菌。病毒学实验室中常用的滤器有蔡氏滤器、玻璃滤器和微孔滤膜滤器。

（三）细胞培养常用试剂和培养液

细胞培养液的营养成分中某些成分是一定的,但某些成分很复杂,体外常难以模仿,对于配制培养液要求非常严格,常用试剂如下:

1. 水　水中的离子、有机物质及有毒气体等都可能影响细胞的生长,一次或二次蒸馏水可用来清洗试验用器皿,而组织培养必须使用三次蒸馏水或超纯水(电阻率可达到18.2MΩ)。最好现用现制,避免由于存放过久而导致一些气体或杂质的进入。

2. 常用试剂　主要包括平衡盐溶液、消化液、血清、抗生素、调整pH用试剂等。

（1）平衡盐溶液(balanced salt solution,BSS):主要由无机盐和葡萄糖组成,目前常用的有Hanks液、磷酸盐缓冲液(PBS)等。主要为细胞生长提供无机离子,对保持溶液渗透压、缓冲酸碱度起着重要作用,某些离子还是酶的活性成分,如Ca^{2+}、Mg^{2+},而葡萄糖为细胞的代谢提供能量。在细胞培养中,平衡盐溶液主要用途为:①配制细胞生长液的基础溶液;②配制含胰蛋白酶消化液;③在制备原代细胞和传代培养时,用于洗涤组织和细胞。

（2）消化液:主要用于使细胞间蛋白质水解,从而使细胞分散成单个细胞。消化液主要用途为:①在制备原代细胞时可用于消化组织使细胞分散;②在对单层细胞传代时,用于使细胞脱离瓶壁并使细胞团分散成单个细胞。常用的消化液有胰蛋白酶、EDTA、胰酶-EDTA联合制剂、胶原酶等。不同消化液进行消化的原理不同,对不同组织和细胞选择哪种方法进行消化,往往根据经验。

1）胰蛋白酶:主要使氨基酸之间的多肽链发生水解,使细胞间质水解,达到细胞分散目的。胰蛋白酶的活性常用解离酪蛋白的能力表示,常见的有1∶125和1∶250两种,即前者一份胰蛋白酶可解离125份酪蛋白;后者一份胰蛋白酶可解离250份酪蛋白。使用浓度为0.25%或0.125%,在37℃或室温使用,pH为7.6时消化效果最佳。

0.25%的胰蛋白酶配制方法:可用D-Hanks液把胰酶配制成1%浓度,除菌过滤后,-20℃冻存。使用时再用D-Hanks液把胰酶稀释成0.25%的浓度,并调整pH为7.4~7.6。

由于该酶分解蛋白活性可被动物血清灭活,因此在对动物组织进行处理过程中,常用Hanks充分洗涤组织块,以除去组织块或细胞中残留的血液或血清成分。

2）乙二胺四乙酸钠(EDTA):是一种螯合剂,可与保持组织完整性的Ca^{2+}、Mg^{2+}结合,从而使细胞分散脱离,特别是上皮组织。它毒性小、价格便宜、使用方便。一般使用浓度为

0.02%,某些细胞的分散需要较高的浓度,在配制乙二胺四乙酸钠(EDTA)过程中使用的溶液不能含有钙、镁离子。EDTA 主要用于消化传代细胞,EDTA 的作用不受血清的抑制,因此,在对组织消化后要尽量去除 EDTA,以免影响细胞生长。

3)胰酶 -EDTA 消化液:单独使用乙二胺四乙酸钠(EDTA)对于肾脏组织的消化不如胰酶作用,而联合使用的消化液,对细胞的分散能力更强。一般使用终浓度为 0.25% 的胰酶和 0.02% 的 EDTA,滤过除菌,分装后于 –20℃保存备用。应用这种混合液对上皮类细胞进行消化,效果较好,在实验室广为应用。

(3)抗生素:为了防止细胞培养过程中的污染,需要在培养液中加入抗生素,主要包括防止细菌污染用的青霉素、链霉素和庆大霉素,防止真菌生长的两性霉素,以及防止支原体污染的卡那霉素和金霉素等。

1)抗细菌:青霉素可抑制大多数革兰阳性菌,但青霉素在 37℃放置 48 小时可降解或失效。链霉素可抑制多种革兰阴性菌,在 37℃活性可保持 4 天。通常将青霉素和链霉素配制成混合液,即取青霉素 100 万 U、链霉素 100 万 μg,溶于 100ml 三蒸水或平衡盐溶液,使每毫升混合液中含青霉素 1 万 U、链霉素 1 万 μg,然后分装成小瓶,–20℃保存。应用时,按 1% 浓度加入到培养液中,即终浓度青霉素为 100U/ml,链霉素为 100μg/ml。庆大霉素能抑制多种革兰阳性菌和革兰阴性菌,37℃活性可保持 2 周,使用浓度为 10~100μg/ml。

2)抗真菌:两性霉素 B 和制霉菌素等抗生素一般不用于常规细胞培养,如果必须使用,也要适时停用,否则长期低水平使用,会产生对真菌的抗药性。在进行病毒的分离培养时,可使用两性霉素 B,其使用浓度为 1~4μg/ml,37℃活性可保持 4 天。

3)抗支原体:卡那霉素使用浓度为 100μg/ml。

(4)pH 调整液:由于合成培养液的 pH 普遍偏酸,细胞能耐受的 pH 范围是 6.6~7.8,而细胞生长的最适 pH 为 7.0~7.4,因此需要调解培养液的 pH。常用的调节剂为 NaHCO₃ 溶液,为了在较长时间内保持 pH 恒定,还可以使用缓冲能力较强的 HEPES[N-(2-hydroxyethyl) piperazine-N'-(2-ethanesulfonic acid),HEPES]。

(5)指示剂:0.4% 的酚红溶液经常作为细胞培养液的指示剂,在培养液 pH6.8 为黄色,pH7.8 为紫红色。

3. 常用培养液 以往用于细胞培养的培养液主要为天然生物液,以血清应用最广。以后又发展了人工合成培养液,其部分成分明确,但为促进和维持细胞生长,有的培养液仍需添加不同浓度的血清。为了消除血清中不明确成分的影响,现在对不含血清的完全明确成分的培养基的应用研究正变得越来越重要。

(1)天然培养液:主要来自于动物体液或组织分离提取物,成分复杂,由于这些成分来源于不同个体,其成分往往存在差异,对细胞培养的恒定性有影响。甚至某些天然培养液中还含有抑制细胞生长或病毒增殖的成分,如血清中可能含有抑制细小病毒的抗体,培养这类病毒时要考虑其影响。天然培养液中主要包括血清、血浆、胶原等,以血清应用最广。

血清是由血浆去除纤维蛋白而制成的,含有多种生物分子,如血浆蛋白、肽、脂肪、碳水化合物、无机物质以及血小板凝集时释放的各种因子等,能促进某些细胞增殖,如成纤维细胞,也可以在促进某些细胞生长的同时而诱导其他一些细胞分化,如上皮细胞。血清主要来源于牛、马、兔及人,目前应用较多的为牛血清,多为商品化生产。商品化的牛血清分为小牛血清、犊牛血清和胎牛血清,以犊牛和胎牛血清应用最普遍。小牛血清来自出生 10~30 天小牛,犊牛血清来自出生 24 小时内或未哺乳小牛,胎牛血清来自剖宫产小牛。以胎牛血清质量最好,因胎牛还没接触外界环境,血清中所含的对细胞生长有害成分(如抗体、补体等)最少,但价格贵。优质血清外观应为淡黄色,无溶血,半透明,较黏稠,无沉淀和悬浮物。商品化血清通常为大包装,常需融化后分装,但易产生沉淀或悬浮物,低温缓慢溶解可减少沉淀物或悬浮物产生,如果有必要可在2500r/min离心去除沉淀物,也可与培养液一同过滤,注意不要单独对血清过滤。特别注意血清在加入培养液前,需在56℃水浴30分钟,以灭活补体。同时作无菌、毒性和细胞培养试验。

1)血清的主要作用:提供基本营养和结合蛋白;提供激素及各种生长因子;提供促进细胞贴壁的蛋白;提供抗损害的保护性物质;提供蛋白酶抑制物质;提供pH缓冲物质。

2)使用血清存在的问题:血清可促进成纤维细胞生长而抑制表皮角质细胞生长;血清常有细胞毒作用,如细菌毒素、脂类、多胺氧化酶、补体、抗体等;由于血清经常来源于不同动物,很难保证批与批的一致性,更换血清时往往需要用相应细胞作培养进行质控;血清含有的特殊细胞因子对于某些种类的细胞可能过多或不足,多了有害,少了又不能满足细胞生长需要。

(2)合成培养基:根据细胞所需成分配制而成,许多商业化培养基可供使用,主要有MEM、DMEM、RPMI1640等基础培养基,主要成分有氨基酸、碳水化合物、无机盐类、维生素、辅酶、嘌呤、嘧啶等物质。使用时只需按说明要求加去离子水,进行过滤除菌,以$NaHCO_3$调节pH,并加入抗生素。有时为了促进细胞生长,还需要添加血清,主要为牛血清。通常添加5%~10%的血清为细胞生长液,而添加1%~2%的血清为细胞维持液。

(3)无血清培养液(serum free medium,SFM):由于天然培养液中存在的许多不确定成分,在细胞培养或应用细胞培养病毒时会产生不利影响,因此近年来广泛开展无血清培养液研究,即不添加血清等天然成分,主要由成分完全明确的基础培养基和附加成分组成。根据细胞的不同,添加针对某种细胞生长的特异性生长因子、激素、细胞附着蛋白、金属离子转移蛋白、细胞结合蛋白、酶抑制剂和微量元素等。目前已有一些培养液适宜于某些细胞的培养,但尚无一种可广泛应用于各种细胞的成分完全清楚的培养液。

二、细胞准备

用于病毒培养的细胞准备工作包括细胞种类选择原则、无菌操作技术、细胞检查技术以及细胞制备技术等。

(一)用于病毒培养的细胞选择原则

病毒与细胞间关系有严格的选择性,某些病毒可在多种细胞中增殖,某些种类细胞可适用于多种病毒增殖,这取决于细胞对病毒的敏感性。某些病毒至今没有找到合适的细胞进行分离培养,即使是敏感动物来源的细胞对不同病毒的敏感性也有所不同。用于病毒培养的细胞有原代细胞、二倍体细胞株、传代细胞系,培养病毒时除考虑病毒的敏感性及便于应用外,在病毒疫苗生产时还要考虑到细胞的安全性。此外进行细胞选择时还应考虑病毒培养方法、病毒在不同细胞中的表现等因素。

1. 细胞对病毒的敏感性 病毒对感染细胞具有严格的选择性,首先细胞要具有与病毒结合的受体,病毒才能吸附到细胞表面,然后进入到细胞中,由细胞提供病毒复制增殖必要的酶及能量,这种细胞又称容纳细胞(permissive cell)。来源于易感动物组织的原代细胞,培养易感病毒最为适宜,如猪瘟病毒在猪肾细胞中繁殖最好。但病毒在体内和在体外对细胞易感性并不完全相符,某种病毒在体内只适应一种动物,但在体外可在多种动物组织来源的细胞中增殖,甚至比来源于易感动物的细胞还要适合其生长。

2. 研究目的 如保存毒株,测定病毒在体内的致病性,制备疫苗,测定药物在体外的抗病毒作用等常用到组织细胞培养,需要根据研究目的选择不同的细胞株或系进行培养。

3. 研究病毒在不同组织细胞培养中特性 一种病毒在不同组织细胞培养中可表现不同特征,例如脊髓灰质炎病毒在肾细胞比在人子宫细胞中培养繁殖迅速,且产量高。了解某种病毒在不同细胞培养中增殖特征,有助于鉴定病毒。

4. 病毒培养方法 要使病毒在培养细胞中生长良好,不仅要考虑选择敏感的细胞株,还要考虑培养方法,主要包括静止培养、旋转培养、悬浮培养等。

(1)静止培养:悬浮生长细胞和贴壁生长细胞都可采用静止培养方式。

(2)旋转培养:使贴壁细胞间歇式离开培养液的浸泡,以利于细胞呼吸和物质交换,在少量培养液中能够增殖大量细胞。

(3)悬浮培养:有些细胞需要搅拌呈悬浮状态才能生长,可以使细胞处于相同的条件下,保持对数期,细胞浓度能达到 $10^7 \sim 10^8$/ml。

(二)无菌操作技术和细胞检查技术

细胞体外培养对无菌操作技术要求极为严格,特别是细胞传代过程,除对培养过程中使用的器材、培养液等需要灭菌和除菌外,更重要的是在实验操作中尽可能避免环境中一切可能造成污染的环节,掌握规范的无菌操作技术对保证细胞培养顺利进行具有重要意义。此外,在进行细胞培养过程中经常应用到一些细胞检查技术,如细胞形态、活力检查,细胞计数方法等也需要了解和掌握。

1. 无菌操作技术

(1)在实验进行前:无菌室及超净工作台要用紫外线灯照射 30 分钟,用 75% 酒精或其他消毒剂擦拭操作台面,并开启排风运转 10 分钟。一次操作最好只处理一种细胞株,不同细胞株最好不共用培养基,以避免由于失误造成细胞间交叉污染。实验操作结束后,将实验物品拿出工作台,再用 75% 酒精擦拭操作台面。两次操作间隔时应将超净工作台通风运转 10 分钟以上,再进行下一个细胞株的操作。无菌室内每周用乳酸蒸汽(或过氧乙酸)消毒 1~2 次。

(2)无菌操作工作区域:应保持清洁、宽敞,必要物品,如试管架、微量加样器或枪头盒等可以暂时放置,其他实验用品用完即应移出,以利于气流流通。实验用品最好用 75% 酒精擦拭后再放入无菌操作台内,实验操作应在操作台中央无菌区域进行。

(3)操作过程中:要小心取用无菌实验器材,包括取放吸管,开启和封闭瓶口,吸取各种试验用液等,尽可能避免造成污染。抽取吸管时先安上吸球,不要使尖头部接触到污染部位,注意吸管在灭菌前要加小棉塞,避免因吸球造成的污染。注意培养器皿瓶口的污染,容器打开后,用手夹住瓶盖并握住瓶身(握住非细胞观察面,即观察面侧面),倾斜约 45° 角,靠近火焰。特别注意不要在打开瓶口的容器正上方操作。

(4)火焰灭菌方法:在细胞培养操作过程中经常用到,如吸管头、瓶口、瓶塞等物品的灭菌,注意吸取过营养液、消化液等的吸管不要在火焰上过度烧灼,以免产生对细胞有毒物质。用于传代培养的瓶口灭菌注意不能烧灼过度,以免对接近瓶口的细胞培养物有影响。

(5)工作人员:应注意自身安全,须穿戴无菌衣和手套后才能进行实验,特别是某些细胞株可能带有某些人类的潜伏病毒,操作时要小心,并选择适当等级的生物安全柜。操作过程中,应尽可能避免产生气溶胶的操作,并避免尖锐针头类物品伤及操作者。

2. 细胞检查技术

（1）活细胞形态观察：常用倒置显微镜观察活细胞的形态和结构，这种显微镜的光源和聚光镜在载物台的上方，而物镜在载物台的下方，实验室中经常使用它来观察贴壁生长细胞的形态及生长情况。

（2）细胞计数方法：采用血球计数板对单细胞悬液进行计数，先把计数板和盖玻片用95% 酒精擦净，晾干，平放在显微镜载物台上；取 0.1ml 的细胞悬液用 Hanks 液进行 10 倍稀释，混匀，从盖玻片边缘与载玻片交界处滴入细胞计数池中，沉降 1 分钟。每个计数室的深度为 0.1mm，计数室的体积为 0.1mm³（相当于 10^{-4}ml）。在低倍镜下找到计数板 4 个角的四大中格，计数四大中格内的完整细胞，有小细胞团计数为 1，如果细胞压在格上，遵循计左不计右、计上不计下的原则，计数位于四个中格内的细胞数。

计算细胞数公式：细胞数 /ml= 四大格中细胞数 /4×10 000× 稀释倍数

（3）细胞活力检查：在细胞培养和复苏过程中，经常要对细胞活力进行检查，可用细胞染色法和培养法。

1）细胞染色法：通常使用染料对细胞进行染色，常用的染料有台盼蓝（trypan blue）和中性红，前者是活细胞不着色，死细胞为蓝色；后者正相反，活细胞为红色，死细胞不着色。该方法简便、快速，但不能判断细胞代谢情况。

台盼蓝染色法：取少量细胞悬液与等体积 0.4% 台盼蓝溶液混合，然后吸取混合液少许滴加到计数池内，即盖玻片边缘，用低倍镜计数约 200 个细胞的视野，计数蓝色细胞数。活细胞不能着色，死细胞染成蓝色，然后推算未染色细胞占总细胞数的比例，即有活力细胞所占比例。

2）培养法：对于贴壁细胞可用克隆形成率估计有活力细胞数，通常采用单细胞悬液 10 倍稀释，然后分别加入培养瓶中，经培养后固定、染色，可用中性红和台盼蓝进行染色，再进行观察。

（三）原代细胞制备

原代细胞培养物对原有组织有较好的代表性，通常对病毒敏感性较强，可用来分离培养病毒和抗病毒药物试验，传代细胞制备也要经过原代细胞培养过程，因此掌握原代细胞培养制备技术具有重要意义。

1. 组织材料的选择和处理

（1）组织选择：用于制备原代细胞的组织来源广泛，一般选择含有未分化或低分化细胞的组织为宜，常选择动物胚胎组织或肿瘤组织作为制备原代细胞的组织材料。

（2）组织处理：取材时要注意无菌操作，避免污染，从体内取出组织后最好立即处理，如果组织暴露于外界，应将组织浸泡在含有抗生素的培养液中 10~20 分钟。然后按以下步骤进行处理：

1）将无菌采取的组织块用 Hanks 液冲洗 2 次，以去除红细胞。

2）将组织块移入无菌器皿中，用无菌剪刀把组织块尽可能剪碎，再用 Hanks 液冲洗 2 次。

2. 单细胞悬液制备　可采用机械分散、酶消化和螯合剂分散法，将剪碎的组织再分散成单个细胞，消化分散的组织块经洗涤、混匀、过滤，制成细胞悬液。

（1）机械分散法：不同组织材料使用的处理方法不同，肌纤维组织可用剪子剪碎，而脑组织、脾脏、胸腺等可隔纱布用镊子钝端捣碎，用 20 目钢网或隔纱布过滤得到单细胞悬液。

用机械法制备单个细胞简单、方便,但对细胞易造成破坏。

(2)酶消化法:使用酶制剂消化组织要根据组织特性选择不同的酶及浓度,胰蛋白酶适宜消化间质少的组织,胶原酶适宜消化富含纤维组织、上皮组织及肿瘤组织等,而螯合剂很少单独用于消化组织,常与胰蛋白酶共同应用。酶消化组织分为热消化法和冷消化法,冷消化是在4℃条件下缓慢消化,而热消化在室温或37℃消化30分钟。注意消化时间对细胞的影响,时间短往往不能使细胞充分解离为单个细胞,而时间长则易造成细胞损害。

3. 细胞计数及分装 用血球计数板对单细胞悬液进行计数,然后用培养液将细胞悬液进行适当比例稀释,使其浓度为 1×10^6/ml,然后分装培养瓶。

4. 细胞培养及观察 将培养瓶置于37℃、5%的 CO_2 培养箱中,每天观察,一般2~3天细胞即可长成单层,更换维持液或再传代后供实验用。以鸡胚成纤维细胞的制备过程为例:

(1)取出鸡胚:将9~11日龄鸡胚放在蛋托上,用碘伏和75%酒精消毒气室部位,剥离蛋壳和壳膜,用无菌镊子把鸡胚取出。

(2)鸡胚处理:去除鸡胚的头、爪、内脏,将剩余鸡胚组织用 Hanks 液冲洗2次,以去除红细胞,然后用剪刀剪碎,再用 Hanks 液冲洗2次。

(3)组织块消化:将鸡胚组织块加入10倍量的0.25%胰蛋白酶消化液,在37℃水浴中消化15~30分钟,当组织碎块聚集成团,边缘模糊即可停止消化。

(4)单细胞悬液制备:用毛细管吸出消化液,用 Hanks 液冲洗1~2次,加10ml不含血清的营养液,用吸管反复吹打,直至细胞分散,过滤得到细胞悬液。

(5)细胞计数:将得到的细胞悬液进行适宜比例的稀释,用血球计数板进行计数,然后调节细胞悬液浓度至 1×10^6/ml,分装于培养瓶中培养。

(6)细胞培养观察:将培养瓶置于37℃、5% CO_2 培养箱中,每天观察,一般2~3天细胞即可长成单层,更换维持液或再传代后供实验用。

(四)传代细胞制备

在病毒研究和生产中,经常需要大量细胞为实验材料,通过传代培养即可获得大量长期使用的稳定的细胞材料。传代细胞制备包括二倍体细胞株的制备和传代细胞的培养,都要经过原代培养→传代培养过程,但应用时可直接购买传代细胞株。

1. 二倍体细胞株的制备 二倍体细胞可来自动物和人体多种组织,但应用最多的是来自于人胚肺建立的二倍体细胞株。二倍体细胞株为有限传代细胞,无致癌性,是生产病毒疫苗的安全细胞,也是进行病毒学研究的良好工具。以人胚肺二倍体细胞制备过程为例:

(1)原代细胞培养

1)组织来源:引产或自然流产的14~18周的胎儿。

2)组织处理:用75%酒精对胸部消毒,以无菌操作解剖胸部,取出肺组织,去除气管组织后用 PBS 冲洗干净,尽可能剪碎,再用 PBS 冲洗组织块2~3次,将血细胞洗净后弃除上清液。

3)组织块消化处理:加10倍量的0.125%的胰酶,在37℃水浴中消化20~30分钟,组织边缘变毛后,将胰酶液吸出,或冷消化过夜。

4)单细胞悬液制备:用 PBS 洗去胰酶,加适量细胞营养液(无血清),用吸管反复吹打,使细胞充分分散,至形成细胞悬液。

5)细胞悬液的过滤、计数、分装。

6)细胞培养:将细胞悬液浓度调整到 10^6/ml 后,接种到细胞培养瓶,常规培养,24小时后换液,未贴壁的细胞和细胞碎片被去除,以后每隔 2~3 天换液一次,直至长成单层细胞。

（2）细胞传代培养技术:通过对原代细胞传代后才能建立二倍体细胞株,掌握传代技术十分重要。

1）单层细胞消化:除去原来的培养液,用 PBS 洗涤 2~3 次,用 0.25% 胰酶液或 0.25% 胰酶液与 EDTA 的混合液（1:1）覆盖单层细胞进行消化,37℃作用 1~5 分钟后,在倒置显微镜下观察细胞被消化情况,当有细胞圆缩、细胞间隙大时,立即倒掉胰酶消化液。注意一定要控制好消化时间,消化过了,细胞会流失,消化不足细胞则不能分散开。

2）制备单细胞悬液:将消化好的细胞瓶加上营养液,用吸管反复吹打细胞团块,使其分散制成单个细胞悬液,注意如果消化不足,细胞成团,则不易分散,往往不利生长。

3）分瓶培养:不同细胞要求不同,而一般传代细胞可按 1:2 的比例分成两瓶,进行培养,一般 2~3 天即可长成单层,然后又可以传代,人胚肺细胞在传至 4~5 代后可完全为成纤维细胞,一般可传 30~50 代。

2. 传代细胞制备　传代细胞可来自人或动物的肿瘤组织或正常组织细胞,其染色体为非整倍体,在体外具有无限传代能力,虽保留种属特性,但已丧失了分化成组织的能力。传代细胞繁殖快,易于获取,易于保存,对多数病毒敏感,在病毒学研究方面应用广泛。有的传代细胞为贴壁生长,有的为悬浮生长。

（1）贴壁生长的 HeLa 细胞传代培养

1）将生长良好的 HeLa 细胞轻轻摇动,使细胞碎片悬浮,然后随生长液一起倒出,用不含钙离子、镁离子的 Hanks 液洗涤 2~3 次。

2）从单层细胞侧面加入 0.25% 胰蛋白酶液或胰蛋白酶 -EDTA 消化液覆盖单层细胞,转瓶使细胞面向上,细胞在消化液中浸泡 1~2 分钟。为促进消化也可把培养瓶放置在 37℃培养箱内进行消化。

3）手持培养瓶两侧,肉眼观察似有流沙样或镜下观察细胞变圆时停止消化,立即翻转培养瓶,使细胞面脱离消化液浸泡,以免造成细胞损伤。

4）倒出消化液,如果用 EDTA 消化,需要用 Hanks 液洗涤,要在细胞层的对面加液,轻转培养瓶,以便于洗掉消化液。

5）沿细胞面加生长液,使细胞洗脱,然后反复吹打细胞液以便于细胞分散,可按 1:2 比例分瓶传代培养。

6）HeLa 细胞接种 30 分钟后可贴壁,一般 2~3 天长成单层细胞,48 小时更换生长液,形成单层后可更换维持液供试验用。

（2）悬浮细胞传代培养

1）选择生长良好的细胞,加入等量生长液。

2）用无菌吸管轻轻吹打,使细胞悬浮,吸出一半的细胞悬液接种到另一个培养瓶中。如果细胞悬液浓度高,可按 1:3 比例分配。

3）将培养瓶置于 37℃,5% 的 CO_2 培养箱中培养 24~48 小时。

（五）细胞的冻存、复苏及运输

细胞在体外培养,多次传代易引起细胞株发生变异、衰退,甚至污染,为了保持细胞生物学性状的恒定,一般在 10 代以内即需要对细胞进行冷冻低温保存。当需要使用细胞时,再对冷冻细胞株进行复苏。有时实验室间会有细胞株交换,还涉及细胞运输问题。掌握细胞冻存、复苏及运输过程中的相关技术对于病毒细胞培养非常重要。

1. 细胞的冻存　将细胞悬液与冻存液混匀,置于低温条件下,按一定程序进行冷冻,然后置于 –70℃低温冰箱短期保存,或置于 –196℃液氮罐中长期保存。冻存过程中保护剂的选用、细胞密度、降温速度对细胞活力都有影响,"缓慢冰冻"是保护细胞不受严重损伤的关键。

细胞在冻存过程中,经常由于细胞内形成冰晶而受到机械性损伤,温度迅速下降可减少冰晶形成,但细胞膜易受损伤。–10~–5℃是形成冰晶的关键温度,严格控制细胞在 –20~0℃期间的温度下降速度,是保护细胞的关键。当细胞悬液温度快速下降至 0℃以下时,将温度下降速度控制为每分钟下降 1℃,细胞内不出现冰晶,仅发生脱水,细胞不会受到严重损伤,因此"缓慢冰冻"是保护细胞不受严重损伤的关键。细胞冻存液可降低细胞在冻存过程中受到的伤害,因冻存液可降低冰点,减少细胞内外冰晶形成,常用的冻存液含有甘油或二甲基亚砜(DMSO)。细胞冻存的材料、方法及过程:

(1)器材和试剂

1)冻存管(玻璃安瓿或聚苯乙烯冻存管均可,但质地要好)。

2)10% DMSO 冻存液(生长液 +DMSO)或 10% 甘油。DMSO 能溶解普通滤膜,故需用玻璃滤器过滤除菌,4℃储存。

3)准备纱布若干小口袋(袋口要有带并能将口抽紧)。

4)装有液氮的液氮罐。

(2)冻存方法

1)选择生长良好的细胞,一般为对数期生长的细胞,在准备冻存细胞前 24 小时进行换液。

2)按以往方法用胰蛋白酶将生长好的细胞进行消化处理,离心沉淀,去除上清液,制得单细胞悬液。

3)然后将此细胞悬液悬浮于含有保护剂(DMSO)的生长液中,使细胞浓度保持在 10^6/ml。

4)将需要冻存的细胞悬液分装在安瓿或冻存管中,一般为 1ml,封口并做标记。

5)冻存细胞可有人工方法和冻存器方法,将安瓿在 4℃放置 4 小时或过夜,然后转放 –20℃数小时直到冻结,再置于 –70℃以下长期保存。或 4℃放置 4 小时,然后放入液氮罐中层 4 小时,最后再沉入液氮中。

2. 冻存细胞复苏　复苏细胞时的温度和融化速度对细胞活力恢复有影响,应在 37~40℃水浴中尽可能快速融化,以免在融化过程中形成冰晶。当需要把冷冻细胞从液氮罐中取出复苏时,为防意外,要戴好线手套和防护镜(避免被液氮冻伤手或迸溅到眼睛)。为减少冷冻细胞死亡数量,复苏时可按下列程序操作:

(1)迅速取出冷冻管,立即放入 37~40℃水浴中,轻摇 1 分钟,使其迅速融化。

(2)无菌操作将含冻存液的细胞移至新的离心管内,向离心管内加入 3 倍于原体积的 25℃生长液。

(3)离心细胞,以 1000r/min 的速度,离心 10 分钟。

(4)弃掉上清液,将生长液加入离心管内,用吸管反复吹吸悬浮细胞。将悬浮细胞吸到培养瓶内,补足生长液后,置 5%CO_2 培养箱,于 37℃培养。

(5)刚复苏的细胞,生长会受到影响,经传代后可逐渐恢复正常,最好在传代次日换液一次。

3. 细胞运输　细胞可为悬浮状态和单层贴壁培养,为防止运输过程中液体振荡,可将培养瓶充满液体。新消化的细胞悬液可采用以下步骤：

（1）将消化完备的细胞液用生长液稀释，使细胞浓度在 10^5/ml 以下，然后在 4℃放置过夜。

（2）将细胞液取出，以 200r/min 离心 30 分钟，弃除含有细胞毒素的上清液，加满生长液，拧紧瓶盖，用胶带密封。

（3）将细胞瓶装于冰盒中空运，收到后重复步骤 2，然后培养。

三、细胞污染监测与防控

微生物污染是细胞培养过程中常见现象，有针对性地对污染加以监测，以采取必要的防控措施。

（一）污染来源

1. 组织　由于用来分离原代细胞的组织本身可能就感染有某些微生物，如动物内源性病毒，在原代细胞培养物中有时会发现这些内源性病毒的存在，猴肾制备的细胞培养物中就曾发现了多种猴病毒，这些病毒的存在对诊断病毒性疾病影响颇大。在以下组织中曾发现多种潜伏感染的病毒。

（1）猿猴组织曾分离到的病毒有乳头多瘤空泡病毒、腺病毒、疱疹病毒、猴痘病毒、肠道病毒、呼肠病毒、轮状病毒、麻疹病毒、反转录病毒等。

（2）豚鼠、大鼠、马、犬等组织常见的有疱疹病毒、腺病毒、微小病毒等。

（3）鸡胚组织常见的内源性病毒由母鸡经卵传播给鸡胚，有禽淋巴瘤病毒、新城疫病毒、腺病毒等，新城疫病毒可存在于感染的胚胎尿囊液中。

（4）人组织曾发现有巨细胞病毒、风疹病毒、麻疹病毒、腺病毒等。

2. 血清和消化液　细胞培养中使用的血清主要来源于牛，此外还有马，某些潜伏病毒可能存在于血清中，还有某些支原体在细胞培养物中污染严重，由于血清和某些不耐热的消化液不能加热处理，在滤过除菌中可能保存下来。

3. 操作　细胞培养中注意周围环境及操作者的不规范操作所造成的污染。在细胞传代过程中，同时对两种以上的细胞株进行操作，共同使用的一种培养液可能会造成细胞间交叉污染。

4. 空气　空气微生物对细胞培养影响较大，某些真菌孢子易通过空气污染细胞。

5. 器材　细胞培养用器材种类多，培养瓶除玻璃质地外，现多采用塑料质地的器材，对于培养细胞用器材要求无毒无害，如果器材处理或保存不当，可能会有微生物或化学污染。

（二）微生物污染与监测

多数情况下细菌和真菌污染较容易发现，肉眼观察培养液中出现雾状物，或镜下观察细胞外异物，而支原体污染较难发现，有时会导致实验的完全失败。

1. 细菌和真菌污染监测　肉眼观察培养液出现混浊或雾状物，可怀疑有此类污染，移出部分样品在显微镜下直接观察，也可进行革兰染色镜检，但镜检一般只适用于污染严重的情况。真菌污染较常见，肉眼可见白色或其他颜色的点状漂浮物，普通低倍光学显微镜下可见丝状、管状或树枝状菌丝。对于镜检不能判定的污染还可以用细菌和真菌培养基接种方法进行检查，如果在固体培养基上长有菌落，液体培养基变混浊，则为有细菌或真菌污染，一般设阳性对照和阴性对照。对于冷冻保存的细胞进行细菌和真菌检测时，特别要说明的是在进行培养前,要把抗生素洗掉,以免影响结果判定。

2. 支原体污染监测　支原体污染常常被称为许多细胞系的"秘密入侵者"或"沉默杀手",是许多细胞培养实验室中常见污染问题,也是研究者面临的困扰问题之一。由于支原体污染能影响许多细胞参数,所以需要对细胞系开展常规或定期质量控制筛查,以确保使用的细胞系无支原体污染。研究表明,污染的支原体可消耗营养物质,促进代谢积累,导致 pH 改变,诱导或抑制细胞因子表达,并改变细胞代谢、增殖特征及形态。支原体个体小,种类多,支原体污染比细菌和真菌污染更为隐蔽,难于检测,常需要一些专门技术。用相差显微镜可观察到有些支原体污染现象,一般支原体位于细胞表面或细胞之间,呈细小颗粒,并有类似布朗运动。电镜下可观察到支原体,见图 1-1,可见支原体在细胞间呈深染且为多形性。还有一些用于支原体的检查方法,有直接培养法、间接 DNA 染色法及直接或间接免疫荧光法等。

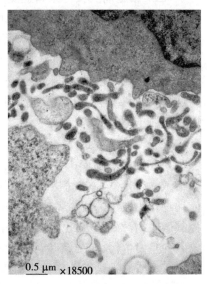

图 1-1　细胞培养液中污染支原体的电镜照片

（1）支原体培养方法

1）待测的培养液中不能含有抗生素,将培养 3 天的细胞留取少量培养液,然后制成细胞悬液。

2）取 1ml 待测细胞悬液接种于支原体液体培养基中,置于 37℃有氧条件下培养,观察14 天,如果 pH 改变或肉汤变混浊,那么可能有支原体污染。

3）与此同时取 0.1ml 待测的细胞悬液接种到固体培养基上,置于厌氧条件下培养,观察至少 3 周,如果有煎蛋样菌落出现,说明有支原体污染。

（2）间接 DNA 染色法:某些支原体用直接培养法不能检出,可用间接荧光染色法来检测,用染色液对固定的细胞进行染色,支原体核酸为颗粒状和纤维状荧光。

（3）免疫荧光法:应用针对流行支原体株共同抗原的单抗建立的直接或间接免疫荧光方法,用荧光显微镜观察,在感染的细胞或细胞间可见黄绿色荧光。该方法特异性强、方便,已有商品化支原体检测试剂盒提供,可应用于实验室细胞系支原体污染筛查及质量控制。

3. 病毒污染监测　细胞培养污染检测中,最难的就是病毒污染,如果污染的病毒可引起细胞病变,则可直接作为病毒污染指标,但有些病毒不引起细胞病变,需要利用其他指示系统进行检测,如接种鸡胚、红细胞吸附试验等。

（1）红细胞吸附试验

1）取培养 48~72 小时单层细胞培养瓶,倒出培养液,用 Hanks 液洗涤。

2）往培养瓶中加入新鲜的 5% 的红细胞悬液,在 4℃放置 20 分钟。

3）用肉眼或低倍显微镜下观察单层细胞上红细胞凝集和吸附情况。

4）同时以流感病毒作阳性对照。

（2）鸡胚接种试验:将细胞悬液接种到 9 日龄的鸡胚绒毛尿囊膜内,第二天开始照蛋检查,把死胚胎取出。至 9 日后,若胚胎仍存活,打开气囊处,检查绒毛尿囊膜内是否有水肿现象、是否有痘疱出现。同时以流感病毒、新城疫病毒等作为阳性对照。

（三）细胞间交叉污染与监测

在许多实验室中操作着多种细胞系或细胞株,有时会发现原本是人肾细胞变成了狗肾细胞、猪肾细胞,这与操作中不规范有关,如同时对几种细胞传代,或将细胞带入培养液中又经培养液带到其他培养细胞中去,从而造成细胞间交叉污染。

细胞系的不断建立,来源于同一种类的细胞间交叉污染现象增多,某些杂交瘤细胞的实验增加了这种危害,有许多方法可用来测定这种交叉污染,如同工酶法、主要组织相容性抗原法等测定。

（四）细胞污染防治措施

要控制细胞培养中发生污染,有效的措施是预防,主要通过以下手段进行:①选择无菌动物或无特定病原体动物的组织作为体外细胞系或细胞株建立的来源;②选择无特定病原体动物作为血清的提供者;③严格的无菌操作以及规范的接种操作;④加入抗生素以预防和控制微生物污染;⑤对已建立的未污染细胞株注意冷冻保存,定期测定其是否存在污染。

一旦发生污染,要清除污染就困难得多,多数情况为了避免污染扩散则将污染的细胞株销毁。有时要视情况而定是否有必要消除污染,一般对稀有细胞株可采取相应措施:①加抗生素清除;②某些肿瘤细胞株可接种到动物体内;③可用巨噬细胞共同培养。

第三节　细胞培养技术在病毒学检验中的应用

由于病毒需要寄生于活的细胞才能得以增殖,细胞培养技术提供了可供病毒培养的材料,同时也为认识病毒、了解其致病机制提供了实验技术。主要的应用有从样本中分离培养病毒、病毒的定量检测、抗病毒药物实验以及对肿瘤病毒致细胞转化的作用机制研究等。

一、病毒的分离培养及鉴定

由于细胞的一致性较好,受其他因素干扰少,培养重复性好,因此被广泛应用于病毒的分离培养。

1. 常用敏感细胞　不同种类病毒的易感细胞往往不同,进行病毒的分离培养,首先要选择敏感细胞,特别是从样本中直接分离病毒时,原代细胞敏感性较强,对原有组织更具代表性。但由于原代细胞不能多代培养,制备技术麻烦,应用受限,而二倍体细胞和长期传代细胞在对病毒分离培养方面应用更为广泛。一种病毒往往对多种细胞敏感,如单纯疱疹病毒(HSV)的分离培养可用兔肾、人胚肾或人胚肺、地鼠肾等原代细胞,也可用人胚肺二倍体细胞株 MRC-5、WI-38,以及 HeLa、Vero 等传代细胞。如何选择合适的细胞进行病毒培养,可根据其敏感性及可获得性。常见人类病毒的敏感细胞见表 1-1。

表 1-1　常见人类病毒敏感细胞种类

病毒种类（英文缩写）	敏感细胞
单纯疱疹病毒（HSV）	Hep-2,HeLa,HuEK,BSC-1,Vero,REK,CEF
水痘 - 带状疱疹病毒（VZV）	WI-38,HeLa,Huelu,V3A,MK
巨细胞病毒（CMV）	WI-38,WI-26,Huelu,HuK
风疹病毒（RV）	BHK21,RK-13,Vero,HuEK,BSC-1,LLC-MK2,AGMK,HEK
麻疹病毒（MV）	KB,MA-10,HuEK,MK,CEF,HuEF

续表

病毒种类（英文缩写）	敏感细胞
流行性腮腺炎病毒（MuV）	HeLa,MA-10,MK
呼吸道合胞病毒（RSV）	HeLa,Hep-2,KB,Huelu
流行性乙型脑炎病毒（JEV）	HeLa,Vero,PK,BHK21,HK,CEF
流感病毒（IFV）	MDCK,MA-10,WI-26,HuEF,MK,BK,HEK,CEF
脊髓灰质炎病毒（PV）	HeLa,HuEK,HuK,BSC-1,JINET,AGMK,MK
肾综合征出血热病毒（HFRSV）	A-549,Vero
冠状病毒（CoV）	HeLa,WI-38,HuEK,Huelu
腺病毒（ADV）	HeLa,KB,LI,HuEK,MK,HEK

Hep-2：人喉癌传代细胞；HeLa：人子宫颈癌传代细胞；HuEK：人胚肾细胞；BSC-1：绿猴肾传代细胞；Vero：非洲绿猴肾传代细胞；REK：兔胚肾细胞；CEF：鸡胚成纤维细胞；WI-38：人胚肺二倍体细胞；Huelu：人胚肺细胞；V3A：绿猴肾传代细胞；MK：猴肾细胞；WI-26：人胚肺二倍体细胞；HuK：人肾细胞；BHK21：地鼠肾传代细胞；RK-13：兔肾传代细胞；LLC-MK2：恒河猴肾传代细胞；AGMK：绿猴肾传代细胞；HEK：地鼠胚肾传代细胞；KB：鼻咽癌传代细胞；MA-10：人胚肾细胞；HuEF：人胚成纤维细胞；PK：猪肾细胞；HK：地鼠肾；MDCK：狗肾细胞；BK：牛肾细胞；MDBK：牛肾细胞；JINET：猴肾细胞；LI：人胚肝细胞

2. 标本前处理　采取的样本一般可分为液体或固体材料,固体样本如动物脏器或组织块,可用组织匀浆器或乳钵将其制成匀浆,加入 Hanks 液稀释 10 倍,将该组织悬液在 2500r/min,离心 10 分钟,取上清作为接种材料;液体样本可直接离心沉淀去除颗粒杂质。如果怀疑接种材料有细菌污染,可加入适量青、链霉素混合液,在 4℃冰箱过夜后再进行接种。

3. 标本接种与培养方法

(1) 敏感细胞单层培养:选择用于病毒分离培养的敏感细胞株,用适合的细胞培养液将其培养为单层细胞。以 HeLa 细胞为例,选择生长良好单层细胞培养瓶,用 0.25% 胰蛋白酶消化 1 分钟左右,倒掉液体,加入原培养液两倍量的生长液,吹打细胞使其分散。然后,分装两瓶,置于 CO_2 培养箱中,37℃培养 24~48 小时,细胞即可长成单层,用于标本接种。

(2) 标本接种:将单层细胞培养瓶中营养液倒出,将准备好的病毒悬液接种于单层细胞培养瓶中,同时以 Hanks 液代替病毒悬液作对照,放置 37℃下 1 小时,使病毒吸附到细胞上,每隔 15 分钟轻摇培养瓶,以利于病毒均匀接触细胞。然后加入适量维持液,培养,逐日观察细胞病变情况。

4. 病毒鉴定方法

(1) 细胞病变检查法:接种于敏感细胞的病毒大部分可引起细胞病变,可根据细胞病变初步判定病毒种类。大多数病毒感染敏感细胞,在细胞内增殖并与之相互作用后,会引起受感染细胞发生聚集、脱落、融合,形成包涵体,甚至损伤、死亡,可在低倍显微镜下直接观察,这些特征性的改变称为细胞病变效应(cytopathic effect,CPE)。由于 CPE 常随病毒种类及所用细胞的类型不同而异,因此有助于对病毒进行初步鉴定。细胞病变类型主要有:细胞圆缩、细胞聚合、细胞融合形成合胞体。尤其是感染细胞中特征性包涵体检测可辅助诊断某些病毒感染。某些人类病毒可引起敏感细胞病变,如肠道病毒常常引起全细胞病变,肿胀、圆缩,脱落的溶细胞病变现象;呼吸道合胞病毒可引起细胞融合形成合胞体;腺病毒可在细胞核内形成嗜酸性包涵体等。以下为常见人类病毒引起敏感细胞病变类型照片(图 1-2):

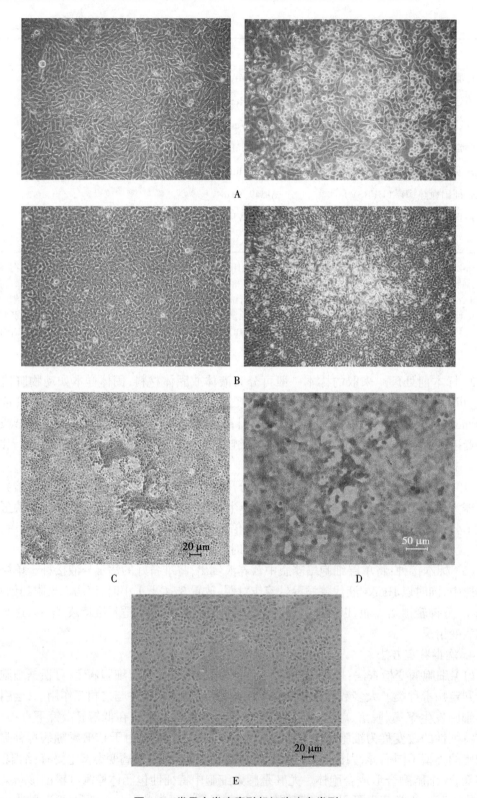

图 1-2　常见人类病毒引起细胞病变类型

A. EV-71 引起横纹肌细胞 RD 细胞病变:左—正常细胞,右—CPE 细胞肿胀变圆;B. 腺病毒引起人胚肾 293 细胞病变:左—正常细胞,右—CPE 细胞聚合;C. 呼吸道合胞病毒 RSV 引起 Hep-2 细胞病变:细胞融合;D. 流感病毒 H1N1 引起 MDCK 细胞病变:细胞肿胀变圆、脱落;E. 麻疹病毒引起的 Vero/Slam 细胞病变:细胞融合、多核

（2）红细胞吸附试验：有些病毒能感染细胞，但不引起细胞病变或病变不明显，可借助使感染细胞具有吸附某些红细胞特性进行鉴定。将红细胞悬液加入到已感染某种病毒的单层细胞中，使其接触一段时间，在显微镜下可观察到红细胞吸附于受病毒感染的细胞周围。某些包膜病毒如流感病毒或某些副流感病毒，感染单层细胞培养后，虽不产生明显的 CPE，但它们在受染细胞内复制时所合成的血凝素蛋白，可插入受染细胞膜中，从而使受染细胞获得吸附红细胞的能力。如在这些受染细胞培养中加入人或某些动物红细胞时，红细胞便会吸附在受染细胞上，这种细胞反应称为红细胞吸附。此现象常用以检测具有血凝素的包膜病毒的存在，一些无包膜病毒尽管也具有血凝素抗原，如腺病毒、呼肠病毒等，但其受染细胞无红细胞吸附作用。

（3）干扰试验：一种病毒感染细胞后，可以干扰另一种病毒在该细胞内的增殖，这种现象称为干扰现象（interference phenomenon）。利用干扰现象可以检查出一些不引起细胞病变、血凝、血吸附的病毒。如鼻病毒就可利用干扰现象进行初步鉴定。感染人胚肾细胞管（瓶）或培养板细胞用人或豚鼠红细胞做血吸附试验，如果阴性，用 Hanks 液洗涤 3 次，然后接种仙台病毒，33℃培养 48 小时，做血吸附试验。正常细胞只接种仙台病毒作为对照组。如果对照组血吸附阳性，而试验组阴性，说明先前接种的标本中存在能干扰仙台病毒增殖的病毒，此结果即为干扰试验阳性，提示标本中存在鼻病毒的可能性。不是所有的病毒株均产生 CPE，在非洲绿猴肾细胞（AGMK）上，风疹病毒不能使细胞产生病变，而埃可病毒 11 型可快速引起 CPE。因此，可根据细胞免受埃可病毒感染的情况判断风疹病毒的滴度。

（4）中和试验：观察分离的病毒能否被特异性标准血清所中和，以此来鉴定病毒。具体分组方法为：①细胞 + 抗血清；②细胞 + 病毒；③细胞 +（病毒 + 抗血清），如果①③组细胞存活，而②组出现细胞病变，则表明病毒与标准血清相对应。

（5）电镜观察：可直接进行病毒观察，根据特有的病毒形态判定病毒的种类。如轮状病毒、冠状病毒等具有特殊形态。

（6）免疫荧光技术：这是一种快速鉴定病毒的方法，将玻片放入培养瓶中，待细胞生长后感染病毒，加入标记的抗病毒荧光抗体，在倒置荧光显微镜下观察。用荧光抗体法在细胞病变出现之前，即可检出病毒。

（7）分子生物学技术：适合微量、快速和准确的病毒鉴定，样本中含有的病毒量少，通过细胞培养使病毒增殖，在未出现细胞病变或其他方法不能检测时，可通过 PCR 方法检测待检病毒特有的核酸。

5. 病毒纯化　病毒种类繁多，一种病毒可以有多种不同宿主系统，而且对理化因子抵抗力也有所不同，通常可根据病毒和宿主的性质及实验室条件不同而选用不同的提纯方法，以获得高纯度病毒。

（1）病毒纯化原理：病毒颗粒与宿主细胞中的一些正常组分，在理化性质上存在某些差异，针对这些差异，可用物理和化学方法去除其他组分，将病毒从其宿主细胞内及其成分中提纯出来，在纯化过程中保持病毒生物学性质和感染性。

（2）病毒纯化原则：根据病毒性质、培养条件以及外界抵抗力等方面的差异，各种病毒纯化方法不同，但需要考虑以下一般原则：

1）释放病毒至细胞外：根据病毒特点，可采取不同方法将病毒释放到细胞外。某些包膜病毒可通过出芽方式释放到细胞外，有些包膜病毒则需使细胞破裂才可释放到细胞外。

对易释放到细胞外的病毒,可采取细胞培养液进行病毒纯化;对不容易释放到细胞外的病毒则应先用物理学或化学方法使细胞破裂,再进一步浓缩纯化。

2)去除细胞碎块:通过低速离心沉淀去除病毒材料中90%以上的细胞碎块及其他杂质,上清液为较纯的病毒悬液。

3)病毒悬液浓缩:将病毒悬液浓缩至尽可能小的体积,以便进一步纯化。

(3)病毒纯化方法:病毒成分主要为蛋白质和核酸,因此纯化病毒方法同纯化蛋白质及核酸的技术有很多相似之处。

1)聚乙二醇(PEG)浓缩法:这一方法是浓缩大量病毒悬液和初步纯化病毒的常用方法之一。PEG是环氧乙烷和水缩合而成的水溶性非离子型聚合物,相对分子质量为2000~6000的PEG多用于浓缩病毒,其中以PEG 6000效果最好。PEG浓缩法能制备成百倍浓缩病毒,而且对病毒的结构和抗原性有保护作用。主要有以下三种:①直接加入法:病毒含量少的悬液采用此法。在病毒悬液中加入8%~10%的PEG,搅匀使病毒沉淀。此法须以密度梯度离心法去除病毒沉淀物中的PEG。②液体浓缩法:分离大量病毒宜用此法。首先用超声波或冻融的方法使细胞破碎释放病毒,低速离心除去细胞碎片;然后缓慢搅动并加入NaCl,再加入等量的PEG,4℃过夜;8000r/min离心30分钟,收集病毒沉淀;在病毒沉淀中加入适量的PBS缓冲液,4℃过夜;10 000r/min离心1小时。必要时可用梯度离心或其他方法进一步纯化。③固体浓缩法:将欲浓缩的病毒悬液约100ml置于透析袋内,必须扎紧透析袋口,放入适量的PEG固体,置4℃约24小时即可将病毒悬液浓缩至10ml左右。此法透析袋内的盐分随液体一起透析出,浓缩后悬液的盐分不升高。

2)超过滤法:利用超滤膜使水、盐及小分子滤过,将一定大小的大分子或病毒等颗粒阻留在膜上从而使后者得到浓缩的一种方法。超过滤法是浓缩大容量的病毒样品的一种非常有效的方法,浓缩的同时可达到部分纯化。该法通常将孔径比病毒颗粒小的硝酸纤维素滤膜,置于特制的滤器中(亦可用蔡氏滤器代替),通过高压过滤的方法去除液体。用该法浓缩后病毒悬液中的盐分不会增加。注意超过滤法只能除去比病毒小的细胞碎块。

3)吸附法:病毒颗粒表面特有的离子对离子交换树脂和与之类似的吸附剂有亲和性,病毒吸附之后,在适当的离子条件下可使病毒颗粒脱吸,利用这一原理可以提纯病毒。常用的吸附剂有磷酸钙凝胶、氢氧化锌凝胶、红细胞、葡聚糖、活性炭等。吸附法的专一性不强,对吸附剂的亲和性因病毒不同而异。主要包括①凝胶吸附法:又分为磷酸钙凝胶和氢氧化锌凝胶,将制备好的凝胶与病毒悬液混合,形成复合物沉淀,可较好的解离病毒。②红细胞吸附法:用于某些可与红细胞吸附的病毒的浓缩,如正黏病毒和副黏病毒,由于红细胞吸附法是特异的,故可达到浓缩并纯化的目的。③葡聚糖柱层析法:经初步纯化浓缩后的材料,通过葡聚糖G150或G200柱层析。用0.02~0.15mol/L磷酸缓冲液(pH7.0~7.6)洗脱。分部收集,测定各部分对280nm波长的A值,并滴定A_{280}值的各部分的效价。将含病毒的各部分相混合,再用下述方法之一进行浓缩之后,即获纯度相当高的病毒。

4)离心法:病毒粒子经过初步浓缩之后,要进一步纯化,通常采用离心法,包括超速离心法(ultracentrifugation),下面介绍几种离心法:

A. 差速离心法:不同大小和比重的粒子在沉降速度上存在差别,沉降速度差别(相差)在一个或几个数量级的粒子,可用本法分离提取。具体做法是将被分离的样品交替进行低速离心与高速(或超速)离心。

差速离心适用于从组织培养液、鸡胚尿囊液或经过红细胞吸附-释放的病毒悬液中提纯病毒。在由感染细胞或组织匀浆中提取病毒时,由于与病毒大小相近的细胞亚单位及碎片的存在,提纯效果不理想。差速离心法的优点是能迅速处理大量样品,故常作为病毒精制的第一个阶段,或者用于病毒样品的浓缩和粗提。

以差速离心法分离提纯病毒时,经常以低速(2000~3000r/min,20~30分钟)及中速(10 000r/min,20~30分钟)去除较大的宿主细胞碎片、污染的细菌及其他较大的杂质。然后,选择在60分钟内能够沉淀80%以上的病毒粒子的较高速度,离心1~2小时,使病毒沉淀。

B. 密度梯度离心:病毒的密度与细胞碎片不同,用梯度制备仪制成适宜的介质梯度如蔗糖梯度或CsCl密度梯度,将病毒悬液加到密度梯度的上层,进行超速离心,离心管内病毒悬液中的病毒和细胞碎片随其自身密度的大小而下沉或上浮到相等密度梯层中,吸出含有病毒的沉淀带,即可得到相当纯净的病毒。操作步骤如下:①根据病毒的密度选择适宜的溶质,用梯度制备仪制成适宜的梯度介质,病毒的密度最好包括在梯度介质的中部或近介质底部1/3处;②将欲纯化的病毒悬液约1ml小心铺加于梯度介质,以20 000~40 000g离心2~4小时,离心速度和离心时间的选择可根据病毒的大小而定,如流感病毒需28 000g,而如乙脑病毒则应40 000g;③病毒沉于介质的中部形成一明显的沉淀带,另有若干杂蛋白带。小心吸出病毒并透析后,用生物学方法或电镜检查确定是否为病毒带。

C. 等密度梯度离心:与密度梯度法原理相同,但不制备梯度介质,而是在病毒悬液中加入CsCl,离心过程中CsCl随离心力而下沉,形成连续梯度,上部密度小而下部密度大,离心管内病毒悬液中的病毒和细胞碎片随其密度的大小而下沉或上浮到相等密度梯层中,这种方法称为等密度梯度离心。操作方法是在每毫升病毒悬液中,加入CsCl约1g,混匀,4℃以40 000g离心24~36小时。

D. 界面离心分离法:原理同密度梯度离心法,取浓缩后的病毒悬液5ml,加入蔗糖溶液,使其含蔗糖10%~15%,摇匀。取一内盛4ml 40%~60%的蔗糖溶液的离心管,将上述病毒悬液小心铺加于此蔗糖溶液上面,于20 000~40 000g(根据病毒的大小和密度而定)离心60~90分钟,病毒在两个界面间形成一条明显的带。小心用毛细吸管或注射针头吸出,此时病毒悬液中大部分密度大小不同的颗粒即被分开。密度较小的浮在上层,密度较大的沉在下层。此法所制备的病毒悬液体积较小,纯度较高。

6. 病毒保存　病毒是具有生物活性的最小微生物,由于其结构复杂,各种病毒对物理、化学作用的反应有所不同(温度、pH、盐类等)。保存病毒首先必须了解各种病毒的性质,才能恰当的选择保存剂和保护方法。常用的保存方法有以下两种:

(1)低温及超低温保存:用超低温(-70℃以下)冰箱或液氮罐(-196~-150℃)是适用范围最广的微生物保存法,也是目前保存病毒较理想的方法。低温条件可降低病毒变异率和长期保持原种的性状。温度越低,保存时间越长。这种方法需要加保护剂,常用的保护剂为脱脂牛奶溶液、5%蔗糖、血清等。用保护剂配制病毒悬液,无菌分装,然后置低温冰箱或液氮罐中保存。

(2)冷冻干燥保存:含水物质首先经过冷冻,然后在真空中使水分升华,干燥,在这种低温、干燥和缺氧环境下,微生物的生长和代谢暂时停止,因而保存期较长,便于运输。该法需要冻干机等设备,并需保护剂。保护剂一般采用脱脂牛奶或血清等。保护剂的作用机制是在冷冻干燥的脱水过程中稳定病毒结构,防止细胞膜受冷冻或干燥而造成损伤。真空冻干病毒比较稳定,可于室温短期保存,4~8℃长期保存。此法综合利用了各种有利于毒种保存的因素,具有成活率高,变异性小等优点,是常用的较理想的毒种保存方法之一。下面简要介绍该法的操作步骤。

1)准备安瓿管:市售的安瓿有直管式的,也有底部为球形的球式安瓿,也可选用中性硬质玻璃自制安瓿管。安瓿管清洁后,将标有病毒的标签放入安瓿管内,高压灭菌后备用。

2)制备保护剂:冻干菌种的保护剂种类很多,常用脱脂牛奶,可配成20%乳液,分装,高压灭菌,并作无菌试验。

3)制备病毒悬液:吸取3ml无菌牛奶加入毒种,轻轻摇动,再用手搓动试管,制成均匀的病毒悬液。

4)分装及预冻:用无菌的长颈滴管将病毒悬液分装于安瓿管底部,每管装0.2ml。将安瓿管上端烧熔成细颈,将安瓿整个浸入装有干冰和95%乙醇的预冻槽内,槽内温度为−50~−40℃,可使悬液冻结成固体。

5)真空干燥:完成预冻后,开动真空泵抽气,气压降至133.3kPa以下,维持冻结剂可于4小时后移去,继续于室温中抽气,达到完全干燥。

6)封管:待毒种完全干燥后即从干燥缸内取出安瓿,置于抽气管上抽成真空,需3~10分钟。用高频真空检测仪检查后,置4℃冰箱保存。

二、病毒定量检测

病毒定量主要分两种类型,一种是基于核酸拷贝数进行检测,如实时荧光定量PCR方法,另外一种则是基于病毒的颗粒数进行检测,本部分仅对后者进行阐述。

(一)空斑试验

该方法类似于细菌培养,将不同稀释浓度的病毒悬液接种于单层细胞上,使病毒吸附于细胞,然后覆盖一层营养琼脂培养基。由于琼脂的限制,病毒只能感染周围的细胞,出现蚀斑现象。加入中性红染料,由于死亡细胞不能摄入中性红染料,会出现不染色的空斑。一个空斑理论上可认为是由一个病毒粒子感染形成的,称为一个空斑形成单位(plaque forming units,PFUs),因此空斑试验可作为定量测定病毒感染力的方法,病毒悬液中具有感染性病毒量可表示为单位样本中空斑形成单位(PFUs/ml)。

(二)50%终点法测定病毒滴度

病毒引起细胞病变效应的滴度以半数细胞培养感染量(50% cell culture infectious dose,$CCID_{50}$)表示,即凡能引起50%(半数)细胞出现病变的病毒最高稀释度,即为50%感染单位,简称$CCID_{50}$。有时也称其为半数组织培养感染量(50% tissue culture infectious dose,$TCID_{50}$)。常用于肠道病毒、柯萨奇病毒等容易引起病变的病毒滴度测定。将病毒液经系列稀释后,接种单层细胞,观察细胞病变,计算造成50%细胞发生最终病变的病毒液浓度。细胞病变效应出现的时间,不同病毒不完全一样,以感染细胞的病变不再发展,而对照细胞仍完好为判定终点。其具体方法与步骤:

1. 制备单层细胞　将细胞培养瓶中生长良好的细胞消化下来,制备成细胞悬液,并将细胞浓度调整到10^6/ml,加入到96孔细胞培养板中,制备成单层细胞。

2. 接种系列稀释病毒　将10×系列稀释的病毒液加入到生长良好的细胞培养板孔中,每一浓度病毒液至少接种4孔细胞,并以不加病毒液的细胞孔作为阴性对照。

3. 观察细胞病变　每天观察细胞病变,以正常细胞孔不出现凋亡,加有病毒液孔的细胞病变不再继续发展为观察时间终点。

4. 50%终点法的计算　计数每一病毒浓度所致细胞病变的孔,有50%细胞发生病变的孔视为1个病变孔。常用的病毒$CCID_{50}$计算方法为Reed-Muench法,举例见表1-2:

表1-2　细胞病变效应50%计算法

病毒稀释度	细胞培养	累计孔数		累计病变细胞孔	
	病变孔数/接种孔数	有病变	无病变	比例	%
10^{-3}	4/4	9	0	9/9	100
10^{-4}	3/4	5	1	5/6	83
10^{-5}	2/4	2	3	2/5	40
10^{-6}	0/4	0	7	0/7	0

$$距离比例 = -\frac{高于50\%的感染百分数-50\%}{高于50\%的感染百分数-低于50\%的感染百分数}\times lg\,稀释倍数$$

$$= -\frac{83-50}{83-40}\times lg10 = -0.767$$

低稀释度的对数(高于50%的感染百分数)$=lg10^{-4}=-4$

$$lg\,CCID_{50}=高于50\%的感染百分数的低稀释度的对数+距离比例$$

$$=(-4)+(-0.767)=-4.767\approx-4.8$$

因此该病毒的CCID50为$10^{-4.8}$/0.1ml,也就是说,此病毒的$10^{-4.8}$倍的浓度(即1:63095)按0.1ml接种一组细胞孔后,可使50%的细胞感染,即有50%病变的可能性。

三、药物体外抗病毒试验

应用细胞培养方法进行抗病毒药物体外试验,不仅考虑病毒对细胞的作用,而且要考虑药物本身对细胞的毒性作用。首先将药物稀释成不同浓度,以确定药物对细胞无毒作用的最高浓度和对细胞半数有毒剂量;然后再将病毒液稀释成不同浓度,接种单层细胞,通过观察细胞病变确定病毒对细胞的$CCID_{50}$;最后测定药物对病毒的作用,将病毒与单层细胞吸附,然后加入对细胞无毒作用的不同浓度的药物(从药物最高无毒作用剂量开始用培养液进行倍比稀释);同时设立细胞对照、药物对照、病毒对照,观察CPE,判定不引起细胞病变的药物稀释最低浓度。具体可从以下几个方面考虑:①测定药物抗病毒作用,可采用不同分组方法:(药物+细胞)+病毒;(药物+病毒)+细胞;(细胞+病毒)+药物:药物+病毒+细胞;②观察药物对细胞的作用指标有:细胞病变、活性染料染色计数活细胞或染色测A值,同位素法测定对细胞的最高药物浓度和半数致死量;③观察病毒对细胞的作用指标有:细胞病变、活性染料法、空斑数测定、病毒抗原测定和病毒核酸测定。

以某化合物药物抗单纯疱疹病毒(HSV-1)试验为例叙述其操作步骤:

(1)某化合物细胞毒性测定:MTT法和Reed-Muench法。制备单层细胞,用含10%小牛血清的DMEM细胞培养液进行Vero细胞传代培养,对胰酶消化后的细胞悬液进行计数,用维持液将细胞悬液稀释成10^5/ml,加入到96孔细胞培养板,200μl/孔,37℃,5%CO_2培养。待细胞长满单层后弃去维持液后,再加入用维持液倍比稀释的药液,100~150μl/孔,每稀释度接种 4 个重复孔,37℃ 5%CO$_2$ 培养,同时设阴性和阳性对照。观察细胞状态,一般 2~3 天每孔加入 0.5mg/ml MTT 液 20μl/L,继续培养 4 小时后,弃去细胞孔内所有液体,加入 0.1%DMSO,200μl/ 孔并振荡,酶标仪测吸光值 A_{570}。

细胞存活率与剂量相关性:细胞存活率(%)=(药物组 A 值 – 空白组 A 值)/(正常细胞组 A 值 – 空白组 A 值)× 100%,剂量对数与细胞存活率相关分析。

(2)HSV-1 毒力测定(TCID$_{50}$ 测定):制备单层细胞(同上),细胞长满单层后,取制备好的病毒株 10× 稀释,感染 Vero 细胞,每个稀释度设 6~8 个复孔,37℃、5%CO$_2$ 培养 3 天,同时设阴性对照,观察细胞病变效应,记录病变孔数。应用 Reed-Muench 法计算病毒悬液的 TCID$_{50}$。

(3)某化合物对 HSV-1 的抑制作用实验:制备单层细胞(同上),弃去培养液,为了解不同给药方式对药物的抗病毒活性影响,实验分为三组:①预防给药组:病毒感染细胞前 24 小时给药;②直接灭活组:病毒液与药物先直接混合,作用 24 小时后再接种细胞;③治疗给药组:病毒先感染细胞 2 小时后再给药。37℃、5% CO$_2$ 培养,每日观察,当正常细胞对照组 CPE 为 –,病毒对照为 ++++ 时,终止培养,一般 3~4 天。

注意事项:实验用病毒液浓度为 100TCID$_{50}$;同时设正常细胞对照组和病毒对照组;每个药物剂量设三个平行对照孔,每日观察 CPE。应用 MTT 法测 OD 值。

采用 Reed-Muench 法计算化合物药物抑制病毒的半数抑制浓度 IC$_{50}$ 和治疗指数 TI(TI=TC$_{50}$/IC$_{50}$),确定最小抑制浓度 MIC 和 90% 抑制浓度 IC$_{90}$;细胞保护率 =OD$_{实验组}$ –OD$_{病毒组}$/OD$_{正常细胞对照组}$。

四、肿瘤病毒致癌机制研究

某些病毒感染可使细胞发生转化,这些被病毒感染的细胞在形态、增殖性能发生改变,细胞染色体可改变为非整倍体,基因也会发生改变,根据这些改变可了解病毒是否具有致癌性。肿瘤相关病毒的致癌机制可能为基因组整合在宿主细胞基因组后,通过其编码蛋白直接引起细胞转化,或与抗癌蛋白结合使抗癌蛋白失活,也可反式激活细胞基因而使其表达增加。多数肿瘤病毒在癌变过程中起激发起始作用,肿瘤病毒致癌还需遗传、环境等多种因素的互相作用和促进。了解肿瘤病毒与肿瘤发生、发展的关系及致癌的分子机制有助于阐明肿瘤发生的分子病毒病因,为更好地利用病毒 DNA 作为载体 DNA 进行基因水平的肿瘤治疗和利用病毒制备肿瘤疫苗提供科学依据。

至今肿瘤病毒研究已取得较多进展,发现了多种人类肿瘤与病毒相关,其中 DNA 肿瘤病毒有多种,包括 EB 病毒(EBV)、人乳头瘤病毒(HPV)、巨细胞病毒(CMV)和乙型肝炎病毒(HBV)等。有研究表明,高危型人乳头瘤病毒(HR-HPV)持续感染与宫颈癌及癌前病变关系密切,其编码的早期蛋白(E5、E6、E7)具有促进细胞生长和转化作用,如 E6 蛋白与 P53 结合,阻碍细胞凋亡,使感染细胞发生永生化,在肿瘤发生过程中起着重要作用。

本 章 小 结

本章主要介绍了细胞培养技术及其在病毒学检验中的应用。概述了体外培养细胞的生物学特性、种类、细胞系建立等内容。详细介绍了细胞培养所需基本设施、细胞培养条件,原代细胞及传代细胞制备技术,细胞复苏、冻存及运输方法,标本处理与接种,细胞病变观察,病毒收获与保存方法,以及细胞污染检测与防控等内容。阐述了病毒定量检测方法及原理,并以药物体外抗病毒实验为例介绍了细胞培养技术在病毒学检验中的具体应用。

思考题

1. 选择用于病毒培养的细胞应遵循哪些原则?
2. 常见细胞污染的来源、种类及防控措施有哪些?
3. 细胞培养技术在病毒学检验中有哪些应用?

（甄清）

第二章　鸡胚和动物接种技术

病毒缺乏完整的酶系统，又无核糖体等细胞器，所以不能在无任何生命的培养液内生长，必须在活细胞内才能增殖，根据病毒种类的不同可选用敏感动物（动物接种）、鸡胚（鸡胚接种）或离体细胞（组织培养）等方法进行分离培养。培养病毒最早应用的方法是鸡胚和动物接种，尽管随着细胞培养技术的发展，其使用频率在下降，但在病毒致病性、发病机制、免疫血清的制备和疾病模型等研究中，鸡胚和动物接种技术依然具有重要应用价值。

鸡胚接种的主要优点是鸡胚来源充足，操作简便，管理容易，只要选择适当的接种部位，病毒很容易增殖，目前主要用于痘类病毒、黏病毒、疱疹病毒的分离、鉴定、制备抗原和疫苗生产等。

动物接种可以用于测定病毒的侵袭力，在揭示发病机制，病毒性疾病形成、愈后和治疗效果，评价疫苗效果和安全性，筛选抗病毒药物，制备诊断用病毒抗原抗体等方面发挥重要作用。常用于接种病毒的动物有小白鼠、大白鼠、豚鼠、家兔及猴子等，接种时根据病毒对动物及组织细胞的亲嗜性而选择特定的部位，如鼻腔、皮内、皮下、腹腔、颅内、静脉等。鸡胚或动物接种病毒后，以死亡、发病或产生病变等作为病毒增殖的直接指标，或以红细胞凝集、抗原测定等显示病毒的存在。收获接种的鸡胚或动物的相关含有病毒的组织，制成悬液即为粗制病毒悬液，可采用空斑法对其中活病毒数量进行测定（方法详见本书第一章相关部分）。

第一节　鸡胚接种技术

鸡胚培养最早可追溯到 1911 年，Rous 和 Murphy 首先应用鸡胚接种技术研究鸡肉瘤病毒（即 Rous 肉瘤）的繁殖；到1931 年，Miles Woodruff 尝试在活鸡胚中培养鸡痘病毒并获成功；此后，Max Theiler 在 1937 年用鸡胚培养黄热病病毒，获得减毒株 17D，Cox 应用卵黄囊培养立克次体。目前鸡胚接种技术被广泛应用于病毒、立克次体和衣原体的研究，尤其是痘病毒、正／副黏病毒和疱疹病毒的研究工作。

鸡胚接种技术具有以下优点：①鸡胚为一机体，有神经、血管的分布及脏器的构造；②鸡胚的组织分化程度较低，可选择适当途径接种，而且病毒易于繁殖，感染病毒的膜和液体中含有大量病毒；③鸡胚来源充足，其本身很少携带病毒和细菌，同时它的敏感范围很广，对接种的病毒不产生抗体。因此，该技术常用于某些对鸡胚敏感的病毒的分离、鉴定、抗原制备、疫苗生产以及病毒性质等方面的研究。

鸡胚接种技术也有不足之处：①鸡胚本身可能带有病毒，会影响病毒接种及实验结果；②许多病毒具有种属特异性，不能对所有病毒进行接种培养；③除引起鸡胚死亡的病毒及产生痘疱的病毒外,通常不产生特异性的感染指征,必须利用另外的实验来证明病毒的存在,如用血凝和血凝抑制试验来鉴定流感病毒;④鸡食入的抗生素会残留在体内,可能传递给鸡胚,使立克次体及鹦鹉热等病原体繁殖受到抑制。这些不利因素都影响鸡胚接种方法的应用。

一、鸡胚的结构与生理

鸡胚是由外胚层、中胚层和内胚层三个胚层发育起来的,它们共同构成了胚胎的组织与器官。健康的经孵化 9~11 日龄的鸡胚具有如下结构(图 2-1)。

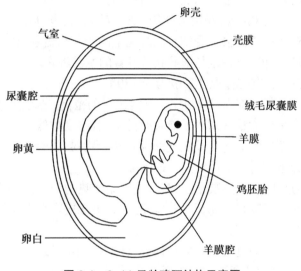

图 2-1　9~11 日龄鸡胚结构示意图

1. **卵壳与壳膜**　鸡胚最外面的一层坚硬的石灰质硬壳为卵壳,上有细孔,卵壳下层为壳膜,容易与卵壳分开。壳膜的主要功能是使气体分子和液体分子在内外两方面进行交换。因此,孵育鸡胚时需要一定的湿度和气流,如果湿度太低,鸡胚就容易因脱水而死亡;如果空气不流通,也可造成鸡胚死亡。

2. **气室**　在卵的钝端,壳膜形成双层,在两层之间即为气室。气室的主要功能是呼吸和调节压力。

3. **绒毛尿囊膜**　壳膜之下为血管丰富的绒毛尿囊膜(chorioallantoic membrane,CAM),外为绒毛膜(由外胚层形成),内为尿囊膜(由内胚层形成),两膜结合之间为中胚层。绒毛尿囊膜主要是胚胎的呼吸器官,氧气的交换是在膜的血管内通过卵壳孔进行的。

4. **羊膜**　为胚胎的最内层包被,由外胚层组成。羊膜腔盛有约 1ml 的羊水,羊水起初是生理盐水,后来蛋白质含量逐渐增加,胚胎浸泡于其中。

5. **尿囊腔**　绒毛尿囊膜与羊膜之间为尿囊腔,内含 5~20ml 的尿囊液,为胚胎的排泄器官。尿囊液开始为生理盐水,随着尿酸盐的迅速增加,当胚胎发育到第 12~13 天后,尿囊液开始变混浊,将其冷却即可见到尿酸盐类的沉淀。因此在制备流感病毒尿囊液抗原时,为了减少尿酸盐的沉淀,通常用生理盐水将尿囊液稀释后再放 4℃备用。一般在鸡胚发育的第 11~13 天,平均尿液量为 6.0~6.5ml,在发育的第 7~12 天尿囊液呈弱碱性,后来随尿量的减少和尿酸盐的积聚变为酸性,其 pH 可在 6.0 以下。

6. 卵黄囊 主要由内胚层细胞组成,对培养病毒有重要作用,内含卵黄,为胚胎提供养料。卵黄囊主要是贮藏养料(卵黄)的场所,其毛细血管网、卵黄动脉、卵黄静脉相互连接,这些血管在吸收、运输养料方面均起重要作用。

7. 卵白 位于卵的锐端,为胚胎发育晚期提供营养。

二、鸡胚的孵育和检查

1. 受精鸡卵的选择 选择受精鸡卵的鸡群必须没有受到新城鸡瘟病毒、布氏杆菌和类胸膜肺炎菌的感染。受精鸡卵应不携带鸡白血病病毒。而用于研究立克次体及鹦鹉热等病原体的受精鸡卵,则必须是来自未食用抗生素的鸡群。

2. 鸡胚的孵育 孵育鸡胚最好用孵卵箱,如无孵卵箱,也可用一般实验室用的温箱。孵育时鸡胚不必擦洗,因擦洗能去掉受精鸡胚外壳上的胶状覆盖物,容易引起细菌污染。孵化过程中的温度、湿度、翻卵、通风也是影响胚胎发育的主要因素。

(1)孵育的温度:最适宜孵育温度一般为 38~39℃。

(2)孵育的湿度:一般相对湿度要求在 40%~70% 的范围,若湿度过高会妨碍蛋内水分蒸发,使胚胎发育所产生的大量代谢水不能及时排出;若湿度过低,又会加速蛋内水分蒸发,造成失水过多,阻碍代谢废物的排出及氧气的摄入,极易引起胚胎和壳膜粘连。一般实验室孵育所用的恒温箱,必须定时加水以维持一定的湿度。

(3)翻卵:为了防止卵白与壳膜粘连,并且使胚胎受热均匀,促进羊膜运动,保持新鲜空气的供应和流通,整个孵育期最好每天 180° 转动鸡胚 1~2 次。小孵卵箱则需人工每天翻动数次,同时需进行活胚检查。

(4)通风:鸡胚在发育的过程中,必须进行气体交换,其主要目的是为了排出 CO_2,吸入 O_2,尤其是在高温季节,合理的通风更为重要。

3. 检卵 检卵的具体方法是用检卵灯观察鸡胚的发育情况。在鸡胚发育的早期,不易辨认,卵的形态 4~5 天后才容易见到。接种前后都要检卵,接种前检卵是要了解鸡胚的存活情况,标记气室边界和胚胎位置;接种后检卵是为了观察接种后胚胎的状况。判断鸡胚发育情况可从以下几个方面进行:

(1)血管:活胚可见明显的血管,卵壳较薄者可见血管搏动;死胚血管模糊,成瘀血带或瘀血块。

(2)胎动:活胚可见明显的自然运动,尤其用手轻轻转动卵时,运动更明显。但是胎龄大于 14 天的胚胎,胎动则不明显,甚至无胎动;死胚见不到任何胎动。

(3)绒毛尿囊膜发育之界线:生长良好的胚胎可见密布血管的绒毛尿囊膜与胚胎的另一面形成较明显的界线。

三、鸡胚的接种途径及方法

(一)实验材料与器械

1. 受精鸡卵 最好选择健康来亨鸡受精卵,因为来亨鸡的卵壳洁白易于照视观察,如无此卵也可选择其他受精鸡卵。用于病毒培养的受精鸡胚,最好是来自无特定病原体(specified-pathogens free,SPF)鸡群。

2. 孵卵箱 装有自动调节温度、湿度、气流及翻卵装置的孵卵箱最适用,如无孵卵箱,实验室孵育用恒温箱也可。

3. 检卵灯、照明灯、卵杯、卵盘、鸡胚开孔器等。

4. 其他器材 1~5ml 注射器、消毒剂(2.5% 碘酒和 75% 酒精)、2% 来苏儿液、眼科用剪刀和镊子、酒精灯和毛细吸管等。

（二）接种途径与方法

1. 羊膜腔接种（amniotic inoculation） 羊膜腔接种主要应用于从临床材料中（如患者咽嗽液等）分离流感病毒等操作。这种接种途径可直接感染羊膜腔的内胚层，也可被鸡胚咽下或吸入，引起全胚胎感染。另外，病毒也可被排泄到尿囊腔中，使尿囊液中含有大量病毒。因此，在用羊膜腔接种分离病毒时，除可收获羊水以外，还可收获尿囊液。羊膜腔接种示意图见图 2-2。

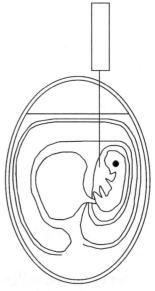

图 2-2 羊膜腔接种示意图

（1）接种步骤与方法

1）将 10~12 日龄的鸡胚在检卵灯上照视，划出气室范围，并在胚胎最靠近卵壳的一侧做记号。

2）用 2.5% 碘酒及 75% 酒精分别消毒气室部位的蛋壳，并用开孔器在气室顶端钻出一约 10mm×6mm 的长方形裂痕，注意勿钻破壳膜。

3）用 2.5% 碘酒再次消毒钻孔区后，用灭菌的眼科小镊子除去长方形卵壳和外层壳膜，并滴加灭菌液状石蜡一滴于下层壳膜上使其透明，以便观察胚胎的位置。

4）将注射器刺向胚胎的腭下胸前，以针头拨动下颚及腿，当进入羊膜腔内时，可看到鸡胚随针头的拨动而动，此时可注入 0.1~0.2ml 病毒液。

5）拔出针头，孔区先用 2.5% 碘酒消毒，然后用沾有碘酒通过火焰的小块胶布将卵壳的小窗口封住，并于 33~35℃ 孵卵器内孵育 48~72 小时，此过程要保持鸡胚的气室朝上。

（2）解剖与收获

1）收获前鸡胚须置 4℃ 冰箱 6 小时或过夜，但不能放置时间过长（过长会引起散黄）。如急于收获亦可置 –20℃ 冰箱 1 小时左右。预冷的目的是将鸡胚冻死，使血液凝固，避免收获时流出红细胞，并同尿囊液中的病毒发生凝集，造成病毒滴度下降。

2）用 2.5% 碘酒和 75% 酒精分别消毒气室处的卵壳，并用灭菌剪刀剪去气室部的卵壳，此时勿使其碎片落于未损伤的壳膜上。用无菌毛细吸管吸取尿囊液，然后左手持小镊子夹起羊膜成伞状，右手用毛细吸管插入羊膜腔吸取羊水，平均每胚可收获 0.5~1.0ml 羊水。

3）病毒通过胚胎机体后被排泄入尿囊腔，因此当羊水过少时，可用同胚少量尿囊液冲洗羊膜腔并吸取该洗液。

2. 绒毛尿囊膜接种（chorio-allantoic membrane inoculation） 绒毛尿囊膜接种常用于牛痘病毒、天花病毒、单纯疱疹病毒的分离，因为这些病毒在绒毛尿囊膜上可形成肉眼可见的斑点状或痘疱状病灶。另外，病毒可在绒毛尿囊膜上进行滴定，因为感染性病毒颗粒的数目可以通过产生的斑和痘的数目来计算。该方法还可用于抗病毒血清的滴定试验，即在有抗体存在的情况下，痘疱形成受到抑制。绒毛尿囊膜接种示意图见图 2-3。

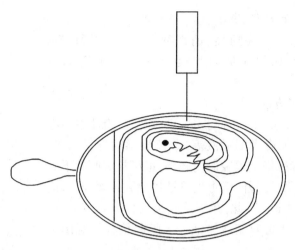

图 2-3　绒毛尿囊膜接种示意图

（1）接种步骤与方法

1）将孵育 10~13 日龄的鸡胚放在检卵灯上，用铅笔画出气室、胎位，并于与胚胎略近气室端的绒毛尿囊膜发育较好的卵壳上画一等边三角形，每边 10mm。

2）用碘酒消毒气室顶端及绒毛尿囊膜记号处，并用开孔器在记号处的卵壳上开一三角形裂痕，不可弄破下面的壳膜，同时在气室顶端钻一小孔。

3）用小镊子轻轻揭去所开小窗处的卵壳，露出壳下的壳膜，在壳膜上滴一滴生理盐水，用针尖循卵壳膜纤维方向小心地划破一隙，但注意切勿伤及紧贴在下面的绒毛尿囊膜。

4）用针尖刺破气室小孔处的壳膜，再用橡皮乳头紧按气室小孔向外吸气，造成负压，此时盐水小滴即可自裂隙流至绒毛尿囊膜上，从而使绒毛尿囊膜下陷而形成人工气室。

5）用注射器通过卵壳的窗口滴 0.05~0.10ml 病毒液于绒毛尿囊膜上，然后将鸡胚轻轻地旋转使接种物扩散到人工气室之下的整个绒毛膜尿囊膜上。

6）在卵壳的窗口周围涂上半凝固的石蜡，作成堤状，立即用消毒胶布封口。也可用揭下的卵壳封口，即将卵壳盖上，接缝处涂以石蜡，但石蜡不能过热，以免流入卵内。将鸡胚始终保持人工气室在上方的位置，33~35℃继续培养 48~72 小时。

（2）解剖与收获

1）用 2.5% 碘酒和 75% 酒精分别消毒人工气室上的卵壳，去除窗孔上的胶布。

2）将灭菌剪子插入窗内，沿人工气室的界限剪去卵壳及壳膜，露出绒毛尿囊膜，再用灭菌眼科镊子将膜正中夹起，用剪刀沿人工气室边缘将膜剪下，放入加有灭菌生理盐水的培养皿内，观察病灶形状或用于传代，或用 50% 甘油保存。同时作无菌培养。

3. 尿囊腔接种（allantoic inoculation）　尿囊腔接种法广泛应用于流感病毒、流行性腮腺炎病毒和新城疫病毒的适应和传代培养，病毒在尿囊腔内皮细胞中复制后，被释放到尿囊液中，因此在尿囊液中含有大量的病毒。尿囊腔接种示意图见图 2-4。

（1）接种步骤与方法

1）取 9~11 日龄的鸡胚，在检卵灯上照视后，用铅笔画出气室与胚胎位置，并在胚胎面与气室交界之边缘上约 1mm 处避开血管作一标记，此即为注射点。

2）将鸡胚竖放在卵杯上，钝端向上。用 2.5% 碘酒及 75% 酒精分别消毒气室部的蛋壳，并用开孔器钻开一长约 2mm 小口，此操作勿损伤壳膜。

3）再次用 2.5% 碘酒消毒钻孔区,以擦去蛋壳碎粒,并用 1ml 注射器吸取待接种的病毒液 0.1~0.2ml,将针头刺入孔内,经尿囊膜入尿囊腔(图 2-4),注入病毒液。

4）用 2.5% 碘酒消毒后,再用石蜡熔化封孔,于 33~35℃孵卵器孵育 48~72 小时(培育时间应根据病毒种类及收获的材料何时使用而定),每日照检,于接种后 24 小时内死亡者为非特异性死胚,应弃去。

（2）解剖与收获:接种后收获病毒的时间根据不同病毒而异,甲型流感病毒一般培养 44~48 小时,乙型流感病毒培养 72 小时。

1）收获前鸡胚须置 4℃冰箱 6 小时或过夜,但不能放置时间过长。

2）用 2.5% 碘酒和 75% 酒精消毒气室处的卵壳,并用灭菌剪刀剪去气室部的卵壳,此时勿使其碎片落于未损伤的壳膜上。用无菌镊子撕去气室部壳膜,并翻开到卵壳边上。

3）将鸡卵倾向胚胎一侧,用灭菌毛细吸管通过绒毛尿囊膜进入尿囊腔,吸出尿囊液。一般一个鸡胚可收获 5~10ml 的尿囊液。若操作时损伤了血管,则病毒会吸附在红细胞上,尿囊液则无用。收获的尿囊液经无菌试验后,可在 4℃或低温保存待用。

4. 卵黄囊接种(yolk sac inoculation)　这种接种途径主要用于虫媒病毒、衣原体及立克次体等的分离和繁殖。这些大的病原体主要在卵黄囊的内皮细胞中生长,且生长速度很快,立克次体在染色后也可看到。卵黄囊接种示意图见图 2-5。

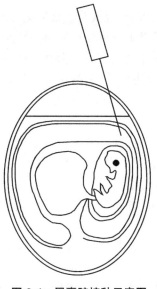

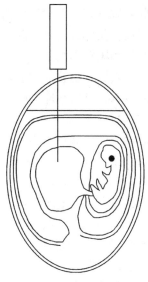

图 2-4　尿囊腔接种示意图　　　　图 2-5　卵黄囊接种示意图

（1）接种步骤与方法

1）取 5~8 日龄鸡胚(此时期卵黄囊大,易接种,且有较大的表面积供病原体繁殖),于检卵灯上画出气室和胚胎位置,垂直放置在卵架上,钝端朝上,并用 2.5% 碘酒和 75% 酒精消毒气室端。

2）用开孔器在气室中央的卵壳上钻一小孔,勿损伤壳膜,用带有 6 号针头的 1ml 注射器将样品从小孔处沿胚的纵轴迅速刺入约 3cm,注入 0.2~0.5ml 待接种的病毒于卵黄囊内(图 2-5),随后用胶带或熔化的石蜡封孔。

3）置孵化箱内继续孵育 3~8 天,时间长短应根据病毒或立克次体的种类而定,每天翻卵 2 次,弃掉 24 小时内死亡的鸡胚(但东方型和西方型马脑炎病毒可能在接种后 15~24 小时内引起鸡胚死亡)。

(2)解剖与收获

1)收获时,鸡卵预冷,用 2.5% 碘酒和 75% 酒精消毒气室端的卵壳,用剪子去掉气室上的卵壳,除去壳膜后,用镊子将卵黄囊与绒毛尿囊膜分开。

2)取一把灭菌镊子夹出卵黄囊(黄色容易辨认)放在灭菌平皿中,必要时用生理盐水冲去卵黄。也可将全部内容物倾入平皿中,然后剥出卵黄囊。

3)将不带卵黄的膜放在无菌平皿或烧杯中,以便用于染色检查或进行传代。对某些病毒的分离则要收集全部胚体。

(三)注意事项

1. 防止污染 为了减少污染,整个过程均需无菌操作,否则鸡胚一经污染,即迅速死亡或影响病毒的培养。

2. 适宜的培养温度 接种过的鸡胚,应根据实验病原繁殖所需温度,放入 33~37℃温箱内培养。

四、病毒的检测

(一)无菌试验

对鸡胚收获物进行病毒检测以前,一般要进行无菌检查,也就是要证实鸡胚收获物是否受到细菌的污染。具体方法是:在收获时取一小块鸡胚组织或将收获的第一滴液体(如尿囊液)滴入装有无菌肉汤的增菌液小试管中,37℃培养 36 小时后观察增菌液的外观,如肉汤清亮透明,说明没有污染,这样的鸡胚培养物可进行其他病毒学检查;如肉汤混浊,或有菌落出现,说明鸡胚被细菌污染,相应的收获物应灭菌后弃掉。

(二)病毒检测

检测鸡胚培养的收获物中是否存在病毒,可以采用直接观察法和实验检测法两种。

1. 直接观察法 有些病毒在鸡胚中复制,可对鸡胚产生肉眼可见的损害,因此,可通过直接观察法确认病毒的存在。这些损害的表现主要有以下几种:

(1)在绒毛尿囊膜上形成特殊的增生性损害或痘疱:如各种痘类病毒和疱疹病毒,常产生白色或灰色痘疱,并可伴有膜上血管充血,偶可见出血。

(2)引起鸡胚死亡:如新城疫病毒、流行性乙型脑炎病毒,但此时应与接种损伤和细菌污染引起的死亡区别开。

(3)造成鸡胚特殊损害和胚胎生长迟缓:如国外有人认为马流感病毒在鸡胚内繁殖引起鸡胚生长迟缓。

2. 实验检测法 很多病毒在鸡胚中复制并不造成鸡胚的可见损害,无法直接观察病毒的存在,必须用实验检测加以证实。根据所检查病毒对宿主细胞作用的不同而选择不同的检测方法,如流感病毒、新城疫病毒等能引起红细胞凝集,因此,可通过对羊水或尿囊液进行血凝试验证明病毒的存在;而流行性腮腺炎病毒可以用被感染的鸡胚液体或组织,与特异免疫血清作补体结合试验测定病毒的存在。另外,还可以用其他免疫学方法、聚合酶链反应或动物接种及细胞培养等方法来证明病毒的存在。

下面介绍常用的血凝和血凝抑制试验。

(1)血凝试验:G.H.Hirst(1941)发现流感病毒能使鸡的红细胞发生凝集,其后又发现其他多种病毒也能引起同样的红细胞凝集反应。红细胞表面存在多种病毒的受体，病毒与受体结合，出现肉眼可见的红细胞凝集现象，而非抗原抗体反应。通过观察凝集现象（血凝试验），可以进行病毒的定性和定量检测。

血凝试验（hemagglutination test，HA）是红细胞凝集试验的简称，可初步测定样品中是否有病毒存在及病毒滴度，分为直接血凝试验和间接血凝试验，常用的血凝试验一般指直接血凝试验。

（2）血凝抑制试验：病毒凝集红细胞的能力可被相应的特异性抗体所抑制，如血清中的血凝素抗体能够与病毒血凝素抗原位点特异性结合，干扰病毒血凝素与红细胞受体的结合过程，从而抑制红细胞的凝集，即血凝抑制试验（hemagglutination inhibition test，HAI），具有特异性。血凝抑制试验也分为直接和间接法两种，间接血凝抑制试验是指先将可溶性抗原（或抗体）与相应的抗体（或抗原）混合然后再加入抗原（或抗体）致敏的红细胞，则能抑制原先的血凝现象，分为正向（或反向）间接血凝抑制试验。血凝抑制试验，可用已知血清来鉴定未知病毒的型与亚型。

（3）影响血凝和血凝抑制试验的主要因素

1）被检血清情况：被检血清如果腐败变性将严重影响免疫抗体检测。因此，血样采集后要及时分离血清，分离后及时测定或放置在4℃冰箱内保存，要力求新鲜，如暂时不测定可冷冻保存。血清使用前要充分摇匀。

2）红细胞来源、质量和浓度：不同来源、不同浓度的红细胞会使结果差异很大，所以红细胞来源一定要相同。一般需要3只或3只以上公鸡来提供红细胞，将3只以上公鸡红细胞混合在一起，同时红细胞需要多次洗涤。不同浓度的红细胞对抗体测定也有影响。

3）病毒悬液和红细胞悬液在使用前是否摇匀：病毒悬液和红细胞悬液如没有摇匀，加入时浓度高低不一，会人为造成误差。因此抗原和红细胞使用前一定要摇匀，保证每一孔中加入的浓度准确一致。

4）病毒液配制：4个血凝单位抗原配制要准确而且要现用现配，混悬液要混匀，配好的抗原室温下放置不得超过4小时，不可反复冻融，配制好的4单位抗原在2~8℃保存条件下，不要超过3天。

5）反应温度：温度对实验结果也有影响，一般要求在室温22~25℃进行实验，当温度过高，超过30℃以上时，试验结果出现快，往往在15分钟左右就可读数。一旦时间过长，结果就会消失，使整板无凝集现象，让人误以为效价为0，这是因为神经氨酸酶的作用，使病毒从红细胞上解离所致；当实验温度低于15℃时，出现结果就偏慢，而低于4℃时红细胞有时会发生自凝现象。

6）微量血凝板的清洁状况：微量血凝板的清洁度对试验结果有很大的影响。微量血凝板清洁的正确程序为首先用自来水反复冲洗，然后于2%~3%的稀盐酸中浸泡24小时以上，再用自来水反复冲洗2~3次，最后经蒸馏水浸泡24小时后37℃烘干备用。

第二节　动物接种技术

动物接种技术是利用实验动物接种病毒，观察动物健康状况及是否发生感染等情况的技术，可用于揭示病毒病发病机制、评价疾病的愈后和治疗效果、评价疫苗效果和安全性、筛选抗病毒药物和制备诊断用的病毒抗原或特异性抗体等。

实验动物（experimental animals）一般指经人工饲养，遗传背景明确、来源清楚，控制其携带的微生物，用于科学研究、教学、生产、鉴定以及其他科学实验的所有动物。这类动物在实验中具有较好的敏感性，较好的重复性和反应的一致性。

一、实验动物的种类与基本操作方法

（一）实验动物的种类

实验动物可根据微生物控制和遗传学控制情况进行分类。

1. 实验动物的微生物控制分类　实验动物微生物学质量控制是实验动物标准化的主要内容之一，按微生物学等级分类，医学实验动物的微生物控制分为四级：一级为普通级；二级为清洁级；三级为无特定病原体级；四级为无菌级（包括悉生动物）。

（1）普通动物（conventional animals，CV）：称一级动物，是微生物控制要求最低级别的实验动物，指不携带所规定的人兽共患病病原和烈性传染病病原的动物。饲养于开放环境，微生物等级要求最低，但要有良好的饲养设施和饲养管理操作规程及规章制度。如饲料、垫料要消毒；饮水要符合城市卫生标准；外来动物必须严格隔离检疫；房屋要有防野鼠、昆虫设备；经常进行环境及笼器具的消毒，严格处理淘汰及死亡动物。

普通动物实验结果不稳定。一般仅供教学示范及作为预备试验之用。

（2）清洁动物（clean animals，CL）：称二级动物，指除不携带普通动物应排除的病原体外，也不携带对动物危害大和对科学研究影响大的病原体。清洁动物饲养于屏障环境或 IVC 系统，饲料、垫料、笼器具都要经过消毒灭菌处理，饮用水除用高压灭菌外，也可采用 pH2.5~2.8 的酸化水，工作人员须换灭菌工作服、鞋、帽、口罩，方能进入动物室操作。

清洁动物外观健康，主要器官不得有组织病理学病变。清洁级动物近年来在我国得到广泛应用，它较普通级动物健康，又较无特定病原体（SPF）动物易达到质量标准，在动物实验中可免受疾病的干扰，其敏感性与重复性亦较好。这类动物目前可适用于大多数教学和科研实验，可应用于生物医学研究的各个领域。

（3）无特定病原体动物（specific pathogen free animals，SPF）：又称三级动物，除不携带清洁级动物应排除的病原体外，还要求排除潜在感染或条件致病的病原体。SPF 动物来源于无菌动物，必须饲养在屏障系统中，实行严格的微生物学控制。独立通气笼盒（individual ventilated cages，IVC）是国内目前理想的动物饲养新设备，指在密闭独立单元（笼盒或笼具）内，洁净气流高换气率独立通气，废气集中外排，并可在超净工作台内操作和实验室的微型 SPF 级实验动物饲养的动物实验设备。

国际上公认 SPF 动物适用于所有科研实验，是目前国际标准级别的实验动物。在放射、烧伤等研究中具有特殊的价值，各种疫苗生产所采用的动物应为 SPF 级动物。

（4）无菌动物（germfree animals，GF）和悉生动物（gnotobiotic animals，GN）：为四级动物，无菌动物要求现有的检测技术在动物体内外的任何部位均检不出任何微生物和寄生虫，即在无菌动物身体上不可检出一切生命体。

无菌动物来源于剖宫产或无菌卵的孵化，饲育于隔离系统。用大量抗生素可使普通动物暂时无菌，但这种动物不是无菌动物。因为这种无菌状态只是一时性的，某些残留的细菌在适当的条件下又会在体内增殖，即使体内细菌全部死亡，它们给动物造成的影响也是无法消除的。例如，特异性抗体的存在、网状内皮系统的活化、某些组织或器官的病理变化等。

因此,无菌动物必须是生来就是无菌的动物。

悉生动物也称已知菌动物或已知菌丛动物,是指在无菌动物体内植入已知微生物的动物,必须饲养于隔离系统。根据植入无菌动物体内菌类数目的不同,悉生动物可分为单菌(monoxenie)、双菌(dixenie)、三菌(trixenie)和多菌(polyxenie)动物。

悉生动物肠道内存在能合成某种维生素和氨基酸的细菌,尽管经高压灭菌饲料不能供给足量的维生素,也不会像无菌动物那样发生维生素缺乏症。悉生动物生活力较强,抵抗力较无菌动物明显增强,也易于饲养管理,在有些实验中可作为无菌动物的代用动物。

在免疫学实验中,无菌动物不发生迟发型超敏反应,而感染一种大肠埃希菌的悉生动物就可以发生迟发型超敏反应。由于悉生动物可排除动物体内带有各种不明确的微生物对实验结果的干扰,因而可作为研究微生物与宿主、微生物与微生物之间相互作用的动物模型。

无菌动物在生物医学中具有独特作用,多年来在医学科学研究的很多方面已被广泛应用,特别是在某些疾病的病原研究:无菌动物可提供组织培养的无菌组织,并提供具有某一种菌的已知菌动物;也可研究病原体的致病作用与机体本身内在的关系。无菌动物无论是在微生物间的拮抗作用研究、病毒病研究、细菌学研究、真菌感染研究和原虫感染研究中,还是在放射医学、营养、代谢研究、老年病学研究、心血管疾病等研究中都具有广泛的应用。

无菌动物和普通动物比较,形态和功能都有比较大的变化:

1)形态学改变:①消化系统:无菌动物和普通动物在外观和活动之间看不出有特别的差异,有时仅见体重增加的差别,据报道,有的无菌动物的盲肠(包括内容物)的总重量可达到体重的25%;②血液循环系统:无菌动物心脏相对变小,白细胞数少,且数量波动范围小,与有无病原体入侵有关;③免疫系统:无菌动物胸腺网状上皮细胞体积较大,胞质内泡状结构和溶酶体少。无菌兔胸腺以小淋巴细胞为主,其中的张力微丝含量较普通动物明显减少,胸腺和淋巴结处于功能较不活跃状态,脾脏缩小,无二级滤泡,网状内皮细胞功能下降。由于无菌动物几乎没有受过抗原刺激,其免疫功能基本上是处于原始状态。

2)生理学改变:①免疫功能:无菌动物由于网状内皮系统、淋巴组织发育不良,淋巴小结内缺乏生发中心,产生丙种球蛋白的能力很弱,血清中IgM、IgG水平低,免疫功能处于原始状态;②生长率:无菌条件对不同种属影响不同。无菌禽类生长率高于同种的普通禽类;无菌大小鼠与普通鼠差不多;无菌豚鼠和无菌兔生长率比普通者慢,可能因肠内无菌,不能帮助消化纤维素以提供机体所需的营养所致;③生殖:无菌条件对动物生殖影响不大。无菌大鼠和小鼠因出生后无感染,身体较好,其繁殖力高于普通大小鼠;无菌豚鼠及兔比普通者繁殖力低,可能因盲肠膨大之故;④代谢:无菌动物血中含氮量少,肠管对水的吸收率低,代谢周期比普通动物长;⑤营养:无菌动物体内不能合成维生素 B 和 K,故易产生这两种维生素的缺乏症;⑥抗辐射能力:抗辐射能力强,经 X 射线照射后,无菌小鼠的存活时间较长,普通小鼠常因败血症而死亡。这是由于受损细胞的寿命在无菌小鼠与普通小鼠之间存在差别的缘故。另据报道,无菌小鼠抗实验性烫伤引起的休克死亡也强于普通动物。然而,无菌大鼠出血引起休克的病理变化则与普通大鼠无差异;⑦寿命:无菌动物寿命普遍长于普通动物。

普通动物、SPF 动物、无菌动物这三种常用实验动物的自身和实验情况比较见表 2-1。

表 2-1　常用三种实验动物自身和实验情况比较

项目	普通动物	SPF 动物	无菌动物
传染病	有或可能有	无	无
寄生虫	有或可能有	无	无
实验结果	有疑问	明确	明确
应用动物数	多（或大量）	少数	少数
统计价值	不准确	可能好	好
长期实验	困难	可能好	可能好
自然死亡率	高	低	很低
长期实验存活率	约 40%	约 60%	约 100%
实验的准确设计	不可能	可能	可能
实验结果讨论价值	低	高	很高

2. 实验动物的遗传学控制分类

（1）近交系（inbred strain）：是指经过连续 20 代以上全同胞或亲子交配培育的动物品系。近交系动物的特点有：基因型相同，表现型一致；对外来刺激反应一致；实验结果重复性好，可比性强。

根据近交系动物所具备的特点，已广泛应用于生物学、医学、药学等领域的研究：①近交系动物的个体具有相同的遗传组成和遗传特性，对试验反应极为一致，因此在试验中，只需少量的动物，即可得到非常规律的试验结果；②近交系动物个体之间组织相容性抗原一致，异体移植不产生排斥反应，是组织细胞和肿瘤移植试验中最为理想的材料；③每个近交系都有各自明显的生物学特点，如先天性畸形、肿瘤高发率、对某些因子的敏感和耐受等，这些特点在医学领域非常重要；④多个近交系同时使用不仅可以分析不同遗传组成对某项实验的影响，还可观察实验结果是否有普遍意义。

（2）封闭群（closed colony）：封闭群亦称为远交群（outbred stock），是指在不从其外部引入新个体的条件下，以非近亲交配方式至少连续繁殖 4 代以上生产的一个实验动物种群。封闭群动物的特点是：群体遗传特异性相对稳定，个体间具有很高杂合性，在遗传学上可作为实验基础群体，研究某些性状遗传力；携带大量隐性有害基因，用于估计群体对自发和诱发突变的遗传负荷能力；有与人类相似的遗传异质性的遗传组成，因此在人类遗传研究、药物筛选和毒性试验等方面起着不可替代的作用；具有较强繁殖力，产仔多，胎间隔短等特点；仔鼠具有死亡率低、生长快、成熟早、抵抗力强、寿命长和生产成本低等优点，因而广泛应用于预试验、学生教学等实验中。

（3）突变系（mutant strain）：基因突变系动物是指遗传基因发生突变而具有某种特殊性状表型的动物，又称突变系动物。基因突变是自然发生的称自发性突变；人为利用理化等因素引起的突变称诱发性突变。由于遗传基因发生突变可获得具有某些特殊性状的动物，如肥胖症小鼠、糖尿病小鼠等，将突变基因通过遗传育种的方法固定下来，使其成为新的动物品系，应用于医学研究，即成为很有价值的"模型动物"。但由于该类动物具有繁殖能力差、生长发育受限等缺点，所以其培育和生产比较困难。因此，在突变动物的建系、繁殖、保种时，要充分利用其特性。

（4）杂交群动物（hybrid animal）：由不同品系之间杂交产生的后代，称为杂交群（hybrids）。由两个近交系之间交配产生的动物称为杂交一代，杂交一代动物遗传和表型均一性好，生命力、适应力和抗病力较近交系动物强，实验结果重复性好，适应实验范围更大。

（5）转基因动物（transgenic animals）与基因缺陷动物：将外源性基因插入生殖细胞基因组并能正常繁衍的动物称为转基因动物。根据外源性基因的性质和功能的不同，转基因动物获得其特有的性状，如人类免疫缺陷病毒转基因小鼠。另外，还可以采用基因剔除技术构建基因缺陷动物，通过删减单一基因或相关基因组，研究基因的功能。

（二）常用实验动物

1. 小鼠　小鼠（mouse）的品系很多，可分为近交系、突变系和封闭群三大类，例如，近交系有 BALB/c、C3H、DBA、C57BL、615、129 等；突变系有 nude、scid、dw、hr 等；封闭群有 KM、ICR、NIH、CFW 等。

（1）昆明小鼠：昆明小鼠（KM 小鼠）是我国生产量、使用量最大的远交群小鼠。KM 小鼠基因库大，基因杂合率高。

（2）BALB/c 小鼠：基因型为 *Aabbcc*，属近交系小鼠。毛色为白色，肝、脾组织重量与体重的比值较大，对致癌因子、放射线及许多致病微生物敏感，常用于单克隆抗体和免疫学研究。

（3）裸鼠：裸鼠（nude）又称为先天性无胸腺的突变系小鼠。胸腺仅有异常上皮或残存组织，无 T 细胞的正常分化功能，无成熟 T 细胞的辅助、抑制和杀伤功能，细胞免疫力低下，B 淋巴细胞功能基本正常。裸鼠是肿瘤研究的常用模型，也可研究病毒感染与特定免疫功能的关系。

（4）SCID 鼠：SCID 鼠（severe combined immunodeficiency，SCID）是体液免疫和细胞免疫严重联合缺陷的突变系小鼠。缺乏 T 和 B 淋巴细胞免疫功能。目前多用于病毒免疫学和肿瘤学的研究。

2. 豚鼠　豚鼠（guinea pig）又名天竺鼠、海猪、荷兰猪，现有英国种、阿比西尼亚种、秘鲁种和安哥拉种等，用于实验的主要是英国种豚鼠。在免疫学和病毒学实验中豚鼠可制备补体、抗体及提供红细胞做血吸附实验等。

3. 家兔　家兔（rabbit）品种很多，是免疫学和病毒学实验中常用动物。目前实验常用的家兔品种有中国白兔、大耳白兔、新西兰兔、青紫兰兔、安哥拉兔、比利时兔、银灰兔、法国公羊兔、加利福尼亚兔等。

（三）实验动物常用基本操作技术

1. 实验动物的捕捉和固定

（1）小鼠：通常用右手提起小鼠尾巴将其放在鼠笼盖或其他粗糙表面上，在小鼠向前用力爬行时，左手拇指和示指捏住其双耳及颈部皮肤，将小鼠置于左手掌心、无名指和小指夹其背部皮肤和尾部，即可固定。尾静脉注射时，可将小鼠置于尾静脉注射架或固定筒中。手术或心脏采血应将其麻醉后再操作，解剖则必须对动物无痛处死后进行。

（2）大鼠：尾静脉取血或注射时，应轻轻抓住大鼠尾巴后提起，置于实验台上，用玻璃钟罩扣住或置于大鼠固定盒内。腹腔注射或灌胃等操作时，应戴棉纱手套，一手轻轻抓住大鼠的尾巴向后拉，另一手抓紧鼠两耳和头颈部的皮肤，将大鼠固定在手中。

（3）豚鼠：先用手掌扣住鼠背，抓住其肩胛上方，将手张开，用手指环握颈部，另一只手托住其臀部，即可轻轻提起、固定。

（4）家兔：常用一只手抓住兔的颈部皮毛，将兔提起，另一只手托其臀，放在实验台上，应避免直接抓提兔耳。家兔可用盒式固定，适用于采血和耳部血管注射；也可台式固定，适用于测量血压、呼吸和进行手术操作等。

2. 实验动物编号和分组

（1）编号：实验动物标记编号以区别实验组和对照组动物。根据动物的种类、数量和观察时间长短等因素来选择合适的标记方法。

1）打号法：用耳号钳将号码打在动物耳朵上。打号前用蘸有酒精的棉球擦净耳朵，用耳号钳刺上号码，然后在烙印部位用棉球蘸黑墨水擦抹。该法适用于耳朵比较大的动物。

2）针刺法：用 7 号或 8 号针头蘸取少量碳素墨水，在耳部、前后肢以及尾部等处刺入皮下，在受刺部位留有一黑色标记。该法适用于大小鼠、豚鼠等。

3）化学药品涂染动物被毛法：常用的涂染化学药品有 0.5% 中性红或品红溶液，3%~5% 苦味酸溶液。一般用一种化学药品涂染实验动物背部被毛即可，如动物数量较多，可选择两种染料。由于时间长，染料易褪色，此法适用于实验周期短的实验动物。

4）打孔或剪缺口法：在兔耳的一定位置用打孔机打一小孔来表示一定的号码，或用剪刀剪成缺口。此法可编达 9999 号，常用于大量动物的编号。

（2）分组：动物按实验需要分成若干组。分组应按随机分配的原则，减少由于分组带来的统计检验的偏差。每组动物数量应按实验周期长短、实验类型及统计学要求而定。为了实验的科学性和客观性，实验中必须设置对照组。

3. 实验动物常用的麻醉方法

（1）常用的麻醉药

1）常用局部麻醉剂：① 0.5%~1% 普鲁卡因用于局部浸润麻醉；② 1%~2% 利多卡因溶液用于大动物神经干阻滞麻醉，0.25%~0.5% 利多卡因溶液可作局部浸润麻醉。

2）常用全身麻醉剂：①乙醚吸入法是最常用的麻醉方法，各种动物都可应用，安全度较好，麻醉后恢复比较快；②戊巴比妥钠一次给药的有效时间可延续 3~5 小时，给药后对动物循环和呼吸系统无显著抑制作用。麻醉动物时配成 1%~3% 生理盐水溶液，静脉或腹腔注射后很快就进入麻醉期。狗、猫、兔静脉注射剂量为 30~35mg/kg，腹腔注射剂量为 40~45mg/kg；③氨基甲酸乙酯安全度大，多数实验动物都可使用，更适合于小动物。使用时常配成 20%~25% 生理盐水溶液。狗、兔静脉、腹腔注射剂量为 0.75~1g/kg；静脉注射时配成 5% 或 10% 溶液，剂量为 10~20ml/kg。鼠腹腔注射剂量为 1.5~2g/kg。

慢性实验的动物常用乙醚吸入麻醉；急性动物实验对狗、猫和大鼠常用戊巴比妥钠麻醉；家兔、小鼠、青蛙、蟾蜍常用氨基甲酸乙酯麻醉。

（2）麻醉方法

1）全身麻醉：使用乙醚吸入麻醉兔和大、小鼠时，可将动物和装有乙醚棉球的小烧杯放入麻醉箱内。动物呼吸变慢，四肢张力减低，反射迟钝，动物进入麻醉状态。在实验过程中可将含少量乙醚的棉球或纱布放在动物鼻部，以维持麻醉的时间与深度。大、小鼠和豚鼠常采用戊巴比妥钠、氨基甲酸乙酯腹腔注射法进行全身麻醉。狗、兔等动物可经腹腔或静脉给药麻醉，常用吸入麻醉法进行诱导。

2）局部麻醉：用局部麻醉药阻滞周围神经末梢或神经干、神经节、神经丛的冲动传导，产生局部麻醉状态。麻醉过程中动物清醒，对重要器官功能干扰轻，适用于大中型动物各种短时间内的实验。

4. 实验动物接种途径和接种方法　实验动物接种途径可根据病毒感染特性和检测目的来确定,并根据病毒选择实验动物种类和病毒接种量。

(1)皮下接种:注射时轻轻捏起皮肤,手持注射器将针头刺入,固定后即可进行注射。一般小鼠在背部或前肢腋下;大鼠在背部或侧下腹部;豚鼠在后大腿内侧、背部等脂肪少的部位;兔在背部或耳根部注射;狗多在大腿外侧注射。皮下接种多用于观察动物病毒感染后的免疫学指标。

(2)腹腔接种:固定动物,消毒皮肤,在左或右侧腹部将针头刺入皮下,沿皮下向前推进约 0.5cm,再使针头与皮肤呈 45° 夹角刺入腹腔,回抽无肠液、尿液后,缓缓注射。大鼠和小鼠的接种多用此方法。可用于病毒感染及感染后免疫指征的观察,或作为抗病毒的给药途径。

(3)静脉接种:可造成病毒全身性感染,可观察病毒的致病性或机体对病毒的清除机制。小鼠、大鼠的静脉注射常采用尾静脉注射。鼠尾静脉共有 3 根,左右两侧和背侧各 1 根,两侧尾静脉比较容易固定,常被采用。豚鼠的静脉注射一般采用前肢皮下静脉注射。兔的静脉注射一般采用外耳缘静脉注射。

(4)消化道接种:在分离腹泻病毒或消化道病毒感染的研究中,可采用灌胃接种法将所接种的临床标本或病毒用灌胃器灌到动物胃内。抓取固定小鼠,用灌胃器吸取接种物,将灌胃针从鼠的口腔插入,使口腔与食道成一条直线,再将灌胃针沿咽后壁慢慢插入食道,可感到轻微的阻力,此时可略改变灌胃针方向,顺势接种,接种量为 0.2ml/10g 体重。

(5)鼻腔接种法:动物经乙醚麻醉后,固定动物使头部仰起,经注射器将接种物滴入动物鼻腔,接种量为小鼠 0.03~0.05ml,大鼠 0.05~0.10ml。

(6)颅内接种法:将临床标本或特定的病毒直接接种于动物脑内,使动物形成实验性中枢神经系统感染。

1)小白鼠颅内接种:接种时用拇指与示指固定鼠头,消毒注射部位,于眼后角、耳前线和颅中线构成的三角区域中间进行注射,进针 2~3mm。注射量为乳鼠 0.02ml,成年鼠 0.03ml。

2)豚鼠与家兔颅内接种:颅中线旁约 5mm 平行线与经动物瞳孔横线交叉部位注射。去毛,消毒注射部位,固定皮肤,钻头刺穿颅骨,拔钻后沿钻孔进针。选 25 或 26 号针头,进针深度 4~10mm,注射量为 0.10~0.25ml。操作在麻醉下进行。

(7)角膜接种法:乙醚或 5% 可卡因局部麻醉家兔,细针尖轻划角膜,划痕与眼裂平行,约三道。接种液滴加 2~3 滴,接种后 48~72 小时观察结果。

二、动物接种后的观察、标本采集和处理

(一)接种后动物观察

接种后观察动物健康状况及是否发生感染等情况,须每日观察,必要时每天观察数次。

1. 一般性观察　对比观察实验前后动物的外观、活动、食欲、体温、脉搏和呼吸等生命体征。主要包括:①皮毛有无光泽、出血、干燥;②眼有无眼屎、流泪、白内障、角膜损伤等;③耳有无外伤、中耳炎等;④四肢有无弯曲、外伤、关节炎;⑤肛门有无下痢、血便、脱肛等。

2. 动物发病症状情况观察　应注意观察以下表现:①感染后动物的食欲、活动力及粪便情况;②局部反应及全身反应情况,如神经系统病毒感染后,动物可出现震颤、毛松、软弱、弓背、不安、抽搐以致死亡等全身症状,呼吸系统病毒如流感病毒鼠适应株,感染后小鼠可出现咳嗽、呼吸加快、食少、不活动等症状;③动物的体温及体重的情况,为便于比较及确定感

染后的真实变化,在感染前进行 3 天的体温及体重测量。

3. 特殊检查　对动物进行血象、生化指标、血压、心电图、X 线透视及病原学检查等。

（二）实验动物的标本采集

根据动物感染病毒的靶器官和排泄途径不同,采用相应的标本或组织,进一步进行病原学、细胞学、组织病理学、免疫学、生物化学或分子生物学的检测分析。

1. 采血方法

(1) 大鼠、小鼠的采血方法:①剪尾采血:适用于少量采血,如制作血涂片、白细胞计数等。动物麻醉后,将尾尖剪去约 5mm,待血液流出后采集。也可用刀割破尾动脉或尾静脉,让血液自行流出。小鼠可每次采血约 0.1ml,大鼠约 0.4ml;②眼眶后静脉丛采血:一手拇指及示指抓住鼠两耳之间的皮肤固定,轻轻压迫颈部两侧,使眼球充分外突。取血管在眼角与眼球之间向眼底方向刺入,旋转切开静脉丛,血液即流入取血管中。小鼠一次可采血0.2~0.3ml,大鼠一次可采血 0.5~1.0ml。短期内可重复采血;③颈（股）静脉或颈（股）动脉采血:麻醉动物,剪去操作部位的被毛,作颈静脉或颈动脉分离术,根据所需血量,使用注射器或采血器;④摘眼球采血:用左手固定动物,压迫眼球,尽量使眼球突出,右手用镊子或止血钳迅速摘除眼球,迅速采集流出的血液。

(2) 豚鼠采血方法:①耳缘切口采血:先将豚鼠耳消毒,用刀片沿血管方向割破耳缘,切口约长 0.5cm,切口边缘涂上 20% 的枸橼酸钠溶液,防止血凝,血自切口处流出,每次可采血0.5ml;②背中足静脉采血:固定豚鼠,将其右或左后肢膝关节伸直,脚背消毒,找出足静脉,一手拇指和示指拉住豚鼠的趾端,一手将注射针刺入静脉,拔针后立即出血;③心脏采血:用手指触摸,选择心跳最明显的部位,将注射针刺入心脏,血液即流入针管。

(3) 兔的采血方法:①耳缘静脉采血:固定动物,去耳缘被毛,消毒。轻弹兔耳,使静脉扩张,用针头刺耳缘静脉末端,或用刀片沿血管方向割破一小切口,血液随即流出。本法是兔最常用的采血方法,可多次重复;②耳中央动脉采血:在兔耳中央有一条较粗的、颜色较鲜红的中央动脉。一手固定,一手持注射器,在中央动脉的末端,沿着与动脉平行的向心方向刺入动脉,血液进入针管。刺入部位应从中央动脉末端开始;③颈静脉采血:方法见鼠颈静脉采血;④心脏采血:使家兔仰卧,在第三肋间胸骨左缘 3mm 处刺入。针头刺入心脏后,持针手可感觉到兔心脏有节律的跳动。

2. 脑脊液的采集

(1) 狗、兔脑脊液的采集:通常采取脊髓穿刺法,穿刺部位在两髂连线中点稍下方第七腰椎间隙。动物麻醉后侧卧位固定,头尾部尽量弯向腰部,去被毛。消毒后一手固定穿刺部位的皮肤,腰穿针垂直刺入,当有落空感及动物的后肢跳动时,针已达椎管内,抽去针芯,即见脑脊液流出。如无脑脊液流出,轻轻调节进针方向及角度。避免脑脊液流出太快,以免形成脑疝。

(2) 大鼠脑脊液的采集:可采用枕大孔直接穿刺法。大鼠麻醉后,头部固定。去被毛、消毒。手术暴露枕骨大孔。由枕骨大孔进针直接抽取脑脊液。缝合皮肤,处理刀口。

3. 尿液的采集　常用的采集方法较多,一般在实验前需给动物灌服一定量的水。

(1) 代谢笼法:此法较常用,适用于大、小鼠。将动物放在特制的笼内。一般需收集5 小时以上的尿液,最后取平均值。

(2) 导尿法:常用于雄性兔、狗。动物轻度麻醉后,固定于手术台上,导尿管导尿。

(3) 穿刺膀胱法:动物麻醉后固定,在耻骨联合上腹中线上去被毛,消毒穿刺。

(4) 反射排尿法:小鼠被人抓住尾巴提起时出现排泄反射,故需采取少量尿液时,可提起小鼠,将排出的尿液接到带刻度的容器内。

4. 腹水的采集 抽取大鼠、小鼠的腹水时,抓取固定动物,使动物腹部朝上,消毒皮肤,针头在腹股沟和腹中线之间刺入腹腔,腹压高时腹水自然流出,腹水少时可用注射器抽取。

5. 胃液的采集 通过刺激,使胃液分泌增加,再用插胃管的办法抽取胃液。

6. 胆汁的采集 采集胆汁需要施行手术。

7. 胰液的采集 胰液的采集基本同胆汁的采集。

(三)实验动物的处理

1. 处死

(1)颈椎脱位法:右手抓住大、小鼠尾根部,左手拇指和示指用力按住鼠头,右手用力向后拉,使其颈椎脱臼死亡。

(2)心脏取血法:注射器一次采取大量心腔血液,使动物死亡。

(3)动静脉大量放血法:固定动物,分离动物动静脉,收集动物血液,使动物急速失血而死亡。

(4)吸入法:使动物吸入过量的麻醉剂和二氧化碳致死。

(5)麻醉法:经腹腔或静脉给予2~3倍的麻醉剂量将动物处死。

2. 动物实验后废弃物的无害化处理

(1)组织管理:在各单位实验动物管理委员会的指导下,所属的动物实验中心(或室)对废物的无害化,实行专人领导和专人负责制,并制定相应的规章制度,强化动物实验中废弃物的无害化处理的管理。

(2)污水的无害化处理:动物实验中的污水来自动物的尿粪液、笼器具洗刷、废弃的消毒液、实验中废弃的试液等。实验室排出的污水应首先集中在贮水池中进行消毒。如果是做动物感染实验所产生的污水,必须先彻底灭菌后方可排入污水贮水池进行消毒。

(3)污物的无害化处理:实行专人管理和收集处理废弃动物组织及动物尸体并进行无害化处理。

一次性口罩、帽子等使用后,应装入专用垃圾袋回收焚烧处理,一次性使用的注射器、针头、手套等物品使用后经消毒剂浸泡清洗,毁形后按要求统一进行无害化处理。绝不可自行处理和随意扔掉。用过的废垫料要装入垃圾袋中或专用的垫料容器内,注意防蝇、防渗漏,并及时焚烧处理。进行放射性实验所产生的废弃物,如果属于短半衰期且放射性较低的物品,放置6~10个半衰期后可以焚化处理。其他放射性废弃物应进行中、长期安全包装后送放射性废物处理站处理。

(4)感染动物及有关材料的处理:为防止病毒传播,对感染动物尸体及有关传染性组织要无害化处理。小动物可放在有盖的容器内,高压消毒后掩埋或焚烧;较大动物用纸袋装好,送焚毁炉焚烧。

三、使用实验动物的基本原则

(一)研究目的明确

动物实验主要目的是保证所测变量的任何差异是由处理因素造成的,而不是其他非处理因素;另一个目的是通过控制确定的变量在尽可能小的范围内,减少所测反应的变异性,这样对处理效应的评价更准确。

1. 为获取医学的基本知识、教学实习和深入探讨疾病的发生机制,复制与人类病毒性疾病相关的动物模型。

2. 制备诊断用病毒抗原、抗病毒血清及病毒疫苗。

3. 检测与监测诊断试剂、抗病毒药物、抗病毒血清及病毒疫苗的安全性及有效性等。

（二）动物选择原则

动物实验通常是研究某种类、品系或性别动物的生物学特性，并间接推断人或其他研究对象的相关方面。一般在检验或研究中采用多物种动物进行实验，如评价疫苗或药物安全性时，应先选小型动物，再选用大型物种；在获得多个物种实验基础上，进行人体的临床实验。常用顺序为小鼠、大鼠、兔、犬、猴、人。使用实验动物要遵循 3R 原则，即 replace（替代）、reduction（减少）、refinement（优化）的原则。以试管法替代动物，借助统计方法减少动物的数量，使试验更优化，给动物带来较小的痛苦。

（三）动物实验科研设计遵循的三原则

1. 对照原则 在动物接种实验中，要求相比较的各组间动物的种类、性别、年龄、体重等尽可能地一致。对照组与实验组同等重要，两组的动物数应相等。常采用的方法是：①空白对照又称正常对照；②标准对照又称有效对照或阳性对照；③组间对照；④自身对照。

2. 重复原则 ①足够的实验样本数；②实验结果的可重复性。

3. 随机原则 为了减少个体差异这种非处理因素的干扰，应于实验前将实验动物依统计学原则进行随机分组，以此达到尽可能降低非处理因素的混杂效应，从而提高每组动物间均衡性的目的。

四、病毒学检验中动物实验的基本步骤

（一）接种物标本的制备和处理

选择含病毒较多的材料作接种物。根据标本性状可分固体标本和液体标本，固体标本主要指来自患者、死者、野生动物及媒介昆虫等的原始标本。液体标本主要指患者或动物的血液、脑脊液、尿液、水疱液等标本。标本接种前一般需要根据病料种类作以下适当处理。

1. 脑、肝、肌肉等器官和组织 在无菌条件下，取一小块标本，充分剪碎后置乳钵中研磨后，加入 5 倍量 Hanks 液（内含 200μg/ml 链霉素和 200U/ml 青霉素），移入无菌离心管中，冻融 1~3 次，低速离心后取上清液作为接种物。

2. 鼻液、乳汁、脓汁、水疱液等分泌物或渗出物 此类样品通常含有大量细菌，应加入高浓度的抗生素进行预处理，即用 Hanks 液（内含 1000μg/ml 链霉素和 1000U/ml 青霉素）作 3~5 倍稀释，充分混匀悬浮后，置 4℃，2~4 小时或过夜，离心沉淀后取上清液作为接种物。

3. 咽喉拭子 仔细用棉拭子擦拭咽喉部，并迅速将其泡入盛有 2~5ml Hanks 液（内含 200~500μg/ml 链霉素、200~500U/ml 青霉素和 2% 胎牛血清）的试管中，反复冻融 3 次，低速离心取上清液作为接种物。

4. 粪便 样本的稀释倍数应达 10~20 倍，Hanks 液中含 2% 胎牛血清，其余操作同上述鼻液的处理方法。

（二）实验动物选择

1. 易感性 易感性是病毒接种能否成功的首要条件，不同病毒具有特定的敏感动物。缺乏敏感动物或敏感动物稀有的病毒，常借助同属中其他动物病毒进行研究，称动物病毒感染模型，如在研究人的乙型肝炎病毒时，常通过鸭乙型肝炎病毒的研究揭示人乙型肝炎病毒的许多特性。

2. 健康动物　实验前应进行仔细检查以免误用有病的动物。如健康小白鼠一般表现为毛光滑、反应灵活、有精神。

3. 动物的大小　同一实验应选用大小一致的动物。通常以年龄或体重为标准。动物体重除与年龄密切相关外,与动物品种、品系、营养状态、饲养管理等因素有关。

4. 性别　免疫的动物和需要观察较长时间的实验动物最好选用同一性别实验动物。

5. 生理状况　选用生理状况较好的动物进行试验。

6. 动物品系和微生物等级　某些实验要求使用纯系及规定微生物等级的动物。

(三)选择接种途径

实验动物的接种途径根据各病毒对组织的亲嗜性及研究目的而定,可接种鼻内、皮内、脑内、皮下、腹腔或静脉等,例如嗜神经病毒通常选择动物脑内接种。接种后逐日观察实验动物。

根据病毒侵袭力强弱、标本单位体积中含感染性病毒的多少确定实验动物的接种量。

五、病毒学动物实验应注意的问题

(一)病毒学动物实验的安全问题

严格按照实验室分级管理制度进行病毒学实验。一般动物实验室应安装抽气通风设备。危险性较大,如可通过气溶胶传播的病毒,动物试验应在安装过滤的通风设备的动物室内进行操作。对可经动物粪便、尿等排泄物污染环境的病毒,动物实验时必须具备严格的隔离室,并在具有负压和过滤装置的 BSL-2 的超净工作台中或 BSL-3 以上实验室进行操作。动物实验室的下水道及地面渗水沟应通到可以消毒处理的下水道,按规定进行无害化处理。动物实验室的墙壁、天花板、及室内固定器材应加涂防酸油漆,便于消毒及杀虫处理,室内应有防虫防鼠设备。动物实验需要注意以下几点:①特定的病毒动物实验室内实验用品应配套,不得随意带出;②进行病毒动物试验时,应穿隔离服,戴帽子,口罩,手套等。实验完毕消毒实验台,并高压消毒使用过的器械及隔离衣物;③病毒感染的动物要严格隔离饲养,动物笼具有明确的标签,记录动物数量,如意外减少,及时报告并及时处理;④病毒动物实验用过的动物笼、食物盘、水瓶、未吃完的饲料均需高压消毒;⑤死亡动物应放入专用袋内,高压消毒后深埋或焚烧。

(二)实验动物自发性病毒感染对实验结果的影响

在实验中可能会引发实验动物体内潜伏病毒的活化,如小白鼠淋巴脉络丛脑炎病毒,脑内注射无菌肉汤便可活化这种病毒;家兔的脑脊髓炎也是由潜伏感染的病毒引起。实验动物自发性病毒感染会干扰实验结果,严格设定正常对照组是发现自发性病毒感染的有效方法,从而可以避免由于自发性病毒感染而得出的错误实验结论。

第三节　鸡胚和动物接种技术在病毒检验中的应用

动物实验及鸡胚接种方法在人类病毒学发展史上曾起过重要作用,现在主要用于分离病毒、研究发病机制、抗病毒药物筛选、疫苗效果鉴定、制备诊断用品等。

一、在病毒分离中的应用

鸡胚和动物接种是病毒分离工作的基本方法。动物实验是病毒分离最早使用的方法,不同标本通过适当的接种途径感染实验动物,观察动物发病特征和特异性症状,同时可从动物体内获得增殖的病毒。动物实验可用于:①确定疾病的病因,证实某种临床疾病是否由病毒感染引起;②选用敏感动物,使病毒在其体内得以增殖,获得较多具有感染性的活病毒颗粒,提高病毒的检出率;③通过动物接种,获得大量的高滴度病毒抗原,用于临床诊断用的特异性抗原,如小鼠脑内接种脑炎病毒后,可用脑组织制备血清学检验用的抗原等;④从动物血液中获得大量的抗病毒血清,用于病毒学检验和临床治疗工作。

常见病毒使用的实验动物见表 2-2。

表 2-2 常见病毒的实验动物种类

病毒种类	小鼠	地鼠	大鼠	豚鼠	兔	羊	狗	猴	猩/猿	禽类
乙型脑炎病毒	+							+		
登革热病毒	+							+		
森林脑炎病毒	+					+		+		
汉坦病毒	+									
新疆出血热病毒	+									
流感病毒	+							+		+[a]
麻疹病毒				+	+			+		
腮腺炎病毒								+		
呼吸道合胞病毒	+[a]							+		
风疹病毒	+							+		
单纯疱疹病毒	+			+	+					
水痘病毒					+			+		
人巨细胞病毒	+[a]			+[a]					+	
脊髓灰质炎病毒	+	+								
柯萨奇病毒	+									
轮状病毒	+[a]				+[a]			+		
狂犬病病毒	+	+	+				+	+		+
甲型肝炎病毒	+	+	+	+				+	+	
乙型肝炎病毒	+[b]								+[a]	
丙型肝炎病毒	+[b]							+	+	
免疫缺陷病毒	+[b]							+[a]	+	
T细胞白血病病毒	+[b]		+[b]						+	
人类乳突瘤病毒	+				+			+[a]		
朊病毒	+[b]						+[a]		+	

注:a 为动物病毒感染模型;b 为转基因动物模型

目前常用鸡胚分离的病毒有正黏病毒、副黏病毒、痘病毒、部分虫媒病毒以及引起禽类疫病的其他病毒。

各种病毒在鸡胚内的繁殖与接种途径见表 2-3。

表 2-3 各种病毒在鸡胚内的繁殖与接种途径

疾病名称	鸡胚日龄（d）	接种途径	培养温度（℃）	培养时间	病毒增殖指征	收获
流行性感冒	9~12	尿囊腔、羊膜腔	33~35	36~48h	血凝	尿囊液、羊水
流行性腮腺炎	9~12	尿囊腔、羊膜腔	35	5~7d	血凝	尿囊液、羊水
新城疫	9~12	绒毛尿囊膜、羊膜腔	32	4d	死亡血凝	绒毛尿囊膜
水痘	10~13	绒毛尿囊膜	37	2~3d	痘疱	绒毛尿囊膜
痘苗	10~12	绒毛尿囊膜	37	2~3d	痘疱死亡	绒毛尿囊膜
天花	10~12	绒毛尿囊膜	37	3d	痘疱死亡	绒毛尿囊膜
单纯疱疹	10~13	绒毛尿囊膜	37	2~6d	痘疱死亡	绒毛尿囊膜
带状疱疹	10~13	绒毛尿囊膜	37	2~5d	痘疱死亡	绒毛尿囊膜
乙型脑炎	6~8	卵黄囊、绒毛尿囊膜	37	3d	死亡	鸡胚、尿囊液、绒毛尿囊膜
东方马脑炎	10~12	羊膜腔、尿囊腔	37	18h	死亡	尿囊液、羊水
淋巴球性脉络丛脑膜炎	6~8	绒毛尿囊膜	37	3d	死亡	绒毛尿囊膜
狂犬病	7~9	绒毛尿囊膜、羊膜腔	37	4~6d	血凝	绒毛尿囊膜、羊水

二、在病毒鉴定中的应用

在病毒鉴定中，通过鸡胚及动物接种可以探讨：①病毒的宿主范围；②病毒对组织的亲嗜性；③病毒的感染性和侵袭强度；④病毒可能的传播途径，以及与临床相关的体征和症状；⑤病毒诱导宿主的免疫反应特征。

三、在病毒性疾病发病及免疫研究中的应用

实验动物作为一个完整的有机体，为揭示疾病的发生和预防提供了不可缺少的重要研究平台。动物实验可以用于以下研究：①病毒感染与宿主之间的相互作用机制，如病毒特异性结构与宿主受体的相互作用；②病毒的慢性感染和潜伏感染机制；③病毒感染的免疫逃逸和免疫耐受机制；④病毒诱发肿瘤机制；⑤病毒特殊基因及其产物的作用机制；⑥宿主的特殊基因或蛋白在病毒易感性或抵抗病毒感染中的作用等。

四、在抗病毒药物和病毒疫苗效果及安全性检测中的应用

通过动物实验可观察体内抗病毒药物的疗效和生物安全性。治疗用免疫血清的安全性及其效果也多经过动物实验来验证，病毒疫苗临床使用前也需要通过动物实验对其安全性和效果进行初步评估。另外，增强疫苗免疫效果的佐剂的安全性评价，如佐剂的免疫耐受作

用、超敏性和自身免疫等问题,佐剂本身的药物代谢动力学评价等,也需要建立理想的动物模型。

五、疫苗的研制

利用鸡胚和动物接种可以进行很多疫苗的研制工作,如流感疫苗是将流感病毒接种到鸡胚里,大量繁殖后经减毒或杀灭以后制成的,其有减毒活疫苗和灭活疫苗两种。活疫苗是用活的流感病毒经减毒处理以后制成的疫苗,灭活疫苗是把大量流感病毒杀灭后制成的。

本 章 小 结

鸡胚和动物接种技术在病毒致病性、发病机制、免疫血清的制备和疾病模型等研究中具有重要应用价值。本章内容主要包括:①鸡胚接种技术:鸡胚结构、接种准备、接种方法、收获接种物、病毒检测、血凝试验和血凝抑制试验;②动物接种技术:实验动物种类、标本的处理、接种方法、接种后对动物的观察、动物标本采集方法;③鸡胚和动物接种技术在病毒检验中的应用。

思考题

1. 鸡胚接种途径有哪些? 以新城疫病毒接种为例,请说明接种方法和过程。
2. 血凝和血凝抑制试验的原理是什么? 如何判断实验结果?
3. 实验动物按微生物控制分类的目的是什么? 如何分类?
4. 动物实验要遵循什么原则进行?
5. 鸡胚和动物实验的主要用途有哪些?

(王德全)

第三章　病毒核酸检测与分析技术

快速而特异性地检出病毒性病原体,是防治病毒性感染疾病的基础。传统检测病毒的方法,主要包括病毒的分离与细胞培养、病毒产物和病毒感染刺激机体产生的抗体的检测等。然而,在许多情况下,这些方法不仅费时费力,而且可能会缺乏敏感性。快速的分子生物学检测方法,如核酸杂交、核酸扩增及基因芯片技术等,由于其高特异性、高敏感性和利于实现多目标检测,正越来越多地用于病毒病原体的检测和研究。

第一节　核酸杂交技术

核酸杂交技术(technique of nucleic acid hybridization)是现代分子生物学的重要方法之一,是用特定标记的已知核酸序列与待测核酸进行特异性的杂交结合,形成杂交体,并利用相应的显示技术来检测目标核酸的存在及其位置的分子生物学方法。该技术不但在现代生命科学的基础研究中应用广泛,解决了许多重大的分子生物学问题,而且在现代临床及卫生检验等领域中也发挥着越来越重要的作用,现已成为病毒学检验的基础方法学之一。

一、基本原理

(一)核酸的结构与特性

1. 核酸的结构　DNA 的一级结构是由数量极其庞大的四种脱氧核糖核苷酸通过 3,5-磷酸二酯键连接起来的线形或环形多聚体。RNA 也是无分支的以 3,5-磷酸二酯键彼此连接起来的线形多聚核糖核苷酸,但天然 RNA 并不像 DNA 那样都是双螺旋结构,而是单链线形分子,只局部区域为双螺旋结构。

2. 核酸的特性

(1)核酸的变性作用:核酸的变性(denaturation)是指核酸双螺旋区的氢键断裂,变成单链,并不涉及共价键的断裂。可以引起核酸变性的因素很多,如温度的升高、酸碱度的改变、一定浓度的尿素或甲醛等。其中,温度引起的 DNA 变性的特点是爆发式的,变性作用发生在一个很窄的温度范围内。通常把 DNA 的双螺旋结构失去一半时的温度称为该 DNA 的熔点或熔解温度(melting temperature,T_m)。DNA 的 T_m 值一般在 70~85℃之间。DNA 的 T_m 值大小与下列因素有关:① DNA 的均一性:均一性越高,熔解过程越是发生在一个很小的温度范围内;② G-C 的含量:G-C 含量越高,T_m 值越高,两者成正相关;③介质中的离子强度:一般离子强度较低的介质中,DNA 的熔解温度较低,熔解温度的范围也较窄。而在离子强度较高的介质中,情况则相反。所以 DNA 制品应保存在较高浓度的缓冲液或溶液中,常在 1mol/L NaCl 中保存。

RNA 分子中有局部的双螺旋结构区,所以 RNA 也可发生变性,但 T_m 值较低,变性曲线也没有 DNA 变性曲线那么陡。

（2）核酸的复性作用：变性 DNA 在适当的（适宜的温度及离子强度等）条件下，两条彼此分开的链又可重新缔合（reassociation）形成双螺旋结构的过程称为复性（renaturation）。复性与许多因素有关，DNA 的片段越大，复性越慢；DNA 的浓度越大，复性越快；具有很多重复序列的 DNA，复性也快；将热变性的 DNA 骤然冷却时，DNA 不易复性，缓慢冷却时更易复性。所以用同位素标记的双链 DNA 作为杂交的探针时，在沸水浴中加热数分钟后，要骤然在冰浴中冷却，以防止复性。

（二）核酸杂交

在适宜的条件下，将不同来源的 DNA 放在试管里，经热变性后，慢慢冷却，让其复性。若这些异源 DNA 之间在某些区域有相同的序列，则可以通过互补碱基对之间非共价键（氢键）的作用，形成稳定的双链区，即复性形成杂交 DNA 分子。杂交分子的形成并不要求两条单链的碱基顺序完全互补，所以不同来源的核酸单链只要彼此之间有一定程度的互补序列就可以形成杂交双链。核酸分子杂交可在 DNA 与 DNA、RNA 与 RNA 或 RNA 与 DNA 的两条单链之间进行。现代核酸分子杂交技术就是利用 DNA（或 RNA）变性后，在适宜的条件下，可以与其互补的 DNA（或 RNA）复性成杂交分子的原理，通过标记的 DNA（或 RNA）分子来研究目的 DNA（或 RNA）分子的分子生物学方法。

与核酸杂交技术相对应的另一项技术是探针技术，它是指利用标记分子对其他分子的识别性而实现对后者进行检测的一种技术，通常把标记的分子叫探针（probe）。将探针技术与核酸分子杂交技术相结合，从而使核酸分子杂交技术得以广泛应用。

（三）核酸杂交的方法

根据不同的目的和需要，人们在基本原理的基础上设计出了多种不同的核酸杂交方法。按作用环境大致可分为固相杂交和液相杂交两种类型。

固相杂交（solid-phase hybridization）是将参加反应的一条核酸链先固定在固体支持物上，一条反应核酸链游离在溶液中。固相支持物的种类很多。一种良好的固相支持物应具备以下几个特性：①具有较强的结合核酸分子的能力；②与核酸分子结合后，应不影响其与探针分子的杂交反应；③与核酸分子的结合稳定牢固，能经受杂交、洗膜等操作过程而不至于脱落或脱落很少；④非特异性吸附少，在洗膜条件下能将非特异性吸附在其表面的探针分子洗脱掉；⑤具有良好的机械性能，如柔软性好、韧性强等，以便于操作。常用的固体支持物有硝酸纤维素滤膜（NC 膜）、尼龙膜（Nylon 膜）、乳胶颗粒、磁珠和微孔板等，其中目前应用较多的是硝酸纤维素滤膜和尼龙膜。

固相杂交具有未杂交的游离片段可容易地漂洗除去，膜上留下的杂交物容易检测和能防止靶 DNA 自我复性等优点。常用的固相杂交类型有：Southern 印迹杂交、Northern 印迹杂交、组织原位杂交、菌落原位杂交、斑点杂交、狭缝杂交和夹心杂交等。

液相杂交（solution-phase hybridization）是一种研究最早且操作简便的杂交类型，参加杂交反应的两条核酸链都游离在溶液中。由于液相杂交后过量的未杂交探针在溶液中除去较为困难和误差较高，所以应用不如固相杂交那样普遍。近几年由于杂交技术的不断改进，商业性基因探针诊断盒的实际应用，推动了液相杂交技术的迅速发展。

二、核酸探针的制备

核酸探针（probe）是指以研究和诊断为目的，用来检测特定序列的核酸（DNA 或 RNA）

的 DNA 或 RNA 片段。一般来说，作为探针的核酸片段的性质或序列组成均已清楚，而且预先用放射性核素或非放射性分子（如生物素、地高辛等）标记，使之带上可以识别的标志。根据标记方法不同可粗分为放射性探针和非放射性探针两大类，根据探针的核酸性质不同又可分为 DNA 探针、RNA 探针、cDNA 探针、cRNA 探针及寡核苷酸探针等。DNA 探针还有单链和双链之分。下面分别介绍这几种探针。

（一）核酸探针的种类

1. **DNA 探针**　DNA 探针是最常用的核酸探针，指长度在几百碱基对以上的双链 DNA 或单链 DNA 探针。这类探针多为某一基因的全部或部分序列，或某一非编码序列。DNA 探针有三大优点：第一，这类探针多克隆在质粒载体中，可以无限繁殖，取之不尽，制备方法简便；第二，DNA 探针不易降解（相对 RNA 而言），因为一般能有效抑制 DNA 酶的活性；第三，DNA 探针的标记方法较成熟，有多种方法可供选择。

2. **cDNA 探针**　cDNA（complementary DNA）是指互补于 mRNA 的 DNA 分子。cDNA 是由 RNA 经反转录产生的。具有与普通 DNA 探针相同的优点。这种 DNA 探针通常不含有内含子序列，因此尤其适用于基因表达的检测。

3. **RNA 探针**　RNA 探针是一类很有前途的核酸探针。早期采用的 RNA 探针是细胞 mRNA 探针和病毒 RNA 探针，标记效率不高，且受多种因素的制约。随着体外反转录技术不断完善，已成功地建立了单向和双向体外转录系统。这种体外转录反应效率很高，在 1 小时内可合成近 10μg 的 RNA 产物。只要在底物中加入适量的放射性同位素或生物素标记的 dUTP，则所合成的 RNA 可得到高效标记。该方法能有效地控制探针的长度并可提高标记分子的利用率。RNA 探针和 cDNA 探针具有 DNA 探针所不能比拟的高杂交效率，但 RNA 探针也存在易于降解和标记方法复杂等缺点。

4. **寡核苷酸探针**　寡核苷酸探针是化学合成的短链核酸探针，具有以下特点：①由于链短，其序列复杂度低，分子量小，所以和等量靶位点完全杂交的时间比克隆探针短；②寡核苷酸探针可识别靶序列内一个碱基的变化，因为短探针中碱基错配能大幅度降低杂交体的 T_m 值；③一次可大量合成寡核苷酸探针，使得这种探针价格低廉，与克隆探针一样，寡核苷酸探针能够用酶学或化学方法修饰以进行非放射性的标记。最常用的寡核苷酸探针长 18~40 个碱基，目前可有效地合成至少 50 个碱基的探针。

上述探针的前三种均是可克隆的。一般情况下，只要有克隆的探针，就不用寡核苷酸探针。克隆探针一般较寡核苷酸探针的特异性强，复杂度也高，从统计学角度而言，较长的序列随机碰撞形成互补序列的机会较短序列少。克隆探针的另一优点是，可获得较强的杂交信号，因为克隆探针较寡核苷酸探针掺入的可检测标记基因更多。但是，较长的探针对于靶序列变异的识别能力又有所降低。对于仅是单个碱基或少数碱基不配对的两个序列，克隆探针不能区分，往往杂交信号相当。这既是其优点，又是其缺点，优点是当用于检测病原微生物时，不会因病毒核酸的少许变异而漏诊，缺点则是不能用于检测突变点。这种情况，通常要采用寡核苷酸探针。

（二）核酸探针的标记和检测

标记探针的目的是为了跟踪探针的去向，即显示出与核酸探针具有同源性的序列的精确位置，从而判断靶核酸在细胞的位置（原位杂交），或特异性片段的大小（转移印迹杂交）等。

一般来说，理想的标记物应该具有以下特点：高灵敏度、不影响探针的理化特性、不影探针和靶核酸之间的碱基配对、对人无伤害、价廉。

1. 放射性标记　放射性同位素标记是最早采用的也是目前最常用的核酸探针标记方法。常用的放射性同位素有 ^{32}P 和 ^{35}S。^{32}P 因其能量高,信号强,所以最常用。放射性同位素标记探针虽然敏感度高,但却存在辐射危害和半衰期限制(^{32}P 半衰期为 14.3 天,^{35}S 半衰期为 87.1 天,^{125}I 半衰期为 60 天),^{3}H 的半衰期长达 12.3 年,但它所释放 β 射线的能量太低,只能用于组织原位杂交。

常用的标记方法:

(1) 切口移位法:进行标记的反应系统中含 DNase Ⅰ、大肠埃希菌 DNA 聚合酶Ⅰ、同位素标记的 dNTP(脱氧核苷三磷酸)和待标记的双链样品等。在 Mg^{2+} 存在下,微量 DNase Ⅰ 在双链 DNA 内部可切开若干个单链切口,而不打断 DNA 的双链结构。然后大肠埃希菌 DNA 聚合酶Ⅰ就会以相对应的链为模板从切口的 3′ 羟基一侧按 $5' \rightarrow 3'$ 方向逐个加入新的核苷酸,同一条链上原有的核苷酸被逐个除去,这样新合成的 DNA 链则带上同位素标记。小片段的 DNA(<100bp)不宜用此方法标记。

(2) 随机引物延伸标记法:目前,已有一些公司提供这类标记试剂盒,其中含有各种六聚核苷酸和 Klenow 酶、dNTP 等。其基本原理是,试剂盒中各种六聚核苷酸混合物能与各种单链 DNA 模板结合,成为合成新 DNA 链引物,在 Klenow 片段的聚合活性作用下,从六聚核苷酸引物的 3′ 端开始,按照 $5' \rightarrow 3'$ 的顺序,严格遵循碱基互补的原则,合成一条新的 DNA 链,其碱基顺序与作为模板用的一条单链 DNA 完全互补。依靠另一条单链 DNA 模板,同样会合成一条新的与之完全互补的 DNA 链。由于作为 DNA 合成原料的 dNTP 中有 1 种或 2 种核苷酸带有放射性核素,因此新合成的 DNA 片段就掺入了放射性核素。

(3) 末端标记法

1) 3′ 末端填充标记法:将需要标记的 DNA 片段用某种限制性内切酶消化,使之形成 5′ 突出端,加入放射性核素标记的 dNTP 和 T_4 DNA 聚合酶,该酶就会进行末端填充合成,可将放射性核素标记的 dNTP 掺入 DNA 链中。

2) 取代合成末端标记法:T_4 DNA 聚合酶(具有 $5' \rightarrow 3'$ 聚合酶活性和 $3' \rightarrow 5'$ 核酸外切酶活性)在没有 dNTP 存在的条件下,T_4 DNA 聚合酶的 $3' \rightarrow 5'$ 外切酶活性会作用于双链 DNA 片段,按 $3' \rightarrow 5'$ 的方向从 3- 羟基末端开始降解 DNA。如果反应混合物中只有一种 dNTP,这种降解作用进行到暴露出同反应物中唯一的 dNTP 互补的核苷酸时就会停止。这种降解过程受 dNTP 限制的特性,使得 T_4 DNA 聚合酶降解 DNA 中核苷酸的作用可以受人们意愿的控制,因而能按要求产生出具有一定长度的 3′- 隐蔽末端(即突出 5′ 末端)的 DNA 片段。当反应物中加入另外三种标记好的脱氧核苷三磷酸(a-^{32}P-dNTP)之后,T_4 DNA 聚合酶的外切酶活性就会受到抑制。这时,已经受到局部消化的 DNA 片段就起到一种引物 - 模板的作用。T_4 DNA 聚合酶会从隐蔽的 3′ 末端开始,按 $5' \rightarrow 3'$ 的方向重新聚合 DNA,出现了 DNA 净合成反应,直到模板链的 5′ 末端最后一个碱基。重新合成的 DNA 链中就会带有 ^{32}P 标记物。

(4) ^{125}I 标记 RNA 和 DNA:化学方法可在体外用 ^{125}I 标记 RNA 和 DNA。反应体系中的主要成分是 Na^{125}I、TlCl$_3$(氯化铊)和待标记的 RNA 或 DNA 样品。反应过程中,I$^-$ 被 Tl^{3+} 氧化产生 I_2 和 IOH,后者可与胞嘧啶作用,产生不稳定的中间产物 5- 碘 -6- 羟基二氢胞嘧啶,然后脱水产生稳定的 5- 碘胞嘧啶,实质上嘧啶环上发生了取代反应。RNA 分子中的尿嘧啶有少量也可被标记上,但不稳定,终止反应时脱碘。因此,碘标记主要是胞嘧啶参加反应。

无论是 RNA 还是 DNA 分子中都含有胞嘧啶，两者都可以用化学法进行 ^{125}I 标记。由于双链 DNA 空间结构的影响，用这一方法标记天然双链 DNA 时，一定要先变性成单链 DNA 再进行标记，才能得到高比活性的标记 DNA。

2. 非放射性标记　尽管同位素标记探针应用最早，且灵敏度很高，但是，放射性核素对实验人员的身体健康存在一定的危害，对环境会造成污染，而且放射性核素都有一定的半衰期，某些核素对核酸本身的稳定性会有影响，用这种放射性核素标记的探针难以长期保存，使用起来不方便。这些缺点促使科学工作者去寻找其他物质来代替放射性核素标记探针，凡使用放射性核素以外的物质作为标记物，统归为非放射性标记。

常用的非放射性标记物有生物素（biotin）、洋地黄毒苷配基（digoxigenin）-dUTP（简称 Dig-dUTP，地高辛）、辣根过氧化物酶（HRP）、碱化基团半抗原、荧光素、化学发光剂、酸性磷酸酶、碱性磷酸酶等。标记方法有：

（1）间接标记法

1）抗原为标记物：①磺化（sulfonation）标记：在亚硫酸钠和甲氧明的作用下，将 DNA 分子中的嘧啶修饰成 N^4- 甲氧基 -5,6- 二氢基胞嘧啶。此胞嘧啶具有抗原性，可与特异性抗体结合。特异性抗体预先和碱性磷酸酶偶联。使用含肝素的封闭剂可显著降低杂交本底。这一标记探针可检测出 pg 级的单拷贝 DNA 片段，其灵敏度与 ^{32}P 标记的相似。这一方法已用于艾滋病病毒，淋病奈瑟菌等病原体的检测。②异羟基洋地黄毒苷配基标记：洋地黄毒苷配基（地高辛）是从植物洋地黄中提取的半抗原类固醇物质，通过连接臂（linker-arm）与 dUTP 连接，形成 Dig-11-dUTP 复合物。经随机引物延伸法或与其他酶反应，将 Dig-11-dUTP 引入新合成的探针 DNA 链中。杂交后，地高辛半抗原基团与抗 Dig- 抗体 - 碱性磷酸酶复合物结合，再经过酶促底物反应显色。Permeen 等人（1990 年）的实验证明，Dig-dUTP 标记探针比 ^3H 标记的敏感性高，检测速度快（Dig-dUTP 标记只需 96 小时，^3H 标记的需 5 周）。用此方法标记的探针在 –20℃保存，可维持 1 年有效。③溴脱氧尿嘧啶二核苷酸标记：Scippo 等（1989 年）将溴脱氧尿嘧啶二核苷酸（bromodeoxyuridine dinucleotides）接在寡核苷酸探针 5′ 端或 3′ 端，杂交后用溴脱氧尿苷抗体检测，再用免疫金银法染色（immune gold silver staining，IGSS）获得了和 ^{32}P 标记相似的效果。

此外，还有用胸腺嘧啶二聚体、乙酰氨基荧烷（acetylaminofluorene）、二硝基苯酚、金属汞作为半抗原报告分子。

2）生物素为标记物：生物素的分子质量小，可与亲和素（avidin）和链霉抗生物素蛋白（streptavidin）特异结合。生物素分子可通过连接臂和核苷酸相连。目前，许多生物素化的核苷酸（11-,16-,21-biotin-dUTP）已进入市场。这些生物素化核苷酸可通过切口移位法、随机引物延伸法、3′ 末端或 5′ 末端标记法、聚合酶链反应（PCR）法等掺入探针 DNA 分子中。

光敏生物素（photobiotin）标记是生物素标记最常用的一种。先通过连接臂将一个光敏基团连接于生物素，在强光作用下，发生光化学反应，使光敏基团和探针 DNA 相连。这种标记不需要酶反应。而且探针标记的成功与否可通过颜色变化来判断。标记好的 DNA 用无水乙醇沉淀后，呈黄色沉淀物析出，游离的光敏生物素留在乙醇中。和 ^{32}P 标记的探针相比，光敏生物素标记探针的敏感性是其 1/50~1/30，但由于此方法具有许多优点，仍是目前使用最广的非放射性标记技术之一。

此外，市场已有 AP- 寡核苷酸标记试剂盒出售，这一试剂可用于人工合成的 10~45 个碱基的 DNA 探针的标记。

（2）直接标记法：这一方法是将过氧化物酶、碱性磷酸酶或半乳糖苷酶等经交联剂（戊二醛）直接与探针 DNA 结合。这些标记探针与靶 DNA 杂交后，分别通过上述酶的酶促底物反应显色，可以确定是否有同源序列。

1）寡核苷酸的标记：将胸腺嘧啶接上带有氨基末端的连接臂，通过化学合成法直接掺入寡核苷酸 DNA 中，在双功能交联剂辛二酸琥珀酰亚胺（disuccinimidyl suberate）作用下将碱性磷酸酶接在胸腺嘧啶连接臂的氨基端。

2）从基因组或克隆中获得的 DNA 片段作探针的标记：先将其热变性，形成带负电荷的单链 DNA，又将过氧物酶或碱性磷酸酶吸附于带正电荷的聚乙烯核心上，形成酶复合物。通过正负电吸引，单链 DNA 与酶复合物结成松散的结构，加入戊二醛后，可使酶分子与 DNA 牢固地共价连接。

因此，直接法的步骤简单，灵敏度高，受到重视。

（3）DNA 探针的吖啶酯标记：这种标记是通过烷基胺连接臂（在合成 DNA 时掺入）与甲基吖啶苯酯（methylacridinium phenyl ester）的 N-羟化琥珀酰亚胺酯（N-methylacridinium phenyl ester）来完成的。吖啶酯（acridinium ester, AE）标记又称为杂交保护测定法（hybridization protection assay, HPA）。它的基本原理为 AE 是一种化学发光物质，用它标记的探针杂交后，AE 分子只有在完成互补的杂交中才被嵌入双链 DNA 中而不被水解，因此杂交以后，进行水解，在有碱存在的情况下，只有完全匹配的杂交（其中 AE 分子被保存下来）才能被激发产生化学发光。在完全匹配的杂交和含有一个碱基错配的杂交之间，其化学发光的半衰期都会不同。因此，此法可将完全匹配靶核酸和有一个碱基错配的靶 DNA 区分开来。杂交过程在30 分钟内可以完成。

三、Southern 印迹

Southern 印迹（Southern blotting）杂交技术包括两个主要的过程：一是将待测核酸分子通过一定的方法转移并结合到一定的固相支持物上，即印迹（blotting）；二是固定于膜上的核酸同标记的探针在一定的温度和离子强度下退火（复性），即分子杂交过程。

早期的 Southern 印迹法是将凝胶中的 DNA 片段变性后，经毛细管的虹吸作用，转移到硝酸纤维素膜上后，再进行杂交的。近年来印迹方法和滤膜都有了很大的改进，印迹方法有电转法、真空转移法等，滤膜则发展了尼龙膜、化学活化膜（如 APT、ABM 纤维素膜）等。利用 Southern 印迹法可进行克隆基因的酶切图谱分析、基因组中某一基因的定性及定量分析、基因突变分析及限制性片段长度多态性分析（RFLP）等。当前临床上和卫生检验中也常用 Southern 来检测常见 DNA 病毒，如乙型肝炎病毒、腺病毒、疱疹病毒、人乳头瘤病毒等。

1. 待测核酸样品的制备与限制酶消化　临床上通常在感染的早期采集病毒感染的细胞组织或分泌物来提取 DNA，乙型肝炎病毒则通常采集清晨空腹静脉血分离血清来提取 HBV-DNA。DNA 的提取可按常规的酚/三氯甲烷抽提法或其他方法进行，但该法对实验室和操作人员的要求高，而且步骤也复杂。目前市场上有多种 HBV-DNA 抽提试剂盒可供选择，读者只要严格按其说明进行即可。基因组 DNA 很长，应将其切成大小不同的片段之后才能用于杂交分析，通常用限制性酶消化基因组 DNA，然后进行电泳分离。

2. 琼脂糖凝胶电泳分离待测 DNA 样品　Southern 印迹杂交是先将 DNA 样品按片段长短进行分离，然后进行杂交。这样可以确定杂交靶分子的大小。因此，制备 DNA 样品后需要进行电泳分离。

在恒定电压下,将 DNA 样品放在 0.3%~3% 琼脂糖凝胶中进行电泳。标准的琼脂糖凝胶电泳可分辨 70~80 000bp 的 DNA 片段,故可对 DNA 片段进行分离,但需要用不同的胶浓度来达到此目的。原则是分离大片段的 DNA 需要用浓度较低的胶,反之,小片段 DNA 则需要浓度较高的胶。为了便于测定待测 DNA 相对分子量的大小,往往同时在样品邻近的泳道中加入已知相对分子质量的 DNA 样品,即标准 DNA(DNA marker)进行电泳。电泳结束后,取出胶模 EB 染色 15~30 分钟,紫外线灯下观察凝胶。用一张保鲜膜覆盖在凝胶上,复制下各分子量参照物及各 DNA 样品带的位置。在凝胶旁置一厘米尺照相。将凝胶的左下角切去,以便于定位。

3. 电泳凝胶的预处理　DNA 样品在制备和电泳过程中始终保持双链结构。为了有效地实现 Southern 印迹转移,对电泳凝胶做预处理十分必要。分子质量超过 10kb 的较大的 DNA 片段与较短的小分子量 DNA 相比,需要更长的转移时间。为了使 DNA 片段在合理的时间内从凝胶中移动出来,必须将最长的 DNA 片段控制在 2kb 以下。DNA 的大片段必须被打成小片段。因此,通常是将电泳凝胶浸泡在 0.25mol/L 的 HCl 溶液短暂的脱嘌呤处理之后,移到碱性溶液(0.5mol/L NaOH,1.5mol/L NaCl)中浸泡,使 DNA 变性并断裂形成较短的单链 DNA 片段,再用中性 pH 的缓冲液(0.5mol/L Tris-HCl,pH7.5,1.5mol/L NaCl)中和凝胶中的缓冲液,然后在 20×SSC 中平衡凝胶 10 分钟。这样,DNA 片段经过碱变性作用,可保持单链状态而易于同探针分子发生杂交作用。

4. 转膜　转膜即将凝胶中的单链 DNA 片段转移到固相支持物上。此过程最重要的是保持各 DNA 片段的相对位置不变。DNA 是沿与凝胶平面垂直的方向移出并转移到膜上,因此,凝胶中的 DNA 片段虽然在碱变性过程中已经变性成单链并已断裂,转移后各 DNA 片段在膜上的相对位置与在凝胶中的相对位置仍然一样,故而称为印迹(blotting)。

转膜时可根据不同需要选择不同的固相支持物用于杂交。其中常用的是 NC 膜和 Nylon 膜。常用的 Southern 转膜方法有毛细管虹吸印迹法,电转移法和真空转移法等。我们将就毛细管虹吸印迹法为例进行说明,其他请参见相关的文献。

毛细管虹吸印迹法是利用浓盐转移缓冲液的推动作用将凝胶中的 DNA 转移到固相支持物上:在一玻璃平台上铺 4 层 3mm 滤纸,此平台要比凝胶稍大。将此平台置于一玻璃缸中,盛满 20×SSC(或 10×SSC)的转移缓冲液,滤纸的一端浸于转移缓冲液中,滤纸中的所有气泡都应去除干净。剪下一块与胶同样大小的尼龙膜漂浮于重蒸水水面上使之湿润,然后用转移缓冲液淋洗。将膜覆盖于胶上并赶出所有的气泡。将四张 3mm 滤纸剪成与胶同样的大小,其中两张浸于转移缓冲液后覆盖于膜上,赶出所有的气泡。另外两张干的置于两张湿的滤纸上部,然后在上层滤纸上放一叠干的纸巾。在纸巾的顶部压 1kg 左右的重物,转移至少 12 小时。卸下转移装置,在将凝胶与膜分离之前先在点样孔的位置做上记号,如果是用铅笔做记号的话就会在以后的放射自显影底片上出现此记号。用 2×SSC 缓冲液淋洗膜后放在 80℃烘烤 20~60 分钟。用 312nm 的紫外线透射灯照射 2~3 分钟可使 DNA 共价交联于膜上。做好的膜可以立即进行杂交或烘干贮存备用。

5. 探针标记　用于 Southern 印迹杂交的探针可以是纯化的 DNA 片段或寡核苷酸片段。探针可以是用放射性物质或地高辛标记。放射性标记灵敏度高,效果好;地高辛标记没有半衰期,安全性好。应根据实际需要选择适应的探针与标记方法,详细参见前面章节。而关于 HBV 的探针,试验者则可以直接从市场上购买相关的试剂盒,其中有已经标记好的 HBV 探针。

6. 预杂交与 Southern 杂交　在 DNA 片段与探针进行杂交之前,必须先进行一个预杂交的过程。因为能结合 DNA 片段的膜同样能够结合探针 DNA,在进行杂交前,须将膜上所有能与 DNA 结合的位点全部封闭,这就是预杂交的目的。转印后的滤膜经预杂交后,即可加入标记的探针 DNA(探针 DNA 预先经热变性为单链 DNA),进行杂交反应。

7. 洗膜杂交结束时　取出膜,相继用 3×SSC,0.1%SDS 溶液于室温和 65℃洗涤多次后,再用 65℃预热的 1×SSC,0.1%SDS 的溶液洗涤两次,以洗去未杂交上的探针 DNA。采用核素或发光剂标记的探针进行杂交,还需注意的关键一步是洗膜。在洗膜过程中,要不断振荡,不断用放射性检测仪探测膜上的放射强度。当放射强度指示数值较环境背景高 1~2 倍时,即停止洗膜。洗完的膜浸入 2×SSC 中 2 分钟,取出膜,用滤纸吸干膜表面的水分,并用保鲜膜包裹。注意保鲜膜与尼龙膜之间不能有气泡。

8. 放射性自显影检测　将滤膜正面向上,放入暗盒中(加双侧增感屏),然后将两张 X 线底片放入暗盒,并用透明胶带固定,合上暗盒。将暗盒置 -70℃低温冰箱,使滤膜对 X 线底片曝光(根据信号强弱决定曝光时间,一般在 1~3 天)。从冰箱取出暗盒,置室温 1~2 小时,使其温度升至室温,然后冲洗底片(洗片时先洗一张,若感光偏弱,则再多加两天曝光时间,再洗第二张片子)。

Southern 印迹杂交应注意以下几个问题:①收集到的标本处于低温状态下有利于保持核酸的完整性,同时要防止污染;② DNA 限制性酶消化要注意了解酶的特性及创造酶作用的良好条件,以使其发挥最佳作用;③对于胶中或是缓冲液中含有 EB 的电泳,最好减少观察时间以防止 DNA 的损伤及在电泳过程中形成模糊的条带;④进行分析胶电泳时产生最佳分辨率的电场强度约为 10V/cm,如果 DNA 片段为 5kb 或是更大则采用 5V/cm 才能得到最佳分辨率,当 DNA 片段小于 1kb 时采用较高的电场强度通常也能得到较好的分辨率;⑤转膜必须充分,要保证 DNA 已转到膜上;⑥最适强度的紫外线照射使 DNA 有效地交联在尼龙膜上,一旦超过这一强度再行照射反而会使交联效率下降,最好进行标定;⑦杂交条件及漂洗是保证阳性结果和背景反差对比好的关键,预杂交可以降低背景,但时间过长会降低膜的强度并有可能使信号减弱;⑧洗膜不充分会导致背景太深,洗膜过度又可能导致假阴性;⑨若用到有毒或放射性物质,必须注意环保及安全。

四、Northern 印迹

Northern 印迹(Northern blotting)是将 RNA 样品通过琼脂糖凝胶电泳进行分离,再转移到固相支持物上,用同位素或生物素标记的核酸探针对固定于膜上的 RNA 进行杂交,将具有阳性标记的分子位置与标准对照的相对分子量进行比较,获得来自一个样品的 RNA 种类的数目,分子大小及丰度等信息。这一技术还可将 RNA 保留在膜上供反复检测。其基本步骤与 Southern 相类似,临床和卫生检验通常用来检测 RNA 病毒,如甲型肝炎病毒(HAV)、流感病毒、乙型脑炎病毒和人类免疫缺陷病毒(HIV)等。

1. RNA 的提取　常见的提取病毒 RNA 的方法有氯化锂 - 尿素法、热酚法、poly A$^+$ 的寡聚 dT 纤维素亲合法等。如条件允许,建议使用病毒 RNA 提取试剂盒。

2. 电泳分离　通常用甲醛琼脂糖凝胶电泳来分离 RNA,琼脂糖凝胶浓度视分离的 RNA 大小而定(1.4% 的琼脂糖凝胶用于 0.5~8kb 的 RNA 的分离)。用甲基氢氧化银、乙二醛或甲醛使 RNA 变性,而不用 NaOH,因为它会水解 RNA。要用 RNA 相对分子质量标准而不要用 DNA 相对分子质量标准,这样可使 RNA 标准物成为 RNA 酶污染或电泳中出现其他问题的参照物,更容易找出失败的关键所在。各方法学书籍介绍的方法在细节上可能存在一定的差异,可以根据实验室的条件等具体情况而定。

3. 转移和紫外线交联 根据毛细管作用转移核酸的方法大体上与 Southern 印迹法相同。紫外线交联方法是根据 RNA 永久结合于膜上的优化试验而设计的。RNA 转移到尼龙膜上后,取出置于 Saran 薄膜上(接触胶的一面向下),避免在尼龙膜和 Saran 薄膜之间出现气泡。折叠多余的 Saran 薄膜将尼龙膜全部包住,放在玻璃板上,曾接触胶的一面必须向上,在波长 254nm、600μW/cm² 紫外线灯下曝光 5 分钟。取出尼龙膜,置于 80℃烘烤 60 分钟后即可用于杂交了。

4. 杂交与结果检测 目前有多种杂交缓冲液和杂交系统同样成功地用于膜杂交。可以根据实验室的条件和需要来选择。用尼龙膜时不管哪种方法都会有很高的背景,通常在杂交和洗膜的步骤中采用高浓度的 SDS 以改善背景。紫外线交联可防止高浓度的 SDS 将RNA 从膜上洗脱下来。流程:①将膜放入塑料袋中,注入预杂交液,用封口机封住袋口;②将袋放入水浴中,水浴的温度应根据探针的种类而定,探针为单链 RNA 时,温度为 60~65℃;③预杂交 2~4 小时,取出袋子,剪去一角,倾出预杂交液;④将探针加至 10~15ml 杂交液中,在杂交温度下预温 20 分钟;⑤小心将探针和杂交液注入塑料袋中并封闭袋口,封口时尽量避免气泡,杂交过夜(12~24 小时);⑥剪开袋子,倾出杂交液,取出膜。用 500ml 2×SSC 在室温下淋洗三遍;⑦用 700ml 0.1×SSC 和 0.5%SDS 在 70~80℃洗膜 1 小时,更换缓冲液,重复一次;⑧从洗涤缓冲液中取出膜,在膜仍湿润时用塑料膜包封,用增感屏和 Kodak SAR-5 软片于 -70℃进行放射自显影或用相应的检测系统检测结果。

Northern 印迹杂交的注意事项有:①所有操作应避免 RNase 的污染,操作过程应戴上一次性手套,配试剂用水最好经二乙基焦碳酸(diethylpyrocarbonate,DEPC)处理过,DEPC 是可疑的致癌剂,取用时应戴手套并在通风橱中操作;②抽提纯化 RNA 时,则必须用 DNase 处理过的样品作为对照,保证其中没有 DNA 的污染;③电泳分离时可使用相对分子质量标准,但必须在电泳后进行染色,以阻止 RNA 标准物有效转移至膜,因此用于杂交的那部分胶不可以染色;④紫外线交联的条件直接影响交联的效果,进而对杂交及洗膜产生影响,应十分小心。

五、其他核酸杂交技术

(一)斑点杂交

斑点杂交(dot blot hybridization)包括 DNA 及 RNA 斑点杂交,是先将提取的核酸或浓缩标本直接滴于硝酸纤维素膜或尼龙膜等固相支持物上,核酸经变性处理后 80℃烘烤 2 小时,使其固定于膜上,再与探针进行杂交。这种方法耗时短,可做半定量分析,一张膜上可同时检测多个样品。为使点样准确方便,可使用市售的多种多管吸印仪,它们具有许多孔,样品加到孔中,在负压下就会流到膜上呈斑点状或狭缝状。反复冲洗进样孔,取出膜烤干或紫外线照射以固定标本,这时的膜就可以进行杂交。最初临床检验上应用最多的 HBV DNA 检测方法即为斑点杂交,它有较好的稳定性和特异性,也不需要昂贵的设备,但它是一种定性检查,且敏感性较低,在一定范围内不能反映出病毒含量的变化,当前临床应用斑点杂交进行的检测越来越少。

类似地还有完整细胞斑点杂交:将整个细胞点到膜上,经 NaOH 处理,使 DNA 暴露、变性和固定,再按常规方法进行杂交与检测。有人曾用此法从 10⁵ 个培养细胞中检测到至少

5pg 的 Epstein-Barr 病毒 DNA。完整细胞斑点印迹法可以用于筛选大量标本,因为它使细胞直接在膜上溶解,所以 DNA 含量甚至比常用的提取法还高,又不影响与 ^{32}P 标记的探针杂交,但它不适用于非放射性标记探针,因为 DNA 纯度不够,会产生高本底。

(二) 原位杂交

首次应用原位杂交(hybridization in situ)技术的是美国耶鲁大学的 Call 和 Pardue(1969年),他们用爪蟾核糖体基因探针与其卵母细胞的核糖体基因杂交,观察到此基因位于核仁。与此同时,Buongiorno 等相继用同位素标记的探针完成了组织细胞的基因定位,从而创造了原位杂交技术。原位杂交是利用放射性或非放射性标记探针通过放射自显影或非放射性检测系统(荧光或酶促显色反应)检测组织或细胞内特定 DNA 或 RNA 序列的一项新技术。该技术具有灵敏、特异、直观并能精确定位等优点,能定位、定性、定量研究细胞内基因的表达情况。该技术目前已广泛应用于遗传学、病毒学、肿瘤及病理等多个领域中。

其原理与其他核酸杂交技术的原理基本相同,即在碱性环境下加热或加入变性剂,使得双链 DNA 或 RNA 的氢键被破坏,形成两条单链,加入标记的已知 RNA 或 DNA 序列片段(探针),在一定离子强度和温度下,可重新形成稳定的核酸杂交结构。然后经过放射自显影或免疫显色步骤,在细胞原位观察某种特定基因、mRNA 及其产物的表达和变化规律等。

原位杂交根据其检测物的不同分为细胞内原位杂交和组织切片内原位杂交;根据探针和检测核酸的不同分为 DNA-DNA、DNA-RNA、RNA-RNA 杂交;根据探针标记物的不同分为同位素标记原位杂交和非同位素标记原位杂交。

不同类型的原位杂交其操作步骤基本相同。包括:①探针的扩增和标记;②组织切片或细胞涂片的准备;③预杂交和杂交处理;④检测:放射自显影、荧光或免疫酶标显色。

(三) 液相杂交技术

液相核酸分子杂交分为以下几种类型。

1. 吸附杂交

(1) HAP 吸附杂交:羟基磷灰石(HAP)层析或吸附是液相杂交中最早使用的方法,在液相中杂交后,DNA:DNA 杂交双链在低盐条件下可特异地吸附到 HAP 上,通过离心使吸附有核酸双链的 HAP 沉淀,再用缓冲液漂洗几次 HAP,然后将 HAP 置于计数器上进行放射性计数。

(2) 亲和吸附杂交:生物素标记的 DNA 探针与溶液中过量的靶 RNA 杂交,杂交物吸附到酰化亲和素包被的固相支持物(如小球)上,用特异性抗 DNA:RNA 杂交物的酶标单克隆抗体与固相支持物上的杂交物反应,加入酶显色底物。这个系统可快速(2 小时)检测 RNA。

(3) 磁珠吸附杂交:有公司最近应用吖啶酯(acridinium ester,AE)标记 DNA 探针,这种试剂可用更敏感的化学方法来检测。探针和靶核酸杂交后,杂交物可特异地吸附在磁化的有孔小珠(阳离子磁化微球体)上,溶液中的磁性小珠可用磁铁吸出,经过简单的漂洗步骤后,吸附探针的小珠可用化学发光测定。

2. 发光液相杂交

(1) 能量的传递法:Heller 等设计用两个紧接的探针,一个探针的一端用化学发光基团(供体)标记,另一个探针的一端用荧光物质标记。当探针与特异的靶核酸杂交后,这些标记物靠得很近,一种标记物发射的光被另一种标记物吸收,并重新发出不同波长的光,调节检测器使其自动记录第二次发射光的波长。只有在两个探针分子靠得很近时,才能产生激发光,因此这种方法具有较好的特异性。

（2）吖啶酯标记法：吖啶酯标记探针与靶核酸杂交后，未杂交的标记探针分子上的吖啶酯可以用专门的方法选择性除去，所以杂交探针的化学发光是与靶核酸的量成比例的。该法的缺点是检测的敏感度低（1ng 的靶核酸），仅适用于检测扩增的靶序列，如 rRNA 或 PCR 扩增产物。

3. 液相夹心杂交

（1）亲和杂交：在靶核酸存在下，吸附探针和检测探针均与靶核酸杂交，形成夹心结构。杂交完成后，杂交物可移到新的管或凹孔中，其中杂交物上的吸附探针可结合到固相支持物上，而杂交物上的检测探针可产生检测信号。用生物素标记吸附探针，^{125}I 标记检测探针构成的系统的敏感性可检测出 4×10^5 个靶分子，该试验保持了固相夹心杂交的高度特异性。

（2）采用多组合探针和化学发光检测：第一类探针是未标记的检测探针和液相吸附探针，它们有 50 个碱基长，其中含有 30 个某病原体的特异碱基序列和 20 个碱基的单链长尾；第二类探针是固相吸附探针，它可吸附在小珠或微孔板上。未标记检测探针的单链长尾用于结合扩增多体（标记探针），液相吸附探针和靶杂交物从溶液中分离并固定在小珠或微板上。典型的试验可有 25 个不同的检测探针和 10 个不同的吸附探针，第一个标记检测探针上附着很多酶（碱性磷酸酶或过氧化物酶），可实现未标记检测探针的扩增，使用化学发光酶的底物比用显色反应酶的底物敏感。该杂交方法用于乙型肝炎病毒、沙眼衣原体、淋球菌以及质粒抗性的检测，敏感性能达到检测 5×10^4 双链 DNA 分子。

第二节　核酸扩增技术

核酸扩增方法及其扩增产物检测技术的提高是分子微生物学进步的关键环节。先进扩增技术正广泛应用于实验室中传染病病原的检测，包括定性检测、亚种水平的 DNA 指纹图谱、分子耐药性检测、基因分型和定量（病毒载量）检测等。而且在不久的将来，核酸扩增技术将最有可能成为实验室和现场检测的标准方法。

一、聚合酶链反应

聚合酶链反应（polymerase chain reaction，PCR）是体外酶促扩增核酸序列的技术。其与分子克隆和 DNA 序列分析方法几乎构成了整个现代分子生物学实验的工作基础，其中 PCR 技术在理论上出现最早，应用最广泛。该技术的发明是分子生物学的一项革命，自 1985 年美国科学家 Kary Mullis 申请了 PCR 的第一个专利，并在 *Science* 杂志上发表了第一篇 PCR 的学术论文以来，极大地推动了生命科学的发展，包括病毒学检验的进步。Kary Mullis 也因此获得了 1993 年的诺贝尔化学奖。

（一）基本原理

经典 PCR 是以待扩增的 DNA 分子为模板，以一对分别与模板互补的寡核苷酸片段为引物，在 DNA 聚合酶的作用下，按照半保留复制的机制沿着模板链延伸直到完成新 DNA 链的合成。它是一种级联反复循环的 DNA 合成反应过程。其基本反应由三个步骤组成：①变性，通过加热使模板 DNA 完全变性成为单链，同时引物自身和引物之间存在的局部双链也得以消除；②退火，将温度下降至适宜温度，使引物与模板 DNA 退火结合；③延伸，将温度升高，热稳定 DNA 聚合酶以 dNTP 为底物催化合成新 DNA 链。以上三步为一个循环，新合成的 DNA 分子又可作为下一轮合成的模板，因而 PCR 可使 DNA 的合成量呈指数增长（图3-1），经多次循环后即可达到扩增 DNA 片段的目的。

（二）PCR 的反应体系

PCR 反应的基本成分包括：模板、特异性引物、热稳定 DNA 聚合酶、脱氧核苷三磷酸、二价阳离子、缓冲液及一价阳离子。

1. 模板 模板是待扩增的核酸序列。几乎所有形式的 DNA 和 RNA，如基因组 DNA、质粒 DNA、病毒 DNA 和 RNA、预先扩增的DNA、cDNA 和 mRNA 等都能作为 PCR 反应的模板。但无论模板来源如何，待扩增的核酸模板通常需要纯化，以除去可能影响 PCR反应的相关蛋白酶、核酸酶、DNA 聚合酶抑制剂以及能结合 DNA 的蛋白等。PCR 对模板 DNA 片段的大小要求并不十分严格，但通常小片段模板的扩增效率高于大片段模

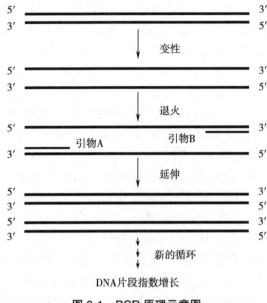

图 3-1　PCR 原理示意图

板。模板靶序列的浓度因情况而异，往往非实验人员所控制，实验可按已知靶序列量递减的方式（1ng、0.1ng、0.001ng 等），设置一个对照反应组，以检测扩增反应的灵敏度是否符合要求。

2. 特异性引物 引物是与靶 DNA 3′ 端和 5′ 端特异性结合的寡核苷酸片段，是决定 PCR 特异性的关键。引物设计的一般原则如下：

（1）引物的长度：引物设计的目的是要提高 PCR 的特异性，因此要求引物与模板 DNA中的靶序列以较稳定的形式互补结合。寡核苷酸的长度越长，所获得的特定靶序列的特异性就越好，引物过短会影响 PCR 的特异性。但是，若引物过长会使延伸温度超过耐热DNA 聚合酶的最适温度，也会影响产物的特异性。因此，引物长度一般以 15~30bp 为宜，以18~24bp 最常用。如果扩增产物 ≤500bp，引物长度应为 16~18bp；如果扩增 4~5kb 的大片段，引物长度最好不少于 24bp；同时，两条引物的长度应尽量相近。

（2）引物的扩增跨度：以检测为目的，引物扩增跨度一般以 200~500bp 为宜，特定条件下可扩增长达 10kb 的片段。

（3）引物的组成：寡核苷酸引物中的 4 种碱基（A、T、G、C）最好是随机分布，两条引物中G+C 含量应尽量相似，一般以 40%~60% 为佳。G+C 过少，则扩增效果不佳；G+C 过多，易出现非特异性扩增产物。引物内不应有互补序列，以免出现二级结构；引物间也不应有互补序列，以免形成引物二聚体，尤其在 3′ 端不应重叠。两条引物之间应避免有同源序列，尤其是连续 6 个以上相同碱基的寡核苷酸片段，否则两条引物会相互竞争模板的同一位点；同样，引物与待扩增靶 DNA 或样品 DNA 的其他序列也不能存在 6 个以上碱基的同源序列。否则，引物就会与其他位点结合，使特异扩增减少，非特异扩增增加。

（4）引物 3′ 端配对：DNA 聚合酶是在引物 3′ 端添加单核苷酸，所以引物 3′ 端的 5~6 个碱基与靶 DNA 的配对要求必须精确和严格，才能保证 PCR 有效扩增。

引物序列在合成前可用计算机专用软件进行相关性分析，以确定引物在基因数据库中的特异性程度以及排除自身的影响。

3. **热稳定 DNA 聚合酶** 热稳定 DNA 聚合酶是 PCR 技术实现自动化的关键,检测最常用 TaqDNA 聚合酶。许多热稳定 DNA 聚合酶已经商品化。

4. **脱氧核苷三磷酸** 标准 PCR 反应体系中包含 4 种浓度相等的脱氧核苷三磷酸(dNTPs),即 dATP、dTTP、dCTP 和 dGTP。脱氧核苷三磷酸要有一定的浓度,在常规 PCR 反应液中,每种 dNTPs 的浓度一般在 200~250μmol/L 之间。

5. **二价阳离子** 所有的热稳定 DNA 聚合酶都要求有游离的二价阳离子才能发挥活性。常用 Mg^{2+} 和 Mn^{2+},一般来说前者优于后者。由于 dNTP 和寡核苷酸都能结合 Mg^{2+},因而反应体系中阳离子的浓度必须超过 dNTP 和来源于引物的磷酸盐基团的浓度。

6. **缓冲液** 要维持 PCR 反应体系的 pH,必须用 Tris-Cl 缓冲液。标准 PCR 缓冲液的浓度为 10mmol/L,在室温下将 PCR 缓冲液的 pH 调至 8.3~8.8 之间。

7. **一价阳离子** 标准 PCR 缓冲液中包含有 50mmol/L 的 KCl,它对于扩增大于 500bp 长度的 DNA 片段是有益的,适当提高 KCl 浓度,对于改善扩增较短的 DNA 片段也是有益的。

（三）PCR 反应条件的优化

PCR 反应条件主要是指温度循环参数,包括反应温度、时间和循环次数。

1. **温度** 在 PCR 自动热循环中,最关键的因素是变性与退火的温度。变性温度是决定 PCR 反应中双链 DNA 解链的温度,达不到变性温度就不会产生单链 DNA 模板,PCR 反应也就不会启动。变性温度低,则变性不完全,DNA 双链会很快复性,因而产量减少。一般取 90~95℃。样品一旦到达此温度宜迅速冷却到退火温度。DNA 变性只需要几秒钟,时间过久没有必要;反之,高温时间应尽量缩短,以保持 DNA 聚合酶的活力,加入 DNA 聚合酶后最高变性温度不宜超过 95℃。

退火温度决定 PCR 特异性与产量。温度高则特异性强,但过高则引物不能与模板牢固结合,DNA 扩增效率下降;温度低则产量高,但过低可造成引物与模板错配,非特异性产物增加。理想的方法是设置一系列对照反应,以确定扩增反应最适宜的退火温度,一般退火温度为 40~60℃,时间为 30~60 秒。也可根据引物的(G+C)% 含量进行推测,把握试验的起始点,一般试验中退火温度(annealing temperature,T_a)比扩增引物的熔解温度(melting temperature,T_m)低 5℃,可按公式进行计算:

$$T_a = T_m - 5℃ = 4(G+C) + 2(A+T) - 5℃$$

其中 A、T、G、C 分别表示相应碱基的个数。例如,20 个碱基的引物,如果 G+C 含量为 50% 时,则 T_a 的起点可设在 55℃。在典型的引物浓度(如 0.2μmol/L)时,退火反应数秒即可完成,长时间退火没有必要。

延伸温度的选择取决于 DNA 聚合酶的最适温度。一般取 70~75℃,常用温度为 72℃。在 72℃时,酶催化核苷酸的标准速率可达 35~100 个核苷酸每秒,每分钟可延伸 1kb 的长度,其速度取决于缓冲溶液的组成、pH、盐浓度与 DNA 模板的性质。扩增片段如短于 150bp,则可省略延伸这一步,而成为双温循环,因 DNA 聚合酶在退火温度下足以完成短序列的合成。对于 100~300bp 之间的短序列片段,采用快速、简便的双温循环,行之有效。此时,引物延伸温度与退火温度相同。

此外,在 PCR 缓冲液中需加入明胶或牛血清白蛋白(BSA)试剂,使 DNA 聚合酶在长时间内保持良好的活性与稳定性;15%~20% 的甘油有助于扩增 2.5kb 左右或较长 DNA 片段。

2. **循环次数** 在其他参数均已优化的条件下,最适循环次数取决于模板 DNA 的初始浓度,当其初始浓度为 3×10^5、1.5×10^4 和 1×10^3/ml 个拷贝时,循环次数可分别设定为 25~30 个、

30~35 个、35~40 个。循环次数过多,会增加非特异性扩增产物;循环次数过少,则影响正常 PCR 扩增产量和复杂度。

PCR 的循环参数、反应体系中各组分及其他反应条件可相互影响,任何因素的改变都将引起其他反应条件的变化,从而直接影响 PCR 反应的结果。因此,PCR 反应的结果是以各种反应条件为自变量的多元函数。由于各种不同反应体系都有其最适反应条件,故只有 PCR 反应体系在最适条件下,方能达到最佳的扩增效果。

自发明以来,PCR 技术一直走在病毒学检验革新的前沿,广泛应用于病毒的检测,包括通过反转录聚合酶链反应(RT-PCR)检测 RNA 病毒。许多重要的病毒 PCR 检测也已经商业化,如人类免疫缺陷病毒(HIV)、乙型肝炎病毒(HBV)、丙型肝炎病毒(HCV)以及巨细胞病毒(CMV)等。然而,现有商品化试剂盒检测的病毒数量仍然相当有限,许多病毒的检测,仍需要实验室自己设计 PCR 方法。

(四)常规 PCR 产物的检测

通常用琼脂糖凝胶电泳和与 DNA 结合的荧光染料来直接观测 PCR 产物。与 DNA 结合的荧光染料最初使用溴化乙锭,由于其致癌性,已逐渐被其他染料所代替。虽然琼脂糖凝胶电泳费力且主观性强,但仍然被广泛地应用于病毒学检验。酶免疫法,包括酶联免疫吸附法(ELISA),与 PCR 的联用,是 PCR 检测方法的一个重要进步。PCR-ELISA 系统中使用基于探针捕获系统的比色微量滴定板,其中一个靶向引物内 DNA 序列的 5′- 生物素化的寡核苷酸探针被用来捕获 PCR 产物,结合到链亲和素包被的孔,再借助酶促显色反应,显示 PCR 产物的存在。

(五)实时荧光定量 PCR 检测

在许多情况下,人们已不再满足于得知某一特异 DNA 序列的存在与否,更着眼于对其进行精确的定量。美国 Applied Biosystems 公司于 1996 年推出了实时荧光定量 PCR 技术(Real-time quantitative polymerase chain reaction,Real-time qPCR)。Real-time qPCR 技术是在 PCR 反应中加入荧光基因,利用荧光信号的积累实时检测整个 PCR 进程,使得每个循环变得"可见"。这是目前测定样品中 DNA 或 RNA 拷贝数最敏感、最准确的方法,可进行多重反应,不易污染,自动化程度高。较之于以前的以终点法定量 PCR 技术,Real-time qPCR 技术具有明显的优势:①操作简便、快速、高速,具有很高的敏感性、重复性和特异性;②在封闭的体系中完成扩增并进行实时测定,大大降低了污染的可能性,并且无须在扩增后进行电泳等操作;③可以通过不同的引物设计,在同一反应体系中同时对多个靶基因分子进行扩增,即多重扩增。

1. 两个重要的概念

(1)荧光阈值:荧光阈值(threshold)是在荧光扩增曲线指数增长期设定的一个荧光强度标准(即 PCR 扩增产物量的标准)。在 Real-time qPCR 中,对整个 PCR 反应扩增过程进行实时的监测和连续地分析扩增相关的荧光信号,随着反应的进行,监测到的荧光信号的变化可以绘制成一条曲线(图 3-2),称为荧光扩增曲线。荧光扩增曲线一般分为基线期、指数增长期、线性增长期和平台期。在 PCR 扩增早期(基线期),扩增的荧光信号被荧光背景信号所掩盖,无法判断产物量的变化。而在平台期,扩增产物已不再呈指数级的增加,PCR 的终产物量与起始模板量之间无线性关系,所以根据最终的 PCR 产物量不能计算出初始模板量。只有在荧光信号指数增长期,PCR 产物量的对数值与起始模板量之间存在线性关系,应选择在这个阶段进行定量分析。为了便于对所检测样本进行比较,首先需要设定一个荧光信号的阈值。荧光阈值是在荧光扩增曲线上人为设定的一个值,它可以设定在指数扩增阶段任意位置上。一般荧光阈值设置为 3~15 个循环的荧光信号的标准偏差的 10 倍,但在实际上应用时要结合扩增效率、线形回归系数等参数来综合考虑。

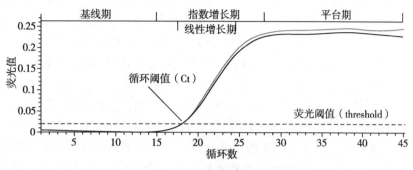

图 3-2　荧光阈值与循环阈值

（2）循环阈值:循环阈值（cycle threshold value,Ct）即 PCR 扩增过程中扩增产物的荧光信号达到设定荧光阈值时所经过的扩增循环次数。Ct 值与荧光阈值有关。

Real-time qPCR 方法采用始点定量的方式,利用 Ct 的概念,在指数扩增的开始阶段进行检测,此时样品间的细小误差尚未放大且扩增效率也恒定,因此该 Ct 值具有极好的重复性。

2. 定量原理

对一个理想的 PCR 反应:

$$X_n=X_0 \times 2^n$$

对一个非理想的 PCR 反应:

$$X_n=X_0(1+E_x)^n$$

式中,n 为扩增反应的循环次数;X_n 为第 n 次循环后的产物量;X_0 为初始模板量;E_x 为扩增效率。在实时荧光定量 PCR 反应中,在扩增产物达到阈值线时:

$$X_{Ct}=X_0(1+E_x)^{Ct}=N$$

式中,X_{Ct} 为荧光扩增信号达到阈值强度时扩增产物的量。在阈值线设定后,X_{Ct} 为一个常数,设其为 N。两边取对数,得:

$$\lg N=\lg\left[X_0(1+E_x)^{Ct}\right]$$

经整理得:

$$\lg X_0=-\lg(1+E_x) \times Ct+\lg N$$

$$\Delta Ct=-\frac{1}{\lg(1+E_x)} \times \lg X_0+\frac{\lg N}{\lg(1+E_x)}$$

对每一个特定的 PCR 反应来说,E_x 和 N 均是常数,所以 Ct 值与 $\lg X_0$ 成负相关,也就是说,初始模板量的对数值与循环数 Ct 值呈线性关系,初始模板量越多,扩增产物达到阈值时所需要的循环数越少。因此,根据样品扩增达到阈值的循环数就可计算出样品中所含的模板量。但是,需要注意的是,以上的 PCR 理论方程仅在荧光信号指数扩增期成立。

随着 Real-time qPCR 技术的发展,其专用的实时荧光定量 PCR 仪也应运而生,主要包括三个组成部分:热循环仪、荧光检测系统和计算机及软件系统。

3. 主要类型　目前根据 Real-time qPCR 所使用荧光化学物质的不同,Real-time qPCR 技术主要分两类:荧光染料和荧光探针。其中荧光探针又可分为水解探针、分子信标、双杂交探针和复合探针等。

（1）荧光染料型：荧光染料也称为DNA结合染料。染料与DNA双链结合时在激发光源的照射下发出荧光信号,其信号强度代表双链DNA分子数量。随着PCR产物的增加,PCR产物与染料的结合量也增大。不掺入DNA链中的染料不会被激发出任何荧光信号。目前主要使用的染料分子是SYBR Green。SYBR Green能与DNA双链的小沟特异性地结合。游离的SYBR Green几乎没有荧光,但结合DNA后,它的荧光信号可呈百倍地增加。因此,PCR扩增的产物越多,SYBR Green则结合得越多,荧光信号也就超强,可以对任何目的基因定量。

荧光染料的优势在于其使用方便,不需要设计复杂的荧光,使检测方法变得简便,同时也降低了成本。而且,它能监测任何双链DNA序列的扩增,无引物特异性,适合于各种不同的模板。然而,正是由于荧光染料能和任何双链DAN结合,因此,它也能与非特异性的双链DNA（如引物二聚体）结合,容易产生假阳性信号。引物二聚体的问题目前可以用熔解曲线（melting curve）加以解决,来区分特异性和非特异性扩增。此外,PCR引物的设计和反应条件的优化对消除非特异性荧光也有很大帮助。

（2）水解探针型：水解探针以TaqMan探针为代表,也称为外切核酸酶探针。其原理是利用Taq酶天然的5′→3′核酸外切酶活性,能够裂解双链DNA 5′端的核苷酸,释放出单个寡核苷酸。基于Taq酶的这种特性,依据目的基因设计合成一个能够与之特异性杂交的探针,该探针的5′端标记报告基团（荧光基团,例如FAM）,3′端标记猝灭基团（例如TAMRA）。正常情况下两个基团的空间距离很近,荧光基团因猝灭而不能发出荧光,因此不能检测到5′端荧光信号。PCR扩增时,特异探针结合到模板上的上下游引物之间的位置。当扩增延伸到探针结合的位置时,Taq酶将探针5′端连接的荧光分子从探针上切割下来,荧光基团与猝灭基团分离,从而发出荧光,切割的荧光分子数与PCR产物的数量成正比（图3-3）。因此,根据PCR反应体系中的荧光强度即可计算出初始DNA模板的数量。

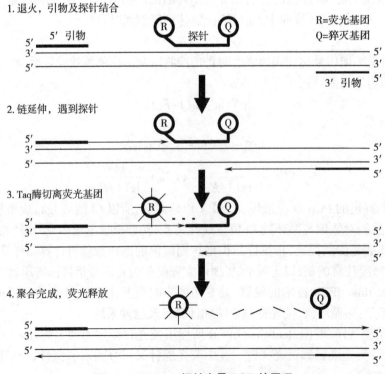

图 3-3　TaqMan 探针定量 PCR 的原理

TaqMan 探针技术的出现解决了荧光染料非特异性的缺点,反应结束后不需要进行寡核酸熔解曲线分析,缩短了实验时间。由于 TaqMan 探针对目标序列有很高的特异性,特别适合于单核苷酸多态性(single nucleotide polymorphism,SNP)检测。由于它高度特异于靶 DNA序列而有更优异的分辨率,因此特别受到病毒学检验者的青睐。但是,TaqMan 探针只适合于一个特定的目标。此外,由于 TaqMan 探针两侧的荧光报告基团与猝灭基团相距较远,猝灭不彻底,本底较高,而且该方法也容易受 Taq DNA 聚合酶的 5′→3′ 核酸外切酶活性的影响。

(3)分子信标型:分子信标技术是一种基于荧光共振能量转移原理建立起来的新型荧光定量技术。分子信标(molecular beacon)是一段与特定核酸互补的寡核苷酸探针。它长约25nt,在空间结构上呈茎环结构,其中环序列是靶核酸互补的探针;茎长 5~7nt,由与靶序列无关的互补序列构成;茎的一端连上一个荧光分子,另一端连上一个猝灭分子。当无靶序列存在时,分子信标呈茎环结构,茎部的荧光分子与猝灭分子非常接近,荧光分子发出的荧光被猝灭分子吸收并以热的形式散发,此时检测不到荧光信号;当有靶序列存在时,分子信标的环序列与靶序列特异性结合,形成的双链体比分子信标的茎环结构更稳定,荧光分子与猝灭分子分开,此时荧光分子发出的荧光不能被猝灭分子吸收,可检测到荧光。

常用的荧光 - 猝灭分子对有:香豆素(蓝色)-DABCYL;EADNS(蓝绿)-DABCYL;荧光素(绿色)-DABCYL;荧光黄 -DABCYL;四甲基罗丹明(橙色)-DABCYL;得克萨斯红 -DABCYL等。以上荧光 - 猝灭效率均超过 95%,即检测的荧光背景很低。

与线性寡核苷酸探针相比,茎环结构的分子信标的检测特异性更高,对靶序列中单个碱基的错配、缺失或插入突变均能检测出来。缺点是发夹结构在高温变性阶段有时不能完全打开,探针不能完全与模板结合,影响实验结果稳定性。而且分子信标设计较难,既要避免产生强的背景信号,又要避免茎部杂交过强,影响其与模板退火,从而影响荧光生成。此外,由于探针合成时标记较复杂,其成本也相对较高。

此外,双杂交探针和复合探针型 Real-time qPCR 技术目前在病毒学检验中并不常用,不再详细介绍。

4. 定量的策略在 Real-time qPCR 中,模板定量有两种策略:绝对定量和相对定量。

绝对定量指的是用已知的标准曲线来推算未知样本的量。此方法标准品的浓度是预先已知的。由于使用的标准品中目的基因的量是可以精确测定的,因此可将标准品稀释成不同浓度的样品,并作为模板来进行 PCR 反应。以标准品拷贝数的对数作为横坐标,以 Ct 值作为纵坐标,可绘制出一条标准曲线。对未知样品进行定量时,根据未知样品的 Ct 值,即可从标准曲线方程中推算出该样品的起始拷贝数。与传统的 PCR 相比,Real-time qPCR 实现了初始模板的绝对定量,而且其检测灵敏度高(可以检测到低拷贝数的基因),可以区分微小的拷贝数差异,测定范围很广(10^1~10^{10} 拷贝)。

相对定量是指在一定样本中靶序列相对于另一参照样本的量的变化。相对定量是一种更普遍,更简单的方法。机体的细胞中,一些基因的表达量是恒定的,这些基因可以被用作内部参照(简称内参)基因。相对定量就是通过检测目的基因相对于内参基因的表达变化来实现定量的。

在病毒学检测中由于难于找到内参基因,因此,更多采用绝对定量的方法。

5. 实验中应注意的问题

(1)扩增子的设计:Real-time qPCR 反应中,PCR 扩增子应位于基因的保守区段。扩增片段长度根据技术的不同有所区别：SYBR Green 技术最好扩增片段不大于 500bp，TaqMan 探针技术扩增片段长度在 50~150bp 为佳。短的扩增子比长的扩增子的扩增效率更高。

（2）实验方案的优化：① Mg^{2+} 的浓度是影响 Taq 酶活性的关键因素，Mg^{2+} 的浓度过低可能影响 Taq 酶的最佳活性，而 Mg^{2+} 的浓度过高，会增加特异性扩增；②模板的质量和浓度，模板的质量可影响 PCR 扩增的效率，模板的浓度应根据 Ct 值选择；③引物和探针，设计反应性能良好的 PCR 引物和探针非常重要，引物和探针的浓度可影响实时荧光定量 PCR 反应的特异性，引物浓度太低会致使反应不完全，若引物浓度太高，则发生错配，并且产生非特异性产物的可能性会大大增加；④退火温度，首次实验设置的退火温度应比计算得出的 Tm 值小 5℃，然后增加或减少 1~2℃进行选择；⑤循环数，一般的 Real-time qPCR 反应只需要 25~30 个循环使可获得满意的结果，但对于那些极微量的待测样本，适当增加循环数可以提高反应的检出限，建议循环数为 40~45 个。

Real-time qPCR 的出现可能代表了 DNA 扩增技术自发展以来最大的飞跃，是革新病毒学检验的重要进步。除上文介绍的优点外，在病毒学检验中，该技术还提供了额外的关键性能特征，就是其能在极宽的动态范围内进行病毒检测，非常适合于病毒的定量。结果可以以绝对值（例如，拷贝数/ml）或者相对值来表示。在病毒学检验中，Real-time qPCR 优于定性 PCR，因为它可以动态检测病毒的增殖，监测对治疗的反应，以及区分是潜在的还是活跃的感染。由于这些原因，该技术已被检验实验室广泛接受，应用于几乎每种人类的病毒性病原体的检测。

（六）巢式 PCR

PCR 技术的出现为研究样品中的微量基因提供了一个强大的武器，虽然技术上每个反应能够检测的靶核酸拷贝数已经非常低了。但在某些情况下，对于许多靶序列来说，用一对引物扩增的产物仍不足以通过凝胶检测观察到，就需要通过巢式 PCR（nested PCR）技术来提高。

巢式 PCR 利用两套引物对，分别进行两轮 PCR 扩增，首先对靶 DNA 进行第一步扩增，然后从第一次反应产物中取出少量作为反应模板进行第二次扩增，第二次 PCR 引物与第一次反应产物的序列互补，第二次 PCR 扩增的产物即为目的产物。

使用巢式引物进行连续多轮扩增可以提高反应的特异性和灵敏度。第一轮是 15~30 个循环的标准扩增，将一小部分第一轮扩增产物稀释 100~1000 倍（或不稀释）加入到第二轮扩增中进行 15~30 个循环。或者，也可以通过凝胶纯化将第一轮扩增产物进行大小选择。两套引物的使用降低了扩增多个靶位点的可能性，因为同两套引物都互补的靶序列很少，而使同样的引物对进行总数相同的循环（30~40 个）会扩增非特异性靶位点。这一方法的优点包括两方面：首先，测定的灵敏度可显著改善，平均可以提高 10 到 100 倍的 PCR 检测限。这对试图检测低载量病毒或不理想标本（如干燥血点）中的病毒特别有用。巢式 PCR 的另一好处是，它提供一个"干净"的 DNA 模板进行第二次 PCR 反应，这不仅提高了 PCR 检测目标生物的特异性，而且还提高了包括凝胶电泳或 SYBR Green 实时 PCR 结果的分辨率。尽管有这些优点，巢式 PCR 方法通常被认为不适合用于常规检验，主要是由于在 PCR 中遗留污染的风险大大增加。通过巢式 PCR 方法检测到的非常低载量病毒的临床意义也常被质疑。

（七）多重 PCR

常规 PCR 固有的限制是它只能检测含有某一目标模板的生物体。相比之下，传统的细胞培养技术,则可允许更广泛病毒的检测。当一个特定的临床问题可能涉及多种病毒病原体时,如呼吸道病毒常有类似的临床症状,使用常规 PCR,呼吸道样本可能需要进行多个单独的 PCR 反应,以涵盖所有潜在的病毒,不但费时费力,对样本量要求也增加。

由 Chamberian 等提出的多重 PCR(multiplex PCR)技术,克服了这些弊端。该技术是在普通 PCR 的基础上加以改进,于一个 PCR 反应体系中加入多对特异性引物,针对多个 DNA 模板或同一模板的不同区域扩增多个目的片段的技术。由于多重 PCR 同时扩增多个目的基因,具有节省时间、降低成本、提高效率的优势,特别是节省珍贵的实验样品。当待检样品存在多个病毒时,通过多重 PCR 便可在单个 PCR 反应中实现同时检测几种病毒。

由于多重 PCR 要求在同一反应体系中进行多个位点的特异性扩增,因而技术难度增大,一个理想的多重 PCR 反应体系,并非单一 PCR 的简单混合,需要针对目标产物,进行全面分析、反复试验,以建立适宜的反应体系和反应条件。多重 PCR 的技术要素主要包括目的片段选择、引物设计、变性温度、复性温度和时间、延伸温度和时间、各反应成分的用量等。

1. 目的片段选择是核心　目的片段间必须具有高度的特异性,才能保证基因检测的准确性,避免目的片段间的竞争性扩增,实现高效灵敏的扩增反应。此外,各个目的片段之间需要具有明显的长度差异,以利于鉴别。

2. 引物的设计　引物的设计是 PCR 反应成败的关键,对多重 PCR 尤其重要。多重 PCR 包含多对引物,各个引物必须高度特异,避免非特异性扩增;不同引物对之间的互补碱基不能太多,否则引物之间相互缠绕,严重影响反应结果。

3. 复性温度和时间取决于引物的长度、碱基组成及其浓度,还有目的片段的长度。

可通过多种方法来区分不同的扩增产物:包括使用凝胶电泳区分条带的大小,通过 PCR-ELISA 或实时 PCR 的序列特异性寡核苷酸探针来区分,或者通过使用 SYBR Green 实时 PCR 的熔解曲线来区分。

众多的多重 PCR 测定法,包括商品化试剂盒,已经用于检测呼吸道病毒。最成功的检测,甚至在一个单一的 PCR 反应中检测分离出高达 19 种病毒。多重 PCR 也成功用于检测中枢神经系统疾病的常见病毒,包括疱疹和肠道病毒。相对于单重 PCR,多重 PCR 的唯一缺点是,由于寡核苷酸序列之间的非特异性反应或竞争性抑制,可能使其灵敏度受到影响。尽管如此,多重 PCR 技术在病毒检测中仍具有巨大的增长潜力,尤其是较新的商业检测系统,如液体阵列(array),它为多重 PCR 带来了更大的灵活性。液体阵列使用微小的颜色编码珠,称为微球体,其被分为不同的组。每个微球体组涂覆有专用于特定生物测定的试剂,用于捕获和检测样品中的特定分析物。在分析仪内,激光器激发微球体内部的染料标识或报告染料。通过每个珠子集可以得到许多读数,进一步验证结果。以这种方式,该技术可以快速精确地检测单个样品中的多个目标。

二、其他的靶序列扩增方法

(一)基于核酸序列的扩增

Kwoh 等人在 1989 年报道了第一个非 PCR 的扩增靶系统。该技术最初被称为基于转录的扩增(transcription-based amplification system,TAS),是通过体外转录的靶序列扩增。此方法随后被改良成同温转录扩增技术,也叫基于核酸序列的扩增技术(nuclear acid sequence-based amplification,NASBA)。NASBA 以目标 RNA 为模板扩增 RNA,利用双功能反转录酶/

DNA 聚合酶、T7 RNA 聚合酶、RNA 酶 H 和 T7 启动子标记的靶标特异性引物进行扩增。该反应包括三个阶段:RNA 反转录、双链 cDNA 中间产物的形成、目标核苷酸序列复制,三个阶段循环往复,不断扩增出新的靶核酸序列。

基本过程为:制备引物 A、B,引物 A 与待检 RNA 的 3′ 端互补,并含有一个 T7 RNA 多聚酶的识别结合位点。反转录酶以 A 为起点合成 cDNA,产生一个含有 T7 启动子的 RNA/DNA 杂交体。杂交体中 RNA 将被 RNA 酶 H 降解,DNA 则由与此 cDNA 的 3′ 端互补的引物 B 互补结合,在 DNA 聚合酶的作用下延伸,以形成双链 DNA 分子。由于含有 T7 启动子序列,它将作为模板,利用 T7 RNA 聚合酶合成多个 RNA 转录物。随后这些 RNA 转录物又进入下轮循环,用于生产含 T7 启动子的 DNA 片段,又作为转录模板。这是一个持续在 42℃的自我维持的循环反应,直到试剂耗尽而终止。

NASBA 每个循环产生 100~1000 个拷贝,在 15~30 分钟内,可增加 100 亿倍的靶 RNA 拷贝,而 PCR 和连接酶链反应(LCR)只产生两个拷贝,故 NASBA 可大大缩短检测时间。这种技术的一个主要优点是,它不会受到样品中 DNA 的污染,这就意味着即使细胞的粗提取物也可用来定量模板 RNA。NASBA 已经被证明具有与 PCR 相当或更高的灵敏度,并有一个比常规 PCR 更容易于优化的潜质。迄今为止,NASBA 已用于 RNA 病毒(如人类免疫缺陷病毒 -1,HIV-1)的检测,通常使用市售的试剂盒和基于探针的化学发光法来检测扩增的 RNA。有商业公司已经开发出整合 NASBA 和分子信标的检测系统,用于实时监测扩增产物的生成,并已用于定量检测病毒。除了实时检测,NASBA 也可进行定性检测,如通过结合脂质体信号放大技术,以开发生物传感器用于登革病毒的检测。

(二)滚环扩增

滚环扩增(rolling circle amplification,RCA)是借鉴自然界中环状病原微生物 DNA 分子滚环式的复制方式而建立的一种核酸扩增技术,扩增反应在恒温进行。通过 DNA 聚合酶的作用,以环形 DNA 为模板进行复制,形成一条与环形 DNA 模板互补的重复序列的 DNA 单链。包括先行扩增和指数扩增两种形式。线性滚环扩增又称为单引物滚环扩增,是一条结合于环状 DNA 模板的引物在 DNA 聚合酶的作用下沿着环延伸,获得线状 DNA 单链。由于模板成环状,所以延伸反应可以不断进行,所得产物为单环长度的数千倍的串联重复拷贝,最高可产生 10^5 倍的扩增。线性滚环扩增技术由于产物始终连接在起始引物上,所以信号易于固定是它的一大优势,非常适合于微阵列(microarray)上的扩增检测。

该技术的一种改良方式,涉及两个引物的使用,称为指数滚环扩增,也被称为超分支扩增 HRC(hyper branched RC)或分支扩增 RAM(ramified RC),可使目标物扩增 10^9 倍以上,甚至实现单分子的核酸检测。在指数滚环扩增中,一条引物与环形靶序列互补杂交而扩增出滚环扩增产物,第二条引物与滚环扩增产物杂交并延伸,置换已经结合在滚环扩增产物其他拷贝段上的引物,反复进行延伸和置换,产生树状的 RNA 扩增产物。在指数滚环扩增过程中引入或产生新的环状 DNA 作为模板,可以进行下轮的滚环扩增反应,进一步提高扩增的灵敏度。该反应的动力学是指数级的,扩增产物多达 10^{12} 拷贝 / 小时。

该技术是一种痕量的分子检测方法,可用于极微量的生物大分子和生物标志物的检测与研究。由于滚环扩增的反应是恒温进行,不需要温度循环,所以不需要特殊的仪器。此外,不像一些其他的等温技术,滚环扩增更耐污染,只需要很少或根本不要检测优化。滚环扩增是在 20 世纪 90 年代中期首先被报道的,在临床诊断中可使用多种直接或间接检测机制来检测 DNA 或 RNA。滚环扩增在病毒学检测中已有应用,在人类及动植物病毒的检测中均有应用,其中人类病毒主要为乙型肝炎病毒。

(三)环介导等温扩增技术

环介导等温扩增(loop-mediatedisothermalamplification,LAMP)技术,在双链 DNA 复性及延伸的中间温度 60~65℃下,使用针对靶基因 6 个区域而设计的 4 条特异性引物,在具有链置换活性的 DNA 聚合酶(*Bst* DNA polymerase)的催化下,反应约 60 分钟,使得链置换 DNA 合成在不停地自我循环,并扩增出特征性 LAMP 梯形条带,同时释放出大量的焦磷酸根离子,该释放的焦磷酸根离子与 Mg^{2+} 结合生成肉眼可见的白色焦磷酸镁沉淀,可根据是否有沉淀产生肉眼判定反应结果。该方法如果结合反转录步骤,也能检测 RNA。LAMP 技术具有操作简单、快速高效、高特异性、高灵敏度、不需昂贵的热循环仪和能肉眼观察结果的优点;其缺点是不能进行长链 DNA 的扩增,由于灵敏度高,极易受到污染而产生假阳性结果,故要特别注意操作严谨。

三、探针扩增方法

连接酶链反应(ligase chain reaction,LCR)是继 PCR 后不久开发的另一种核酸扩增方法,和普通 PCR 技术一样使用两条与模板互补的寡核苷酸探针,不同于 PCR 的是,LCR 的一对探针不是分开结合于靶序列的两侧,而是彼此相邻地结合于靶 DNA 序列上,通常留下 1~3 个碱基的缺口。由于 DNA 连接酶具有高度特异性和不容忍碱基错配的特性,当两条探针与模板完全匹配时,探针间的间隙才能被耐热 DNA 连接酶连接起来。连接之后,将反应混合物加热至 95℃,连接产物与靶 DNA 分离。然后退火,剩下的探针拷贝可以退火到靶序列,互补探针也可以退火到上述的第一组探针产生的连接产物上。连续多轮的变性、退火、连接将产生指数级的生成连接产物。此技术的优点是它能够灵敏地检测目标链单个碱基对的改变,通过标记探针还可实现自动化检测。

连接酶链反应在病毒学检测中的应用还相对有限,目前只有应用连接酶链反应来识别或检测病毒的初步报告,如使用连接酶链反应来扩增检测针对 HIV-1 的 gag 区部分寡核苷酸序列;也有报道应用连接酶链反应技术来检测单纯疱疹病毒和人乳头瘤病毒。

四、信号放大技术

另一种利用信号而不依赖 PCR 扩增的技术是分支链 DNA 信号放大技术(branched DNA,bDNA)。该技术首次报道于 1987 年,它已被证明是当今最通用的信号放大系统之一。bDNA 涉及几种不同类型的寡核苷酸探针,它们同时发生多个杂交步骤使 bDNA 结合,从而使信号放大。这些探针包括捕获探针、一系列目标探针、一个新的分支二次探针和短的酶联三级探针。首先,一组靶特异性的靶探针结合到靶核酸序列,并与被固定在固体支持物上的捕获探针杂交。第二组靶特异性探针杂交与固定的靶核酸分子杂交,并作为分支二次探针的结合位点。支链探针通常包含 15 个或更多的分支,互补结合于酶标记的第三探针序列。

通过这种方式,每个靶分子可以掺入到多达 3000 个酶标记。杂交和严格洗涤之后,加入底物从而获得信号。据估计,这种系统的灵敏度可检出 10^3~10^5 个目标分子。通过寡核苷酸探针的重新设计,引入新的核苷酸 isoC、isoG 和修饰方式,提高了 bDNA 方法的灵敏度,降低了背景信号。其他改进方法包括使用目标探针的短悬垂序列来捕获,设计目标探针进行扩增,增加前置放大的分子等。

该技术克服了传统 Real-time qPCR 技术的缺陷与不确定因素,无须抽提纯化 DNA 或 RNA,无需反转录,无需 PCR 扩增,只要将样本用特定裂解液裂解后,经探针杂交与信号放大,即可迅速得到目标序列的定量结果。bDNA 技术具有高灵敏度、检测范围大和准确定量等优点,对各种普通和定量 PCR 很难分析的样本同样具有极高的准确度与重现性,如检测保存多年后 mRNA 高度降解的甲醛固定石蜡包埋的样本。目前 bDNA 技术已发展至第三代,技术不断优化,与电化学技术、纳米技术等的结合更扩展了该技术的发展前景,该技术已被商业化,并已用于病毒 DNA 或 RNA 的检测。

五、核酸扩增方法在病毒检测中的局限性

核酸扩增检测方法检测病毒具有许多优势,但也应特别注意,特别是核酸扩增时,必须严格防止污染和进行质量控制。理论上,在核酸扩增试验中,靶基因的一个拷贝就可以检出。因此,如果这个核酸是来源于实验室污染或先前的实验,则会产生假阳性结果。此外,由于样本中含有抑制剂、核酸提取失败或核酸降解,会导致假阴性结果。

然而,即使在最好的质量控制措施下,因为病毒基因组序列多态性及序列信息缺乏。病毒的变异尤其是 RNA 病毒,致使假阴性结果仍然难以避免。由于序列数据非常有限,对新出现病毒的检测则更具挑战。举例来说,如果某新 H5N1 病毒将要发生暴发流行,我们并不知道这个 H5N1 毒株的实际核苷酸序列是什么,因此,在当前流行 H5N1 序列的基础上来设计试验是最有效的方法。

序列变异不仅易产生假阴性结果,在某些情况下,还可能有其他的影响。如在 Real-time-qPCR 中,引物 - 目标的错配可推迟扩增,会增加循环阈值(Ct),导致病毒载量被低估几个数量级。对于纯定性测定,这种 Ct 值的延迟可能使测定的灵敏度降低到原来的 1/1000。同样的,探针目标序列变异可能使阳性样本的荧光信号下降,难以检测。探针目标序列的变异也可妨碍基于探针技术的基因分型。

核酸扩增技术的另一个缺点是检出核酸序列,并不能显示病原体的活性。然而,对于不能培养或缓慢生长病原体,核酸扩增的确是一个重要的敏感的检测方法。

分子生物学技术的进步加速了过去 20 年病毒学检验的变革,并引进了检测和表征未知病毒的新方法。无论是作为其他方法的辅助或替换测试,核酸扩增试验正成为许多病毒感染检测的首选(金标准)方法。如今,PCR 扩增已广泛地应于实验室检测,商业化替代技术的应用也取得了显著的进步。简单而标准化的新仪器和试剂盒系统的发展和不断推出,使大多数实验室都可以进行分子生物学检测。

随着分子生物学技术的发展,人们检测和鉴定新病毒的能力将不断地提高。不断有新的病毒在人呼吸道、胃肠道及血液中被发现。其中,有一些可在某些人群中引起显著的疾病;而另一些,虽在临床标本发现,但没有确切的证据表明其为该疾病的病原体;还有一些,像 TT 病毒(torqueteno)和米米病毒(mimivirus)与人呼吸道疾病关系不明。

尽管如此,仍有很多疑似病毒感染性疾病的病原体,尚没有被鉴别。虽然新的分子生物学方法正越来越多地被用于研究未知原因的疾病,但现在技术仍不完善。然而,随着分子技术的进步,功能更强、可靠性更高及重复性更好的分子生物技术不断出现,人类新的潜在的病毒病将会不断地被发现。随着分子生物学技术的广泛应用,人们将会在病毒性疾病的流行病学及其遗传学的认识上取得"质"的飞跃。尽管传统的微生物学技术仍然会用在微生物学的其他领域,但是分子生物学技术将在病毒学检验中占主导地位。

第三节 基因芯片技术

微阵列(microarray)技术由斯坦福大学的 Schena 及其同事于 20 世纪 90 年代初期提出。开发微阵列技术的思想最初是 Schens 和 Davis 在一次讨论如何开发一种革命性的技术来研究植物基因表达的过程中诞生的。该新技术使用了微型化的玻璃阵列(微阵列芯片)对基因和基因产物做定量的分析。基于凝胶、膜和纯化柱的传统分析方法正逐渐被生物芯片技术所取代。微阵列技术具有并行性、微型化和自动化的特点,被评为 1998 年度世界十大科技突破之一。

一、基因芯片定义

微阵列是一个新的科学词汇,来源于希腊语 "mikro"("小"的意思)和法语 "arrayer"("阵列"的意思)。它是一种平面的基因载体,上面规则地、特异性地吸附着基因或基因产物(图3-4)。微阵列上按照行和列整齐地排列着许多单元,或称为点。从严格意义上来说,一个分析装置要称为微阵列,必须符合四个标准:①有规则的,微阵列上由点形成的行必须在基片上水平地形成一条直线,形成的列必须垂直地形成一直线,行和列之间垂直相交。点必须有比较均一的大小及点间距,并且在基片上有明确的位置。因此,作为规则阵列的基本标准是成行、成列、大小均一、点间距相近、位置明确。其意义在于能使微阵列的制备、检测和定量快速进行。②显微尺度的,其基片上面的点直径必须小于 1.0mm。微阵列上的点是靶标分子的集合,包括基因和基因产物,它们可以特异性地吸附探针分子。显微尺度的点使微型化和自动化成为可能。③平面的,平面的基质载体具有自动化制备、检测的精确性和非渗透性的特点。目前,玻璃是微阵列中用得最为广泛的基质载体。④特异性的,是指溶液中的探针分子和微阵列上对应的靶标分子之间发生专一的生化反应,可以通过微阵列上的一个靶标单元上的特异性吸附来定量分析一个基因或基因产物。不能符合以上标准的、不能体现出微阵列优势的装置不能称之为微阵列。

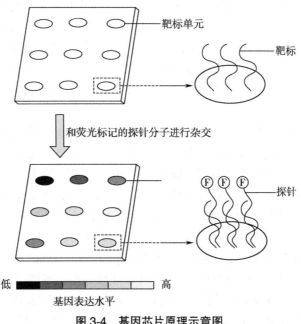

图 3-4 基因芯片原理示意图

传统意义上,微阵列即基因芯片(gene chip),又称 DNA 芯片,是专门用于核酸检测的生物芯片,也是目前运用最广泛的微阵列芯片。它是指在固相载体上按照特定的排列方式固定上大量序列已知的 DNA 片段,形成 DNA 微矩阵。将样品基因组 DNA/RNA 通过体外反转录、PCR/RT-PCR 扩增等技术掺入标记分子后,与位于微阵列上的已知序列杂交,通过激光共聚焦荧光检测系统等对芯片进行扫描,检测杂交信号强度,计算机软件进行数据比较和综合分析后,即可获得样品中大量的基因序列特征或基因表达特征信息。

第一个微阵列实验是用 cDNA 微阵列来进行的。除了 DNA 芯片外,还可以把 RNA 作为靶标制作芯片。另外一种很常见的微阵列是寡聚核苷酸芯片,可应用于基因表达、基因分型等多个领域。cDNA、RNA 和寡聚核苷酸芯片都是利用杂交来产生微阵列上的信号,它们都属于核酸芯片这一大类。发展到现在,微阵列已经超出了基因芯片的范围,它还包括蛋白质芯片、组织芯片及微流控芯片等"生物芯片"。本章重点讨论基因芯片技术在病毒学检验上的应用,因此,在本章微阵列一词系指狭义的基因芯片。

二、制作方法

基因芯片技术常用的两个术语:靶标(target)指微阵列基片上的分子,能和溶液中的互补探针发生反应。探针(probe)指溶液中的标记分子,能和微阵列基片上的互补靶标分子发生反应。

1. 芯片制备　目前制备靶标微阵列有分配法(包括接触式点样和非接触式点样)和合成法两种。分配法为事先采用 PCR 等方法合成靶标,然后通过接触式点样等类似方法将合成好的靶标分配到微阵列表面。合成法为通过光引导原位合成技术等方法直接在微阵列表面合成靶标。两种方法都能制备高质量的靶标,但各有优缺点。

在某些情况下采用分配法进行靶标制备更有优势:易操作、成本较低、可分配大分子并且质量高。由于目前点样机械手的广泛销售和多种靶标合成方案的使用,接受适当训练的任何研究人员都可以制备寡聚核苷酸、PCR 产物等微阵列。它不但适合于工业化生产,也可以满足科研工作者自制芯片的要求,因此在基因芯片生产厂家和自制芯片的科研工作中获得广泛的应用。核酸探针的种类和长度不受任何限制,可以是 RNA、DNA 或寡核苷酸,探针可以是任意长度。分配法局限于那些能够事先合成并能和微阵列芯片基质发生化学吸附的分子。所有的分配法都有其共同的缺陷,包括样品成分的不确定性和靶标复杂性提高时造成成本上升。低至中等复杂的微阵列适合采用分配法,而高复杂度微阵列则适合采用合成法来制备。

采用"合成法"来制备靶标,具有高密度、降低高复杂度的微阵列成本、微阵列中靶标成分高度可靠的优势。合成法制备靶标还可省去样品操作环节,因此可以大幅度降低靶标成分错位的可能性。合成法也有其自身的缺陷,包括相对成本较高和化学局限性较高,如固相 DNA 的合成效率只有 95% 左右,且寡核苷酸的长度不能超过 25 个碱基,对于基因表达分析来说,寡核苷酸的长度越短,杂交时的灵敏度和特异性就会越低。另一方面,该技术受专利保护,技术设备复杂,价格高昂,仅仅局限于个别商业的芯片生产厂家。

现代微阵列制备方法将生物学和工程学结合到了一起。不同的制备方法可以通过费用、容量、密度、点径、样品点纯度、规整度、易操作性和能量等指标来评价。

2. 探针标记　探针溶液的质量是决定微阵列数据质量的关键因素。目前,绝大多数标记探针都采用荧光标记法。目前核酸探针制备分为两种方法:直接标记法和间接标记法。

直接标记法是采用酶学或化学手段将荧光素共价连接到探针分子上,而间接标记法是利用桥连分子(如生物素、寡聚核苷酸)将荧光素以共价键方式连接到探针分子上。这两种方法都可以制备出高质量的探针,并且有其优缺点。常用的直接标记法有反转录、RNA 聚合酶和 Eberwine 法;间接标记法有 RNA 聚合酶、TSA、树状聚合物法等。

固定在微阵列表面的靶标分子和溶液中的探针分子之间的相互作用的特异性和亲和性在很大程度上决定了微阵列分析的质量。单链靶标和探针分子之间的杂交反应是通过互补核苷酸碱基之间的氢键形成而进行的。在杂交反应中:序列组成、靶标和探针的长度、杂交温度、二级结构、同源性、盐浓度、pH 和其他一些因素都会影响杂交效率和强度。因此,微阵列分析中需要对每次实验中所使用的靶标和探针进行全面地了解。

三、检测技术

基因芯片检测是基因芯片技术的关键环节。目前,基因芯片最普遍采用的标记和检测法是荧光法。荧光检测已经被确定为基因芯片分析的标准化检测方案,它具有如下优势:检测灵敏度高、速度快、安全、空间分辨率高、持续性好、能检测生物试剂、能使用不同染料、使用方便等。荧光标记物及其配套的检测系统的产生使基因芯片技术成为一种灵敏度高、准确性高及自动化程度高的检测技术。

相应的检测系统主要有两种:激光共聚焦扫描仪和成像仪。扫描仪是通过在基因芯片表面微小距离内前后移动平台或光学系统来采集全部的基因芯片图像,然后通过把每行的数据进行组合来得到图像。扫描仪也有两种不同结构,分别是芯片扫描型和光学系统扫描型,它们的差别在于扫描仪的哪个部分是运动的,哪个部分是静止的。大多数扫描仪用激光作为激发光源,用与之匹配的滤光设备和光电倍增管作为探测器。成像仪是通过对基因芯片的一部分区域进行拍照来采集基因芯片的图像,把得到的独立图像组成合在一起成为一个大的完整的图像,该图像提供整个基因芯片的全部信息。现在扫描仪的精度比成像仪的精度要高 10 倍。

基因芯片检测系统分为硬件系统和软件系统两部分,其中硬件部分主要包括:照明光源、光路系统、光探测器、机械部分和 A/D 转换器等几个主要组成部分。基因芯片在一块基片上集成了千万个点的序列,每个点对应一个基团。扫描得到的图像需要进行数学处理得到每个样点的杂交信号值,通过芯片图像处理方法以及相应的软件可以得到大量数据,以进行进一步的分析。

四、分析与实验设计

基因芯片分析是利用基因芯片技术进行科学探索的过程,是以丰富的理论和实践知识为基础的。自 20 世纪 90 年代早期以来,基因芯片分析经历了巨大的技术创新和扩展,但基本的策略和方法仍然是相同的。

基因芯片分析可分为五个基本步骤:提出生物学问题、样品制备、生化反应、检测、数据模型分析。在设计一个基因芯片实验前,一定要有一个明确的生物学问题。这能使研究工作者聚焦于研究的目的、发现潜在的缺陷、帮助选择对象以及理顺数据处理过程和建立模型。应该强调的是基因芯片分析的五个步骤更是一种方法学过程,而不仅仅是一系列强大技术的组合。

基因芯片分析在很多方面和传统的研究方法不同,其一是实验耗费时间和实验获得的数据之间的关系。传统的实验方法所花时间多而获得的数据少;而基因芯片分析只花费很少的时间却能获得大量的数据。基因芯片分析颠倒了传统的实验时间和输出数据的关系,因此在基因芯片分析时进行合理的实验设计尤显重要。正确设计的实验应该包括正确的实验对象和对照,这样可以使研究者避免数据的崩溃,让实验实现可信性。

每次基因芯片分析实验应该包括阳性对照、阴性对照和实验对象。阳性对照是指在基因芯片上的点,不管实验对象得到的是什么样的结果,这些点都能产生可被识别的信号。阳性对照产生的可识别信号极大地改善了评估实验数据的能力,特别在实验对象得到阴性结果时尤显突出。阳性对照得到了信号后,就能排除对实验失败的错误解释,例如可排除问题出在杂交、清洗、扫描或数据分析的步骤上。阴性对照是指在基因芯片上的点,不管实验对象得到的是什么样的结果,这些点都不能产生任何信号。阴性对照能排除或减少非特异性反应(如染色和交叉杂交)带来的信号,从而增加实验数据的可信度。基因芯片分析的实验对象是指在实验中要寻找的新信息。这些信息包括基因表达谱、基因型、其他生物过程或途径。

与其他技术一样,基因芯片技术也经历了不断发展和完善的过程,提高质量、高密度化和更加便宜也是基因芯片技术发展的方向,这些努力的结果将使科学家、医生或者普通民众使用到物美价廉的芯片产品。

五、在病毒学检验中的应用

尽管各种核酸扩增技术在不断发展,但在多种病原体可引起类似症状的情况下,采用单个或多重核酸扩增技术来检测分析病原体的 DNA 或 RNA,不但费时费力,且成本高昂;如果样本量有限,则甚至是不可能的。将核酸扩增与杂交/检测反应完全分开的基因芯片技术,则可以很好地解决这一问题,且不降低对每个目标的检测灵敏度,其最重要的优点是单一试验可检测多种病原体。因为代表每个潜在病原体的多个靶基因,包括一系列关键病毒,如流感病毒、人乳头瘤病毒、人类免疫缺陷病毒及其他变异 DNA 和 RNA 病毒等的基因分型目标都可以整合进基因芯片。因此,当前基因芯片技术正越来越多地应用于病毒学检验。

应用于病毒学检验的基因芯片类型多种多样。固相基因芯片是第一个被用于实验室检测和分析病毒的基因芯片,已经成功应用于检测和鉴别两个重要的人兽共患病毒——新城疫病毒和禽流感病毒,并且已经常规应用于人类免疫缺陷病毒、乙型肝炎病毒、丙型肝炎病毒和人乳头瘤病毒等的基因分型。高密度的重测序芯片用于广谱病毒(如呼吸道病毒)的检测及一个家族中病毒株的分析。这种类型的芯片为新出现或暴发病毒的流行病学调查提供基本的序列信息,以说明每个季节中循环的不同病毒谱系,尤其是用在探寻新病毒或病毒核酸序列变异上具有独特的优势。流通 3D/4D 芯片除了有固相芯片的高密度优点外,还可以提高灵敏度、快速杂交和允许研究芯片上的结合动力学等特点。一个高性能的 3D 芯片平台,比其他系统所需要样品和试剂的量少。这种生物芯片平台已成功用于流感病毒的检测,并且能在一个单一反应中检测和分析流感病毒的型、亚型和毒株。而且现已开发出由多层水凝胶基质组成的三维基质组成的芯片,该类型的芯片已经结合了自动化水平高的连续流、随机存取芯片平台,将样品处理、杂交和检测集成于一个独立的系统,但目前仅用于科研。另外,悬浮芯片也表现出快速的杂交动力学及实验设计的灵活性,而且成本低,已被广泛应用于基因多态性检测或病原体株分化分析,例如呼吸道病毒面板就是一个全面检测和分析多个病毒株和亚型的试验系统,是第一个获得 FDA 批准的检测芯片。重新设计芯片上的靶标,以适应不断变化的需求可能昂贵和费力。而通用芯片使用标准序列来检测,其互补序列通常作为靶特异性引物的标记或尾序列而包含在扩增或标记反应中。使用通用基因芯片的优点是,芯片中的杂交条件可以优化,芯片上寡核苷酸序列的设计不受病毒靶序列变异的约束。此外,尽管广泛的分析目标或测试的内容不同,芯片的设计可以保持恒定。通用基因芯片已经成功用于2种呼吸道病毒的检测与分析,比重测序芯片有更好的成本效益。

当前基因芯片已经成功应用于诸如:对血液和其他产品中血液传播病毒(如人类免疫缺陷病毒、乙型肝炎病毒、丙型肝炎病毒)的筛查;高通量呼吸道病毒的病毒检测和分析,而且附有鉴定混合感染的能力;中枢神经系统疾病相关的病毒检测和分析;胃肠炎病毒(如诺如病毒、轮状病毒、札如病毒和星状病毒等)的检测和分析;检测和鉴别正痘病毒,以及区分单纯疱疹病毒1和2型或水痘-带状疱疹病毒感染;以及作为预防生物恐怖(如天花病毒)的应急准备等。

虽然从理论上来说,所有病毒都可以开发相应的基因芯片来检测或对其进行详细的研究。但当前,应用基因芯片对标本中的病毒进行检测和诊断仍受到多种因素的限制,例如设计复杂,成本高,而且不如核酸扩增技术敏感。病毒经培养之后的分型、亚型、单核苷酸多态性等病毒群或株的详细流行病学研究则特别适合采用基因芯片技术。另外,如结合核酸扩增技术的组合优势,随机引物扩增所有模板并附加病毒特异性引物来扩增富集低水平或扩增效率低下的重要目标,可以提高基因芯片对目标检测的灵敏度。靶标的设计和杂交条件可以在芯片中进行调整,以允许一些序列的错配,从而可以鉴定新的病毒——序列变异或当前序列数据库中没有很好列出的病原体。在过去的几年中,基因芯片技术在不断提高,以便能直接应用于原始样品的检测,而不降低灵敏度和特异性。

集成核酸扩增与基因芯片技术的检测将可能成为病毒学检测下一代金标准。因此,基因芯片在进入市场销售之前,获得相关机构(如美国FDA、加拿大卫生部和欧盟CE标志)的审批和监管是必要的,以确保检测结果的质量和可重复性。

第四节　病毒基因分型技术

大多数我们今天所知道的人类病毒首次发现都是通过观察病毒在实验动物、鸡胚或细胞培养物中复制的结果。虽然不是所有的病毒都能在培养物中生长,也不是所有的病毒都产生细胞病变效应——培养物的感染而导致细胞形态上出现特征性及可重现性的变化,这是人们对病毒感染表型上的粗略认识。随着20世纪70年代血清学技术的发展,一些类型的病毒可以使用其特定的中和抗体来鉴定。血清分型利用中和抗体与型特异性抗原的结合,已经成为病毒分类的重要工具,如脊髓灰质炎病毒(1、2和3型),乙型肝炎病毒(adw、adr、ayw和ayr),登革热病毒(1、2、3和4型),以及许多其他病毒类群。但是血清分型并不适合所有的病毒,随着分子生物学技术的发展,使用核酸杂交技术和核酸扩增技术,如PCR以及随后的DNA测序和分析技术,可对病毒进行基因型分类。在讨论病毒基因型分类方法前,首先介绍病毒基因组的概念和特点。

一、病毒基因组的概念和特点

(一)基因及基因组

基因(gene)是可以转录成RNA的基因组片段。基因组(genome)是指生物体的细胞中一套完整的遗传信息,对于真核生物通常以核内单倍数染色体包含的所有基因为一个基因组;而对于病毒则指病毒粒子内的遗传物质所包含的所有基因。病毒基因组的大小变化很大,可以编码5~100个基因。病毒基因组的核苷酸序列负有编码病毒蛋白的任务。有些病毒的基因组是线状的,有些则是环状的,它们分别由RNA或DNA组成。病毒基因组的核苷酸数量不大,如小的噬菌体其基因组为3500个碱基对(base pair,bp),而某些疱疹病毒的基因组可达560kb。由于其相对小的基因组须发挥最大的编码能力,在病毒基因组中出现重叠基因及由前体mRNA逐渐剪切成多个编码片段是病毒的基本现象。

(二)病毒基因组的分类

病毒基因组主要分为五类:DNA病毒有双链DNA病毒(如痘病毒科、疱疹病毒科及腺病毒科)和单链DNA病毒(细小病毒);双链RNA病毒(如呼肠孤病毒科);单链RNA病毒分为正RNA病毒(小RNA病毒科、冠状病毒科等)和负RNA病毒(棒状病毒科、副黏病毒科等);具双链DNA中间体的单链RNA病毒(反转录病毒);具RNA中间体的DNA基因组病毒(肝炎病毒)。

(三)病毒基因型

病毒学中,根据同种(类)病毒基因序列差异的程度不同,可被细分成一个或多个型别,即基因型(genotype)。不同病毒种属用于分类的序列差异程度各异。如丙型肝炎病毒,其核苷酸序列差异在整个9.5kb的基因组中>35%,就分成不同的基因型。

(四)病毒的突变

病毒的基因型是不断进化的产物,其进化的机制包括突变、重组、反转和重排。在一般情况下,病毒的突变率与各自聚合酶的保真度相关。RNA病毒被认为具有较高的突变率,$u=1 \times 10^{-4} \sim 1 \times 10^{-3}$($u$是每个核苷酸的突变率,$u=M/N$,其中$M$是突变的数目,$N$是总拷贝数)。德雷克(Drake)估计大多数RNA病毒基因组的突变率(U)在0.1和1之间,其中$U=G \times u$(G是基因组核苷酸数大小),换句话说,这表示每一个基因组复制的错误在0.1和1之间。如丙型肝炎病毒和人类免疫缺陷病毒有最高的突变率,其$U \approx 1$。突变率高于1是不能被容忍的,因此,RNA病毒利用其突变已几近其极限。这样高的突变率,意味着在任何给定的时间内,一个宿主内都存在多重病毒序列,称之为准种。准种可以被视为一组自我复制的RNA或DNA分子,它们彼此密切相关但却不同,并适应环境的变化而演变为单个单元。在丙型肝炎病毒和人类免疫缺陷病毒感染中,易出错的、缺乏校对能力的RNA聚合酶导致这些病毒产生极高的遗传变异和准种。与此相反,使用DNA聚合酶复制的DNA病毒,是RNA病毒错误率的1/100($U=1 \times 10^{-6} \sim 1 \times 10^{-5}$),因此,大多数DNA病毒的突变率较低,可以复制更长的病毒基因组,从而为其他功能(如免疫逃避机制和RNA转录酶等)的编码提供足够的序列空间,但乙型肝炎病毒是一个例外,它是所有DNA病毒中基因组最小的,仅3.2kb,而且尽管乙型肝炎病毒是DNA病毒,但其复制过程中经历了前基因组RNA中间体,然后由前基因组RNA反转录成病毒DNA,这一过程中使用的是缺乏校对能力的反转录酶,从而导致它有与丙型肝炎病毒和人类免疫缺陷病毒一样的错误率。

复制错误产生的随机突变,无论是在RNA或DNA病毒,均可导致表型的改变,因而可能会赋予选择上的优势,被称为阳性选择。通过阳性选择所赋予的优势范围可以从抗病毒药物存在下的复制,到逃避细胞免疫应答的能力等。在更极端的情况下,这些改变可能使病毒入侵新的宿主并在其体内复制。在人类免疫缺陷病毒和乙型肝炎病毒,反转录酶基因抗性突变可赋予其对一定范围内抗病毒药物的抵抗性,而流感病毒在血凝素(HA)和神经氨酸酶（NA）基因上的突变使其能够扩大宿主范围，从鸟到人。但并非所有的突变都能赋予病毒选择上的优势。那些对病毒有害的突变将被从种群中淘汰。然而，也有一种理论认为，大多数序列的变化可能对表型无显著作用，纯属偶然而在种群中被固定下来，这就是所谓的"中性"理论。在一个有限的种群内，由于突变产生的中性和近似于中性等位基因，使遗传变异性保持一定的水平。对于像丙型肝炎病毒，这种中性序列的漂移可能稀释丙型肝炎病毒基因型的多样性，在不同地理上分离到的病毒株积累了相当长时间的突变，而它们的表型基本保持不变。以常规方法估算丙型肝炎病毒基因型差异，它们之间相关的年代在 500 至 1000 年间，虽然它很可能还要长许多。虽然中性突变并不直接引起表型改变，但是它们仍然可以在病毒进化和功能上起着非常重要的作用。沉默突变可改变非编码转录因子和启动子序列或 RNA 二级结构，从而影响 RNA 合成、基因组稳定性和蛋白质的合成。

（五）病毒的重组

当两种病毒同时感染同一个宿主时，两种病毒基因组在复制过程中可发生重组，从而可产生能够自主复制的新病毒。由于病毒重组体的存在而使基因分型进一步复杂化，会影响系统发育分类、分子流行病学研究以及对疫苗的设计。在人类免疫缺陷病毒、乙型肝炎病毒中，重组很常见。亚洲最常见的乙型肝炎病毒 B 循环亚型，实际上是 B 型和 C 型之间的重组体。重组可导致分类上的混乱，如越南最近鉴定出来的乙型肝炎病毒重组体，包含 A 型、B 型和 D 型序列，结果产生一种新的基因型，定义为 I 型，但该分型受到质疑；又如人类免疫缺陷病毒 A 亚型的一个重组体最初被定义为 E 亚型，但后来被重新分类为 A 亚型，因此，基于病毒少数序列进行分型时，应该慎重。

（六）病毒的系统发育分析

系统发育分析是研究物种进化和系统分类的一种方法，其常用一种类似树状分支的图形来概括各种（类）生物之间的亲缘关系和进行分类，这种树状分支的图形称为系统发育树。在病毒学中，系统发育分析通常包括选择生物数据，利用相关软件，进行序列比对、构建系统发育树，并对其进行评估，以确定病毒基因型或表型之间亲缘关系，用来监测病毒分子进化和追踪感染源。

二、基因分型的传统方法

通常，基因分型（genotyping）是通过序列比对来进行的。这可能需要全基因组测序、基因组不同区域分析或标志核苷酸的识别。对于小基因组或中等大小基因组病毒，全基因组测序后的系统发育分析仍然是基因分型的金标准。在某些情况下，单个基因的测序和系统发育分析也用于基因分型。

（一）传统的测序方法

传统的测序方法中，双脱氧核苷酸测序法最常用。该方法利用对应于四个天然核苷酸的双脱氧核苷酸能终止目标 DNA 链引物起始的 DNA 链的延伸（因此，这些也被称为双脱氧终止子）。通过放射标记引物或双脱氧终止子，进行四个单独的反应，然后通过高分辨率凝胶电泳分离各不同长度的终止寡聚核苷酸链。放射自显影后，得到一个核苷酸阶梯和逐个碱基序列。该技术过程烦琐，且单个序列读取限于 200~300 个碱基。近年，测序技术进一步完善，循环测序利用 PCR 引入分别用不同荧光染料标记的双脱氧终止子，通过凝胶电泳或毛细管电泳，将终止的寡核苷酸通过激光扫描仪检测和记录各个荧光染料，从而确定序列，该进步可实现一次读取长度接近 1000 个碱基的序列,在很多情况下可以满足病毒的基因分型。

PCR 产物的直接测序也意味着病毒基因组无须克隆就可以被测序,需要注意的是,所得的序列代表病毒群体中占优势的序列。PCR 和自动化的测序技术使上传到公共数据库的基因组全长或部分序列的数量迅速增加。GenBank 发布说明指出,自 1982 年建立以来,其数据库的大小每 18 个月就增加一倍,目前包含超过 610 亿个碱基,代表 6100 万序列。PCR 和自动化测序技术也打开了大规模的系统发育和进化分析。现在可以经常性地扩增和测序来自不同地区、宿主或不同时期病毒的基因组,并使用互联网上的许多分析程序来比较序列。

(二)限制性片段长度多态性

限制性片段长度多态性(restriction fragment length polymorphism,RFLP)是用于基因指纹分析的常用方法,也可以应用到病毒的基因分型。该技术通常先通过 PCR 扩增病毒基因组的一个或多个区域,随后用限制性内切核酸酶消化。凝胶电泳后,一定基因型的片段大小形成一定的特征模式。限制性内切酶的选择依赖于不同基因型序列的分析,以便找到合适消化和区别的位点。该方法已成功地应用于包括丙型肝炎病毒在内的许多病毒的基因分型。但该方法的缺陷是,单核苷酸多态性导致限制性位点的变化,从而影响消化,因此也影响不保守病毒基因组分型的可靠性。

(三)PCR 与基因型特异的引物

通常,基因型特异性 PCR 引物可以用基因型之间核苷酸序列差异或非同源性序列来设计。同时,该引物也要对应于一个基因型内充分保守的区域。大多数基于 PCR 的基因型测定中,使用多种途径来设计用于扩增不同大小产物的引物(引物被加入到一个反应混合物)。电泳后,基因型可以很容易根据扩增子大小来确定。例如临床诊断中,丙型肝炎病毒高度保守的 5′ 端非翻译区(5′-UTR)常被用于反转录 - 聚合酶链反应(RT-PCR)检测丙型肝炎病毒。5′-UTR 在基因型和亚型之间表现出特定的多态性,这使它可分为 6 种基因型,但不是所有的亚型。丙型肝炎病毒基因分型分析中,基因型特异性的 PCR 也常用靶向 NS5b 或核心区域的引物。

(四)反相杂交

对于乙型肝炎病毒和丙型肝炎病毒,常用的一个基因分型检测方法是商业线性的探针分析(LiPA)。LiPA 是一个反相杂交检测技术,变性的 PCR 产物杂交到固定于硝酸纤维素膜上的基因型特异性寡核苷酸。生物素化的引物杂交到 PCR 产物,常规酶联扩增方式的缀合物 / 底物反应,显色后,通过比较反应所得到的图案与模板来确定基因型。

(五)异源双链流动性分析

异源双链流动性分析(heteroduplex mobility analysis,HMA)已成功地应用于人类免疫缺陷病毒、丙型肝炎病毒和其他病毒的基因分型。HMA 依赖于当两个不同的 DNA 分子(通常为 PCR 产物)混合 - 变性 - 重新退火时所形成的错配。结果导致同源双链和异源双链的形成,并以不同的速度在聚丙烯酰胺凝胶电泳内迁移。错配降低了异源双链的移动性,移动的延迟与两个序列之间的差异成正比。未配对的核苷酸比错配核苷酸移动较快。HMA 测定基因型涉及用未知基因型的 PCR 产物分别与各基因型参考产物混合,所得到的异源双链然后用聚丙烯酰胺凝胶电泳分离。理想的情况下,凝胶中亚型的序列应该尽可能地紧密地黏附每个亚型的共有序列。通过鉴定不同基因型中迁移慢的异源双列来进行基因型测定。

三、基因分型的新方法

（一）质谱

质谱（mass spectrometry）是用于分析病毒基因型的敏感工具，同时还可以用于检测抗药性突变及鉴定准种池中混合的病毒序列。

Kim 等人最近用质谱鉴别丙型肝炎病毒基因型。他们已经开发出了一种新的被称为限制性片段质量多态性灵敏技术，它是基于 PCR 扩增丙型肝炎病毒 5′UTR 的序列，引入 IIS 型限制性内切核酸酶识别序列的引物。重要的是，这些酶切割位点位于限制性位点外，从而得到一系列确定长度的短扩增子，不妨碍多型扩增子编码限制性内切酶识别位点。丙型肝炎病毒 5′UTR 的三个可变区被用于分析，然后用 IIS 型限制性内切酶消化，依据分析该区域不同，将产生已知长度介于 7~19 核苷酸对的片段。随后专门的基质辅助激光解吸 / 电离飞行时间双质谱（mass/mass）被用来确定扩增子池中的变异序列。使用这种方法，Kim 等人确定了 6 种主要的基因型和 27 个亚型，虽然应该注意的是初始结果不匹配的参考序列约为样品的 12%（38/318）。然而，随后启用数据再分析，得到额外的 21 个分类。它也可以通过分析丙型肝炎病毒基因组的不同区域而得到进一步的改进。重要的是，Kim 等人报告说，该方法检测稀有基因型仅占准种池的 0.5%，表明这可能比标准的基因分型方法更敏感。限制性片段质量多态性方法的灵敏度表明，质谱在现代基因分型中已经占有重要的一席。

（二）基因芯片技术

如前所述，基因芯片技术是另一种重要的病毒基因分型方法。基因芯片的优点是，使用了大量的特异性引物，因此，基因芯片特别适合于检测病毒的多样性，并用于亚基因型分析。基因芯片技术已经被用于检测和基因分型的病毒有：轮状病毒、星状病毒、诺如病毒、乙型肝炎病毒、流感病毒、人类免疫缺陷病毒以及其他的病毒。

（三）大规模合成 - 测序技术

二代测序方法可以更精确地检测基因变化，为病毒基因分型提供了有力的研究方法。该技术采用"合成 - 测序"技术，可进行单分子测序。虽然不同平台获得序列的方法不同，但它们都可以在更大范围内检测稀有序列的变化。新技术的应用对治疗慢性病毒感染，研究病毒进化和其分子流行病学研究具有重要意义。

1. 焦磷酸测序技术　焦磷酸测序技术是一种实时"合成 - 测序"的方法。它是基于焦磷酸的间接生物发光来测定 DNA 链延伸过程中从每一个脱氧核苷酸（dNTP）释放的焦磷酸（PPI）。反应中包括 DNA 模板 / 引物、dNTP、核酸外切酶缺陷型的 Klenow DNA 聚合酶。4 种核苷酸，包括 dATP 的类似物 dATPalpha-S，以避免背景信号，以预定的顺序加到反应混合物中。如果该核苷酸互补于模板链，从而掺入，释放的 PPI 连同腺苷 5′- 磷酸硫酸（APS）被用作 ATP 硫酸酶的底物，结果生成三磷酸腺苷（ATP）。然后荧光素酶转换 ATP 与荧光素生成富氧荧光素、AMP 和 PPI，由光度计或电荷耦合器件检测其发出的可见光。产生光的强度与加入到引物延伸链中核苷酸的数目成比例。在添加下一个核苷酸之前，多余的核苷酸通过反应混合物中的三磷酸腺苷双磷酸酶消化。对初始方法进一步改进，大大提高了可读核苷酸的长度，如使用单链 DNA 结合蛋白（SSB）以减少 DNA 模板的二级结构和使用纯化的 SP-异构体形式的 dATPalpha-S 以增加阅读的长度。

最初，焦磷酸测序技术主要用于鉴定人类基因组的单核苷酸多态性，但最近也开始用于病毒基因分型。虽然单核苷酸多态性和超深度焦磷酸测序的基本原理是相同的，但单核苷酸多态性方法的不同之处在于先用特异性 PCR 和引物来扩增,然后测序目标 PCR 产物,而超深度焦磷酸测序无须事先知道靶序列。单核苷酸多态性焦磷酸测序技术已经商品化,使用固相方法可平行处理多达 96 个 PCR 扩增后的样品。通常情况下,采用焦磷酸测序技术分析单核苷酸多态性涉及测序小于 10 个碱基的序列,这意味着 96 个样品可在大约 10 分钟内完全基因分型。该系统还支持复杂的单核苷酸多态性,如不同的模板或位置的突变检测,在一个模板检测多种单核苷酸多态性、插入和缺失的分析,等位基因频率定量,以及通常为 20~40 个碱基的短序列的延伸等。

2. 超深度焦磷酸测序　罗氏(Roche)GS20TM 超深度焦磷酸测序使用乳胶为基础的焦磷酸测序平台。最初,基因组 DNA 被分成 2.5kb 含甲基化和钝端的片段,随后 DNA 寡核苷酸适配器连接到该 DNA 片段的两端;然后用限制性核酸内切酶 EcoRI 消化,并连接形成环状分子。作为适配器 DNA,一般含有 2 个 MMEI 限制性内切酶位点,用 MMEI 消化裂解环化的 DNA,产生的 DNA 片段中部包含一个适配器 DNA,两端各有一个 20 个核苷酸的基因组 DNA。这些小的 DNA 片段,被称为"配对末端"的片段,因为它们是生物素化的,可以从基因组 DNA 中使用链霉素亲和磁珠来纯化。克隆扩增是通过将一个片段结合到一个微磁珠上,然后通过形成油包水型微滴将其封装到微反应器中。该微反应器包含了所有 DNA 扩增的试剂。一个片段扩增后的数百万份拷贝最终附着在一个微磁珠上。这个过程被称为乳胶 PCR 方法。经克隆扩增后的微磁珠,随后被从油中分离,富集那些具有 DNA 的微磁珠,然后放置到一个专门的仪器板中进行测序。只有一个小珠可以放入上述仪器板的一个孔中,克隆扩增直接在含 DNA 微磁珠上进行(1 微磁珠相当于 1 个克隆)。一次可以进行多达 16 个样品的测序。此系统能够测序 PCR 扩增产物(扩增子)和病毒的 cDNA。目标分子附着于微磁珠上,每珠 2 份拷贝(配对末端)的比率。样品的确切数目将取决于覆盖的深度。该技术的进步,能很快地读取高达 500 个碱基,每一个仪器可运行超过 100 万次读取。

3. 基因组分析仪系统　另一种合成 - 测序的方法是 Illumina 公司的基因组分析仪系统,它使用一个流动池(芯片)平台。目标分子也被连接到一个适配器(一个或两个类型取决于是否需要双向测序),这些分子后来被附着于流动池表面。每个分子占据流动池的一个位置。合成 - 测序反应可以直接使用荧光标记的核苷酸进行,从每个占据的位置计算出相对于背景的荧光信号。一次可以测序多达 8 个样品,系统每次运行能够产生超过一个十亿个碱基的 DNA 序列。从理论上讲,Illumina 的系统也可以直接测序目标 cDNA。当前该系统从 35~50 个碱基的序列读取数据,每次运行通常获得可高达 100 万个碱基对的读取。

以其目前的形式看,大规模并行合成 - 测序将很可能取代芯片研究。上述的技术以及其他的方法的出现,意味着研究人员不再局限于使用已知的探针序列来鉴定 mRNA 或 DNA 序列。

四、基因分型的应用

某些病毒基因型之间可能没有可观察的表型差异。然而,不少病毒的基因型已被证实与疾病的发病机制、感染性、穿透性及对抗病毒药物的反应等都相关。

(一)研究发病机制

基因型差异可能对疾病的发病机制很重要。乙型肝炎病毒所致肝病的严重性至少部分是基因型依赖性的。在亚洲国家中,C 基因型通常比 B 基因型导致更严重的肝脏疾病。而在西方社会,D 基因型可能比 A 基因型导致更严重的疾病。乙型肝炎病毒引发的肝病被其基因型内的亚型更复杂化了,一些是由基因型间的杂交重组引起的。B 基因型的亚型(Ba)是 C 基因型重组体,它对拉米夫定治疗的响应不好,比 B 基因型非重组亚型(Bj)病毒引起更严重的肝脏疾病。A 基因型的三种亚型也已确定,A1(或 Aa)亚型在南亚和撒哈拉以南非洲地区普遍;A2(Ae)在美国和欧洲常见;A3 型目前主要在西非洲。非洲(A1)亚型与疾病进展迅速及肝癌的发生率较高相关。尽管当前不同基因型致病差异的原因仍然不清楚,但有越来越多的证据表明,乙型肝炎病毒前核心蛋白启动子和编码区基因突变,使它随后被加工成 e 抗原(HBeAg),可能与疾病的严重程度相关。例如,非洲 A1 亚型编码前核心蛋白 N-末端信号序列中的突变,结果导致 e 抗原在细胞内滞留。该滞留的病毒蛋白是否直接与该基因型更快速促进肝癌发展相关,仍有待确定。

似乎丙型肝炎病毒基因型一般不影响疾病的进程,如慢性或严重性。但丙型肝炎病毒感染的多种临床病症,包括代谢紊乱有关,肝脏脂肪变性,肝细胞内脂肪的积累,已被发现是慢性丙型肝炎病毒感染的共同特征。有证据表明,基因型 3 丙型肝炎病毒感染患者的肝脂肪变性可能是特定基因型诱导的损伤。这表明,在基因型 3 病毒感染过程中产生的一个病毒蛋白参与到脂肪肝发生的过程中,而其他基因型感染过程中产生的同一蛋白则没有这一作用。

(二)指导治疗

与丙型肝炎病毒基因型明显相关的是干扰素治疗结果的预后效果。随着最近抗病毒治疗效率的提高,50% 丙型肝炎病毒基因型 1 感染患者和 80% 的基因型 2 和 3 感染者保持了治疗 6 个月后的免疫应答。丙型肝炎病毒基因型 1 和基因型 4 感染患者一般建议 48 周的治疗,而患者感染丙型肝炎病毒基因型 2 和 3 则被推荐治疗 24 周。

不同基因型的乙型肝炎病毒对干扰素也有不同的反应。乙型肝炎病毒基因型 A 比所有其他基因型更敏感,虽然其中的原因尚不清楚,但能更早地对干扰素治疗做出响应。干扰素应答的差异也见于其他的乙型肝炎病毒基因型,在 HBeAg 阳性的个体中,B 基因型比 C 基因型能更好地响应干扰素的治疗。

(三)分析病毒准种

灵敏的测序分析方法对病毒准种的分析非常有用。这些技术能检测出感染病毒的小群体。因此,涉及同种病毒的两个不同分离株的复合感染可以更容易地被检测到,现正在探讨应用于临床上的双重感染。实时定量 PCR、超深度焦磷酸测序技术和 SNP 焦磷酸测序等技术已被用来确定病毒种群内基因组突变的丰度,而不需要克隆大量的病毒基因组。虽然费时费力,但通过克隆产生的数据仍然是有效的,如最近的研究中用 PCR 和克隆来证明慢性乙型肝炎病毒感染人群中高水平的病毒准种的多样性先于血清型转换。但是随着快速和自动化技术的发展,大规模的克隆研究将很可能失去其现在的地位。

(四)检测病毒的耐药性

序列分析最早应用于人类免疫缺陷病毒的耐药性检测,如从 HIV 蛋白酶和反转录酶区域识别抗药性的变化。乙型肝炎病毒聚合酶基因突变使其对核苷类似物,如拉米夫定、阿德福韦和恩替卡韦等具有抗性,在治疗开始之前,检测病毒基因组内这些突变体的丰度,可以更好地采取针对性治疗和改善对患者治疗的效果,用于识别乙型肝炎病毒药物抗性相关的基因突变的方法有实时 PCR、LiPA、扩增子测序、质谱、SNP 焦磷酸测序以及超深度焦磷酸测序技术等。RFMP 分析也被用来确定对拉米夫定耐药和阿德福韦耐药的乙型肝炎病毒突变体的相对丰度,该技术检测突变型/野生型混合物的病毒基因组中对拉米夫定耐药的突变体的敏感性达 1%;相比之下,LiPA 分析技术在相同的群体中能检测到相应突变体的敏感性为 4%。

(五)发现未知病毒

传统发现病毒的方法往往极为缓慢,需要通过电子显微镜观察病毒、培养病毒、病毒核酸纯化和克隆等初步确定,最后测序。尽管这些技术已经取得了巨大的成功,但许多病毒使电子显微镜观察者和病毒学家难以纯化和表征。测序技术的发展使人们能在较短时间内获得病毒的一些序列,通过和基因文库中的病毒序列进行比对,发现相似序列,确定未知病毒的归属。如有患者接受了来自死于发热性疾病患者的器官移植后,出现感染并于 6 周内死亡,采用培养、基因芯片、PCR 和血清学方法分析了各种可能的细菌和病毒病原体,未得到任何信息;然而,对超深度焦磷酸测序产生的超过 103 000 序列进行分析,确定了 14 个在氨基酸水平上与旧世界沙粒病毒相似性的序列,基于这些序列的特异性 PCR 引物,通过传统的 PCR 方法使病毒基因组的剩余部分被扩增,确定患者死亡的原因是新沙粒病毒感染。

(六)分子流行病学研究

基因分型技术在病毒的进化、流行病学表征、追踪病毒在全球范围内的传播、疫情调查和对传染源的跟踪等方面的研究有着重要作用,包括追踪耐药人类免疫缺陷病毒和耐药乙型肝炎病毒的传播。

当前正处于在病毒基因分型和 DNA 测序分析新时代的曙光时期,在未来的十年,病毒学的研究将发生深刻改变。如质谱、大规模并行双脱氧测序和超深度焦磷酸测序等技术将彻底改变 DNA 和 RNA 的测序,使传统方法无法检测到的病毒的发现成为可能。因此,对研究人员来说,将要面临的挑战是如何管理和分析这些大量数据,最大限度地发挥这些工具的潜力。

第五节　病毒核酸变异分析

分子生物学方法(包括核苷酸序列分析、PCR 技术或分子杂交技术等)在卫生检验和临床检验等多个领域发挥着越来越大的作用。在从事分子生物学研究和检测的实验室当中,对所获得的核苷酸序列进行生物信息学分析的需求越来越多。病毒核苷酸序列生物信息学分析的基础是病毒核酸的遗传异质性,本节将简要说明病毒核酸异质性的生物学基础,介绍如何根据核酸异质性而选择使用不同的核酸变异分析技术,描述使用病毒基因序列数据库的一般方法,举例说明如何用 MEGA 软件对病毒核酸变异进行分析。

一、病毒核苷酸序列变异的生物学基础

大多数病毒的适应能力很强,在保持其自身存活的同时,其基因组的某些区段可以容许一些核苷酸发生变异。病毒核酸聚合酶(尤其是 RNA 聚合酶)缺乏较强的校正功能、复制速率较快以及频繁的重组都会导致病毒的基因组出现多样性。病毒的核酸异质性即指每个病毒颗粒的基因组并不完全一样,它们都有着或多或少的差异,而这种差异主要根源于病毒自身的保真性较低的聚合酶,由于 RNA 聚合酶缺乏校正功能,产生大量不同的子代 RNA 病毒,使得宿主系统的免疫功能对其束手无策,然而在进化的角度上来说这对病毒是有利的。

核酸异质性的形成通常由抗原性漂移、自然选择以及由于抗病毒疗法导致的人为选择等因素造成。人类的流动性正在改变着病毒在全球的分布,导致重组病毒株以及跨物种的感染和传播的出现;自然选择,无论是增加在宿主内部的病毒传播的正向选择,还是产生毒力增强的病毒突变体的负向选择,都极大地丰富了现有的病毒库;近年来由于抗病毒药物的大规模使用已出现许多病毒耐药突变体。

利用核苷酸序列分析技术,以核酸序列为基础的病毒分类已在很大程度上取代了病毒血清学分型。病毒物种内的亚类(通用术语包括"血清型"、"基因型"、"基因亚型"、"进化分支")对病毒的流行病学监测来说相当重要。在研究病毒进化、传染源溯源、指导采取恰当的预防和控制措施等方面有着广泛的应用。而且,最近的研究结果表明某些病毒(如乙型肝炎病毒),其不同的基因型与传染病病程和(或)治疗效果和预后有关。因此,对这些病毒进行基因分型已成为病毒学检验中的重要内容。

病毒的血清型是根据病毒抗原与其特异性抗体可结合形成免疫复合物的免疫学原理确定的,是病毒物种内的亚类中最重要的特性之一,根据病毒抗原决定簇的不同可以鉴定同种病毒的不同型别,通常可用血清学的方法检测出来,例如可以据此将脊髓灰质炎病毒分为Ⅰ~Ⅲ共3个血清型。

而病毒的基因型则是按照病毒基因的核苷酸序列的差异人为地进行分类。对许多病毒来说,基因型多样性(即属于不同进化分支的病毒之间存在差异)是核苷酸序列差异的主要表现形式。病毒持续不断的进化和不同病毒株的重叠感染可以导致单个宿主内出现多个重要的临床病毒亚型。一般来说,不同的病毒采用了不同标准的基因分型方法。例如,乙型肝炎病毒被细分为8个基因型(A~H),每个基因型病毒之间的核苷酸差异大于8%,同时在大多数基因型内,其核苷酸差异小于4%。肠道病毒71型是小RNA病毒目,小RNA病毒科,肠道病毒属的一个血清型,它目前被分为4个基因型(A~D),基因型之间的差异在15%~25%,其中B和C基因型又可分为多个基因亚型(B0~B7、C1~C6),而C4基因亚型又被划分为C4a和C4b进化分支等。也有比较特殊的情况,例如人免疫缺陷病毒1型,在演化支内会呈现显著的变异,基因亚型之间的差异可达25%~35%,而在亚型内的变异则为15%~20%。与血清型不同的是,病毒的基因型的划分有时是不固定的,当获得了更多的核苷酸序列时,基因型的变化可能会相当频繁。此外,值得注意的是,与血清型不同,基因分型本身并不是严格的生物分型。

基因分型的最大优点是其适合于大规模的流行病学监测,某种病毒的不同基因型的分布存在着地理差异,因此当病毒在人群中暴发时,基因分型可作为溯源的有效工具。进行病毒基因分型的标准的方法是,将病毒基因组用聚合酶链反应(polymerase chain reaction,PCR)方法进行扩增,并对其进行核苷酸序列测定及种系进化分析,这种方法是目前所有病毒基因分型方法中最经典、最准确的方法。该方法采用比较特异的PCR引物扩增特定的核苷酸序列区域,直接测序后与GenBank数据库中已上传的病毒序列进行比对,描绘出系统进化树,根据进化距离及种系关系确定该病毒的基因型。直接测序法可以最大程度的获得该病毒的核苷酸序列信息,结果最为可靠,是病毒基因分型的金标准。但不同病毒的基因分型有不同的"靶核苷酸序列区域",比如肠道病毒的基因分型,是选择VP1区PCR扩增后进行核苷酸序列测定及种系进化分析,而丙型肝炎病毒的基因分型,是选择NS5b区PCR扩增后进行核苷酸序列测定及种系进化分析。

二、病毒核苷酸序列变异分析中靶标序列的选择策略与方法

病毒学检验中使用的分子生物学检测方法,基本上都会用到 PCR 或其他类似的核酸扩增技术。病毒定性检测和定量检测都依赖于序列是否保守,其引物和探针设计需要与模板核酸的目的区域严格互补,若结合区域的核苷酸发生变异,就会影响检出;而进行基因型鉴定或分析时,则要求扩增区域有足够的基因异质性,通常必须保留充足的侧翼序列作为引物结合的靶标序列,才能保证基因型鉴定的准确性。不同病毒基因组的不同区域其核酸序列变异程度不同,比如在肠道病毒基因组中,编码结构蛋白的基因在不同的病毒株之间的变异性较大;相反的,由于有严格的功能性制约,在一些非结构蛋白的基因编码区则表现为相对保守。从理论上讲,确定合适的病毒基因组的靶标需要考虑至少两个问题:首先要考虑的是检测靶标潜在的基本生物学功能;其次是直接查看核苷酸序列,一般情况下,病毒基因组的异质性可以不用通过查看其生物功能就能识别出来。

病毒核酸的差异性就要求进行引物和探针的设计时要格外仔细,从而保证病毒核酸检测方法的敏感性和特异性,防止出现交叉反应。通常,设计上下游引物和探针时,还应考虑它们在模板上的结合位置。这是因为不同病毒基因组的不同区域核苷酸序列变异程度不同,病毒的遗传多样性并不会均匀分布在其整个基因组上。比如在肠道病毒基因组中,编码结构蛋白的基因在不同的病毒株之间的变异性较大;相反的,由于有严格的功能性制约,在一些非结构蛋白的基因编码区则表现为相对保守。

用于引物设计的软件很多,使用较多的是通过多序列比对,筛选出相对保守的靶标区域,也可以评估引物的特点,如长度、熔解温度、GC 含量等,如 Primaclade(http://www.umsl.edu/services/kellogg/primaclade.html)和 PriFi(http://cgi-www.daimi.au.dk/cgi-chili/PriFi/main),是两个免费的基于网页的引物设计工具。Primer3 软件(http://bioinfo.ut.ee/primer3/),是一款颇受欢迎的在线引物设计工具,由怀特黑德研究所和霍华德 - 休斯医学研究所共同研发,但是该引物设计软件只能输入单个靶序列。在这种情况下,基于序列保守区段(通过多序列比对获得)和序列特性(给定一个单核苷酸序列)进行候选靶标区域的筛选就是一个反复的过程。例如,针对筛选出来的高度保守的区域,使用这个引物设计软件初步设计和筛选引物或探针,然后再通过多序列比对对输出的候选引物或探针进行分析,来去除那些受到个别多态性位点影响的引物或探针。

在引物设计软件中,针对一个"共有序列"作为模板进行引物设计是较为方便的。"共有序列"是由多序列比对计算而来,并由每个序列比对位点出现最频繁的核苷酸组成。在没有明显"共有序列"的位点可以使用国际通用碱基代码来表示混合碱基。与使用任意参考序列设计引物相比,使用"共有序列"设计出的引物与大多数序列更加匹配。另外一个优点就是"共有序列"中核苷酸的位置与其在多序列比对中的位置完全对应,这样引物便可以追溯到进行序列比对的位置。

由于基因组多样性的存在,除了引物的设计是一个挑战外,基因分型检测和耐药性检测也面临着一系列挑战。设计一个理想的基因分型检测方法的前提是要获得足够数量的基因组序列,以保证基因分型的合理性和具有检出重组株的能力。耐药性检测应该不仅可以检测原发性突变和代偿性耐药突变,还能够辨别带有不同耐药特性的病毒亚型。表 3-1 对检测目的、基因组中合适的靶标选择和每个检测方法需要考虑的技术因素做出了小结。

表 3-1 不同目的核酸检测靶基因的选择与注意事项

检测目的	基因组靶标	需要考虑的技术因素
病毒感染的定性检测	病毒基因组的保守区域	需要选择一个高度保守的区域进行引物设计,并且这段区域与其他病毒和人类基因组 DNA 序列的差异很大。需要对不同基因型的病毒都能扩增,而与其他病毒没有交叉反应。扩增片段的长度应尽量短,这样检测更加快速有效
病毒载量的定量检测	病毒基因组的保守区域	与定性检测一样,需要在高度保守的区域进行引物设计,以确保所有基因型的病毒均可被扩增。如果选择实时荧光定量 PCR 法进行检测时,则需要更短的扩增片段,还必须有相应的检测仪器和额外设计的荧光探针
基因型鉴定	扩增区域要有足够的基因异质性,这样才能保证基因型鉴定的正确性	为了得到正确的基因型鉴定结果,扩增片段应该比较长。同时要考虑有多个毒株共同感染和重组株存在的可能性。以序列为基础的检测可能需要相当复杂的数据分析过程
耐药性检测	扩增区域要含有预期的和可能的耐药性突变位点	和基因型鉴定相似,耐药性检测需要更长的扩增片段以覆盖原发性突变和代偿性突变区域。需要为基因扩增预留足够的引物结合位点

三、病毒核苷酸序列数据的来源

生物学数据库是生物信息学最主要的内容之一。自 20 世纪 90 年代以来,我们一直处于生物学数据库的迅速增长和蓬勃发展时期,而更高效的测序技术(包括二代测序技术)的开发应用还会产生更大量的数据。

全球生物序列数据库有个"主存储库",即国际核苷酸序列数据库协会(International Nucleotide Sequence Database Collaboration,INSDC),其成员包括日本信息生物学中心管理的日本 DNA 数据库(DNA Data Base of Japan,DDBJ)、欧洲生物信息学研究所维护的欧洲分子生物学实验室(European Molecular Biology Laboratory,EMBL)数据库和美国国家生物技术信息中心(National Center for Biotechnology Information,NCBI)的 GenBank 数据库。这三个数据中心各自搜集世界各国相关实验室和测序机构所发布的序列数据,并且每天都通过计算机网络将新发现的和更新过的序列数据进行交换,以保证这三个数据库序列信息的完整性。

在这些数据库中,以 NCBI 基因库的门户网站(http://www.ncbi.nlm.nih.gov)最为常用,它是世界上最权威的和最广泛的核酸数据库。该数据库内容庞大,需要使用检索引擎来进行检索,作为核苷酸序列分析最基本的一个方面,根据不同的研究目的,可使用 Entrez 检索引擎、基本局部序列比对检索工具(Basic Local Alignment Search Tool,BLAST)序列同源性检索等不同的检索方法,以下是一些具体的方法介绍:

1. 根据 NCBI 的病毒分类识别号检索 通过分类检索界面(http://www.ncbi.nlm.nih.gov/taxonomy),根据它们在美国 NCBI 分类层次结构中的病毒分类识别号来检索序列。或者也可以直接在美国 NCBI 的核苷酸数据库(http://www.ncbi.nlm.nih.gov/nucleotide)的主要检索界面完成。这些分类层次结构取决于序列上传者或数据库维护人员提供的注解。这可能是一个穷尽检索的最好办法,但如果上传的记录分类错误,则可能会导致错误的检索结果。

2. BLAST 检索 这种工具可以对不同基因的核苷酸序列或者不同蛋白的氨基酸序列进行比对,并从相应数据库中找到相同或者相似的序列。检索时应该设置相似性和匹配长度等检索参数,用来排除相似性较小的或者是匹配度较低的记录。NCBI 提供了 BLAST 检索的在线服务(http://blast.st-va.ncbi.nlm.nih.gov/Blast.cgi),用户在线提交核苷酸或氨基酸序列,同时选择要比较的数据库(nucleotide blast 或者 protein blast),BLAST 检索程序运行结束后会自动以网页的形式返回比对结果,其中包括匹配的序列、相似度分析以及显著性水平等信息。

3. 基于关键词进行检索 当检索关键词是精心筛选的并仅适用于数据库字段的子集时,该方法最有成效(http://www.ncbi.nlm.nih.gov/Sitemap/samplerecord.html)。

4. GenBank PopSet 数据库(http://www.ncbi.nlm.nih.gov/popset) 该数据库含有预定义的一组关于"分析一个种群的进化关系"的记录集。这些已收集的序列的集合经常会被用到,但是需要注意的是,有时单个记录集可能含有多个物种或其他的系统分类的记录。

5. GenBank 病毒基因组数据库(http://www.ncbi.nlm.nih.gov/genome/) 将一个全长的病毒基因组选定作为一个特定的病毒种类的参比序列。

四、序列整理分析

序列整理分析的第一步是要去除低质量的序列,包括那些不能真正代表一个病毒组成员特性的序列、在自然种群中没有代表性的,已经积累变异的高度传代的实验室适应株序列,以及那些相似度很高的一群序列。此外,还应确保与临床相关的亚种群有足够的(成比例)的代表性。一般应该按照以下操作步骤进行:

1. 评估序列质量 在缺乏原始序列图谱的情况下(指的是由序列测定分析仪生成的毛细管凝胶电泳图谱),在评估序列质量时,研究者必须依靠一些替代指标。低质量的序列最明显的表现就是其不确定位点的比例很高,这些不确定的位点通常用"N"或是国际理论与应用化学联合会(International Union of Pure and Applied Chemistry,IUPAC)规定的其他国际兼并碱基通用代码来表示。不确定位点代码的出现可能是由序列提交者的疏忽或者序列收集方法的局限性导致。为提高所选序列质量,一方面可以设定不确定位点代码所占最大比例的阈值来对低质量的序列进行有效筛选。另一方面就是在使用 GenBank 数据库中的序列时去除那些没有出现在同行评审出版物中的序列(比如"直接提交到数据库"中的序列)。

2. 多序列比对 多序列比对(multiple sequence alignment,MSA)是核苷酸和氨基酸序列分析的基本方法之一,是一种通过将多个核苷酸序列或者氨基酸序列进行位点对位点的逐位比较,并将其中相似的区域突出显示的方法,多序列比对反映了一组核苷酸或氨基酸序列(序列比对中的一个"位点")共有一个进化起源的潜在假设,可以发现特征性的保守序列,显示序列之间的相似性和差异。多序列比对可用来发现特征性序列,比较序列间同源性,确定 PCR 引物或探针,以及进行分子进化分析等,是分子生物学中一个基本而又十分重要的方法。

多序列比对工具通常使用某种进化模型来达到序列比对的生物合理性。多序列比对的算法选择、运算和评估已经在很多生物信息学文献中进行过广泛讨论。多序列比对的算法自开始使用以来已经历了多次很大的改进。在软件的选择方面最重要的标准是软件使用的难易度、运行速度、能够处理比对序列长度和数量的能力,以及与已有计算平台的兼容性等。

需要注意的是,对同一组序列,不同的分析软件会得到不同的分析结果,即使同一软件,不同的设置参数也在很大程度上影响到分析的结果。由于多序列比对通常是比较序列中相似性较高而"空位"较少的区域,所以在该区域进行不同算法的序列比对时,差异相对不明显,不管是通过命令行操作的 ClustalW 软件,或者是窗口化操作的 ClustalX 软件,在大多数情况下都可以满足用户使用(该软件可在以下网站获得:http://www.clustal.org)。使用预校准的参考序列数据库对 ClustalW 软件和其他算法进行比较,结果表明尽管其他算法在执行某项指令时要优于 ClustalW 软件,但是这种改进通常是以增加计算时间为代价的。因此,实际操作过程中建议用户尝试使用多种算法进行多序列比对分析。例如,对于并不是专门针对大量序列比对而优化的软件,在对长度较大或大量序列进行多序列比对时,可能会由于电脑进程太多而使计算速度异常缓慢,这时候就应该使用更加专业化的软件。

Clustal 软件是基于"渐进式比对"算法的多序列比对工具,其运算过程大致如下:如果 N 条序列进行比对,则首先对这 N 条序列两两比较,并计算序列间距离,从而得到 N×N 的矩阵,据此构建一个系统发育树来指导多序列比对。分子进化遗传分析软件(molecular evolutionary genetics analysis,MEGA)是一个序列统计和进化分析的软件(该软件可在以下网站获得:http://www.megasoftware.net/),其同时集成了 ClustalW 软件的功能。该软件具有网络序列数据库检索功能,能实现序列的在线获得和线下分析的整合,内嵌的高级图形模块可以使数据的输入和输出更加直观,有助于对数据进行编辑和整理。

由计算机程序按照不同算法进行的多序列比对并不能保证是完美的,有时还可能需要额外的人工操作。而在实际操作过程中,使用文字处理软件来编辑多序列比对(或者任何包含序列数据的文件)是非常烦琐的,并且也是后续分析过程中错误的重要来源。因此,推荐使用免费的或商业化序列比对编辑器。序列比对编辑器可在不同地方获得,例如维基百科(网址:http://en.wikipedia.org/wiki/List of sequence alignment software)。

3. 创建一个有代表性的序列集　大多数病毒检测的目的是为了敏感地检测到特定的一种病毒或一组病毒,有时也是为了区分特定病毒基因型或者基因亚型,或是为了检测与病毒表型特征相关的基因多态性。在这些情况下,可能会出现由于没有考虑到病毒的遗传变异性而影响到分子生物学实验的设计。所以,在选取一组候选序列进行组合和比对之前,需要额外的步骤来确保该数据集能够准确反映出这些病毒的序列异质性。

(1)去除异常值:由于提交的序列注释错误或检索错误,就可能会出现异常值,在某些情况下,仅仅通过审核序列的注释就可以发现这些异常值。那些很难鉴别的一类异常值被称为"生物学异常值",也就是指在生物学上不同于大部分已知病毒的分离株。因为高度传代的实验室适应株经常被认定作为"参考株",应予以特别关注:通常一种病毒性病原体的早期分离株在经历长时间的细胞培养传代过程后因积累了很多碱基的替换、插入、缺失和重排而不同于原始分离株。这时可以使用进化分析方法来检测异常值,之后会详细说明。

(2)准确地选取种群结构的代表序列:在组合一组病毒参考序列时,最具有挑战性和最耗时的工作,是确保不同亚种群具有足够的代表性,而又避免选取相似性特别大的病毒分离株。病毒亚型可能与其所在地理位置、流行病学或者人类种族背景高度相关,必须确保用于分析的病毒序列能够反映出该病毒在目标人群中流行的遗传异质性。病毒序列数据库有时不能真正反映该病毒的全部遗传异质性,其中人为抽样误差也十分常见,主要原因是大量选取了来源于单独个体或一个群体的很多病毒序列,这些序列可能是一组相似性很高的序列,如果不把它们甄别出来,将对分析结果产生极大的误导。

当使用原始的序列数据,或是从没有进行分组的数据库中进行序列检索时,评估不同病毒亚种群的代表性十分必要。尤其是对于那些新鉴定的病原体来说尤其困难,因为在进行序列检索时,该病原体种群结构的特点还没有被很好地研究,且亚组群也尚未命名。在尝试设计一个病毒检测方法之前,有必要首先通过对代表种群的分离株进行测序,进而估算其遗传异质性的大小。

在某些情况下,仅仅通过检验多序列比对的结果就能看出种群结构。分析软件能够突出显示不一致的核苷酸替换位点,为检验提供了极大的方便。用于计算或编辑多序列比对的软件,如 ClustalX 软件、MEGA 软件等通常能够实现这个功能;各种在线工具也可以实现此功能,如 Jalview 在线工具(http://www.jalview.org)等。在实际操作中,命名参考序列也是非常有用的,这样在进行序列比对时,可以很容易对亚型或进化分支进行分组。

在某些情况下,构建系统发育树能够实现种群结构的可视化。通过这种方法能够很好地甄别出异常值。构建系统发育树比多序列比对更加的复杂和专业,且有更多的软件工具可供使用。然而,我们对于病毒检测方法的设计需求相对不会太高,甚至一个基本的系统发育树就能快速甄别出异常值,并突出显示种群结构。

人们经常使用 MEGA 软件中的邻接法(neighbor-joining NJ)构建系统发育树。更多复杂的计算,例如进化距离的估算或者位点核苷酸置换率的计算则需要更多的技巧,这需要在多序列比对和系统发育分析的基础上完成。系统发育树可以通过华盛顿大学开发并维护的TreeView 软件来查看(http://taxonomy.zoology.gla.ac.uk/rod/treeview.html)。

如果不是所有的亚组在系统发育树上都很好地被展示出来,则首先需要考虑的是未展示出来的群组在基因靶标区域是否发生了大的变异。如果所有已知的亚组在我们要研究的基因靶标区域非常保守,我们可以在不需要增加额外的序列信息的情况下重新进行实验设计。否则,我们必须要了解这些未展示出来的群组成员的特点之后才能重新进行实验设计。如果这些未展示出来的病毒群组在实验目标人群中普遍存在,那么有必要对该群组中额外的病毒分离株进行序列测定分析,然后再重新进行实验设计。

总之,假设病毒亚组已经被定义,并且代表性序列也已确定,那么将未知序列进行分组的典型过程如下:

1)筛选已知分组的,并且包含我们要研究的靶标区域的一组参考序列,例如,可以从参考株的数据库或文献中已进行分组的序列中筛选。每条参考序列的名称应该反映其分组信息。

2)如果需要添加额外的序列,请检索其他的公共数据库。

3)评估序列的长度、质量(如不确定位点的比例)以及我们所研究的基因靶标区域的覆盖范围。检查序列的注释,在相似性很高的序列(如来源于同一个体)中,选择一个或几个作为代表株。

4)构建一个多序列比对。

5)通过比较未分组序列与代表各亚组的参考序列之间的相似性,构建系统发育树对未分组序列进行亚组的分类。

6)确定亚种群是否被很好地展示出来。如果能够很好地被展示,则可以确定未知序列的分组情况。

4. 其他生物信息学工具 特定软件在完成上述分析中的每一个步骤的计算都是非常

复杂的。在某些情况下,在脚本或编程环境中使用序列分析软件包可以很好地说明这种分析的复杂性。那些需要进行复杂序列分析的算法通常都倾向运行于有命令行的软件,如免费的 EMBOSS 序列分析软件包(http://emboss.open-bio.org/),该软件通过组合一系列单用途的软件工具来构建一个脚本化的工作流程。尽管对初学来说会比较困难,但常用的计算机语言,如 Java 语言(http://biojava.org/wiki/Main_Page),以及 R 语言(http://cran.r-project.org/)都推动了那些进行复杂序列分析的工具快速发展,使得那些几乎难以完成的任务(如对成千上万条序列进行分析)成为常规工作。

五、解决在实验设计中的不可避免的遗传异质性

在某些情况下,设计出来的引物和探针可能不需要与所要研究的靶标序列完全匹配。因为对于一个高度变异的病毒来说,所要研究的目的区段可能缺乏保守的靶基因,或者需要扩增高度变异的区域。在这种情况下,必须考虑到以下四种可能性,包括允许引物不匹配、简并引物的使用、通用碱基的使用或者同时使用上述三种方法。

引物的 5′ 末端与靶标区域不匹配通常不会导致 PCR 扩增失败,但是会降低引物的熔解温度从而影响扩增反应的特异性。相反,引物的 3′ 末端即使有一个碱基不匹配也可能严重降低引物和靶标基因结合的稳定性从而影响扩增反应。因此,如果引物设计时无法避免引物不匹配,那么最好把这种不匹配限制在引物的 5′ 端。

在特定位置使用简并引物或者使用降低配对特异性的通用碱基可以提高检测方法的敏感性。简并引物在一个特异的寡核苷酸位点可以由 2~4 种碱基组成,这不同于通用碱基,一个通用碱基即可以与所有 4 种碱基配对。这样的设计方法在理论上提高了引物的特异性。但另一方面,在多个位点有简并碱基的引物中,引物会在扩增反应中以一种复杂混合物存在(例如:在 4 个不同位点的 3 种不同碱基会产生 81 种不同的引物),这样每一种引物的浓度都非常低,将会导致引物消耗过快和扩增效率低下。而且,每条引物都有不同的交叉反应性和熔解温度,这就可能造成非特异性扩增,从而使定量试验无法标准化。此外,包含多个引物的 PCR 反应体系的优化通常是比较复杂和困难的,因此在设计引物时建议谨慎使用简并碱基。

最常用的替代碱基是次黄嘌呤(deoxyinosine,I),它是一个可以与任何天然的碱基进行配对的通用碱基,但配对效率不同;例如,次黄嘌呤与 G 或 T 配对的效率要比和 A 或者 C 配对的效率低。包含次黄嘌呤的引物可以降低反应中的引物总量,因此在反应中要防止引物过早耗尽。使用通用碱基 I 的缺点包括降低反应的特异性以及降低了退火温度,且在含有通用碱基 I 的引物的扩增反应体系中,不能使用具有校正功能的 DNA 聚合酶。

联合使用简并碱基和通用碱基是一种常用的设计引物和探针的策略。在定量临床检测中,使用这些策略中的任何一种,都可能会因不同引物结合到不同靶标序列的效率不同而影响扩增效率。所以在任何病毒检测方法的设计中,有必要对扩增反应的各项参数进行摸索。

六、使用 MEGA 软件进行系统进化分析

分子进化遗传分析工具(molecular evolutionary genetic analysis,MEGA)是一个关于序列分析以及统计比较的软件包。随着基因组测序的快速发展,产生了大量的核苷酸序列信息,这时就需要一种简便而快速的统计分析工具来对这些数据进行有效的分析,以提取其中包

含的大量信息,MEGA 软件就是基于这种需求开发的,是一个以进化的角度从核苷酸和氨基酸序列中提取有用信息的工具,该软件可以免费获取和使用(http://www.megasoftware.net/)。

MEGA 软件可用于多序列比对、进化树的构建、估计分子进化速度和验证进化假说等,还可以通过与 NCBI 网站直接连接实现资源共享,在数据库中进行序列信息的检索,并通过 BLAST 比对获取同源序列。该软件最大的优点在于易于上手操作并可对图形进行优化展示,是目前分子进化分析最理想的软件之一。本部分将重点介绍 MEGA 6 的主要功能模块:多序列比对分析、遗传距离的估计和系统进化树的构建。

1. 多序列比对 因任何软件都不能检测数据本身存在的错误,所以数据质量是关键,需要尽量保证输入数据的可靠性,并将所分析序列的区域和长度截取至一致。用于多序列比对的序列的具体要求是:①有确定的来源并且正确无误;②同源的,即所有的序列都起源于同一祖先序列;③序列之间的差异包含了必要的感兴趣的信息位点。可以利用自己试验产生的核苷酸序列,也可以利用 MEGA 软件直接通过 NCBI 直接查找感兴趣的序列,并以 Fasta 或文本文件等格式保存。

打开 MEGA 6 软件,在主界面单击 Align-Edit/Build Alignment,单击后,会出现如图 3-5 的窗口,这里有三个选项,分别对应三种不同的情况:Create a new alignment:是建立一个新的序列比对时使用;Open a saved alignment session:使用它可以打开一个已经比对好的文件;Retrieve sequences from a file:这种情况同第一种情况相似,可以在已经比对好的文件中追加新的序列,打开后的界面是一样的。

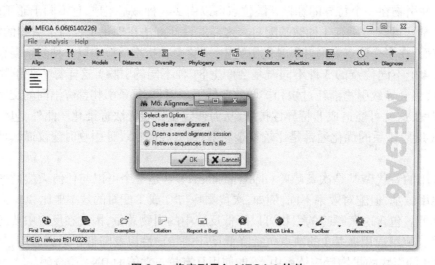

图 3-5 将序列导入 MEGA 6 软件

核苷酸序列导入后可将序列全选或部分选取,用 MEGA 6 软件内嵌的 ClustalW 工具对序列进行比对分析。单击 Alignment-Align by ClustalW(图 3-6),然后在弹出的对话框内设置各种参数(一般选缺省设置)。参数设置好后,点击"OK"运行程序进行序列比对,中间会出现一个过程对话框。运行结束后,将显示多序列比对结果的窗口,可以将结果保存(Data-Export Alignment-MEGA format),以供构建系统发育树使用。

2. 遗传距离的估计 MEGA 软件可以用于计算不同病毒核苷酸序列的进化距离,包括一组病毒核苷酸序列组内的平均进化距离和几组病毒核苷酸序列组间的平均进化距离。

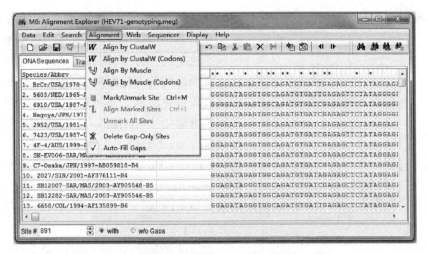

图 3-6　MEGA 6 软件中运行 ClustalW 工具

打开 MEGA 6 软件,在主界面单击 Distance-Compute Pairwise Distance(图 3-7),然后对各种参数进行设置。

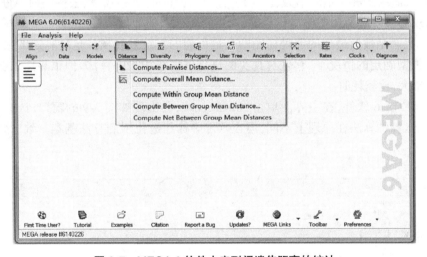

图 3-7　MEGA 6 软件中序列间遗传距离的统计

在参数设置中,首先确定要统计分析的序列的替代类型(图 3-8),如果是核苷酸序列,在"Substitutions"选项中选择"Nucleotide",氨基酸序列选择"Amino acid"。然后选择统计分析模型,在"Model/Method"选项中进行选择,有多个模型可供选择。其中较常用的有"No. of differences"(差异位点数)、"p distance"(差异位点百分数)和"Kimura 2-parameter model"(Kimura 双参数模型)。选择好参数后,单击"Compute"开始运算,运算完成后得到序列之间的遗传距离。

3. 系统进化树的构建　系统发育分析是研究物种进化和系统分类的一种方法,其常用一种类似树状分支的图形来概括各种(类)生物之间的亲缘关系,这种树状分支的图形称为系统发育树。通过多序列比对和系统发育树,可以研究一组相关的基因,推断或评估不同基因间的进化关系,探索基因的功能,追溯基因的起源。

构建进化树的算法主要分为两类:独立元素法(discrete character methods)和距离依靠

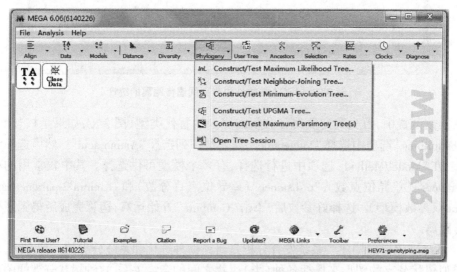

图 3-8　遗传距离统计中各种参数的设置

法（distance methods）。所谓独立元素法是指进化树的拓扑形状是由序列上的每个核苷酸/氨基酸的状态决定的,而距离依靠法是指进化树的拓扑形状由两两序列的进化距离决定的,进化树枝条的长度代表着进化距离。建树的方法有很多种,其中最常用的有邻接法（Neighbor-Joining,NJ）和最大似然法（Maximum Likelihood,ML）,其他还有最大简约法（Maximum Parsimony,MP）和贝叶斯法（Bayesian Inference,BI）等,其中邻接法采用距离依靠法算法,而最大似然法、最大简约法和贝叶斯法都是采用独立元素法。

　　邻接法是基于序列同源性（最小进化原理）的一种算法,根据所有序列的两两比对结果,通过序列两两之间的差异决定进化树的拓扑结构和树枝长度。这种算法运算速度快,结果只有一种树图,但这种算法对序列上的所有位点等同对待,并且要求所分析的序列的进化距离不能太大,因此只适用于进化距离不大,信息位点少的短序列。最大似然法将序列中每个位点所有可能出现的核苷酸替代概率进行累加,产生特定位点的似然值,对所有可能的树图都计算似然函数,似然函数值最大的那种树图即是最可能的系统发育树。这种算法的最大优点在于在进化模型确定的情况下,它是与真实的进化过程最相符的算法,但很显然,这种算法计算强度非常大,比较耗时。

　　打开 MEGA 6 软件,在主界面单击"Phylogeny",会出现如图 3-9 的窗口,选择合适的建树算法,虽然各种算法在原理上不同,但在软件中构建进化树的方法基本一致,这里以邻接法为例。

图 3-9　构建系统进化树算法的选择

　　构建进化树是对序列进化关系的拓扑结构进行评估和模拟的过程,因此要对所构建的进化树做进一步地统计学显著性检验。点击"Phylogeny-Construct/Test Neighbor-Joining

Tree"，出现如下参数对话框（图 3-10），对各项参数进行设置，其中重复抽样次数（No. of Bootstrap Replications）要足够大，推荐 500 以上，以保证所构建的进化树稳定真实，模型一般选择"Kimura 2-parameter model"（Kimura 双参数模型）。选择好参数后，单击"Compute"开始运算，运算完成后得到进化树。

进化树的构建是一个统计学问题，我们所构建出来的进化树只是对真实的进化关系的评估或者模拟。如果我们采用了一个适当的方法，那么所构建的进化树就会接近真实的"进化树"。模拟的进化树需要一种数学方法来对其进行评估，Bootstrap 就是这样一种方法，它又称自展法，是用小样本估计总体值的一种非参数方法，是对所比较序列上的替换位点做多次随机取样，根据每次取样的数据可以得到新的树形图，相同的组合出现在某一个节点上的次数占总取样次数的百分比就是该节点的 Bootstrap 值。由此可见，作为对进化树进行统计验证的一种方法，Bootstrap 验证可以作为进化树可靠性的一个度量。一般来讲，Bootstrap 值 >95% 则有统计学上的意义，>80% 可信，<50% 不可信。

运算结果将会出现两种树（图 3-11）。一种为原始树（original tree），另一种为 Bootstrap 检验过的树（Bootstrap consense tree），一般选择后者。树枝上的数字表示 Bootstrap 验证中该树枝可信度的百分比，该数值越大，则说明越接近初始设定的重复抽样次数，即意味着其可信度越大，一般在树图上略去≤80% 的数值。

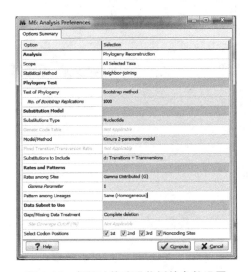

图 3-10　邻接法构建进化树的参数设置　　图 3-11　运算结果所示的系统进化树及美化

在进行系统发育分析中，最关键的因素不是采用的建树方法，而是输入数据的质量，因此数据的选择和序列比对都非常重要。因为即使是最复杂的系统发育分析方法都不能校正输入数据的错误。一般来讲，要使用不同的模型进行运算，然后比较它们所建立的进化树的一致性。外类群（out group）的设定对于树图的分析是很重要的，使用无可争议的同源物种作为外类群，这个外类群要足够近，以提供足够的信息，但又不能太近以至于和树中的种类相混。需要注意的是，有时候仅仅因不同序列在输入文件中的顺序不同，即使同一种算法也可能得出不同的进化树。

本 章 小 结

　　本章的重要内容主要包括:①核酸杂交技术的原理、探针的标记、Southern blotting 和 Northern blotting 的方法学等内容;②PCR 技术的原理、引物的设计和条件优化,特别是 Real-time qPCR 定量的原理和优点,以及其他核酸扩增技术的工作原理;③基因芯片技术的工作原理、检测技术及其在病毒学检验中的应用;④病毒基因及基因组、基因型的定义和基因型分析技术及其基因分型的意义。此外,最后一节在介绍病毒核苷酸序列变异的生物学基础,病毒核苷酸序列变异分析中靶标序列的选择策略与方法,病毒核苷酸序列数据的来源及整理分析的基础上,重点介绍了 MEGA 软件在病毒核酸变异分析中的具体应用。

思考题

1. 举例说明 Southern blotting 的技术原理与过程。
2. 简述 PCR 技术的原理及其注意事项。
3. 列表说明 Real-time qPCR 与常规 PCR 的异同及优缺点。
4. 简述进行病毒核酸变异分析的意义及注意事项。
5. 试对感兴趣的某种病毒进行系统进化分析。

（封少龙　张勇）

第四章 病毒抗原与抗体检测技术

借助免疫学、细胞生物学和分子生物学理论与技术，可实现对抗原、抗体、免疫细胞及其分泌的细胞因子等进行定性或定量检测。随着现代免疫学及细胞生物学、分子生物学等相关学科的进展，病毒抗原与抗体检测技术亦不断发展和完善，新的方法不断出现，为基础医学、临床医学和预防医学的发展提供了重要的方法和手段。

一、抗原抗体反应的特点

1. 高度特异性　抗原与抗体的结合具有高度特异性，这种特异性是由抗原表位与抗体分子中的超变区互补结合所决定的。空间构型互补程度越高，抗原表位与抗体可变区（V区）之间结合力越强，抗原抗体结合的特异性越强，亲和力也越高。利用这一特点，在体外可以对许多未知的病毒物质进行特异性鉴定。如利用已知抗原（如乙型肝炎病毒）来检测相应的抗体（抗乙型肝炎病毒抗体）。

2. 表面化学基团之间的可逆结合　抗原抗体结合除了空间构象互补外，主要以氢键、静电引力、范德华力和疏水键等分子表面的化学基团之间的非共价方式结合。这种非共价键不如共价键结合稳定，易受温度、酸碱度和离子强度影响而解离，解离后抗原和抗体仍具有原有的特性。解离度主要取决于两个方面：一是抗体与抗原结合的亲和力（affinity），指抗体分子单一抗原结合部位与一个相应抗原表位之间互补结合的强度。抗体亲和力越高，解离度越低；反之抗体的亲和力越低，解离度越高。二是抗原抗体反应的环境因素，如温度、酸碱度和离子强度。因此，在进行体外的病毒抗原抗体反应时，要求适当的温度、酸碱度和离子强度等条件。

3. 适宜的抗原抗体浓度和比例　抗原抗体结合后能否出现肉眼可见的反应取决于两者的浓度和比例。在反应体系中，如果抗原与抗体的浓度和比例适当，则抗原抗体复合物体积大、数量多，出现肉眼可见反应。若抗原或抗体过剩，抗原-抗体复合物体积小、数量少，不能出现肉眼可见反应。故在具体实验过程中要适当稀释抗原或抗体，以调整两者浓度和比例，使其出现最大量的复合物，避免假阴性的发生。

4. 抗原抗体反应的两个阶段　抗原抗体反应可分为两个阶段：第一个阶段是抗原抗体特异性结合阶段。抗原分子与抗体分子之间是互补的非共价结合，该反应迅速，可在数秒钟至几分钟内完成，一般不出现肉眼可见的反应。第二阶段为可见反应阶段，是小的抗原抗体复合物之间靠正、负电荷吸引形成较大复合物的过程。此阶段所需时间从数分、数小时至数日不等，且易受电解质、温度和酸碱度等条件的影响。

二、抗原抗体反应的影响因素

1. 电解质　抗原、抗体通常为蛋白质分子，等电点分别为 pH3~5 和 pH5~6 不等，在中性或弱碱性条件下,表面带有较多的负电荷,适当浓度的电解质会使它们失去一部分负电荷而相互结合,出现肉眼可见的凝集团块或沉淀物。实验中常用0.85%的NaCl或其他离子溶液作稀释液,以提供适当浓度的电解质。

2. 温度 适当提高反应的温度可增加抗原与抗体分子的碰撞机会,加速抗原抗体复合物的形成。在一定范围内,温度越高,形成可见反应的速度越快。但温度过高(56℃以上),可使抗原或抗体变性失活,影响实验结果。通常37℃是抗原抗体反应的最适温度。

3. 酸碱度 抗原抗体反应的最适pH在6~8之间,pH过高或过低,均可直接影响抗原、抗体的理化性质。此外,当抗原抗体反应液的pH接近抗原或抗体的等电点时,抗原抗体所带正、负电荷相等,由于自身吸引而出现凝集,导致非特异性反应,即假阳性反应。

免疫学检测技术的基础是抗原抗体反应,免疫学技术有凝集反应、沉淀反应、补体参与的反应、中和反应和标记免疫反应五种类型。标记免疫技术(immunolabelling technique)是用荧光物质、放射性核素、酶或化学发光物质等标记抗原或抗体,进行抗原抗体反应后,通过检测标记物对抗体或抗原进行定性、定位或定量分析,免疫荧光技术、放射免疫技术和酶免疫技术为经典的三大标记技术,是目前应用最广泛的免疫学检测技术。标记免疫技术按实际用途分为定位测定组织或细胞中固定成分的免疫组织化学技术和检测液体标本中抗原或抗体含量的免疫测定;按测定反应体系的物理状态分为均相免疫测定和非均相免疫测定;按检测对象不同可分为放射免疫技术、免疫荧光技术、酶免疫技术、化学发光免疫技术和金免疫技术等。

第一节 免疫荧光技术

一、概述

免疫荧光技术(immunofluorescence assay,IFA)是在免疫学、生物化学和显微镜技术的基础上建立起来的一项技术,既有免疫学反应的特异性和敏感性,又有显微镜技术精确性和直观性的优点。该方法在医学研究和临床诊断方面应用广泛,尤其在病毒学领域方面,可用于细胞培养病毒的鉴定、临床标本中病毒抗原的检测、病毒性疾病的诊断、病毒和病毒抗原在组织细胞内的定位等。以荧光素作为标记物,与已知的抗体(或抗原)结合,但不影响其免疫学特性,然后将荧光素标记的抗体(或抗原)作为标准试剂,在荧光显微镜下,可以直接观察呈现特异荧光的抗原抗体复合物及其存在的部位,从而检测和鉴定未知的抗原(或抗体)。

不同种类的病毒在细胞内增殖的部位是不同的,一般DNA病毒在细胞核内复制,如腺病毒等,所以在细胞核内有荧光颗粒。RNA病毒一般在细胞质内复制,所以在细胞质内有荧光颗粒,如乙型脑炎病毒、轮状病毒等。又如疱疹病毒、流感病毒,开始在细胞核内显荧光,随后在细胞质内也显荧光,这是因为流感病毒和疱疹病毒先在胞核内复制,而后又进入胞质内装配。

(一)荧光相关概念

1. 荧光(fluorescence) 某些物质吸收激发光的能量后,电子从基态跃迁到激发态,当其回复至基态时,以发射光的形式释放出能量为荧光。

2. 激发光谱(excitation spectrum) 固定检测发射波长,用不同波长的激发光激发样品,所记录的相应的荧光发射强度。

3. 发射光谱（emission spectrum） 在某一固定波长的激发光作用下,荧光强度在不同波长处的分布情况,也就是荧光中不同波长的光成分的相对强度。

4. 荧光寿命（fluorescence lifetime） 荧光物质被激发后所产生的荧光衰减到一定程度时所用的时间。激发光消失,荧光现象随之消失,各种荧光物质的荧光寿命不同。可利用延时测定的方法消除某些短寿命荧光的干扰,这是时间分辨免疫荧光测定的理论基础。

5. 荧光猝灭（fluorescence quenching） 荧光物质在某些理化因素作用下,发射荧光减弱甚至消退称为荧光猝灭,如紫外线照射、高温(≥20℃)、苯胺、酚、硝基苯等。另外,可以利用荧光猝灭剂来消除非特异性荧光,如用硝基苯处理有荧光的镜油;用亚甲蓝、碱性复红、伊文思蓝或者低浓度的高锰酸钾、碘液等来复染标本,可减弱非特异性荧光,使特异性荧光更突出显示。

6. 时间分辨 通常各种组织、蛋白或其他化合物,在激发光的照射下都能发出一定波长的自发荧光,如血清蛋白可发射出短波长荧光（激发光波长 280nm,发射光波长 320~350nm),胆红素发射出较长波长的荧光（激发光波长 330~360nm,发射光波长 430~470nm),这些荧光为非特异性荧光,干扰荧光免疫测定的灵敏度和特异性,但它们的荧光寿命较短(1~10 纳秒),最长不超过 20 纳秒。而镧系元素螯合物的荧光寿命较长(10~1000 微秒)。因此,待短寿命背景荧光完全衰变后再测定镧系元素离子螯合物的特异性荧光信号,可有效地降低本底荧光的干扰,此称为时间分辨(图 4-1)。这是时间分辨荧光免疫测定具有极高灵敏度的原因之一。

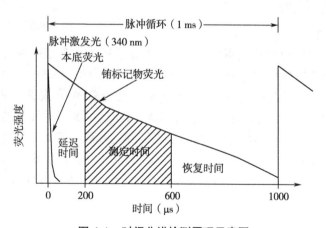

图 4-1 时间分辨检测原理示意图

7. 斯托克斯位移（Stokes shift） 选择荧光物质作为标志物时,必须考虑激发光谱和发射光谱的波长差,即 Stokes 位移。如果 Stokes 位移小,激发光谱和发射光谱常有重叠,相互干扰,影响检测结果的准确性。而镧系元素的荧光光谱 Stokes 位移较大,为 273nm,很容易利用简单的滤光片进行波长分辨,把激发光和发射光分开,消除激发光的散射（由样品池、溶剂分子和溶液中胶体颗粒引起）的干扰。

（二）荧光物质

1. 荧光色素 能够产生明显荧光并能作为染料使用的有机化合物称为荧光色素或荧光染料。用于标记抗体的荧光色素,必须具有化学上的活性基因,能与蛋白质稳定结合,且不影响标记抗体的生物活性及抗原抗体的特异性结合。目前常用的荧光色素有以下几种:

（1）异硫氰酸荧光素（fluorescein isothiocyanate,FITC）:在碱性条件下,FITC 的异硫氰酸

基在水溶液中与免疫球蛋白的自由氨基经碳酰胺化而形成硫碳氨基键,成为标记荧光免疫球蛋白,即荧光抗体。一个 Ig 分子上最多能标记 15~20 个 FITC 分子。其最大吸收光谱为 490~495nm,最大发射光谱为 520~530nm,发射出黄绿色荧光,应用非常广泛,多用于 FAT、荧光偏振免疫测定。

（2）四乙基罗丹明（tetraethylrhodamine B200,RB200）:不能直接与蛋白质结合,需在五氯化磷（(PCl$_5$)）作用下转变成磺酰氯（SO$_2$Cl$_2$）,在碱性条件下与蛋白质的氨基反应结合而标记在蛋白分子上。最大吸收光谱为 570~575nm,最大发射光谱为 595~600nm,发射出橙红色荧光,荧光效能较低,一般不单独使用,多用于与 FITC 标记抗体作双标记或对比染色。

（3）四甲基异硫氰酸罗丹明（tetraethylrhodamine isothiocyanate,TMRITC）:与蛋白质结合方式同 FITC。最大吸收光谱为 550nm,最大发射光谱为 620nm,橙红色荧光,荧光效能较高,它可用于双标记示踪研究。

（4）其他荧光素:如藻红蛋白（phycoerythrin,PE）最大发射光谱为 578nm,为红色荧光,可用于双标记 FAT、流式细胞术、可与 FITC 共用 488nm 激发光。蓝色荧光素 7- 氨基 -4- 甲基香豆素（7-amino-4-methylcoumarin,AMC）、得克萨斯红（texas red）等。

2. 镧系螯合物　某些三价稀土镧系离子（如铕 Eu^{3+}、铽 Tb^{3+}、钐 Sm^{3+}、镝 Dy^{3+}）及其螯合物经激发后也可发射特征性的荧光,其中以 Eu^{3+} 应用最广。Eu^{3+} 螯合物的激发光波长范围宽,发射光波长范围窄,荧光衰变时间长,适合用于时间分辨荧光免疫测定。

二、免疫荧光试验

（一）基本原理

其基本原理是先将已知的病毒抗原或抗体标记上荧光素制成荧光标记物,再用这种荧光标记的病毒抗原或抗体作为分子探针检查细胞或组织内相应的病毒抗体或抗原。在细胞或组织中形成的病毒抗原抗体复合物上含有标记的荧光素,荧光素受激发光的照射,由低能态进入高能态,而高能态的电子是不稳定的,以辐射光量子的形式释放能量后,再回到原来的低能态,这时就会发出明亮的荧光（黄绿色或橘红色）,利用荧光显微镜观察标本,可以看见荧光所在的细胞或组织,从而确定病毒的性质、病毒在细胞内的定位,并且可以利用定量技术测定病毒含量。荧光抗体技术包括标本制作、荧光抗体制备、荧光抗体染色和荧光显微镜检查等内容。

（二）实验类型

免疫荧光技术包括荧光抗体技术和荧光抗原技术,因为荧光色素不仅能与病毒抗体球蛋白结合,用于检测或定位各种病毒抗原,而且能与各种病毒抗原结合,用于检测或定位相应的抗体。用荧光抗体示踪或检查相应抗原的方法称荧光抗体法;用已知的荧光抗原示踪或检查相应抗体的方法称荧光抗原法。这两种方法总称免疫荧光技术,以荧光抗体方法较常用。用免疫荧光技术显示和检查细胞或组织内抗原或半抗原物质的方法称为免疫荧光细胞（或组织）化学技术。

（三）方法和步骤

1. 病毒染色标本的制备

（1）培养细胞小玻片标本的制备:根据所检测病毒种类,选择敏感细胞进行培养,如乙型肝炎病毒用乳地鼠肾细胞（BHK21 细胞）培养,森林脑炎病毒用非洲绿猴肾细胞（Vero 细胞）培养,登革热病毒用白纹伊蚊传代细胞（C6/36 细胞）培养。按细胞培养方法,将其分装在有盖玻片的培养板或培养瓶中,置37℃温箱培养成单层细胞,然后接种病毒。接种病毒量及培养时间因病毒种类而异。如乙型肝炎病毒接种的病毒滴度为约 10^{-5},培养24小时收片;森林脑炎病毒接种的病毒滴度为 10^{-6},培养24小时收片;登革热病毒接种的病毒滴度为 10^{-6},培养48小时收片。设未接种病毒的正常细胞作对照。感染和对照标本从培养板或培养瓶中取出后用0.01mol/L PBS漂洗2次,放滤纸上,干燥后放预冷丙酮中置 –30~–28℃冰箱中固定30分钟,取出小片,室温干燥后装小瓶密封,置4℃冰箱保存备用。

(2)鼻咽部上皮细胞涂片制备:患者先排净鼻咽部分泌物后,将蘸有生理盐水的鼻咽拭子顺下鼻道插入,擦拭鼻咽处或咽部扁桃体周围及前后咽壁,尽量获取上皮细胞,然后向清洁载玻片上轻压棉拭子,制成薄而均匀的涂片。每标本作4~5片,放室温晾干后,滴加冷丙酮置4℃冰箱中固定10分钟,室温下干燥后,置4℃冰箱保存或立即染色检测。

(3)石蜡切片标本的制备:从放血处死的小白鼠或尸检材料中,取鼠脑或其他组织材料,切3~4mm小片,置95%乙醇中4℃固定24小时。在4℃下经无水乙醇Ⅰ、Ⅱ容器内顺次脱水,每容器1小时。再用二甲苯浸15~30分钟至透明为止。将组织块放56℃浸蜡30分钟,制成蜡块,切片厚度为6~8μm。经二甲苯脱蜡,95%乙醇脱去二甲苯,再染色。具体方法同病理组织切片制备。蜡块可保存一年,经荧光染色仍保持抗原性和着色力。

(4)冷冻切片标本制备:将上述小白鼠按需要选择部位或尸检材料,切厚度为3~5mm小块,放冷冻切片机冷冻台上,用普通浆糊作支持物作冷冻切片,厚度为4~7μm,夏季室温超过20℃以上可用60g/L明胶作支持物,也可将切片机置于4℃卧式低温冰箱中进行。玻片粘片后立即放丙酮中,室温固定10~15分钟,即可荧光染色。

(5)鼠脑及尸检材料印片制备:①热印片法:将载玻片通过酒精灯火焰数次,待温度达40℃左右时取脑组织轻轻印片,放室温干燥,在室温中用丙酮固定10分钟,即可进行染色。②冷印片法:将载玻片放 –20℃低温预冷,也可采用乙醇加二氧化碳干冰降温。将材料迅速印片,立即放入干燥缸中干燥后,置丙酮中固定10分钟,即可染色。

2. 荧光抗体的制备

(1)抗体的制备:制备高效价、高特异性抗体是免疫荧光技术成功的前提。为此,用于免疫动物的病毒抗原必须高度提纯,尽可能不含其他非特异性的抗原物质,最常用的免疫动物是家兔、山羊和绵羊。用于荧光素标记的免疫血清,需提纯后使用,在免疫荧光技术中主要是提纯IgG,其提纯方法有饱和硫酸铵盐析法、分子筛层析法(即葡聚糖凝胶过滤)以及离子交换层析法等,也可将盐析法和层析法结合起来,先用盐析法粗提,然后再经过层析柱进一步纯化。

(2)荧光素标记抗体的方法:荧光标记抗体方法有直接标记法和间接标记法两种。

1)直接法:在4℃条件下,将用PBS稀释后的抗体溶液放置于磁力搅拌机上,将一定量的荧光素逐滴缓慢加入,连续搅拌反应4~6小时,最后通过离心、透析、纯化,获得荧光标记抗体。此法较为常用,标记均匀,重复性好,极少产生非特异性荧光,蛋白质不会变性,荧光亮度好,保存时间长。

2)间接法:将抗体稀释液装入透析袋,浸泡于准备好的荧光素溶液中,4℃磁力搅拌16~18小时,最后用Sephadex G-50凝胶滤去游离荧光素。

3. 荧光抗体的鉴定

(1)荧光素与蛋白质的结合比率:结合的荧光抗体,并不是均一的,有的过量结合,有的未结合。过量结合者是非特异荧光着色的来源之一,而未结合者有抑制特异性荧光抗体反应的作用。荧光素结合到蛋白上的量的重要指标是荧光素与蛋白质的结合比率（F/P）。荧光素与蛋白质的结合比率（F/P）是指荧光素（F）结合到蛋白（P）上的量，其计算方法是：FITC 标记的荧光抗体稀释至 A_{280nm} 约为 1.0，分别测定 A_{495nm} 和 A_{280nm} 值，按下列公式计算F/P 比值。

$$F/P=\frac{2.87 \times A_{495nm}}{A_{280nm}-0.35 \times A_{495nm}}$$

F/P 比值越大，表明抗体分子结合的荧光素越多，反之则结合越少。一般用于组织切片的荧光抗体染色以 F/P=1.5 为宜，用于活细胞染色以 F/P=2.4 为宜。

（2）抗体效价：荧光抗体制备完成后应对其活性加以鉴定。可以采用双向免疫扩散试验测定抗体效价，抗原含量为 1g/L 时，抗体效价 >1∶16 者较为理想。

（3）抗体特异性：①吸收试验：向荧光抗体中加过量相应抗原反应后，再用阳性标本染色，应不出现明显荧光；②抑制试验：阳性标本先与相应未标记抗体反应，洗涤后，再加荧光抗体染色，应受到明显抑制。

4. 荧光抗体染色 荧光抗体染色按机制的不同，可分为以下几种：

（1）直接法：用已知特异性病毒抗体与荧光素结合，制成荧光特异性抗体，直接与细胞或组织中相应病毒抗原结合，在荧光显微镜下即可见病毒或病毒抗原存在部位呈现特异性荧光（图 4-2）。此法特异简便，但一种荧光抗体只能检查一种抗原，特异度较高，敏感性较差。具体方法参考《卫生检验与检疫实验教程》免疫学检验篇。

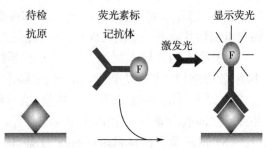

图 4-2 直接荧光抗体染色法

（2）间接法：利用间接法可检测未知抗原或未知抗体。先用已知未标记病毒抗体（第一抗体）加在含未知抗原的标本上，或用未知未标记抗体（第一抗体）加在已知的病毒抗原标本上，抗原抗体结合后，除去未结合抗原和抗体，再加入荧光抗体（荧光素标记的第二抗体，即如果第一抗体来自人血清，那么第二抗体就是用人类免疫球蛋白 IgG 免疫兔子或山羊获得的抗 IgG 抗体，然后用荧光素标记的第二抗体），荧光抗体与第一抗体结合，形成抗原 - 抗体 - 荧光抗体的复合物，而间接地显示出组织和细胞中抗原或抗体的存在（图 4-3）。优点是可用于鉴定未知抗原或抗体，用一种标记的第二抗体，能检测各种抗原抗体复合物，敏感性高。缺点是参加反应的组分较多，受干扰的机会也多，方法较烦琐、费时，需要设置较多的对

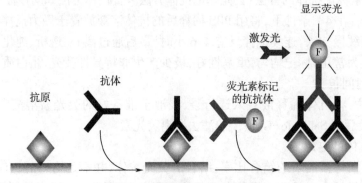

图 4-3 间接免疫抗体法示意图

照。具体方法参考《卫生检验与检疫实验教程》免疫学检验篇。

（3）补体法：在抗原抗体反应时加入补体，再用荧光标记的抗补体抗体（如抗 C3）与补体结合形成抗原 - 抗体 - 补体 - 抗补体复合物，在荧光显微镜下呈现阳性荧光的部位就是免疫复合物的存在处。此法敏感性高，仅需一种荧光标记的抗补体抗体，即可检测所有能结合补体的抗原抗体系统。缺点是容易出现非特异性着色，此外补体不稳定，每次均需采取新鲜血清，操作较烦琐。

（4）双结合法：抗原抗体反应的原理与直接法相同。用两种荧光素（如 FITC、RB200）分别标记两种不同的特异性抗体，它们与同一标本反应，洗涤后在荧光显微镜下观察特异性荧光，若有相应的两种抗原存在，可见到两种颜色的荧光。该法用于检测同一标本内的两种抗原。

（四）注意事项

1. 病毒染色标本的制备　标本的制作要求维持完整的抗原成分，细胞形态学变化尽可能小，抗原所在位置尽可能不变，不溶解扩散，不脱落。

2. 固定病毒标本　所选用的固定剂应以既具有改变细胞膜的通透性使荧光抗体通过细胞膜与细胞内抗原结合又不破坏病毒的抗原性为原则，通常采用冷丙酮。

3. 标本在固定前　一定要彻底吹干，否则在以后的操作步骤中，标本易脱落。

4. 冲洗时　应使水流到标本上方，再流经标本，防止标本从玻片上脱落。

5. 对荧光抗体的稀释度应适当　过浓易出现非特异性染色，过稀会降低特异荧光亮度，甚至出现假阴性。

6. 已知抗原标本片　需在操作的各个步骤中始终保持湿润，避免干燥。

7. 所滴加的待检抗体标本或荧光标记物　应始终保持在已知抗原标本片上，避免因放置不平使液体流失，从而造成非特异性荧光染色。

8. 染色的温度和时间　需要根据各种不同的标本及抗原而变化，染色时间可以从 10 分钟到数小时，一般 30 分钟已足够。

9. 封片时　应防止产生气泡。

10. 荧光染色后　一般在 1 小时内完成观察，或于 4℃保存 4 小时，时间过长会使荧光减弱。

11. 为排除非特异性荧光，试验时必须设置以下对照：

（1）直接法：①标本自发荧光对照：标本只加入 PBS 应无自发荧光；②阻断试验：标本先加未标记特异性抗体，再加标记荧光抗体，结果应为阴性；③阳性对照：用已知阳性抗原作荧光染色，应呈阳性。

（2）间接法：①标本自发荧光对照；②荧光抗体对照：标本只加荧光抗体染色，结果应为阴性；③阻断试验：先加第一抗体，再加未标记的第二抗体，最后加标记的第二抗体，结果应为阴性；④阳性对照：用已知特异性抗体与相应抗原结合，再加荧光抗体，结果应为阳性；⑤阴性对照：用已知阴性材料代替第一抗体，经荧光染色后应为阴性。以上结果完全正确，正式实验才能确定结果。此后每批实验都设阴性和阳性对照，以确保实验的准确性。

（3）补体法：除设有阴性、阳性对照外，还应设不加补体的对照，不加抗血清的对照。

三、免疫荧光显微技术

免疫荧光显微技术（fluorescence microscopy）的基本原理是荧光抗体与待测病毒标本中的组织或细胞抗原结合后，在荧光显微镜下观察，在黑色背景上可见明亮的特异性荧光即可对标本中的抗原物质进行鉴定。因此，荧光显微镜应能发射出一定波长的激发光对待测样本进行激发,使之产生一定波长的发射荧光,从而对组织细胞的结构或组分进行定性、定位、定量观察检测。目前常用的共聚焦显微镜或全内反射荧光显微镜与普通光学显微镜主要结构基本相同,不同之处在于光源、滤光片、聚光器和镜头等。

1. 光源 由于荧光物质的量子效率极低,要有一个很强的激发光源,通常用高压汞灯、氙灯或卤素灯作为激发光源。

2. 滤光片 滤光片的正确选择是获得良好荧光观察效果的重要条件。滤光片分为隔热滤光片、激发滤光片和吸收滤光片。

隔热滤光片位于灯室的聚光镜前面,能阻断红外线的通过而隔热。

激发滤光片位于光源和物镜之间,能选择性地透过紫外线、可见波长的光域,以提供合适的激发光。激发滤光片有两种,其中紫外光滤片(UG)只允许波长 275~400nm 的紫外光通过,最大透光度为 365nm;蓝紫外光滤片(BG)只允许波长 325~500nm 的蓝紫外光通过,最大透光度为 410nm。

吸收滤光片位于物镜和目镜之间,作用是阻断激发光而使发射的荧光透过,使标本在暗的背景上呈现荧光易于观察,也使眼睛免受强激发光刺激。吸收滤光片的透光范围为 410~650nm,代号有 OG(橙黄色)和 GG(淡绿黄色)两种。

观察 FITC 标志物可选用激发滤光片 BG12,配以吸收滤光片 OG4 或 GG9。观察 RB200 标志物时,可选用 BG12 与 OG5 配合。

3. 光路 分为透射光和落射光两种形式。透射光的照明光线从标本下方经过聚光器会聚后透过标本进入物镜,适于观察对光可通透的标本;落射光的照明光线从标本上方经过套在物镜外周的特殊的垂直照明器,从物镜周围落射到标本上,经标本反射而进入物镜,适用于观察透明度不好的标本以及各种活性组织等。

4. 聚光器 聚光器有明视野、暗视野和相差荧光聚光器等。聚光器不应吸收紫外线,它与光源、光路、激发滤光片适宜组合,以期在黑色的背景上获得满意的荧光。

5. 镜头 目镜有氟处理镜头、消色差和复消色差等三类镜头,常用的是消色差镜头。

四、时间分辨免疫荧光技术

(一)基本原理

时间分辨荧光免疫测定(time-resolved fluoroimmunoassay,TR-FIA)是一种非同位素免疫分析技术,可非常灵敏地测定临床标本中的病毒抗原,它用镧系元素标记抗原或抗体,根据镧系元素螯合物的发光特点,用时间分辨技术测量荧光,同时检测波长和时间两个参数进行信号分辨,可有效地排除非特异荧光的干扰,极大地提高了分析灵敏度。具有灵敏度高、特异性强、示踪物稳定、标准曲线范围宽、不受样品自然荧光干扰、无放射性污染等优点。其基本原理是使用三价稀土离子(如铕 Eu^{3+}、铽 Tb^{3+}、钐 Sm^{3+}、镝 Dy^{3+})及其螯合物作为示踪物,标记抗原、抗体、激素、核酸探针等物质。通过这些稀土离子与具有双功能结构的螯合剂以及抗原形成稀土离子 - 螯合剂 - 抗原螯合物。标记抗原、待测抗原共同竞争抗体,形成免疫复合物,由于免疫复合物中抗原抗体结合部分就含有稀土离子,当采取一些办法将结合部分与游离部分分开后,利用时间分辨荧光分析仪,即可测定复合物中的稀土离子发射的荧光强度,从而确定待测抗原的量。

由于 TR-FIA 技术具有灵敏度高和特异性强的特点,TR-FIA 法在微生物检测和分析中的应用日益广泛和深入。目前 TR-FIA 已广泛应用于乙型肝炎病毒、脑炎病毒、流感病毒、呼吸道合胞体病毒（RSV）、副黏病毒、风疹病毒、马铃薯病毒、轮状病毒、人类免疫缺陷病毒（HIV）、出血热病毒和梅毒螺旋体的抗原抗体以及某些细菌和寄生虫抗体的检测。

（二）时间分辨荧光免疫分析的几大系统

1. DELFIA 系统　即解离增强镧系元素荧光免疫分析（dissociation enhanced lanthhanide fluoroimmunoassay）。蛋白质通过不带芳香基的双功能基团与 Eu^{3+} 螯合，如异硫腈酸苯基 - 乙二胺四乙酸（EDTA）、异硫氰酸 - 二乙三氨基四乙酸（ETTA）和二乙三氨基五乙酸（DTPA）等。这类螯合物性能稳定，但因本身不能发生分子内能量传递作用，所以在水中发射荧光弱。需要采用酸性增强液，使稀土离子从螯合物中解离出来，进而进行测定。

2. FIAgen 系统　以4,7-双（氯磺苯基）-1,10- 二氮杂菲 -2,9- 二羧酸[（4,7-bischlorosulfopheny 1-1,10-phenanthroline-2,9-dicarboxylic acid）BCPDA]为螯合剂，连接 Eu^{3+} 和蛋白质，分子结构中的两个芳香环上的氮原子和两个羧基共同构成 Eu^{3+} 的螯合部位，可与 Eu^{3+} 形成较稳定的配合物。而且 BCPDA-Eu^{3+} 有较强的荧光性质，所以当免疫反应结束后，不需加入荧光增强溶液即可直接对免疫复合物进行时间分辨荧光测定。由于实现了固相测量，从而避免了外源性的 Eu^{3+} 的污染。但由于 BCPDA-Eu^{3+} 的时间分辨荧光测定检出下限在 10^{-11}~10^{-10}mol/L 水平，所以缺点是测定灵敏度较低。

3. HTRFIA 系统　即均相时间分辨荧光分析系统（homogeneous time-resolved fluoroimmunoassay），主要基于两种原理，即荧光共振能量传递和荧光猝灭。TRACE体系由 Mathis 于 1993 年开发，是一种基于荧光能量传递原理，而不用分离的分析方法。该法使用铕荧光 tris（ bipyridine ）cryptate-Eu^{3+}（TBP-Eu^{3+}）作为荧光能量传递的能量给予体，荧光色素 allophhycocyanin（cross-linked allophycocyanin）是一种分子量 104kD 的色素蛋白，最大荧光发光波长 665nm，量子收率约 0.7，TRACE 体系中称之为 XL665，其作为荧光能量传递的能量接受体。当两种荧光标记物标记的单克隆抗体与抗原形成夹心型免疫复合物后，两种荧光标记物间的距离变短，使 TBP-Eu^{3+} 的长寿命荧光发光能量可有效地传递给 XL665，导致 XL665 在 665nm 发出特异的长寿命荧光，使其可进行时间分辨荧光测定。这种方法同时测量供体和受体的荧光强度。

4. 酶放大镧系荧光（EALL）分析法　EALL 系统是酶放大时间分辨荧光检测系统，该系统结合了稀土荧光和酶的放大作用，以碱性磷酸酶（AP）为标记物，水解后生成的 5- 氟水杨酸（5-FSA）在碱性条件下与 Tb^{3+}-EDTA 形成强荧光络合物，从而进行荧光的测定。

（三）实验类型

时间分辨荧光免疫分析方法主要有解离增强法、固相荧光法、直接荧光法、均相荧光法、协同荧光法。

1. 解离增强法　解离增强测量法即解离增强镧系元素荧光免疫检测测量（dissociation enhanced lanthanide fluorescence immune detection，DELFIA），是解离增强稀土离子荧光方法。通过双功能基团把 Eu^{3+} 或 Sm^{3+} 螯合到抗原、抗体上，免疫反应后，部分标记物结合到固相载体上，未结合的标记物被洗掉。最后用低 pH 的增强液，把 Eu^{3+} 或 Sm^{3+} 从免疫复合物中解离下来，组成 Eu^{3+}-$(NTA)_3(TOPO)_3$ 或 Sm^{3+}-$(NTA)_3(TOPO)_3$ 新的螯合物，使荧光强度增强将近百万倍。用 Arcus 型系列仪进行液相检测。本法重复性好，特别适用于大、小分子活性物质的检测。采用解离增强镧系元素荧光免疫检测测量，灵敏度可达 10^{-18}~10^{-16}mol/L 的 DNA 量（即 10pgDNA）。此法的不足之处是不能直接测量固相样品的荧光，需要外加增强液，容易受外源性 Eu^{3+} 或 Sm^{3+} 干扰而影响结果。

2. 固相荧光法　固相荧光法是通过具有特殊双功能基团的螯合剂，即镧系络合物的双向螯合剂——4,7-二氯磺酰基苯基-1,10-菲咯啉-2,9-二羧酸（BCPDA），把 Eu^{3+} 或 Sm^{3+} 与抗体或抗原螯合。当抗原与抗体发生免疫反应后，固相免疫复合物中 Eu^{3+}-BCPDA 荧光强度可直接测量。整个过程不用外加增强液，可以直接测量固相样品的荧光，解决了液相测量带来的易于污染和操作复杂的问题。用于核酸探针检测。

3. 直接荧光法　直接荧光法是采用双功能螯合剂二乙三胺五乙酸-对氨基水杨酸（DTPA-PAS）与抗原或抗体偶联，免疫反应后，再加入适量的 Tb^{3+}，直接测量液相荧光强度。不需要预先制备 Tb^{3+} 标记物，简化了操作步骤，但灵敏度较低，仅为 $10^{-9}mol/L$。为提高检测灵敏度，可以引入酶放大系统，以 SA-碱性磷酸酶水解 5-氟水杨酸磷酸酯，生成 5-氟水杨酸，后者在高 pH 条件下，与 Tb^{3+}-EDTA-HCl 形成高荧光强度的复合物，可直接测定。

4. 均相荧光法　均相荧光测量法是利用特殊的双功能螯合剂 W1174，将 Eu^{3+} 标记小分子活性物质，当与抗体结合后，免疫复合物对 Eu^{3+} 荧光信号有显著增强或猝灭作用，故在测量前不必进行分离，就可直接测量液相中的荧光强度。该法省去了洗涤、分离和加增强液等烦琐的步骤，具有快速、方便等优点，但不足之处是需要特殊螯合剂。

5. 协同荧光法　协同荧光测量法是利用一些不发荧光的稀土离子，如 Cd^{3+}、Y^{3+}、La^{3+}、Lu^{3+} 等，能使发荧光的稀土离子的荧光信号大大增强。在免疫分析体系中，pH 为 6.0~8.0 时，它们的荧光强度最大，有利于提高检测的灵敏度。此外，此法可以对一份样品中不同组分含量进行同时测量。但需要特殊的增强液，同时 Cd^{3+}、Y^{3+}、La^{3+}、Lu^{3+} 等稀土离子的纯度对测量结果有明显影响。

（四）方法和步骤

1. 稀土荧光螯合剂的分类　目前较为常用的稀土荧光配合物的配体主要分为两大类：一是 β-二酮类化合物，二是芳香胺类化合物。Eu^{3+} 和 Tb^{3+} 的配合物研究和应用最为广泛。

（1）β-二酮类化合物：Eu^{3+} 与 β-二酮类配位体的配合物在紫外光照射下可发出强荧光，这类配合物用于稀土离子的荧光分析和作为激光材料。β-二酮配体中 4,4-bis(1",1",1",2",2",3",3"-heptafluoro-4",6"-hexanedion-6"-yl)-chlorosulfo-o-terphenyl（BHHCT）作为标记物有如下特点：① BHHCT 仅有一个氯磺酰基，所以在标记过程中可以避免由于标记物导致的蛋白质-蛋白质交叉反应；②在不同的缓冲溶液中 BHHCT-Eu^{3+} 配合物的荧光寿命在 400~700 微秒，这用于时间分辨荧光测定是足够的；③在 pH9.1 的 0.05mol/L Tris-HCl 缓冲溶液中 BHHCT-Eu^{3+} 配合物（结合在 BSA 上）的荧光量子产率、摩尔吸光系数（330nm）和最低检测下限分别是 0.27、$3.0 \times 10^{-4}(M \cdot cm)^{-1}$ 和 $8 \times 10^{-13}mol/L$，其荧光强度（eF）要远大于其他的 Eu^{3+} 荧光标记物；④ BHHCT-Eu^{3+} 配合物的稳定常数约为 2×10^{10}，这使得它具有足够的稳定性来作为荧光标记物使用。

（2）芳香胺类衍生物配体：芳香胺类衍生物包括吡啶、联二吡啶、联三吡啶及 1,10-菲罗啉的衍生物等。1,10-菲罗啉的衍生物 4,7-bis(chlorosulfophenyl)-1,10-phenanthroline-2,9-dicarboxylic acid（BCPDA）可与稀土离子形成稳定络合物，菲罗啉具有高效的向稀土离子传递能量以及含有可直接用于标记的活性基团等特点，因而在 FIAgen 体系中作为荧光标记物使用，并被广泛地应用于免疫分析、核酸杂交等领域。

2. 时间分辨荧光测定

（1）双抗体夹心法（double antibody sandwich technique）：待检抗原与固相抗体结合，再与 Eu^{3+} 标记抗体结合，形成固相抗体-待测抗原-Eu^{3+} 标记抗体复合物，在酸性增强液作用下，复合物上的 Eu^{3+} 从免疫复合物中解离形成新的微粒，在 340nm 激发光照射下，游离出的

Eu³⁺ 螯合物可发射 613nm 的荧光。经时间分辨荧光分析仪记录可计算出待检抗原的含量（图 4-4）。

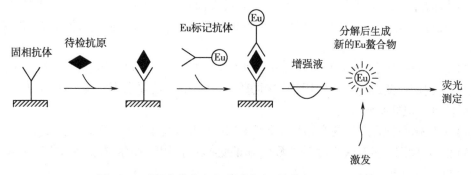

图 4-4　时间分辨荧光免疫测定（双抗体夹心法）**示意图**

（2）固相抗体竞争法（solid phase coated antibody competitive technique）：待检抗原和标记抗原与固相抗体发生竞争结合，温育洗涤后在固相中加入荧光增强液，测定荧光强度，所测得的荧光强度与待检抗原含量成反比。

（3）固相抗原竞争法（solid-phase antigen competitive technique）：待检抗原和固相抗原竞争结合定量的 Eu³⁺ 标记抗体，温育洗涤后在固相中加入荧光增强液，测定荧光强度，所测得的荧光强度与待检抗原含量成反比。

（五）注意事项

1. 检查试验材料是否过期，否则标准溶液容易发生解离。

2. 在做标准曲线时，必须做两点定标以对标准曲线进行校正。

3. 保证温度的恒定，准确稀释 Eu³⁺ 标记物，使实验条件一致，保证结果准确。

4. 准确配制稀土荧光螯合物，防止试剂、容器中的镧系元素离子污染，使本底值增高，影响结果的准确性。

第二节　酶免疫技术

一、概述

酶免疫技术（enzyme immunoassay）是三大经典标记技术（免疫荧光技术、放射免疫技术和酶免疫技术）之一，是将抗原抗体反应的特异性和酶高效催化反应的专一性相结合的一种免疫检测技术。它将酶与抗体或抗原结合成酶标记抗体或抗原，此结合物既保留了抗体或抗原的免疫活性，同时又保留了酶对底物的催化活性。在酶标记抗体（抗原）与抗原（抗体）的特异性反应完成后，加入酶的相应底物，通过酶对底物的显色反应，对抗原或抗体进行定位、定性或定量的测定分析。它通过利用酶催化底物反应的生物放大作用，提高了抗原抗体反应的敏感性。在经典的三大标记技术中，它具有检测灵敏度高、特异性强、准确性好、酶标记试剂能够较长时间保持稳定、操作简便、无环境污染等优点，而且容易与其他技术偶联衍生出适用范围更广的新方法。

（一）酶和酶作用底物

1. 酶的要求　一个酶蛋白分子每分钟可催化 $10^3 \sim 10^4$ 个底物分子转变成有色产物，用

酶标记抗体或抗原建立酶免疫测定法,可使免疫反应的结果得以放大,保证测定方法的灵敏度,为此用于标记的酶应符合下列要求:

(1)酶的活性要强,催化反应的转化率高,纯度高。

(2)易与抗体或抗原偶联,标记后酶活性保持稳定,且不影响标记抗原与抗体的免疫反应性。

(3)作用专一性强,酶活性不受样品中其他成分的影响,受检组织或体液中不存在与标记酶相同的内源性酶或抑制物。用于均相酶免疫测定的酶还要求当抗体与酶标记抗原结合后,酶活性可出现抑制或激活。

(4)酶催化底物后产生的产物易于判断或测量,方法简单易行、敏感和重复性好。

(5)酶、辅助因子及其底物对人体无害,酶的底物易于配置、保存,酶及其底物应价廉易得。

2. 常用的标记酶

(1)辣根过氧化物酶(horseradish peroxidase,HRP):HRP 来源于蔬菜植物辣根中,分子量 40kD,是无色的糖蛋白(主酶)和深棕色的亚铁血红素(辅基)结合而成的复合物。辅基是酶活性集团,最大吸收峰在波长 403nm 处;而主酶则与酶活性无关,最大吸收峰在 275nm。HRP 的纯度用纯度数(Reinheit Zahl,RZ)表示,它是以 HRP 分别在 403nm 和 275nm 处的吸光度比值来表示的。用于酶免疫技术的 HRP,其 RZ 值应大于 3.0。RZ 值仅说明血红素基团在 HRP 中的含量,并非表示 HRP 制剂的真正纯度,而且 RZ 值高的 HRP 并不意味着酶活性也高,RZ 值与酶活性无关。酶活性以单位 U 表示,即 1 分钟将 1μmol 底物转化为产物所需的酶量。酶变性后,RZ 值不变但活性降低,因此使用酶制剂时,酶活性单位比 RZ 值更为重要。

HRP 是目前在酶联免疫吸附试验(ELISA)中应用最为广泛的标记酶,主要是因为其一方面易于提取,价格相对低廉;另一方面性质稳定、耐热,与抗原或抗体偶联后活性很少受损失。

(2)碱性磷酸酶(alkaline phosphatase,AP):AP 是一种磷酸酯水解酶,可以从大肠埃希菌或小牛肠黏膜提取,但两种来源的 AP 理化性质有所不同:菌源性 AP 分子量 80kD,酶作用最适 pH 为 8.0;肠黏膜 AP 分子量为 100kD,最适 pH 为 9.6;后一种 AP 的活性高于前者。AP 用于 ELISA 必须注意的是含磷酸盐的缓冲液对其酶活性的抑制作用,因为在 ELISA 中所使用的温育和洗涤缓冲液一般均为磷酸盐缓冲液(PBS),含有相对高浓度的磷离子(15mmol/L),对碱性磷酸酶有很强的抑制作用,尽管最后显色反应的底物在另一种缓冲液中,但前面 PBS 洗板所残留的 PBS 足以抑制一般的酶活性,因此如试剂盒标记用酶为碱性磷酸酶,则温育和洗涤缓冲液不能使用 PBS 缓冲液。

在 ELISA 中应用 AP 系统,其敏感度一般高于 HRP 系统,空白值也较低,但由于 AP 较难获得高纯度制剂,稳定性较 HRP 低,价格较高,制备酶结合物时得率较 HRP 低等原因,故国内在 ELISA 中应用不如 HRP 普及。

(3)β- 半乳糖苷酶(β-galactosidase,β-Gal):β-Gal 来源于大肠埃希菌,分子量 540kD,最适 pH6~8。因人血中缺乏此酶,以其制备的酶标志物在测定时不易受到内源性酶的干扰,从而提高特异性,常被用于均相酶免疫测定中。

3. 常用的底物

(1)HRP 的底物

1)邻苯二胺(orthophenylenediamino,OPD):OPD 被认为是 HRP 最为敏感的色原底物之一。OPD 在 HRP 的作用下显橙色,加强酸如硫酸或盐酸终止反应后呈棕黄色,最大吸收峰在 492nm 波长。OPD 是 ELISA 中应用最早的底物,但其应用液稳定性差,易变色,需新配制后在 1 小时内使用,显色反应过程需避光,而且具有致癌性。由于 OPD 的不稳定性,在商品试剂盒中,OPD 均以片剂或粉剂供应,临用时再溶解于相应的缓冲液中。

2) 四甲基联苯胺(3,3',5,5'-tetramethylbenzidine,TMB):TMB 是一种优于 OPD 的新型 HRP 色原底物。TMB 经 HRP 作用后变为蓝色,加入硫酸终止反应后变为黄色,最大吸收峰波长为 450nm。TMB 具有稳定性好、成色无须避光、无致突变作用等优点,已成为 ELISA 中应用最广泛的底物。缺点是水溶性差。

在商品 ELISA 试剂盒中,TMB 色原底物常为配好的 A 和 B 两种液态试剂,其中一种是含一定浓度的过氧化氢的溶液,另一种为 TMB 溶液,鉴于过氧化氢、TMB 在溶液中相对不稳定的特点,因此,在使用 ELISA 试剂盒时,如发现底物 A 和 B 出现颜色,或两者各取 1 滴混合后显色,说明该试剂盒的底物溶液已变质或已受污染,必须废弃。

3) 其他:5- 氨基水杨酸(5-aminosalicyclic acid,5-ASA)和 2,2'- 氨基 - 二(3- 乙基 - 苯并噻唑啉磺酸 -6)铵盐[2,2'-amino-di(3-ethylbenzothiazoline sulphonic acid-6)ammonium salt,ABTS]也是 HRP 常用的底物。

(2)AP 的底物:常用对 - 硝基苯磷酸酯(p-nitrophenyl phosphate,p-NPP)p-NPP 经 AP 作用后的产物为黄色对硝基酚,最大吸收峰波长为 405nm。

(3)β 半乳糖苷酶(β-Gal)的底物:常用 4- 甲基伞形酮基 -β-D 半乳糖苷(4-methyl-lumbelliferyl-β-D-galactoside,4MUG),酶作用后,生成高强度荧光物 4- 甲基伞形酮(4-methylumbelliferone,4MU),其敏感性较 HRP 者高 30~50 倍,但测量时需用荧光计。

(二)酶标记抗体或抗原

酶标记抗体或抗原是指通过化学反应或免疫学反应,让酶与抗体或抗原形成结合物,也称酶标志物或酶结合物。酶结合物(conjugate)是酶免疫技术的核心组成部分。酶结合物的质量直接影响酶免疫技术的应用效果。酶免疫测定试剂盒的有效使用期限即是根据酶结合物的稳定性而定,酶免疫测定试剂盒中,最易受外环境影响的部分就是酶结合物。由此可见,酶标志物的制备对于酶免疫技术是非常关键的一个环节。高质量的酶标抗体或抗原同酶、抗体或抗原等原材料的特性及制备方法密切相关。

1. 酶标记抗体或抗原的制备 用于制备酶标志物的抗原要求纯度高,抗原性完整(半抗原需先与大分子载体蛋白交联);抗体则不仅需要特异性好、效价高、亲和力强以及比活性较高,而且还需要能批量生产和易于分离纯化。目前常根据具体方法要求选用单克隆抗体、多克隆抗体经纯化的 Ig 组分、Ig 的 Fab 和 F(ab')$_2$ 片段等。

酶标记抗体或抗原的方法有多种,常因酶不同而用不同的标记方法。标记方法一般应符合:技术方法简单、产率高,且重复性好;标记反应不影响酶和抗原或抗体的活性;酶标志物稳定,应避免酶、抗体(抗原)以及酶标志物各自形成聚合物等。常用的标记方法有交联法和直接法两种。交联法是以双功能交联剂为"桥",分别与酶和抗体(抗原)连接而形成结合物,因此,交联剂至少应有两个可与蛋白质分子通过化学反应而结合的反应基团,反应基团相同者称为同源双功能交联剂(如戊二醛),不同者称异源双功能交联剂(如羟基琥珀酰亚胺酯)。直接法则是用过碘酸钠活化酶蛋白分子后,再与抗体(抗原)结合。

(1)戊二醛交联法:戊二醛为同源双功能交联剂,它有两个相同的醛基,可分别与酶分子和抗体(抗原)分子上的氨基结合。

(2)改良过碘酸钠法:此法是目前用于 HRP 标记抗体或抗原的最常用方法。过碘酸钠可将与酶活性无关的多糖羟基氧化为醛基,后者与抗体蛋白中的游离氨基结合形成席夫碱

(Schiff's base),再加入硼氢化钠还原后,即生成稳定的酶标志物。为防止酶蛋白分子中氨基与醛基发生自身偶联反应,标记前需用 2,4-二硝基氟苯(2,4-dinitro-fluorobenzene,DNFB)封闭酶蛋白分子中残存的 α-氨基和 ε-氨基。此法酶标志物产率较高。

2. 酶标志物的纯化及鉴定　标记完成后应除去反应液中的游离酶、游离抗体或抗原、酶聚合物以及抗体或抗原聚合物,避免游离酶增加非特异显色,以及游离抗体或抗原起竞争作用而降低特异性染色强度,常用的纯化方法有葡聚糖凝胶 C-200/G-150 过柱层析纯化和50% 饱和硫酸铵沉淀提纯等。

每批制备的酶标志物都要进行质量和标记率的鉴定。质量鉴定包括酶活性和抗体(抗原)的免疫活性的鉴定。酶标记率的测定常用分光光度计法分别测定酶标志物中酶和抗体(抗原)蛋白的含量,再计算其标记率。

(三)固相载体

除均相酶免疫测定外,各种非均相酶免疫测定反应最后都需要分离游离和结合的酶标志物。固相抗体或抗原就是把抗体或抗原结合到固相载体的表面上,是酶免疫技术中将游离和结合的酶标志物迅速分离的最常用方法,因此对固相材料和固定方法的选择是酶免疫测定的基础。

1. 固相载体的要求　凡具备下述条件的材料均可作为固相载体:结合抗体或抗原的容量大;可将抗体或抗原牢固地固定在其表面,经长期保存和多次洗涤也不易脱落;不影响所固定的抗体或抗原的免疫反应性,而且为使反应充分进行,最好其活性基团朝向反应溶液;固相方法简便易行,快速经济。

2. 固相载体的种类和选择

(1)塑料制品:一般有聚苯乙烯、聚氯乙烯等。抗体或抗原是以非共价或物理吸附方式结合到此载体上。其优点是便于批量标本测定,并可在特定的比色计上迅速测定结果,易与自动化仪器配套使用,有利于 ELISA 测定时各操作步骤的标准化;主要缺点是抗体(抗原)结合容量不高、固相抗体(抗原)脱吸附率较高且不均一、孔间变异大、重复性差,从而影响测定的灵敏度、精确度及检测范围。目前采用非共价和化学偶联共价吸附方法进行抗原或抗体的固相化可改善上述缺点。

(2)微粒(microparticle):此类固相载体是由高分子单体聚合成的微球或颗粒,由于带有能与蛋白质结合功能基团,易与抗体(抗原)形成化学偶联,且结合容量大。此外,固相微颗粒在反应时,可均匀地分散到整个反应溶液中,因此反应速度快。加之可在其中包裹磁性物质,制成磁化微颗粒,反应结束后用磁铁吸引作为分离手段。此类载体正日渐普遍应用于自动化程度较高的荧光酶免疫测定和化学发光酶免疫测定等新技术中。

(3)膜载体:常有硝酸纤维素膜(nitrocellulose membrane,NC 膜)、玻璃纤维素膜及尼龙膜等微孔滤膜。它是通过非共价键吸附抗体(抗原),吸附能力较强,如 NC 对大多数抗体(抗原)的吸附率近 100%。当样品量极少(<1μl)时,也能完全吸附,故已广泛用于定性或半定量斑点 ELISA 的固相载体。

3. 包被与封闭

(1)包被(coating):将抗原或抗体结合在固相载体上的过程称为包被。由于载体的不同,包被的方法也不同。目前普遍使用的聚苯乙烯载体,通常将抗原或抗体溶于缓冲液(常为 pH9.6 的碳酸盐缓冲液)中,加于 ELISA 板孔内 4℃过夜。包被好的固相载体在低温可放置一段时间而不失去免疫活性。包被的蛋白质浓度也不宜过大,以免过多的蛋白质分子在固相载体表面形成多层聚集,洗涤时易脱落,影响反应时形成的免疫复合物的稳定性和均一性。因此用于包被抗原抗体的浓度最好经预实验筛选确定。

(2)封闭(blocking):包被的蛋白质浓度过低,固相载体表面不能被此蛋白质完全覆盖,其后加入的血清标本和酶结合物中的蛋白质也会部分地吸附于固相载体表面,最后产生非特异性显色致本底偏高,在这种情况下,需用1%~5%的牛血清蛋白或5%~20%小牛血清再包被一次,消除此干扰,此过程称为封闭。

常用的酶免疫方法有酶联免疫吸附试验和免疫酶染色试验。

二、酶联免疫吸附试验

(一)基本原理

酶联免疫吸附试验(enzyme-linked immunosorbent assay,ELISA)是一种抗原、抗体免疫反应和酶的高效催化作用结合起来的试验方法,可敏感地检测微量的病毒抗原或抗体。将特异性病毒抗体(抗原)吸附于固相载体表面,然后加入相应的抗原(抗体),在固相载体表面形成抗原-抗体复合物,再加入酶标记的特异性病毒抗体(抗原),与固相载体表面的抗原(抗体)结合,此时固相上的酶量与标本中病毒抗原(抗体)的量呈正相关,加入酶反应的底物,酶催化底物变为有色产物,有色产物的量与标本中受检抗原(抗体)的量直接相关,从而可定性或定量分析标本中病毒抗原(抗体)的存在与含量。由于酶的催化效率很高,间接地放大了免疫反应的结果,使测定方法具有很高的敏感度。

(二)实验类型

在病毒学检验中,常用的酶联免疫吸附试验主要有间接法、双抗体夹心法、竞争法和捕获法。

1. 间接法 此法用于测定病毒抗体。原理是将已知病毒抗原包被固相载体,洗涤去除未结合抗原,加入含有相应病毒抗体的标本,经温育洗涤后,加入酶标记抗体,形成抗原-待测抗体-酶标二抗的复合物,洗涤去除多余的酶标抗体后,固相上结合的酶量就代表待测抗体的量,加底物显色,其颜色深浅可代表病毒抗体的量,其结果可用目测或用分光光度计定量测定(图4-5)。本法只要更换不同的固相抗原,用一种酶标抗抗体就可检测出各种相应的抗体。

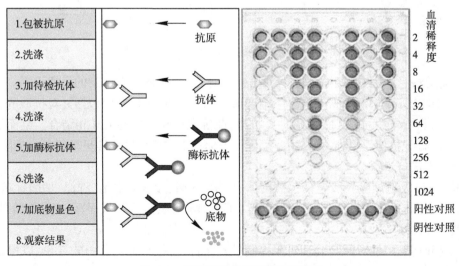

图 4-5 间接酶联免疫法流程示意图

2. **双抗体夹心法** 此法用于检测病毒抗原(图4-6)。本法用特异性病毒抗体包被固相载体,经洗涤去除未结合的抗体,加入含有病毒抗原的待测样品,与包被于固相载体上的抗体结合,经温育洗涤后,加入酶标记特异性抗体,使之与固相上的抗原呈特异性结合,再经温育洗涤后,加底物显色进行测定。这种方法欲测的病毒抗原必须有两个可以与抗体结合的部位,一端与包被于固相载体上的抗体结合,另一端与酶标记特异性抗体结合。因此,不能用于分子量小于5000的半抗原之类的抗原测定。

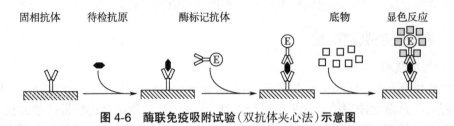

图4-6 酶联免疫吸附试验(双抗体夹心法)示意图

3. **竞争法** 用酶标病毒抗原与待测的非标记病毒抗原竞争与固相载体上的限量抗体结合,待测病毒抗原多,则形成非标记复合物多,酶标抗原与抗体结合就少,也就是酶标记复合物少,因此,显色程度与抗原含量成反比。这种方法所测定的抗原只要有一个结合部位即可,主要用于测定小分子抗原。该法只有一个保温洗涤过程,操作简便快速,但需用较多量的酶标记抗原。见图4-7。

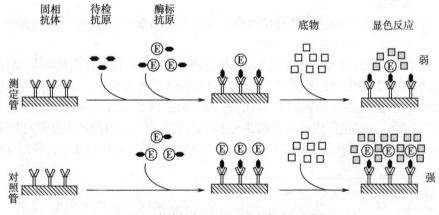

图4-7 酶联免疫吸附试验(竞争法)示意图

4. **捕捉法** 本法专用于检测特异性 IgM 抗体,常用于病毒性感染的早期诊断。先用抗人 IgM 抗体(抗 μ 链 McAb)包被载体,结合血清标本中的 IgM(其中包括针对抗原的特异性 IgM 抗体和非特异性的 IgM)。然后加入抗原,此抗原仅与特异性 IgM 相结合。继而加入针对抗原的酶标记抗体,再与底物作用。呈色即与标本中的特异性 IgM 呈正相关。见图4-8。

(三)方法与步骤

酶联免疫吸附试验一般包括包被抗体、封闭、洗涤、加被测血清、洗涤、加酶标抗体、洗涤、加底物、终止反应等操作步骤,具体参考《卫生检验与检疫实验教程》免疫学检验篇。

(四)注意事项

1. 应分别以阳性对照与阴性对照控制试验条件,待检样品应作一式二份,以保证实验结果的准确性。

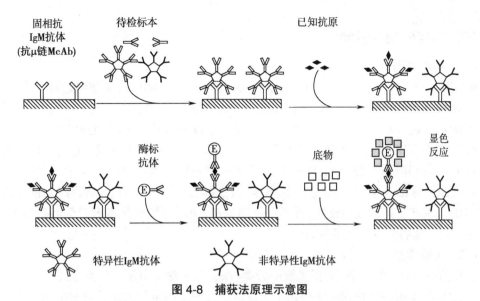

图 4-8 捕获法原理示意图

2. ELISA 中,进行各项实验条件的选择是很重要的,其中包括:

(1)试剂的选择:选择质量优良的检测试剂,操作前将试剂在室温下平衡 30~60 分钟。

1)固相载体的选择:载体在使用前要观察其显色反应的均一性,据此判明其吸附性能是否良好。

2)包被抗体(抗原)的选择:要求纯度好的抗体(抗原),控制吸附温度、时间及其蛋白量。

3)酶标记抗体工作浓度的选择:首先用直接 ELISA 法进行初步效价的滴定,然后再在正式实验系统里准确地滴定其工作浓度。

4)酶底物的选择:供氢体要价廉、安全、有明显的显色反应,而且本身无色。

(2)加样

1)血清或血浆标本要避免溶血,妥善保存。

2)样本应加在酶标板孔的底部,避免加在孔壁上部,并注意不可溅出,不可产生气泡,加样后及时放入温箱。

3)加酶试剂后用吸水纸在酶标板表面轻拭吸干。

4)标本较多时,分批操作,以免加样板过多造成加样后放入孵箱前等待时间过长。

(3)温育

1)孵育时酶标板要贴封片或加盖,以防蒸发。

2)严格控制温育时间以免非特异性结合物紧附于酶标板孔周围,难以清洗彻底。

(4)洗板

1)保证洗液注满各孔,洗完板后最好在吸水纸上轻轻拍干。

2)合理安排时间,避免样品过多不能及时洗板导致反应时间过长。

(5)显色

1)显色剂尽量在临用前配制,不用过期显色剂。

2)加样时保持显色剂不外流。

(6)加终止液时应避免产生气泡。

(7)应保证酶标板清洁。

三、免疫酶染色试验

（一）基本原理

免疫酶染色试验（immunoenzymatic staining test，IEST）是用酶（如辣根过氧化物酶、碱性磷酸酶等）标记已知抗体或抗原，与相应抗原或抗体结合，形成酶标记抗体 - 抗原复合物，复合物中的酶在遇到相应的底物时，能催化底物产生颜色反应，根据有色产物的有无及其浓度，即可间接推测被检抗原或抗体是否存在及其含量，从而达到定性或定量的目的。免疫酶染色试验一般都由两部分组成，即一次或数次抗原和抗体的免疫学反应和一次酶促反应。第一步抗原抗体结合中，酶结合物起抗体作用，在第二步加入底物后，酶起到了催化的生物放大作用。该方法具有敏感性高，标本可长期保存，使用一般光学显微镜就能观察等优点，但有时也存在非特异性染色的问题。

（二）实验类型

免疫酶染色技术种类繁多，尚无统一分类方法，目前常采用以下分类方法：

1. 细胞免疫酶染色技术　主要用于定位组织细胞上的抗原或抗体成分。

2. 酶免疫测定法　主要用于检测液体中的可溶性抗原和抗体成分。

（1）均相酶免疫测定法：不用固相载体作为免疫吸附剂，测定中不需分离结合的与游离的酶标记物，主要用来检测一些小分子质量的抗原和半抗原物质。敏感性低于 ELISA 法，但由于不需要对各加入成分和反应后成分的多次分离，正式测定时间短，操作简便、快速，准确性和重复性好，所需仪器少，已被多项自动化测定项目所采用。

（2）非均相酶免疫测定法：是应用最广的一类方法，按分离方法不同分为：

1）液相非均相酶免疫测定法：与放射免疫测定法类似，利用第二抗体或沉淀剂使免疫学反应后结合的与游离的酶标记物分开，再测定游离部分或结合部分的酶活性，参照标准品绘制的剂量反应曲线，即可知待测物的量，不用固相载体作为免疫吸附剂。

2）固相非均相酶免疫测定法：固相载体作为免疫吸附剂、以分离结合的与游离的酶标记物，称为酶联免疫吸附测定法（ELISA），或酶标固相免疫测定法。

3. 其他类型和方法　免疫酶染色试验还有许多其他类型，多为经典的免疫酶测定方法与其他测定技术组合应用的产物，目前已结合应用的方法包括：免疫印迹技术、亲和素和生物素标记技术、放射免疫技术、PCR 技术等。

（三）免疫印迹法与斑点免疫酶染色法（dot-ELISA）介绍

1. 免疫印迹法　是将电泳与免疫酶染色结合起来的一种方法。它先经电泳（SDS-PAGE）将病毒结构蛋白进行分离，通过转印将被分离的各区带原位转移到 NC 膜上，NC 膜当成包被抗原的固相载体，病毒的结构蛋白能与特异性的第一抗体发生反应，借助酶标记第二抗体及底物，在相应部位显现出来，以证明病毒结构蛋白的存在。所以操作分为电泳、转印、酶免疫测定三个阶段。免疫印迹法结合了电泳的高分辨率和酶免疫测定的高敏感性和特异性，方法简便、标本可长期保存、结果便于比较。

2. 斑点免疫酶染色法　该技术是进行 ELISA 测定时，借用了免疫印迹技术的某些原理和方法，利用 NC 膜为固相载体，使抗原抗体反应在膜上进行，结合在 NC 膜上的酶抗体结合物通过将底物分解成不溶性的产物而沉积，在 NC 膜上形成斑点。待测抗原或抗体含量的高低可通过膜上斑点颜色的深浅来判断。使操作更为方便、简单和经济实用。其与经典 ELISA 检测的主要区别是：多数采用 NC 膜为载体，而不是聚苯乙烯微孔反应板；所用酶底物经分解后在局部产生不溶性产物沉淀。

（四）注意事项

良好的病毒抗原片是正确判断染色结果的基础，染色过程中每一个步骤或环节都可能影响到染色的最终结果。应注意以下几点：

1. 标本的固定方式和温度要正确，同时设立阳性和阴性对照。

2. 检查抗体的有效期和保存条件，尤其是标记了酶的抗体，应避免反复冻融，试剂保存时一定要避免与挥发性有机溶剂同放一室，以免降低抗体的效价。检查抗体所使用的稀释度及稀释溶液，一抗的使用浓度过高会使整个切片全都染上了颜色；检查底物溶液是否有效。

3. 所有的试剂要按正确的顺序加入，不要忽略了应该加的某种试剂，包括一抗、二抗、三抗及底物等。

4. 检查冲洗液是否和反应试剂匹配，溶液的 pH 很重要，与过氧化物酶底物匹配的溶液中不应含有叠氮钠。

5. 温育的时间要足够，温育时切片要放平，否则会导致抗体流失。

6. 清洗要充分。

第三节　放射免疫技术

一、概述

放射免疫技术（radioimmunoassay, RIA）是利用放射性核素分析的高灵敏性、精确性与抗原抗体反应的高特异性相结合而创建的一类标记免疫技术。1959 年 Yalow 和 Berson 利用放射性核素标记胰岛素并与传统的免疫反应相结合，创立了放射免疫分析。该项技术的创建和应用，为病毒学痕量物质分析开创了一个崭新的领域，极大地提高了卫生检验的诊断水平。

早期的放射免疫技术是基于竞争性结合反应原理的放射免疫分析，稍后又发展了非竞争性结合的免疫放射分析（immunoradiometric assay, IRMA）。这类技术具有灵敏度高（可测定 $10^{-15}\sim10^{-9}$g/L 水平的超微量物质）、特异性强、重复性好、样品及试剂用量少、操作简便且易于标准化等优点，广泛应用于生物医学研究和临床诊断领域中各种微量蛋白质、激素、小分子药物和肿瘤标记物的定量分析，对相关学科的发展起到了极大地推动作用。

（一）基本类型及原理

放射免疫技术按其方法学原理主要分为两种基本类型：

1. 放射免疫分析（RIA）　是以放射性核素标记的抗原与反应系统中未标记抗原竞争结合特异性抗体为基本原理来测定待检样品中抗原量的一种分析法。

2. 免疫放射分析（IRMA）　是用放射性核素标记的过量抗体与待测抗原直接结合，采用固相免疫吸附载体分离结合与游离标记抗体的非竞争放射免疫分析法。

广义放射免疫技术还应包括使用受体测量抗原的放射受体分析（radioreceptor assay, RRA）和用标记配体研究受体生物学特性的放射配体结合分析（radioligand binding assay, RBA）。

（二）常用的放射性核素

放射免疫技术常用的放射性核素有 ^{125}I、^{131}I、^{3}H 和 ^{14}C 等。其中 ^{3}H、^{14}C 在衰变时产生的

β射线能量弱易防护,但核素半衰期长,标记物的有效期长,标记时需用的实验设备条件要求较复杂,且β射线测定时需用液体闪烁技术,不易在一般实验室进行,加之放射性废物处理困难,因此应用受限。使用最广泛的是^{125}I,其优点为:①^{125}I的化学性质较活泼,容易用较简便的方法制备标记物;②其衰变过程不产生电离辐射强的β射线,对标记多肽、蛋白抗原分子的免疫活性影响小;③^{125}I释放的γ射线测量方法简便,易于推广应用;④^{125}I的半衰期(60天)、核素丰度(>95%)及计数率较^{131}I(核素丰度20%,半衰期8天)更为适用。

(三)标记物制备及鉴定

放射性标记物的质量优劣,将直接影响分析测定结果。制备高比活度、高纯度和具完整免疫活性的标记物是建立高质量放射免疫分析法的重要条件。本节主要介绍^{125}I标记物的制备和鉴定。

采用放射性碘(如^{125}I)制备标记物的基本原理是放射性碘原子通过取代反应置换标记物分子中酪氨酸或酪胺残基以及组胺残基上的氢原子。因此,凡蛋白质、肽类等化合物在结构中含有上述基团者,均可用^{125}I直接标记,而对那些不含上述基团的甾体激素或药物分子,则必须在分子结构上连接相应基团才能用于放射性碘标记。

用于被标记的化合物一般要求其纯度应大于90%,以免影响标记物反应的特异性;而且应具完整的免疫活性,否则会造成测定灵敏度下降;此外需在化合物分子中连接酪氨酸甲酪或组胺、酪胺等基团时,应注意引入的分子结构不会掩盖抗原决定簇。

1. 标记及类型　^{125}I标记化合物的制备方法可分为直接标记和间接标记两类方法。

(1)直接标记法:最常用于肽类、蛋白质和酶的碘化标记,其原理是采用化学或酶促氧化反应直接将^{125}I结合于被标记物分子中酪氨酸残基或组胺残基上。其特点是标记方法操作简便,容易将较多的^{125}I结合到被标记蛋白分子上,易得到放射性较高的标记物。常用的几种方法简介如下:

1)氯胺T(ch-T)法:ch-T是对甲苯磺基酰胺的N氯衍生物钠盐,且在水中易分解成具氧化性的次氯酸,它可将^{125}I$^-$氧化成带正电荷的^{125}I$^+$,后者可取代被标记物分子中酪氨酸残基苯环上的氢原子,使蛋白质或多肽被碘化,加入还原剂偏重亚硫酸钠(Na$_2$S$_2$O$_5$)可终止反应。其碘化反应过程如图4-9。

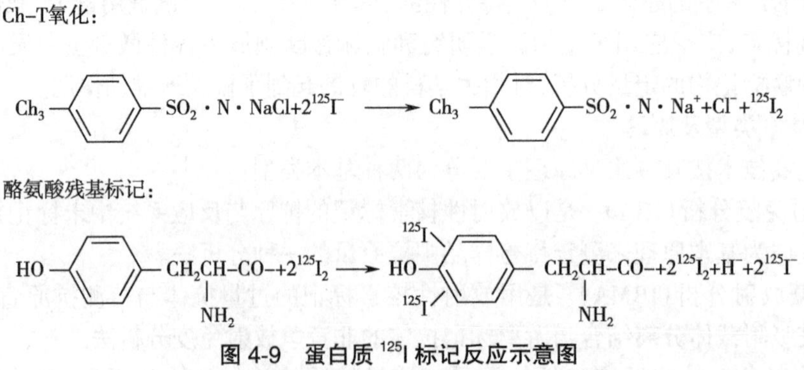

Ch-T氧化:

$$Ch_3 \text{—} \langle\text{苯环}\rangle \text{—} SO_2 \cdot N \cdot NaCl + 2^{125}I^- \longrightarrow Ch_3 \text{—} \langle\text{苯环}\rangle \text{—} SO_2 \cdot N \cdot Na^+ + Cl^- + {}^{125}I_2$$

酪氨酸残基标记:

$$HO \text{—} \langle\text{苯环}\rangle \text{—} CH_2CH\text{—}CO\text{—} + 2^{125}I_2 \longrightarrow HO \text{—} \langle\text{苯环}, {}^{125}I\rangle \text{—} CH_2CH\text{—}CO\text{—} + 2^{125}I + H^+ + 2^{125}I^-$$

图4-9　蛋白质^{125}I标记反应示意图

碘标记率的高低与被标记物分子中酪氨酸(或酪胺、组胺)残基的数量及暴露程度有关,当分子中上述基团多且又暴露在外时,标记率高。标记过程中为避免损伤被标记物的生物学活性并得到高比放射性的标记物,应注意:使用无还原剂的高比放射性碘源(Na^{125}I);被标记物用量要少(5~20μg),ch-T用量要低;控制总反应体积<200μl、反应时间(1~2分钟)和弱

碱性反应条件(pH7.4~7.6)为宜。

2)乳过氧化物酶标记法:其基本原理是乳过氧化物酶(lactoperoxidase,LPO)催化过氧化氢(H$_2$O$_2$)释放活泼的新生态氧,后者使^{125}I离子活化成^{125}I$_2$而取代被标记物分子中暴露的酪氨酸残基苯环的氢原子。该标记方法反应温和,可减少对被标记物免疫活性的损伤,而且酶活性有效期不长,稀释后即可终止反应,易于控制被标记物上^{125}I的标记数量。

(2)间接标记法:也称连接标记法(Bolton-Hunter法),是最常用的间接碘标记方法。该法主要用于甾体类化合物、环核苷酸、前列腺素等缺乏碘标记基团的小分子化合物的标记。预先将^{125}I用氯胺T法标记在一个带有可与蛋白质或多肽交联活性基团的3-(4-羟苯)-苯丙酚-N-琥珀酰胺酯(简称HPNS)配体上,获得一种^{125}I化酯(市售bolton.Hunter试剂);将^{125}I化酯与待标记物混合反应后,^{125}I化酯的功能基团即与蛋白分子上的氨基酸残基反应,从而使待标记物被碘化。

该法避免了标记反应中加入的氧化/还原剂对待标记物免疫活性的损伤,尤适用于对氧化敏感的肽类化合物,以及某些不含酪氨酸残基蛋白质(如半抗原)的碘标记。不足之处是标记物的添加基团可能影响被标记物的免疫活性。

2. 标记物的纯化 ^{125}I标记物反应后,标记物需进行分离纯化以除去游离^{125}I$^-$和其他杂质。纯化标记物的方法有利用分子筛机制的凝胶过滤法、利用游离^{125}I$^-$与标记物分子极性差异进行吸附解离的离子交换层析法、按分子所带电荷和直径不同在电场作用下分子迁移速率不同进行分离纯化的聚丙烯酰胺凝胶电泳法(PAGE)以及高效液相色谱法(HPLC)。

以葡聚糖凝胶(如Sephadex G-50)柱层析分离纯化^{125}I标记物为例:标记反应混合液经柱层析时,需定时或定量逐管收集层析洗脱液,并用γ计数仪测定每管的放射性强度。通常最先洗脱出的为聚合物杂质放射峰,然后为含标记物的主放射峰,随后即为游离^{125}I$^-$峰(图4-10)。

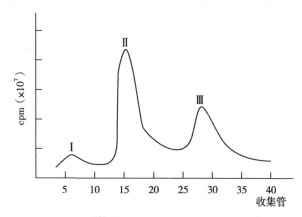

图4-10 ^{125}I标记物柱层析分离纯化示意图
Ⅰ. 损伤和聚合标记物;Ⅱ. ^{125}I标记物;Ⅲ. 游离^{125}I$^-$

标记物贮存一段时间后可因脱碘和自身辐射造成蛋白质破坏而形成碎片,因而需对标记物重新进行纯化。

3. 标记物的鉴定

(1)放射化学纯度:是指单位标记物中结合于被标记物上的放射性占总放射性的百分率,一般要求大于95%。常用的测定方法是利用三氯醋酸将待测样品中(预加白蛋白助沉淀)

所有蛋白质沉淀,离心后测定沉淀物(标记物)的放射性并计算其占待测样品总放射性的百分率。该项参数还是观察在贮存期内标记物脱碘程度的重要指标。

(2)免疫活性(immunoreactivity):指制备的标记物与抗体结合的能力。它反映标记过程中被标记物免疫活性受损情况。测定方法是用少量的标记物与过量抗体反应,然后测定标记物与抗体结合部分的放射性,并计算与加入标记物总放射性的百分比,该值越大,表示抗原免疫活性受损越少。

(3)比放射性(specific radioactivity):是指单位化学量标记物中所含的放射性强度,也可理解为每分子被标记物平均所结合放射性原子数目,常用 Ci/g、mCi/mg 或 Ci/mmol 等单位表示。标记物比放射性较高时,可提高方法的灵敏度(因相同放射性强度时,高比放射性者标记物用量少);但比放射性过高时,辐射自损伤大,标记物的免疫活性易受影响,且贮存稳定性差。比放射性计算方法有计算法和自身置换法,简述如下:

1)计算法:依据标记反应中放射性核素的利用率(标记率)来计算。

比放射性(μCi/μg)=(投入的总放射性 × 标记率)/ 被标记物化学量;

标记率(核素利用率)=(标记物总放射性 / 总投入放射性)× 100%。

该法计算操作简便易行,但影响因素多,结果欠精准。

2)自身置换法(self-displacement):该法通过比较标记抗原与标准抗原的免疫活性来测定纯化后标记物的比放射性。方法为:作一条常规 RIA 标准曲线,其反应系统由抗体(限量)、标记抗原(定量)和不同剂量的标准抗原组成;由于标记抗原与标准抗原的分子浓度之和大于抗体的结合容量,标记抗原与抗体的结合率(B/T%)随标准抗原的增加因竞争抑制而减少;同时另作一条标记抗原自身置换曲线,反应系统仅含有抗体和不同剂量的标记抗原,由于抗体限量,故标记抗原的结合率也随标记抗原总量的增加而减少,即所谓自身置换。因此,若标记抗原与标准品抗原具有相同的免疫活性,则上述两条曲线应平行。表明在相同的放射性结合参数(B/T%)水平上,与抗体结合的标准抗原和标记抗原的物质浓度完全相同;由此可通过选择不同放射结合水平的标准抗原化学量(以 ng/ml 或 nmol/ml 表示)和相应的标记抗原放射性计量(以 cpm/ml 表示,其中 cpm 可换算为 Ci 或 nCi),经直线回归即可计算出该标记物的比放射性(图 4-11)。

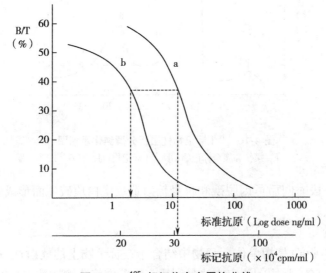

图 4-11 ^{125}I 标记物自身置换曲线

（四）抗血清鉴定

抗血清的质量直接影响分析方法的特异性和灵敏度。用于鉴定抗血清质量的参数主要有以下几项：

1. 亲和性（affinity）　是指抗体分子上一个抗原结合部位与相应的抗原决定簇之间的结合强度，常用亲和常数 K_a 表示。K_a 是正 / 逆向反应速度常数的比值，单位为稀释度单位（L/mol），表示需将 1mol 抗体稀释至多少升，才能使抗原 - 抗体结合下降 50%；而 K_a 的倒数为解离常数（K_d），其单位为浓度单位（mol/L）。为提高放射免疫分析的灵敏度、精密度和准确度，需选用 K_a 值高（$10^{-12} \sim 10^{-9}$L/mol）的抗血清。

2. 特异性（specificity）　是指一种抗体识别相应抗原决定簇的能力。由于一种抗原常有结构极相似的类似物（同类物、前体、降解物和代谢物），其抗血清可能对该抗原的类似物产生交叉反应。因此，抗体的特异性通常以交叉反应率表示：将反应的最大结合率抑制下降 50% 时特异性抗原与类似物的剂量（Edso）之比来计算交叉反应率。如胰岛素标准品使 ^{125}I 胰岛素与抗血清的最大结合下降 50% 的用量为 0.5ng，而类似物的（前体）胰岛素原的用量为 500ng，则相应的交叉反应率（%）为：0.5/500=0.1%。

抗体交叉反应程度的高低直接影响测定结果的准确性，但应注意，抗血清特异性与分析方法特异性并不完全相同，因后者对某一待测抗原的特异性程度不仅取决于所用抗体，尚有赖于标记物的质量和方法学设计。

3. 效价（titer）　是反映抗血清中有效抗体含量的相对参数，即抗血清稀释至能与抗原发生有效反应的最大稀释度。通常是将一种抗血清作系列稀释后与标记抗原反应，计算不同稀释度时抗体结合标记抗原的百分率，绘制出抗体稀释度曲线。一般把结合 50% 标记抗原时，抗血清的稀释度称为效价。

（五）方法学评价

放射免疫技术所用试剂多是生物制品，易受外界环境因素的影响，实验操作、仪器测量误差等因素，都会影响整个实验结果的准确性和精确度。为增强结果的可比性，需对 RIA 方法学进行评价。除常规的灵敏度、精密度（CV%）、准确性、特异性和稳定性等指标外，还应注意以下指标：

1. 可靠性（validity）　又称健全性，是评价被测物与标准品的免疫活性是否相同的指标。借助标准曲线与样品稀释曲线的平行性分析来判断方法的可靠性。平行性好者可靠。

2. 剂量 - 反应曲线　标记免疫实验是通过已知浓度的标准品和相应的反应参数绘制成剂量 - 反应曲线，待测物定量是通过计算其反应参数在剂量 - 反应曲线上对应的标准品浓度值而确定。因此，在拟合剂量 - 反应曲线时还要注意针对不同的标记免疫反应类型选择适合的数学模型，以使这种剂量 - 反应曲线有良好的相关性（r 应不低于 0.9900）。此外，有效剂量值（ED_{25}、ED_{50}、ED_{75}）应设在剂量 - 反应曲线最高和最低浓度点之间，并有足够的落差。

3. 高剂量钩状效应　高剂量钩状效应（high dose hook effect，HOOK 效应）是指当标本中被测物浓度超过线性范围上限时，所得结果反而降低或呈阴性的现象。HOOK 效应常见于双位点 IRMA，在一步法实验中，其产生的原因是大量过剩抗原与被捕获抗原竞争结合限量的标记二抗。在二步法实验，则多与抗原的"质"（表位数量及其重复表达数量）有关：固相一抗捕获过量或有重复表达表位的抗原，结合饱和；标记二抗与抗原交叉重叠结合，产生立体效应，使抗原"异构"，与一抗的亲和力减弱。洗涤时，标记二抗体与抗原形成的复合物从固相脱离。HOOK 效应可以通过选用高亲和力抗体或对此类标本进行稀释后测定以改善或消除。

二、放射免疫分析

（一）基本原理

放射免疫试验（RIA）是以放射性核素作为标记物的标记免疫测定法，是将同位素分析的敏感性和抗原抗体反应的特异性综合起来建立的一种检测技术。该法具有特异性强、灵敏度高、准确性和精密度好等优点，操作简便，易于标准化，检测灵敏度可达 ng 至 pg 水平，是研究含量甚微的生物活性物质在动物体内代谢、分布和检测微量病原微生物的有力工具。其基本原理介绍如下。

1. 竞争法　该法是利用标记病毒抗原（Ag*）和非标记病毒抗原（Ag）对有限量特异性病毒抗体（Ab）的竞争性结合或竞争性抑制反应。在 RIA 反应系统中，标记抗原（Ag*）、未标记抗原（Ag）和特异性抗体（Ab）三者同时存在时，由于两种抗原具有相同的决定簇，对特异性抗体具有相同的结合力，结果形成 Ag*-Ab 和 Ag-Ab 复合物。当 Ag* 和 Ab 的量固定时，并且 Ag 与 Ag* 之和大于 Ab 有效结合点数目时，两者结合形成免疫复合物的形成量就受到 Ag 含量的制约。如反应系统中 Ag 含量高时，对 Ab 的竞争结合能力就强，Ag-Ab 复合物的形成量就增加，Ag*-Ab 复合物则相对减少；反之，当 Ag 含量低时，对 Ab 的竞争结合能力弱，Ag*-Ab 复合物的形成量即增多。因此，Ag*-Ab 复合物的形成量与 Ag 含量之间呈一定的负相关函数关系，即随着非标记抗原量的增加，标记抗原被稀释的程度随之增加，继而形成的标记抗原 - 抗体复合物的数量减少，放射性强度测定就越低。

该反应液中存在一定量的 Ag* 和 Ab 时，结合型 Ag*-Ab（B）和游离型 Ag*（F）的比例是一定的，保持着可逆的动态平衡。在该反应系统中加入待检的 Ag，则 Ag 与 Ag* 竞相与 Ab 结合，Ag 的量越多，B/F 值或 B% 越小。因此，只需把反应液中的 B 和 F 分开，然后分别测定 B 和 F 的放射性，即可计算出 B/F 值和结合百分率（B%）。用已知浓度的标准 Ag 和一定量的 Ag*、Ab 反应，测出不同浓度 Ag 的 B/F 值或 B%，以标准抗原浓度为横坐标，B/F 或 B% 为纵坐标即可绘成竞争性抑制反应的标准曲线。在同样条件下测定待检抗原的 B/F 或 B%，即可在标准曲线上查出待检抗原的含量。

病毒学检验中也可以利用标记病毒抗体（Ab*）和非标记病毒抗体（Ab）对有限量特异性病毒抗原（Ag）的竞争性结合或竞争性抑制反应，来测定血清中病毒抗体的含量。

2. 双位点夹心法　本法测定原理和竞争法完全不同，它是以标记抗体为特征的固相多层免疫放射测定技术（IRMA）。当待测抗原和固相过量抗体反应时生成固相抗原 - 抗体复合物，然后再加入过量标记抗体，生成固相抗体 - 抗原 - 标记抗体复合物，一个分子的多位点抗原只能和一个特异性标记抗体相结合，洗涤除去剩余标记抗体，固相抗体 - 抗原 - 标记抗体复合物中放射性强度与待测抗原浓度成正比。

（二）实验类型

放射免疫测定法一般分三种类型，最经典的方法是加入标记抗原和未标记抗原（待测物）与限量的抗体竞争结合，待测物的量与标记抗原 - 抗体复合物的放射活性呈反比，与标准曲线比较分析，推算出待测物的浓度。其次是先将抗原加入已吸附含有抗体的试管内，生成抗原 - 抗体复合物，以水洗去未结合抗原，再加上放射性物质标记的第二抗体，生成抗体 - 抗原 - 标记抗体复合物，放射活性与待测物的量成正比，即免疫放射分析（immunoradiometric assay，IRMA）。第三种类型以放射性核素标记的抗原或抗体及固相的抗原或抗体作为试剂，按与固相酶免疫测定相似的方式检测受检标本中抗原或抗体的固相放射免疫测定（solid phase radioimmunoassay，SPRIA）。此外还有以放射性核素标记的抗原或抗体与受检标本进行免疫电泳，待抗原和抗体特异结合后，经冲洗去除未结合的核素标记物，再做放射自显影，此为放射免疫电泳自显影法。

（三）实验注意事项

1. 首先要注意实验材料是否过期以防止标准溶液发生解离现象。

2. 检查各种仪器设备的准确性、稳定性、效率以及是否被污染。

3. 选择准确性高的方法，对各种方法进行比较，淘汰粗糙及难以重复的方法。

4. 建立方法对比，用相同的测量方法和不同的测量方法在同一实验室和不同实验室，在同一地区和不同地区，在同一时间和不同时间，对同一样品进行对比，检查产生误差的原因。

5. 建立各种类型的标准，对标准品应规定纯度及制备方法、使用年限及贮存条件。

6. 建立操作规程，按章操作，对使用的试剂、仪器设备要经常检查其有效性，更换试剂时应进行必要的鉴定，必要时对测定方法要做重复性试验和回收试验。

7. 建立可靠的检查制度，经常对测定结果进行核查，利用控制血清、标准血清检查每批结果的准确性。

第四节　中和试验、血凝试验及其他检测技术

一、概述

病毒血清学试验方法是实验室诊断病毒感染和鉴定病毒的重要手段。血清学实验的方法很多，最常用的是中和试验、补体结合试验、红细胞凝集及红细胞凝集抑制试验。熟练地运用病毒的血清学实验技术，是开展病毒学实验室工作的基本要求。

二、中和试验

中和试验（neutralization test）是在体外适当条件下孵育病毒与特异性抗体的混合物，使病毒与抗体相互反应，再将混合物接种到敏感的宿主体内，然后测定残存病毒感染力的一种方法。凡是能与病毒结合，并使其失去感染力的抗体称为中和抗体，因为病毒要依赖于活的宿主系统复制增殖，因此，中和试验必须在敏感的动物体内（包括鸡胚）和培养细胞中进行。

中和试验的优点是敏感性和特异性高，中和抗体在体内存在时间长，大多数病毒的中和抗体与免疫力有直接的关系。中和试验的缺点是要使用活的宿主系统，病毒对宿主系统产生的作用需要一定的时间，因而出结果慢。

中和试验的应用很广泛，主要应用于以下几个方面：①鉴定病毒；②分析病毒抗原的性质；③测定免疫血清的抗体效价和疫苗接种后的效果；④测定患者血清中的抗体，用于诊断病毒性疾病。

（一）基本原理

特异性的抗病毒抗体（中和抗体）与病毒结合之后，使病毒失去吸附、穿入宿主细胞的能力，从而阻止了病毒在宿主细胞内的复制和病毒感染机体的过程。

进行中和试验时，首先将病毒与抗体在适当的条件下混合、孵育后，接种给敏感宿主，然

后观察病毒感染敏感宿主的情况,即观察残存的病毒对宿主的感染力。用敏感动物进行中和试验时,主要观察抗体能否保护易感动物免于死亡、瘫痪;用细胞培养法进行中和试验时,主要观察抗体能否抑制病毒的细胞病变效应(cytopathic effect,CPE)或病毒空斑形成(virus plaque formation)等;用鸡胚接种法进行中和试验时,主要通过观察绒毛尿囊膜上的痘疮结构来检测病毒,或用血凝试验检测鸡胚尿囊液流感病毒的滴度。

(二)方法与步骤

1. 试验材料

(1)病毒:中和试验所用的病毒应是具有感染力的病毒。用于中和试验的病毒必须预先进行病毒滴度的测定。用细胞培养法测定已知的病毒滴度时,首先制备连续 10 倍稀释的病毒稀释液,取相同体积的稀释液分别接种于敏感细胞,观察细胞病变(CPE)程度,确定该滴定终点。细胞培养的病毒的滴定终点,常以细胞半数感染量($CCID_{50}$/ 单位体积)表示;而动物实验的病毒的滴定终点,通常用动物半数致死量(LD_{50}/ 单位体积)表示。中和试验中,通常以 $100TCID_{50}$/ 单位体积或 $100LD_{50}$/ 单位体积作为标准的病毒试验浓度。

(2)抗体:为了控制中和试验质量,必须准备病毒抗体阳性的血清和病毒抗体阴性的血清。用细胞培养法测定血清抗体滴度时,首先制备连续倍比稀释的抗血清溶液,再将等量的抗血清稀释液与标准病毒液($100TCID_{50}$/ 单位体积)充分混合后,置室温或者 37℃ 1 小时,然后将混合液接种于 96 孔细胞培养板中,每孔加 0.2ml,连续数日观察细胞病变的情况并记录。血清抗体滴度是抗血清保护细胞免受病毒感染的最高稀释倍数的倒数,即在该最高稀释倍数的抗血清中,每单位体积含有 1 个抗体单位。如观察结果是 1∶10 至 1∶320 抗血清均能抑制病毒的 CPE,也就是当抗血清稀释到 320 倍时,0.1ml 抗血清含有 1 个抗体单位,1∶160 抗血清中含有 2 个抗体单位 /0.1ml,以此类推。一般中和试验所用的标准血清抗体浓度为 20 个抗体单位 /0.1ml。

(3)宿主:根据病毒的种类、病毒的感染性及致病能力来选择敏感宿主,中和试验常用的宿主系统有细胞培养、鸡胚、动物。

1)细胞培养:大部分中和试验都以细胞培养为其宿主系统。因为病毒在细胞培养中可以稳定传代和增殖,并可通过观察细胞病变效应(CPE)和蚀斑形成来确定病毒的感染程度。因此从可行性看,细胞培养法是最理想的。

2)鸡胚:根据要分离病毒的性质和特点,决定鸡胚接种的部位,例如,流感病毒、流行性腮腺炎病毒接种到鸡胚的尿囊腔内进行分离;天花病毒、牛痘病毒等接种在鸡胚绒毛尿囊膜上进行分离。

3)动物:常用成年鼠和幼年鼠来分离和检测病毒,幼鼠较成年鼠对病毒易感。通过病毒对鼠造成的危害来检测病毒感染程度。目前小白鼠被广泛应用于狂犬病病毒、森林脑炎病毒等的分离与测定。

2. 试验方法　病毒中和试验方法主要有简单定性中和试验、固定抗血清稀释病毒法、固定病毒稀释抗血清法、空斑减少法等。

(1)简单定性中和试验:本法主要用于检出样本中的病毒,亦可进行初步鉴定或定型。先根据病毒易感性选定试验动物(或鸡胚、细胞培养)及接种途径。将病料(含病毒的样本材料)研磨,并稀释成一定浓度($100\sim1000LD_{50}$ 或 $TCID_{50}$)。污染的病料需加抗生素(青霉素、链霉素各 $200\sim1000$ 单位),或用细菌滤器过滤,与已知的抗血清(适当稀释或不稀释)等量混合,并用正常血清加稀释病料作对照。混合后置 37℃ 1 小时,分别接种实验动物,每组至少

3只,分别隔离饲喂,观察发病和死亡情况。对照动物死亡,而中和组动物不死,即证实该病料中含有与该抗血清相应的病毒。本法亦可用于毒素(如肉毒毒素)的鉴定和分型。

（2）固定病毒-稀释抗血清法:该方法主要用于血清抗体滴度的测量。将100 $CCID_{50}$/单位体积的病毒分别与连续倍比稀释的患者急性期或恢复期血清混合孵育1小时后,把混合液接种于敏感宿主,然后观察不同稀释度的血清保护宿主感染病毒的情况。

1）试验材料:①敏感宿主:敏感细胞、敏感动物、鸡胚;②已知病毒(已滴定的标准病毒,100$TCID_{50}$/0.1ml 或 100LD_{50}/0.1ml);③急性期或恢复期血清(通常56℃,30分钟灭活)。

2）试验步骤(以细胞培养为例):①用细胞维持液连续倍比稀释急性期和恢复期血清。②取1.0ml不同浓度的稀释血清分别与1.0ml标准病毒(100 $CCID_{50}$/0.1m)混合,置37℃水浴作用1小时。③取混合液0.2ml分别加到细胞已长成单层的96孔细胞培养板中,每一稀释度接种4孔细胞。同时设4孔正常细胞对照和4孔100$CCID_{50}$/0.2ml病毒对照。④设病毒滴度对照:将病毒液连续10倍稀释后,加到细胞已长成单层的96孔细胞培养板中,每个稀释度接种4孔细胞,每孔加0.1ml,必要时还要设抗体阳性血清对照和抗体阴性血清对照。⑤将96孔细胞培养板置37℃、5%CO_2温箱中孵育,每日观察细胞病变效应(CPE)。

3）50%血清中和终点的计算:50%细胞不产生细胞病变(CPE)的血清稀释度。根据细胞病变程度,用 Reed-Muench 法计算50%血清中和终点。

设本例的恢复期血清中和试验结果见表4-1,计算结果如下:

表 4-1 恢复期血清中和病毒的结果

血清稀释度	CPE 孔数接种孔数	累计数		CPE 阳性比例	CPE 阳性率（%）
		CPE 数	无 CPE 数		
1：16	0/4	0	8	0/8	0.0
1：32	1/4	1	4	1/5	20.0
1：64	3/4	4	1	4/5	80.0
1：128	4/4	8	0	8/8	100.0

距离比例 =(50%- 小于 50% 的 CPE 阳性率)/(大于 50% 的 CPE 阳性率 - 小于 50% 的 CPE 阳性率)=(50–20)/(80–20)=30/60=0.5。

50% 血清中和终点的范围:1：32~1：64。

小于50%CPE 阳性率血清稀释度的对数 + 距离比例×稀释系数的对数 =$lg10^{-1.5}$+0.5 × lg0.5=–1.5+0.5 × (–0.3)=–1.65；

–1.65 的反对数 =1/45；

50% 血清中和终点为 1：45,即 1：45 的恢复期血清可保护 50% 细胞不产生细胞病变(CPE)。

（3）固定抗血清-稀释病毒法:用中和试验方法鉴定病毒时,将不同稀释倍数的病毒与标准的抗血清(20个抗体单位/单位体积)混合、孵育,使两者充分反应,然后将混合液接种到敏感宿主体内,观察试验结果。

1）试验材料:①宿主:敏感细胞、敏感动物、鸡胚;②已知标准的抗病毒血清(20个抗体单位/0.1ml)和已知阴性血清(56℃ 30分钟灭活);③病毒分离物。

2）试验步骤(以细胞培养为例):①用细胞维持液连续10倍稀释病毒分离物(10^{-8}~

10^{-1}）；②取 0.6ml 不同浓度的病毒稀释液与 0.6ml 标准的抗病毒血清混合；③再取 0.6ml 不同浓度的病毒稀释液与 0.6ml 已知的阴性血清混合；④将混合液置 37℃水浴 1 小时，然后取 0.2ml 混合液分别接种于细胞已长成单层的 96 孔细胞培养板中，每一稀释度接种 5 孔，设 5 孔正常细胞对照；⑤将细胞培养板置 37℃、5%CO_2 温箱中孵育，每日观察细胞病变效应（CPE）。

3）中和试验的病毒 $CCID_{50}$ 的计算：细胞培养中，通常是以病毒的组织半数感染量（$CCID_{50}$/ 单位体积）作为中和反应的终点。而动物试验中，用动物半数致死量（LD_{50}/ 单位体积）作为中和反应的终点。中和试验中，抗血清组的 $CCID_{50}$ 与阴性血清组的 $CCID_{50}$ 对数之差等于或大于 2，才能说明中和试验结果为阳性。设本例的中和试验结果见表 4-2 和表 4-3，用 Reed-Muench 法计算中和试验的滴定终点如下。

表 4-2　阴性血清病毒 $CCID_{50}$ 的计算

病毒稀释度	CPE 孔数 / 接种孔数	累积数		CPE 阳性比例	CPE 阳性率（%）
		CPE 数	存活数		
10^{-4}	5/5	10	0	10/10	100
10^{-5}	3/5	5	1	5/6	83
10^{-6}	2/5	1	5	1/6	17
10^{-7}	0/5	0	10	0/10	0

表 4-3　阳性组血清病毒 $CCID_{50}$ 的计算

病毒稀释度	CPE 孔数 / 接种孔数	累积数		CPE 阳性比例	CPE 阳性率（%）
		CPE 数	存活数		
10^{-2}	5/5	10	0	10/10	100
10^{-3}	3/5	5	2	5/7	71
10^{-4}	2/5	2	5	2/7	29
10^{-5}	0/5	0	10	0/10	0

A. 阴性血清组病毒 $CCID_{50}$ 的计算

距离比例 =（大于 50% 的 CPE 阳性率 –50%）/（大于 50% 的 CPE 阳性率 – 小于 50% 的 CPE 阳性率）=（83–50）/（83–17）=0.5

$lgCCID_{50}$= 大于 50% 的 CPE 阳性率血清稀释度的对数 + 距离比例 × 稀释系数的对数 = $lg10^{-5}$+0.5 × lg0.1=–5.5，其反对数是 $10^{-5.5}$。

阴性血清组的病毒 $CCID_{50}$ 为 $10^{-5.5}$/0.1ml。

B. 阳性抗血清组病毒 $CCID_{50}$ 的计算

距离比例 =（大于 50% 的 CPE 阳性率 –50%）/（大于 50% 的 CPE 阳性率 – 小于 50% 的 CPE 阳性率）=（71–50）/（71–29）=0.5

大于 50% 的 CPE 阳性率血清稀释度的对数 + 距离比例 × 稀释系数的对数 =$lg10^{-3}$+0.5 × lg0.1=–3.5，其反对数是 $10^{-3.5}$。

阳性血清组的病毒 $CCID_{50}$ 为 $10^{-3.5}/0.1ml$。

因抗血清组的 $CCID_{50}$ 为 $10^{-3.5}/0.1ml$，阴性血清组的病毒 $CCID_{50}$ 为 $10^{-5.5}/0.1ml$，所以 $lg10^{-3.5}-lg10^{-5.5}=2$，表明分离的病毒是与中和抗体相对应的病毒。

（4）空斑减少法：在细胞培养上进行病毒中和试验，近年来多采用空斑减少法。如表 4-4，先将病毒稀释成适当浓度，使每 0.2ml 含 80~100 个 PFU（空斑形成单位），与不同稀释度的待检血清等量混合，置 37℃作用 1~2 小时，分别测定 PFU，使空斑减少 50% 血清稀释度即为该血清的中和效价。

表 4-4 空斑减少法中和试验示例

血清稀释倍数[①]		1：16	1：64	1：256	1：1024	1：4096	对照	中和抗体价[②]
待检血清 A	空斑数	3	13	38	51	53	55	$4^{-3.6}=1：140$
	空斑减少率（%）	95	76	31	7	0		
待检血清 B	空斑数	–	8	25	51	56	55	$4^{-4.1}=1：290$
	空斑减率数（%）	–	85	54	7	0		
待检血清 C	空斑数	–	–	6	22	44	55	$4^{-5.2}=1：1300$
	空斑减少率（%）	–	–	89	59	19		

[①]血清用 4 倍递增稀释；[②]空斑减少 50% 的血清稀释度，其计算法同 LD_{50} 的计算

3. 注意事项

（1）病毒悬液：低温保存，多次分装，避免反复冻存。

（2）抗血清：常需要在 56℃灭活 30 分钟，避免一些非特异性物质增强抗体中和作用，和灭活病毒。

（3）孵育温度和时间：37℃ 1 小时。

三、血凝试验及血凝抑制试验

某些病毒和病毒表面的血凝素（hemagglutinin，HA）能引起人或某些哺乳动物的红细胞发生凝集，这就是所谓的红细胞凝集现象。有些病毒引起红细胞凝集现象是不可逆的，如流行性感冒病毒、腮腺炎病毒等；有些病毒引起红细胞凝集现象是可逆的，如天花病毒、牛痘病毒等。血凝试验（hemagglutination test，HA）和血凝抑制试验（hemagglutination inhibition test，HAI）敏感性强，特异性高，且操作简便、快速，结果可靠，故常被采用。血凝和血凝抑制试验可用于：①发现和鉴定病毒；②用于临床病原学诊断；③病毒型或亚型鉴定；④免疫机体后抗体效价的测定；⑤病毒抗原变异分析等。

（一）基本原理

病毒引起的红细胞凝集是一种生物学现象，并不是抗原抗体反应。不同的病毒引起红细胞凝集的机制并不相同。目前在这方面研究得比较清楚的是流感病毒。流感病毒主要由核衣壳和包膜组成，在其包膜上镶嵌着一种糖蛋白，因该糖蛋白可引起多种动物（如鸡、豚鼠）和人的红细胞凝集而得名血凝素。流感病毒能引起红细胞凝集主要是由于流感病毒表面的血凝素与红细胞表面的受体结合，病毒被吸附到红细胞上而产生的。但这一过程可被某些物质所抑制。如血清中血凝素抗体能够与病毒血凝素分子的抗原位点特异性结合，干扰病毒血凝素与红细胞上受体的结合过程，从而抑制红细胞凝集，这是血凝抑制试验的基本

原理。因此,用血凝试验可初步测定样品中是否有病毒的存在以及病毒滴度,用血凝抑制试验可鉴定样品中病毒的型和亚型。

(二)血凝试验

血凝试验因敏感、特异性强,且操作简便、快速,现在已成为 WHO 全球流感监测的经典试验之一。下面以中国国家流感中心流感 / 禽流感病毒血凝试验 SOP 的操作步骤为例,说明血凝试验的具体方法。

1. 试验材料　待检病毒样品、96 孔板、红细胞悬液、PBS。

2. 试验方法

(1)选择 96 孔板,如使用鸡或火鸡红细胞,应选 V 型微量血凝板;如使用豚鼠或人 O 型红细胞,应选 U 型微量血凝板。将微量板横向放置:垂直方向称列,如孔 A1~H1 称为第一列;平行方向称行,如 A1~A12 称为 A 行。标记好待检病毒的实验室编号及加样顺序。

(2)病毒液倍比稀释

1)加 PBS:取 8 道加样器于加样槽中吸取 50μl PBS 加入微量板的第二列,依次加入 50μl PBS 直至最后一列。

2)加入待检病毒:单道加样器吸取 100μl 待检病毒液,加入已标记好的微量板的第一列相对应的孔内。最后的 H1 孔内加 100μl PBS 作为红细胞对照。

3)8 道加样器从第一列的各孔分别取 50μl 病毒液,加入到第二列的相应的各孔,混匀数次。依次从微量板的第二列至第十二列做二倍系列稀释。最后一列每孔弃去 50μl 液体。

(3)稀释好后加鸡红细胞:8 道加样器于加样槽中吸取 50μl 红细胞悬液。每孔加入 50μl 1% 的红细胞悬液,轻弹微量板,使红细胞与病毒充分混合。

(4)混匀后室温静止。

3. 结果判断

(1)血球凝集结果(图 4-12):

++++:指红细胞均匀铺在管底;

+++:指红细胞铺在管底,面积稍小,边缘不整齐;

++:指红细胞形成一个小团,周围有小凝集块者;

+:指红细胞形成一个小团,但边缘不整齐有小凝集块者;

-:为无凝集,红细胞于孔底形成一个小团。

(2)血凝滴度计算:以出现"++"的稀释度的倒数为判定终点,即为 1 个血凝单位。

4 个血凝单位计算:等于血凝单位(1∶640)除以 4,即标本稀释到 1∶160 时含 4 个血凝单位。

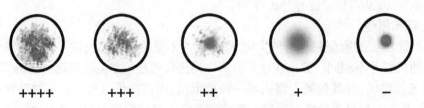

++++　　　+++　　　++　　　+　　　-

图 4-12　流感病毒的血凝试验

(三)血凝抑制试验

红细胞凝集抑制试验简称血凝抑制试验,血凝抑制试验最初在 1942 年由 Hirst 提出,

1944 年被 Salk 改进,现在是世界卫生组织(WHO)推荐使用的微量测定法。

1. 试验材料　包括病毒分离物、标准抗原、患者急性期和恢复期的双份血清、标准抗血清(包括流感病毒甲 1、甲 3 和乙型流感代表株等)、霍乱弧菌受体破坏酶(RDE)、鸡红细胞等。

2. 试验方法　最常用的是常量法和微量法(国标法),以下主要介绍微量法。

(1)血清中非特异性抑制素的去除:在测定之前所用血清必须经 RDE 处理,以去除非特异性血凝抑制素。因为人和动物血清中存在非特异性血凝抑制素是与红细胞表面受体相似的黏蛋白,可与病毒血凝素分子上的受体结合,竞争性抑制病毒与红细胞受体结合。具体的操作如下:

1)按 3∶1 的比例将 RDE 和血清(0.9ml RDE+0.3ml 血清)混合;

2)在 37℃水浴箱中过夜;

3)56℃水浴 30 分钟,以灭活剩余的 RDE;

4)将上述经 RDE 处理过的血清冷却至室温,加入 1.8ml 的 PBS 或生理盐水,使血清最终稀释度为 1∶10。

(2)血清中非特异性凝集素的测定:经 RDE 处理过的血清可与红细胞发生非特异性的凝集,按下面的方法测定血清中非特异性凝集素是否存在。

1)在 96 孔微量血凝板上除第 1 列外,其余所有孔中均加入 25μl 生理盐水或 PBS。

2)第 1 列的每一孔中分别加入经 RDE 处理的血清 50μl。

3)用多道加样器从第 1 列的每一孔吸出 25μl 加至第 2 列相应的每一孔,并混匀。依次作倍比稀释至第 11 列,混匀后弃去 25μl。

4)在板上每一孔中加入 25μl 生理盐水或 PBS。

5)第 12 列各孔作红细胞对照。

6)在板上每一孔中分别加入 50μl 0.5% 鸡红细胞悬液。

7)混匀后室温(22~25℃)静置。如使用鸡或火鸡红细胞,则需要 30 分钟;如使用豚鼠或人"O"型红细胞,则需要 60 分钟。

8)结果确定如果被稀释的抗血清引起红细胞凝集,证明抗血清中存在非特异性凝集素。

(3)血清中非特异性凝集素的去除:如血清中存在非特异性凝集素,可按下面方法去除。

1)用 1 体积的经过洗涤的浓厚压积的红细胞和 20 体积的经 RDE 处理过的血清充分混匀。

2)放置 4℃ 1 小时,其间每隔一段时间使沉积红细胞再悬浮、混匀。

3)1200r/min 离心 10 分钟。

4)吸取上清,注意不要将沉淀的红细胞吸起。

5)重复测定血清中非特异性凝集素是否存在,如果存在,可重复上面的去除方法,直到血清与红细胞不发生非特异性凝集为止。

(4)样品血凝滴度的测定:进行血凝抑制试验之前,应先测定含病毒样品的血凝滴度,然后调制 4 个血凝单位抗原,用于血凝抑制试验。血凝滴度测定的具体方法见前面微量法血凝试验部分。

(5)4 个血凝单位的调制和确认

1）1个血凝单位指能引起等量红细胞凝集的病毒量。HAI滴度是基于此测定的。试验中需调制4个血凝单位,首先将HA滴度除以8,其商为8个血凝单位的稀释度。注意HAI试验所需4个血凝单位指25μl病毒含4个血凝单位,而确定病毒血凝滴度的HA试验使用的是50μl体系,所以调制为50μl病毒含8个血凝单位。

2）4个血凝单位的再确认:①在96孔微量血凝板中选一行,第2至第6孔每孔加50μl的PBS或生理盐水;②第1孔中加入100μl调制好的含有8个血凝单位的病毒稀释液,然后从第一孔中吸出50μl病毒,加入第二孔中混匀后再依次倍比稀释至第6孔,最后弃去50μl;③各孔中分别加0.5%鸡红细胞悬液50μl,混匀静置30~60分钟后观察结果;④结果的判定:第1、2、3、4孔完全凝集,而第5孔不凝集,说明该稀释病毒准确,可用于HAI试验;如第5孔也完全凝集说明该50μl病毒含有16个血凝单位,需等量稀释病毒后再用;如只有前3孔凝集,说明该50μl病毒含有4个血凝单位,病毒量需加倍后再用。调制好的病毒稀释液应保存于4℃并在当天内使用。

（6）血凝抑制试验操作过程

1）根据所用红细胞种类选择适宜的96孔微量血凝板,并做好标记。

2）在96孔板第2列到第9列的每一孔中加入25μl生理盐水或PBS。

3）在第1列的每一孔中分别加入1:10稀释的经RDE处理过的各种血清(包括标准抗血清以及患者急性期和恢复期血清)50μl,在第11列的每一孔中分别加入阴性血清50μl,作阴性血清对照。第12列的每一孔中分别加入与第1列相同的血清50μl,作血清对照。

4）用多道加样器从第1列的每一孔吸出25μl加至第2列相应的每一孔,并混匀。依次作倍比稀释至第8列,混匀后弃去25μl。

5）第9列各孔用作红细胞对照,第10列各孔用作病毒对照(即标准抗原含4个血凝单位/25μl)。

6）将25μl的标准抗原(4个血凝单位/25μl)或25μl的待检抗原(4个血凝单位/25μl)加入到1~8行血清稀释液中。

7）第9、10列每孔中补加25μl生理盐水或PBS。

8）混匀后室温(22~25℃)静置15分钟。

9）每孔加50μl 0.5%鸡红血细胞悬液,室温(22~25℃)静置,红细胞悬液的浓度和静置时间根据使用的红细胞种类而定。

10）血凝抑制效价的判定:当特异性抗体与相应血凝素抗原结合后,可抑制病毒引起的血凝现象。血凝抑制效价是完全抑制血凝出现的标准抗血清最高稀释度的倒数。标准抗血清对分离物的抑制效价≥20才可判断为阳性。如果待检标本的血凝只被某一标准抗血清抑制或被某一标准抗血清抑制的效价高出其他抗血清的4倍以上,那么可由此鉴定待测标本的型和亚型。如恢复期血清抗体效价高于急性期血清抗体效价4倍以上可确定近期感染。

3. 注意事项

（1）在试验中所用的病毒应灭活,以防传染。

（2）最好每个血凝板上都设有红细胞对照,有利于结果判断,并设血清对照,以便用来检测非特异性凝集是否存在。

（3）标准抗原稀释液必须含有4个血凝单位/25μl,抗原稀释液必须每次试验重新配制和复核。

（4）每个待检抗原和对照抗原必须用阴性对照血清检测。

（5）为得到正确结果，孵育时间必须准确，当红细胞对照完全沉积时，必须马上记录结果。温度也是影响读数的因素，在一定温度下会从红细胞上释放下来，最好将血凝板置4℃观察结果。

四、补体结合试验

补体结合试验（complement fixation test，CFT）是经典途径的抗原抗体反应之一。该方法一般用于：①临床病毒性疾病的诊断；②病毒性传染病的流行病学调查；③病毒性抗原及相应抗体的检测；④病毒亚型的鉴定等。

（一）基本原理

1. 有3个系统　①反应系统，即已知的抗原（或抗体）与待测的抗体（或抗原）；②补体系统；③指示系统，即绵羊红细胞（sheep red blood cell，SRBC）与相应溶血素，形成致敏红细胞。

2. 如果反应系统中存在待测的抗体（或抗原），则抗原抗体发生反应后可结合补体；再加入指示系统时，而不出现溶血，是为试验阳性。

3. 如果反应系统中不存在待检的抗体（或抗原），则在液体中仍有游离的补体存在，当加入指示系统时会出现溶血，是为补体结合试验阴性。

（二）材料准备

1. 病毒抗原从组织培养、鸡胚和动物试验中获得病毒抗原应适当提纯，纯度愈高，特异性愈强。如使用粗制抗原时，须经同样处理的正常组织作抗原对照，以识别待检血清中可能存在的、对正常组织成分的非特异性反应。

2. 抗体免疫用的病毒抗原最好不是同一细胞或动物，以免发生交叉反应。血清样品应加热灭活处理，消除补体活性和非特异性抗补体活性。来源于人和豚鼠的抗体，灭活温度为56℃；来源于家兔和马的抗体，灭活温度为65℃。

3. 补体检测人和哺乳动物血清，应用豚鼠新鲜血清补体，临用前制备。

4. 1%SRBC制备从绵羊颈静脉无菌操作采血，放入含有Alsever保存液的三角烧瓶中（Alsever液与羊血比例为1∶1），立即摇晃均匀4℃冰箱保存备用，可使用2~3周。使用时用10倍体积生理盐水洗涤三次，每次以2000r/min离心10分钟，吸取离心沉积的红细胞1ml，再加99ml生理盐水，即成1%的红细胞悬液。

5. 溶血素用绵羊红细胞免疫家兔，效价达到1∶4000可获得；56℃30分钟灭活，加甘油后长期保存。

6. 稀释液含钙镁离子的生理盐水，可维持补体的稳定。

（三）所用试剂的滴定

1. 溶血素的滴定　先将溶血素稀释成1∶1000~1∶100的稀释液，再依次加入溶血素0.1ml，钙镁盐水0.2ml，1∶60补体0.2ml、1%绵羊红细胞0.1ml，混匀后再水浴。

结果判定：完全溶血的试管液体红色透明，离心后见少许细胞；不溶血的试管液体混浊，放置后见红细胞沉淀，上清无色透明。

溶血素效价的测定：以完全溶血的最高稀释倍数确定为1个单位。

本例1个单位的溶血素的效价为1∶4000；正式实验时使用2个单位。

2. 确实单位（exact unit）　将完全溶血的最小补体量作为一个"确实单位"，如表4-5所示，1∶60补体最小量0.12ml可产生完全溶血，为1个确实单位。正式试验时使用2个确实单位。（2×0.12）∶60=0.2∶X，得X=50，即实际应用中的2个补体确实单位为1∶50的补体

0.2ml。

补体的滴定：补体不稳定，每次试验前需滴定。

表 4-5　补体试验示例

管号	1：60 补体	钙镁盐水（ml）	2U 抗原（ml）	1% 致敏 SRBC（ml）	结果
1	0.04	0.26	0.1	0.2	不溶
2	0.06	0.24	0.1	0.2	不溶
3	0.08	0.22	0.1	0.2	微溶
4	0.1	0.2	0.1	0.2	微溶
5	0.12	0.18	0.1	0.2	全溶
6	0.14	0.16	0.1	0.2	全溶
7	0.14	0.14	0.1	0.2	全溶

（四）抗原和抗体的滴定

1. 找出抗原和抗体最佳比例，用方阵滴定法（表 4-6）。

（1）将抗原和抗血清经 56℃ 30 分钟灭活补体后，用钙镁盐水分别将抗原和抗体进行倍比稀释（1：521~1：8）。

（2）横向前 7 排管中加不同稀释度的抗原 0.1ml；纵向前 7 列管中加不同稀释度的抗血清溶液 0.1ml；第八排管和第 8 列管中另补充钙镁盐水各 0.1ml。

（3）各管加含两个确实单位的补体 0.2ml。

（4）4℃冰箱过夜。因为一般来说，在 4℃冰箱过夜较 37℃ 1 小时可固定更多的补体，且比较敏感方便，故大多数采用 4℃冰箱过夜。

（5）最后加致敏 SRBC。

表 4-6　抗原和抗体效价的方阵滴定

抗原稀释度	抗血清稀释度							抗原对照
	1：8	1：16	1：32	1：64	1：128	1：256	1：512	
1：8	4	4	4	4	3	2	1	0
1：16	4	4	4	3	2	2	±	0
1：32	4	4	4	3	1	±	0	0
1：64	4	4	4	2	0	0	0	0
1：128	2	1	0	0	0	0	0	0
1：256	1	0	0	0	0	0	0	0
1：512	0	1	0	0	0	0	0	0
抗血清对照	0	0	0	0	0	0	0	—

注："4"为完全不溶血；"3"为 25% 羊红细胞溶血；"2"为 50% 羊红细胞溶血；"1"为 75% 羊红细胞溶血；"0"为完全溶血

（6）结果判定：选择抗原和抗体呈强阳性反应（完全不溶血）的最高稀释度作为抗体的效价；由表 4-6 可知 1：64 的抗原和 1：32 的抗血清分别为 1U；正式试验中，抗原一般用 2~4U（1：32~1：16），抗血清用 4U（1：8）。

2. 正式试验

（1）按表 4-7 加入各种试剂。

（2）阴性和阳性对照应分别为明确的溶血和不溶血。

（3）补体对照管中 2U 应全溶，若不完全溶血表明补体量不够，0.5U 应不溶，若完全溶血则表明补体含量过多。

表 4-7　用补体结合试验测定待检血清抗体的操作程序

试剂（ml）	待测血清		阳性对照		阴性对照		抗原对照	补体对照			致敏 SRBC 对照
	试验	对照	试验	对照	试验	对照		2U	1U	0.5U	
稀释血清	0.1	0.1	0.1	0.1	0.1	0.1	—	—	—	—	—
抗原	0.1	—	0.1	—	0.1	—	0.1	0.1	0.1	0.1	—
缓冲液	—	0.1	—	0.1	—	0.1	0.1	0.1	0.1	0.1	0.4
2U 补体	0.2	0.2	0.2	0.2	0.2	0.2	0.2	0.2	—	—	—
1U 补体	—	—	—	—	—	—	—	—	0.2	—	—
0.5U 补体	—	—	—	—	—	—	—	—	—	0.2	—
混匀，37℃水浴 1h 或 4℃ 16~18h											
1% 致敏 SRBC	0.2	0.2	0.2	0.2	0.2	0.2	0.2	0.2	0.2	0.2	0.2
混匀，37℃水浴 30min，观察结果											
预期结果	有抗体不溶无抗体全溶	全溶	不溶	全溶	全溶	全溶	全溶	全溶	全溶或微不溶	不溶	不溶

3. 注意事项　抗原和抗体纯度和滴度要够；补体保存应低温保存，不要反复冻融；补体含量常用 0.5~2U。

五、单克隆抗体技术

免疫学检测系统的效能在很大程度上取决于免疫试剂的性能，单克隆抗体在免疫测定系统中有很多优点：①可以持续提供性能稳定试剂的抗体；②高度纯化、敏感性及特异性明确；③与病毒的反应和与宿主成分的反应有区别；④可用于检测病毒的特征。当然，单克隆抗体亦有缺点，最重要的缺点是与抗原的反应谱窄，在进行临床标本检测时，可能出现假阴性。单克隆抗体既可用于检测抗原，也可用于检测抗体；既可用于免疫荧光法，也可用于免疫酶法。实际上，单克隆抗体技术是免疫学技术在方法上的改进与提高。

单克隆抗体（monoclonal antibody，McAb），简称单抗，是仅由一种类型的细胞制造出来的抗体,对应于多克隆抗体/多株抗体——由多种类型的细胞制造出来的一种抗体。单克隆抗体由可以制造这种抗体的免疫细胞与瘤细胞融合后的细胞产生的,这种融合细胞既具有瘤细胞不断分裂的能力,又具有免疫细胞能产生抗体的能力。融合后的杂交瘤细胞可以产生大量相同的抗体。当其应用于医疗中时,在识别抗原中显示的微小变化(如果有的话)有助于减小副作用。

(一)单克隆抗体制备过程

淋巴细胞杂交瘤技术的主要步骤包括:动物免疫、细胞融合、杂交瘤细胞的筛选与单抗检测、杂交瘤细胞的克隆化、冻存、单抗的鉴定等,图4-13概括了淋巴细胞杂交瘤技术研制单抗的主要过程。

(二)对 McAb 的鉴定

1. 抗体特异性的鉴定　除用免疫原(抗原)进行抗体的检测外,还应该用与其抗原成分相关的其他抗原进行交叉试验,方法可用 ELISA、IFA 法。例如:①制备抗黑色素瘤细胞的 McAb,除用黑色素瘤细胞反应外,还应该用其他脏器的肿瘤细胞和正常细胞进行交叉反应,以便挑选肿瘤特异性或肿瘤相关抗原的单克隆抗体;②制备抗重组的细胞因子的单克隆抗体,应首先考虑是否与表达菌株的蛋白有交叉反应,其次是与其他细胞因子间有无交叉反应。

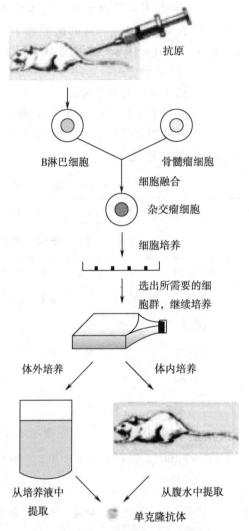

图 4-13　单克隆抗体制备流程图

2. McAb 的 Ig 类与亚类的鉴定　一般在用酶标或荧光素标记的第二抗体进行筛选时已经基本确定了抗体的 Ig 类型。如果用的是酶标或荧光素标记的兔抗鼠 IgG 或 IgM,则检测出来的抗体一般是 IgG 类或 IgM 类。至于亚类则需要用标准抗亚类血清系统作双扩或夹心 ELISA 来确定。在作双扩试验时,如加入适量的 PEG(3%),更有利于沉淀线的形成。

3. McAb 中和活性的鉴定　用动物或细胞的保护实验来确定 McAb 的生物学活性。例如,如果确定抗病毒 McAb 的中和活性,则可用抗体和病毒同时接种于易感的动物或敏感的细胞,来观察动物或细胞是否得到抗体的保护。

4. McAb 识别抗原表位的鉴定　用竞争结合试验,测相加指数的方法,测定 McAb 所识别抗原位点,来确定 McAb 的识别的表位是否相同。

5. McAb 亲合力的鉴定　用 ELISA 或 RIA 竞争结合试验来确定 McAb 与相应抗原结合的亲合力。

（三）单克隆抗体（McAb）和常规免疫血清抗体的特性比较（表4-8）

表 4-8　单克隆抗体（McAb）和常规免疫血清抗体的特性比较

项目	常规免疫血清抗体	McAb
抗体产生细胞	多克隆性	单克隆性
抗体的结合力	特异性识别多种抗原决定簇	特异性识别单一抗原决定簇
免疫球蛋白类别及亚类	不均一性，质地混杂	同一类属，质地纯一
特异性与亲合力	批与批之间不同	特异性高，抗体均一
用于常规免疫学实验	可用	单抗组合应用
抗原抗体形成格子结构（沉淀反应）	容易形成	一般难形成
抗原抗体反应	抗体混杂，形成2分子反应困难，不可逆	可形成2分子反应，可逆

本 章 小 结

　　病毒抗原抗体结合反应具有高度特异性，表面化学基团之间可逆结合，适宜的抗原抗体浓度和比例，抗原抗体反应的两阶段等特点，其受电解质、温度、酸碱度的影响。标记免疫技术是用荧光物质、放射性核素、酶或化学发光物质等标记抗原或抗体，进行抗原抗体反应后，通过检测标记物对抗原或抗体进行定性、定位或定量分析的技术。免疫荧光技术、放射免疫技术和酶免疫技术为经典的三大标记技术，是目前应用最广泛的免疫学检测技术。

　　凡是能与病毒结合，并使其失去感染力的抗体称为中和抗体。中和试验是在体外适当条件下孵育病毒与特异性抗体的混合物，使病毒与抗体相互反应，再将混合物接种到敏感的宿主或细胞，然后测定残存病毒感染力的一种方法。中和试验的优点是敏感性和特异性高，中和抗体在体内存在时间长，大多数病毒的中和抗体与免疫力有直接的关系。中和试验的缺点是要使用活的宿主系统，病毒对宿主系统产生的作用需要一定时间，因而出结果慢。

　　某些病毒和病毒表面的血凝素能引起人或某些哺乳动物的红细胞发生凝集，即红细胞凝集现象。因为血凝试验和血凝抑制试验敏感性强，特异性高，且操作简便、快速，结果可靠，故常被用于：①发现和鉴定病毒；②临床病原学诊断；③病毒型或亚型鉴定；④免疫机体后抗体效价的测定；⑤病毒抗原变异分析等。

思考题

1. 如何评价各种类型的荧光免疫测定？荧光免疫测定有何应用？
2. 简述酶免疫技术的要点，对酶免疫技术的应用如何评价？
3. 放射免疫技术的核心是什么？放射免疫分析中，如何确定待测抗原的含量？
4. 简述中和试验的基本原理。
5. 何为血凝试验、血凝抑制试验？

（陆家海）

第五章 电子显微镜观察技术

电子显微镜（electron microscope，EM）比光学显微镜（光镜）分辨率高，能够获得更高的放大倍数，因此能够观察光镜无法观察到的病毒及细胞的超微结构，被广泛应用于病毒形态检测及形态发生等研究中。电子显微镜种类很多，主要包括透射电子显微镜（transmission electron microscope，TEM）和扫描电子显微镜（scan electron microscope，SEM）两大类。在病毒学研究中，透射电子显微镜主要应用于对液态标本及细胞或组织标本超薄切片的观测。扫描电子显微镜主要应用于生物样品表面形貌特征的观测。虽然透射电子显微镜、扫描电子显微镜均被应用于病毒学研究，但是由于透射电子显微镜的分辨率一般高于扫描电子显微镜，在病毒检测中透射电子显微镜应用更为广泛，故本章仅对透射电子显微镜在病毒检测中的应用进行介绍。

透射电子显微镜在病毒检测方面的优势在于：①快速：在技术熟练且条件具备的情况下，通过负染技术检测单个样本，在5~10分钟内即可完成。②简单：负染技术操作简单，很快可熟练掌握。对样本进行负染时，仅需镊子、载网和一两种染色剂，不需要其他特殊仪器设备和试剂。进行负染的样本通常不需要进行纯化即可进行检测，样本用量少，最少仅需数微升。③准确：电镜检测的结果主要是发现病毒颗粒的存在，是证明病毒存在的最直接证据，对于具有明显形态特征的病毒即刻可做出准确的判断。④具有同时检测多种病原的潜力：应用透射电子显微镜检测时，在视野内可能发现多种病原体。不像核酸或蛋白质检测那样依赖于已知的核酸序列、抗原或抗体信息。当检测的核酸靶序列或抗原表位发生改变而使原有检测方法失效时，病毒形态不会发生明显改变，因此电镜检测仍然是有效的。

基于上述优点，在分子生物学迅速发展并广泛应用于病毒检测的今天，透射电子显微镜技术仍然应用于病毒的检测，特别针对新发、突发及生物恐怖事件病原体的检测，是最优先选择的检测方法之一，发挥着"侦察兵"的作用。

运用透射电子显微镜技术从病毒形态角度对病毒进行鉴定，除了需要具备电镜操作、电镜制样的知识和技术外，更为重要的是需要熟练掌握病毒形态学和病毒分类学知识。通常情况下，同一科的病毒成员的形态无明显差异，鉴定仅能达到科的水平，部分病毒可以达到属的水平。将病毒形态检测结果与分子生物学或免疫学等其他技术相结合，才能获得更为准确的结果，更好的发挥电镜检测病毒的作用。

第一节 电子显微镜简介

显微镜光源的光波波长是决定显微镜分辨率（即显微镜能分辨的最小距离）的最重要因素之一，波长越短显微镜的分辨率越高。病毒颗粒的大小为20~200nm，许多细胞器的大小也是纳米级的，通过光学显微镜无法观察病毒及细胞的超微结构（如细胞器等）。因此，需要通过比光学显微镜波长（400~800nm）更短、分辨率（约 200nm）更高的显微镜才能满足对病毒观察的要求。1932 年，德国的 Max Knoll 和 Ernst Ruska 发明了透射电子显微镜，Ruska 也因此获得了 1986 年诺贝尔物理学奖。电子显微镜是以电子束作为照明光源，电子束具有波动性，其波长与电子的速度成反比，而电子的速度与加速电压有关，例如当加速电压为 60kV 时，波长约为 0.005nm，约为可见光波长的十万分之一，这决定了电子显微镜的分辨率远远高于光镜。目前电镜的分辨率接近 0.1nm，能够满足对病毒及细胞超微结构观察的要求。

透射电子显微镜主要由电子光学系统（镜筒）、真空系统、电子系统三大主要部分组成。

电子光学系统是透射电子显微镜的核心部分，主要有照明系统、成像放大系统和观察记录系统组成（图 5-1）。照明系统主要由电子枪、聚光镜组成。电子枪是电镜的照明源。聚光镜的作用是将来自电子枪的电子束汇聚在样品平面上，并控制电子束斑的大小及孔径角。成像放大系统主要由样品室、物镜、中间镜和投影镜组成。

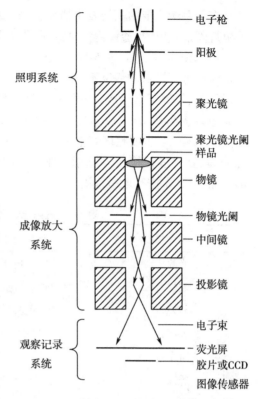

图 5-1 透射电子显微镜电子光学系统结构示意图

样品室一般位于聚光镜之下、物镜之上，用以安放载有样品的载网。物镜是电镜最主要、最关键的部件，用于放大标本的细节。中间镜和投影镜用于控制总放大倍率。观察记录系统主要由荧光屏和照相机底片组成，目前可用 CCD 图像传感器成像系统代替上述两种部件的功能。

一般情况下，光学显微镜通过可见光作为光源，通过玻璃透镜改变光路对目标进行放大。透射电子显微镜与光镜类似，只不过是以电子束代替可见光作为光源，以电磁透镜代替玻璃透镜，最后将肉眼无法观察到的电子信号转换为可以直接观察的影像。电子枪发出的电子束首先经过一个加速电场进行加速，再经过聚光镜的电磁场作用改变其运动方向，汇聚后照射到标本上，之后发生五种基本物理过程，即透射、吸收、干涉、衍射和散射。透射、吸收、干涉、衍射对生物样本的成像影响不大，散射是其中最重要的因素。电子在标本中与原子碰撞的次数愈多，散射量就愈大。总散射量正比于标本的密度和厚度的乘积，即标本的质量厚度。标本中各部分质量厚度的不同会引起不同的散射。在物镜后焦面上装物镜光阑，以限定物镜的接收角，即只让散射角小的电子通过参与成像，而除去散射角大的电子，以形成像的反差（振幅反差）。标本中质量厚度低的地方由于散射电子较少、透射电子较多而显得较亮；反之，质量厚度大的区域则较暗。穿过标本后发生散射的电子再经过成像放大系统投射到荧光屏或电子探测器上，就产生了明暗程度不同的样本的投影像。

电子行经的路径（镜筒）必须保持高真空，以避免高速电子与空气分子碰撞发生散射。真空系统的主要功能是通过机械泵、扩散泵及离子泵（有的电镜可不配备离子泵）逐级将镜筒抽成高真空，并保持高真空状态，以保证电子在镜筒中的运行。

电子系统主要由高压发生器（为电镜提供高电压,从而为发射的电子提供加速能量）、电子枪灯丝加热电源、透镜稳流电路、稳压电路、安全自控电路及计算机控制电路等。

和光镜样本不同（表5-1）,电镜样本不是经过有机染料染色后以颜色来分辨各种结构,而是由于电子散射的程度不同显示出不同明暗程度,从而显示结构。通常,生物标本主要由碳、氢、氧、氮等元素组成,密度不大,散射能力很小。需要使用重金属盐对样本进行负染或正染色以提高其密度,或通过缩小物镜光阑等方法提高生物标本的反差。一般情况下,对于液态的样本（如细胞培养上清、疱疹液、血液、尿液、粪便标本等）主要通过负染（negative staining）技术进行检测,对于固体样本（如组织、培养细胞等）主要通过超薄切片（ultrath in sectioning）技术进行电镜检测。

表 5-1　透射电子显微镜与光学显微镜的比较

	透射电子显微镜	光学显微镜
光源	电子束	可见光
波长	0.005nm（电压 60kV 时）	400~800nm
分辨率	可达约 0.1nm	约 200nm
放大倍数	90~800 000 倍	10~2000 倍
光路介质	真空	大气
透镜	电磁透镜	玻璃透镜
染色剂	重金属盐	有机染料
染色效果	明暗程度不同的黑白影像	不同颜色的影像

第二节　透射电子显微镜样本的一般处理方法及技术

一、载网

通常情况下,光学显微镜以玻璃材质的载玻片承载组织切片、细胞或涂片等。而透射电子显微镜是通常以厚度为数微米,直径为 3 毫米的圆形金属载网为样本的承载物,载网的材质有铜、镍、钼、金、硅、尼龙等,其中铜网最为常用。载网的网孔大小及形状有多种规格（图 5-2 A~D）,可以根据不同的试验目的选择载网的材质及孔径。载网网孔的规格通常以每英寸网孔的数目定义,如 400 目、200 目、150 目、100 目、50 目等。

一般情况下,载网（裸网）不能直接使用,往往需要在裸网上加覆支持膜,包括有机膜和碳膜（图 5-2E）。有机膜材质多为聚乙烯醇缩甲醛（formvar）、聚乙烯醇缩丁醛（pioloform）、火棉胶（parlodion）等,厚度一般为 10~20nm,为样本提供足够的机械支撑。通常在有机膜上需要再喷镀一层碳膜,厚度一般为 5~10nm。碳膜能够提高支持膜的导电性,避免有机膜上产生电荷积累、样品放电,从而避免样品飘逸、跳动、支持膜破裂等情况的发生。合适的载网支持膜易于被电子穿透,有足够的机械强度,耐电子束轰击,且对生物材料具有化学稳定性。

根据试验目的选择不同网孔大小、形状、材质及有无覆膜的载网。网孔小可以获得较好的支持膜强度,但网孔间的隔栅可能阻挡较多样本,多适用于对液体样本进行负染检测;网孔大可观察较大面积的样本,但支持膜的支持力差,多适用于超薄切片。单孔狭缝载网往往应用于连续切片的观察。如果用覆有碳膜的载网捞取超薄切片时，切片出现疏水现象不易贴敷于载网上，可以尝试仅覆有机膜而无碳膜的载网，往往可以成功捞取切片。有时为了获得更加清晰的图像，可以尝试用无膜载网直接捞取超薄切片。进行免疫电镜检测时，多选用镍质等惰性材料的载网以尽量避免试剂与载网反应。目前，已有各种材质、型号、覆膜的商品化载网可供选择，有些公司可根据用户要求定制加工特殊网孔数目及形状的载网。

二、负染技术

(一) 负染色的原理及优点

负染技术是当代电镜生物标本制作中的一项普遍应用、效力较高而比较简便的技术。它在 20 世纪 50 年代被 Hall 和 Huxley 等应用于生物大分子的研究，1959 年被 Brenner 和 Horne 改良成常规方法并大量应用于病毒结构的研究，对病毒学的发展发挥了极大的推动作用。它不仅是研究病毒结构必不可少的优良方法，而且已经被广泛应用于病毒的形态检测。负染技术的应用大大提高了标本的分辨能力，其效果明显优于其他基于增加标本反差的技术方法（如真空喷镀投影技术）。

负染色是一种反衬染色，通过重金属盐溶液染色增加标本外围密度，在生物标本的外围形成均质的电子不透明环境，而电子能够透过主要由碳、氢、氧、氮等元素组成的密度较低的生物样本，形成电子透亮的白色，而使生物标本显示出负的（即较透明的）反差，成像后的效果为在黑色背景上低密度的标本（如病毒颗粒）呈现白色透亮状态，从而形成负染色成像（图 5-3）。

负染法应用于病毒研究有如下优点：①大大提高了标本的反差和分辨力，即能够清晰显示病毒的超微结构；②简便易行，不要求高纯度的标本制备技术，即通常不需要对样本进行纯化，有杂质也不会影响对病毒形态的辨别；③染色本身不改变生物样本的活性，即不因染色造成病毒形态的改变。

(二) 染色液

用于负染色的盐溶液通常含有钨、铀等重金属元素，如磷钨酸或其盐（如磷钨酸钠、磷钨酸钾）、硅钨酸、醋酸双氧铀、甲酸铀、钼酸铵等。一般用蒸馏水或超纯水配制（配方请参见表 5-2）。建议配制好的染色液经过 0.22μm 滤器过滤后保存，并在使用前离心以去除可能存在的结晶颗粒及杂质。

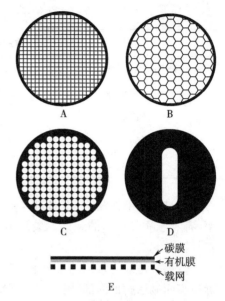

图 5-2　载网示意图

A~D. 不同规格型号的载网结构示意图；
E. 载网覆膜示意图

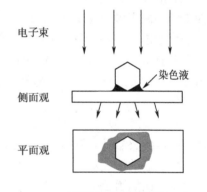

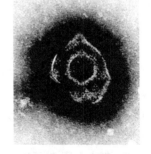

图 5-3　负染色原理示意图及疱疹病毒负染形态

表 5-2 负染染色剂的配制举例

试剂	适用浓度（W/V）	pH	pH 调节剂
磷钨酸、磷钨酸盐	0.2%~2%	6.4~7.0	1mol/L NaOH
醋酸双氧铀	0.2%~2%	4.5	无须调节
硅钨酸	0.5%~2%	6.8	1mol/L NaOH
甲酸铀	0.5%~1%	4.5~5.2	1mol/L NaOH
钼酸铵	0.5%~5%	7.0~7.4	1mol/L NaOH

在进行负染检测时,建议同时使用不同种类的两种染色剂,可以增加负染检测的成功几率,有利于病毒形态的观察。最常用的是阴离子型染色剂磷钨酸钠和阳离子型染色剂醋酸双氧铀。

磷钨酸是最为常用的染色剂,在受到电子束轰击时具有较好的稳定性,往往能够穿透病毒包膜而显示病毒内部结构,如可以穿透疱疹病毒包膜显示核衣壳,穿透副黏病毒包膜显示内部螺旋对称的核糖核蛋白结构。在隔绝 CO_2 以防降低 pH 的情况下,磷钨酸能够长时间保存。

醋酸双氧铀的离子直径(0.4~0.5nm)小于磷钨酸的离子直径(0.8~1.5nm),经醋酸双氧铀染色的病毒颗粒能够得到较好分辨率及反差,图像较磷钨酸染色更清晰。醋酸双氧铀在电子束轰击下,容易形成颗粒状结构,镜下观察时易与病毒颗粒混淆,从而造成误判。当样本内含有磷酸盐溶液时应当在醋酸双氧铀染色前用水清洗吸附样本的载网,以免磷酸盐与醋酸双氧铀反应形成沉淀。另外,醋酸双氧铀溶液被光线照射后会迅速形成沉淀,因此需要避光保存。

此外,硅钨酸染色既能显示病毒外部形态也能显示病毒内部结构;钼酸铵的染色效果反差较磷钨酸及醋酸双氧铀弱,适用于膜结合结构的染色。

染色液的浓度对负染色效果也有一定的影响,可以通过增加或减小染色液浓度改变染色效果。比如用 2% 的磷钨酸对肠道病毒(如脊髓灰质炎病毒、人肠道病毒 71 型)染色可以获得较好的染色效果。但是对痘病毒染色或细菌染色时,染色液浓度过大可导致样本内的颗粒普遍深染,造成超微结构之间的反差较弱,或形成正染色效果,无法显示超微结构,此时可以考虑降低染色剂的浓度,反之亦然。染色剂的 pH 对染色效果也有影响,多数病毒以稍偏酸的染色剂(如 pH6.8)染色均可得到理想的染色效果,但是鼻病毒和口蹄疫病毒则以偏碱(如 pH8)的染色剂为宜。通常一个透射电子显微镜实验室常备不同 pH 的 1~2 种染色液即可满足大多数病毒的形态检测工作。

（三）负染的操作

负染技术通常可以分为载网漂浮法(grid on droplet)和悬滴法(droplet on grid),两种方法都较为简单(图 5-4)。下面以磷钨酸染色为例对两种方法的操作进行说明。载网漂浮法的操作步骤为:把封口膜(parafilm)平铺在台面上,将一滴样本滴在封口膜上,用载网覆膜面接触液体将载网漂浮在样本液滴上,1~5 分钟后用镊子夹起载网,并用滤纸吸去载网上多余的样本,再将载网置于一滴染色液上(覆膜面接触液体),染色数秒钟至数分钟,用滤纸吸去载网上的染液,待载网在室温下干燥后进行电镜观察。悬滴法操作步骤为:将样本滴在载网覆膜面上静置数分钟后,用滤纸吸除样本,再将染色液滴在载网覆膜面上,染色数秒钟至数分钟后用滤纸吸除染色液,待载网干燥后进行电镜观察。

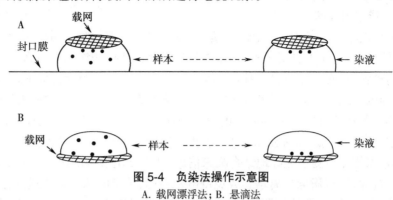

图 5-4 负染法操作示意图
A. 载网漂浮法;B. 悬滴法

需要注意的是,当同时检测多种样本时,为避免样本交叉污染,建议每个样本单独使用一把镊子夹持载网。如果用同一把镊子操作多个样本,在操作完一个样本后,需要对镊子进行彻底清理(如及时用水清洗及擦拭)。如果样本内含有致病性微生物则需要对样本进行灭活。如果吸附在载网上的样本黏稠或者样本内盐浓度较高,则需要用水对吸附完样本的载网进行洗涤,以去除过多的吸附物,然后再进行染色。

除了上述常用的负染方法外,还有许多其他应用于负染技术的方法,如有孔碳支持膜负染技术、冷冻负染技术(cryonegative staining)等。

(四)负染制样的生物安全事项

通常,负染并不改变生物样本的活性,也就是说负染操作不能灭活病毒。电镜电流和高真空也并不能完全灭活病毒,因此在进行负染时应当对样本进行灭活处理,以确保生物安全。对于负染样本可以采取以下几种方法灭活样本。

1. 醛类灭活 大多数感染性微生物能够被甲醛或戊二醛灭活,可采用以下几种方式。

(1)在样本内加入终浓度为 2% 的甲醛或 0.5% 戊二醛,并作用 20 分钟。该方法会因为样本内加入甲醛或戊二醛而降低病毒颗粒的浓度。

(2)将吸附了样本的载网漂浮在 2% 的甲醛或 0.5% 戊二醛的液滴上,并作用 20 分钟。该方法可能导致吸附在网上的部分病毒颗粒被洗脱掉。

(3)将载网放在平皿内的滤纸上,将盛有浓度为 37% 甲醛的瓶盖也置于平皿内的滤纸上,盖上平皿盖,使载网暴露于甲醛环境中至少 30 分钟。

另外,当怀疑样本内含有孢子时,应以终浓度为 10% 甲醛进行灭活。应对样本情况进行综合评估后选用上述方法。

2. 紫外线照射和漂白剂灭活 如果怀疑样本内含有高致病性病毒时,为确保灭活一切病毒(包括滤纸及平皿上的病毒),除了对样本进行醛类灭活外,还应该进行紫外线照射和次氯酸处理。具体做法是将 10% 次氯酸加入大平皿,使其覆盖整个平皿底部,将盛有载网的小平皿放入大平皿内,并移除盖子。将上述物品置于紫外线灯下,并与载网相距 6.5cm 照射 10 分钟,反转载网并照射另一面 10 分钟。

上述两种方法主要针对吸附在载网上的病毒进行灭活,负染操作过程中的其他物品、设备,如镊子、滤纸、移液器、台面等也应进行相应的病毒灭活处理。需要注意的是电镜工作人员应根据样本的具体情况,采取相应的防护措施,比如在相应等级的生物安全实验室内处理样本。参与病原体检测的电镜工作人员需要具备生物安全相关知识及防护知识。根据操作的病原微生物合理进行免疫接种,工作中进行健康监测等。

(五)负染样本的处理

样本的采集对于病毒的电镜检测至关重要,采集样本时应注意样本的种类、取材部位、数量、性状等信息。以样本的种类为例,通常粪便标本及皮肤疱疹液标本中病毒的载量较大,容易检测到病毒颗粒;而脑脊液、鼻咽拭子、唾液、泪液、尿液及组织活检标本,则可能因为病毒载量小、取样困难或取样量少等因素增加电镜检测的难度。另外,样本的采集时间及样本的保存方法等也是影响样本中病毒载量的重要因素。样本采集时除上述样本自身信息外,还应注明宿主的相关信息,如为临床样本,应包括患者的临床症状、体征、发病时间、用药情况等相关资料,以便在检测中更好地结合临床信息,从而做出恰当的诊断。为了尽可能保存病毒的活性及抗原,进行病毒分离培养或免疫电镜检测,采集的病毒样本最好在4℃条件下送至电镜实验室。对于电镜检测阴性的样本,可以在进行细胞培养后再进行电镜检测。另外,收集患者的急性期血清及恢复期(发病后4~6周)血清对于进行免疫电镜检测也是十分必要的。短期内不进行检测的液体样本可置于4℃封闭的容器内以防液体干燥,长期保存的样本应置于–70℃或液氮内,并尽量避免反复冻融样本。以下对不同种类样本的电镜检测处理方法进行简要介绍。

1. 粪便 粪便标本的量至少需要采集1ml。如果粪便样本比较稀薄呈水样,可以稍加离心后去上清进行负染,或直接进行负染制样。当粪便标本比较黏稠或呈固体状时,通常以蒸馏水重悬粪便标本为10%~20%(W/V)悬液,吹打混匀或涡旋振荡混匀(样本内可加入玻璃珠以研磨样本)。再以2000~3000g离心10分钟沉淀粪便内杂质(如食物残渣、细菌等),此步骤可根据离心效果反复进行。然后取上清进行负染制样及检测。如果检测结果为阴性,进一步通过超速离心浓缩病毒,或者通过免疫电镜方法进行检测。通常,粪便标本可能检测到以下病毒:轮状病毒、腺病毒、杯状病毒、星状病毒、冠状病毒、小RNA病毒(如甲型肝炎病毒、人肠道病毒71型、科萨奇病毒、脊髓灰质炎病毒等)等。

2. 疱疹 电镜技术检测病毒性皮肤疱疹损伤比较容易和快速,可以通过以下几种方式进行电镜样本处理:

(1)直接将载网覆膜面接触皮肤破损处的液体,样本干燥后进行染色,此方法与下述几种方法相比是操作最简单且检测效果最好的。

(2)将疱疹液转移至容器内(如以注射器吸取疱疹液,再加盖针头盖)或以毛细管吸取疱疹液,并将毛细管置于容器内。样本运输至电镜实验室后,将容器内的疱疹液转移至离心管内,吸取2~5μl样本并加入等量蒸馏水混匀后进行负染。

(3)以载玻片接触皮肤破损部位液体,待吸附在载玻片上的样本干燥后,将载玻片运送到电镜实验室,然后在载玻片上样本部位滴加1~2滴蒸馏水,刮起样本使其重悬,以此液体进行负染。

(4)将沾有疱疹液的拭子置入盛有0.3ml蒸馏水的15ml锥形底离心管内,浸泡10~15分钟,用竹签尽量剥离棉签上的样本,取出棉签将之置入2ml注射器筒内(无须针栓),再将置有棉签的注射器筒放回15ml离心管内,以2000g离心20分钟使棉签内液体进入离心管,以所获离心液进行负染制样。若有沉淀形成,重悬之并取样进行负染。

(5)结痂或组织活检样本加入适量蒸馏水,然后进行研磨形成乳浊液,以1000g离心5分钟以去除杂质,取上清进行负染检测。

上述各种方法可根据实际情况选用,如取样现场具备电镜制样的条件则以载网直接吸附皮损处液体制样。若取样现场无载网或需要长距离运送样本,则可以注射器吸取样本,或将疱疹液制作为玻片涂片,或以棉签蘸取取样,待样本进入实验室后再进行下一步操作。水疱内可能含有的病毒是:疱疹病毒、痘病毒、副痘病毒、小 RNA 病毒(如人肠道病毒 71 型)等。

3. 尿液 如果将尿液直接进行负染检测结果往往为阴性,可以通过两步超速离心法对其进行浓缩后再进行检测,具体方法为:以 20 000g 离心尿液 30 分钟,去除细胞碎片等杂质,取上清液再次以 100 000g 离心 1 小时,然后去除上清,以适量蒸馏水重悬沉淀,将重悬液进行负染检测。人巨细胞病毒见于感染的儿童尿液标本中,腮腺炎病毒可见于腮腺炎或睾丸炎患者的标本内,多瘤病毒(如 BK 病毒)、腺病毒等主要见于免疫功能低下或器官移植患者标本中。

4. 鼻咽分泌物、呼吸道灌洗液、胸腔积液 鼻咽分泌物、呼吸道灌洗液、胸腔积液可能由于含有黏液而增加负染制样的难度,也不利于结果观察。可以采用以下方法处理样本:按 1∶10 稀释 1% 二巯基苏糖醇(sputolysin),再将稀释液与样本等体积混匀,振荡孵育 30~60 分钟,将处理后的样本进行超速离心浓缩。或者将水加入样本(约 10% 总体积),充分混匀,再将样本进行超声处理,然后离心以沉淀杂质,取上清液进行负染。样本内可能检测到的病毒包括:鼻病毒、腺病毒、副黏病毒(呼吸道合胞病毒、副流感病毒、麻疹病毒、腮腺炎病毒)、流感病毒、科萨奇病毒、冠状病毒等。

5. 外周血 抗凝处理的外周血经低速离心(1000g,20 分钟)分离血浆与血细胞,取血浆直接进行负染检测或者进行超速离心后进行检测。外周血中可以检测到的病毒包括:乙型肝炎病毒、细小病毒 B19、风疹病毒、丝状病毒(如埃博拉病毒、马尔堡病)等。

6. 脑脊液 脑脊液内的病毒载量一般较少,直接进行负染不易检测到病毒颗粒。一般需要通过超速离心或超滤等技术对样本进行浓缩后再进行负染检测。脑脊液内可以检测到肠道病毒(如 EV71)、疱疹病毒、腮腺炎病毒、风疹病毒等。

7. 其他体液标本 泪液以及穿刺引流液(如胸腔液、心包液、腹水等样本)中病毒的含量较少,因此一般需要对样本进行浓缩后再行负染检测。上述样本中可能含有腺病毒、疱疹病毒、小 RNA 病毒(如埃可病毒、科萨奇病毒、肠道病毒等)等。

(六)提高负染样本检测效率的方法

负染技术简单、快速、易于操作和推广,这些优点使其成为病毒快速诊断的重要技术之一。对于负染技术制作的病毒电镜样本,病毒吸附于载网支持膜上的病毒数量及病毒的分布情况直接影响病毒检测的灵敏度。载网支持膜吸附病毒颗粒的数量,一般受两个因素影响,即样本内病毒的浓度和载网支持膜的吸附能力。因此,可以通过提高样本内病毒的浓度及载网支持膜吸附病毒的能力,以增加载网支持膜吸附病毒颗粒的数量。透射电子显微镜检测的病毒浓度底限为 10^5~10^6 颗粒 /ml,一般情况下低于该值则需要对样本进行浓缩处理,才可能检测到病毒颗粒。

1. 针对样本的处理

(1)超速离心(ultracentrifugation):超速离心是一种常用的高效浓缩病毒的方法,超速离心法可以将样本浓缩 100 倍甚至更高。通常在进行超速离心前需要对样本进行低速离心以去除较大的颗粒(如细胞碎片、细菌等),使样本基本澄清时再进行超速离心(100 000g,10~60 分钟)。超速离心结束后移除上清,用 10~20μl 蒸馏水或缓冲液重悬沉淀,并以此进行负染制样。当离心后未见沉淀时,缓慢吸除上清,剩余少量液体(10~20μl),用移液器以此液体吹打离心管管底,再取此液体进行负染制样。另外一种方法是通过超速离心,将病毒颗粒直接沉降在到载网上。该方法的优点在于,需要的样本量少(数十微升即可),离心时间短(10

分钟)。不足之处是需要配备特殊的离心管或能够安放载网的适配器。

当使用垫层介质(如氯化铯或蔗糖)进行超速离心时,所获得的样本应当及时通过透析等手段去除离心产物中的垫层介质,高浓度的介质可能不利于病毒颗粒吸附载网及负染制样。也可将超速离心产物直接吸附于载网上制作负染样本,最好在染色前用水或缓冲液漂洗载网以减少或除去垫层介质,但这样有洗除部分病毒颗粒的风险。

(2)琼脂过滤(agar filtration):琼脂过滤适用于少量样本的浓缩,可以将样本浓缩 5~9 倍。该方法是将液体样本滴在凝固的 2%(W/V)琼脂表面,通过凝胶吸收水分而达到浓缩病毒的目的,当液体快被吸干时将载网漂浮于样本之上,将病毒吸附于载网上(图 5-5)。该方法在吸收样本中水分的同时,还可以去除样本内的部分盐离子,避免盐类结晶对样本观察的影响。

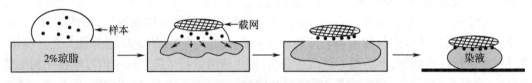

图 5-5 琼脂过滤法示意图

(3)假复型技术(pseudoreplica technique):该方法是将琼脂凝胶块表面上黏附的病毒颗粒以假复型的形式转移到 formvar 膜上。具体做法是将面积为 1cm²、厚度为 3mm 的 2% 琼脂凝胶块放在载玻片上,其表面滴一滴病毒悬液,直到液体被琼脂吸干。然后,在滴加样本的琼脂表面加一滴 0.5% 的 formvar 溶液(三氯甲烷配制),用滤纸迅速把多余的 formvar 溶液吸走,这样富集在凝胶上的病毒颗粒就黏附在形成的 formvar 膜上,用锐利的刀片切割凝胶,使 formvar 膜边缘整齐。将琼脂胶块斜放入水中,使 formvar 膜与凝胶块剥离并漂浮于水面上,将载网放在 formvar 膜上滴加样本的部位,然后将 formvar 膜及载网打捞在载玻片上,待干燥后取载网进行负染(图 5-6)。本方法同凝胶过滤法相似,可以除去标本中的水和盐等小分子物质等杂质。

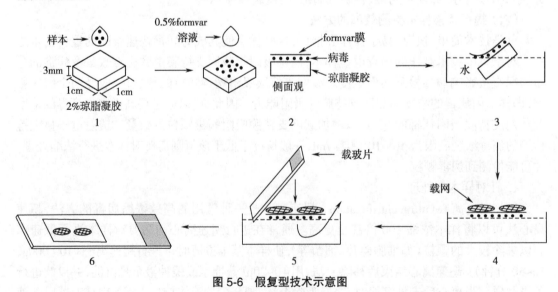

图 5-6 假复型技术示意图

(4)超滤浓缩(ultrafiltration):该方法是通过超滤管利用离心作用去除样本内水、盐类和小于超滤管过滤孔径的物质,从而达到浓缩病毒的目的。采用该方法时应当选取滤膜孔径小于病毒直径的超滤管。在浓缩前通过离心等方法去除样本内过多的杂质,以免样本内杂质堵塞滤膜微孔而导致浓缩效果下降。该方法在浓缩病毒的同时还能够除去样本内的盐类物质,并可以更换缓冲液。超滤完成后,以少量蒸馏水充分洗涤滤膜,收集洗涤液进行负染。

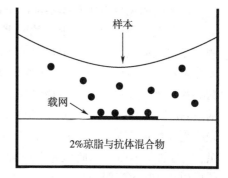

图5-7　血清琼脂法示意图

(5)血清琼脂法(serum in agar):将抗血清或抗体与熔化后冷却至56℃的2%琼脂按适当比例混合,再将上述混合物加入96孔板内,每孔加至约3/4,再将载网放置琼脂表面(覆膜面向上),之后将检测样本加入孔内,待孔内液体即将完全吸收进入琼脂时,取出载网进行负染染色(图5-7)。加入96孔板后的琼脂在4℃密闭的条件下可保存数周。

(6)免疫凝集(immuno-aggregation)技术:免疫凝集技术是通过向样本中加入病毒抗体使病毒颗粒聚集在一起(图5-8),以便于观察到病毒颗粒,并能通过已知抗体的信息确定病毒信息。免疫凝集技术的步骤是:将适当比例稀释的病毒抗体(如单克隆抗体、多克隆抗体或抗血清)与样本混合,两者于37℃反应1小时(或置于4℃过夜),取反应液进行负染制样。也可以将反应液进行超速离心,离心结束后以少量液体重悬沉淀,再进行负染制样。值得注意的是,当抗体的量过多时,由于病毒表面结合了过多抗体,会使病毒形态变得模糊,病毒的细节结构变得不清晰,对较小的病毒颗粒的形态影响更为明显。

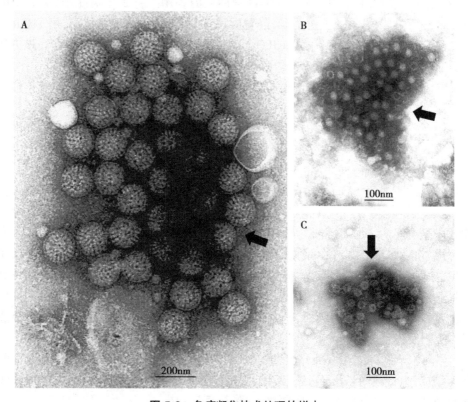

图5-8　免疫凝集技术处理的样本

A. 轮状病毒;B. 甲型肝炎病毒;C. 人肠道病毒71型。箭头示聚集在一起的病毒颗粒

（7）固相免疫电镜技术（solid phase immunoelectron microscopy，SPIM）：固相免疫电镜技术是将待测病毒的抗体吸附在载网上，从而增加载网对病毒颗粒的吸附能力，使更多的病毒颗粒结合到载网上的一种免疫电镜技术。固相免疫电镜技术可分为两种（图5-9）：一种是抗体覆网法（antibody coated grid），即先将适当稀释的病毒抗体吸附于载网支持膜上，再将该载网漂浮于样本悬滴上，从而特异性地"钓取"样本内的病毒颗粒。另外一种是蛋白A/抗体覆网法（protein A/antibody coated grid），此方法是抗体覆网法的改进，将蛋白A（10μg/ml缓冲液）先吸附于载网支持膜上（室温，10分钟），洗涤后将该载网漂浮于适当稀释的抗体液滴上（室温，20分钟），然后再以此覆盖有病毒抗体的载网吸附样本。固相免疫电镜法制作后的载网还可以用1%戊二醛对抗原-抗体进行交联，从而加固抗原抗体之间的结合。

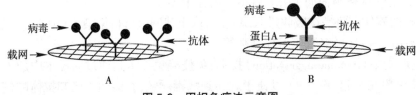

图5-9　固相免疫法示意图

A. 抗体覆网法；B. 蛋白A/抗体覆网法

（8）离子交换捕获技术（ion-exchange capture technique）：该方法是利用固体磷酸氢钙（$CaHPO_4$）颗粒通过静电作用吸附悬浮于样本中的蛋白颗粒（包括病毒），再用溶剂将$CaHPO_4$溶解使病毒颗粒游离。具体的做法是用0.3mol/L $CaCl_2$溶液和0.3mol/L Na_2HPO_4溶液配制成$CaHPO_4$絮状沉淀并保存于PBS（pH7.4）缓冲液内备用。将2~4滴混悬后的$CaHPO_4$溶液加入1ml病毒液体样本内，充分混匀，静置后吸弃上清留取$CaHPO_4$沉淀，用100μl乙二胺四乙酸二钠（EDTA）饱和溶液溶解$CaHPO_4$沉淀，再取适量液体制作电镜样本。该方法不需要离心设备，简单易行。

2. 针对载网的处理　有时载网覆膜面由于某种原因出现疏水现象，使得液体样本不能有效地吸附在载网表面，可以采取以下方法进行处理。

（1）辉光放电（glow discharge）：已知辉光放电是最有效的使支持膜形成亲水性的方法之一。辉光放电的原理主要是通过使气体分子电离而激活载网表面，导致其表面产生电荷而有助于吸附生物分子，辉光放电的参数需参考具体辉光放电仪说明。值得注意的是，辉光放电作用能够使碳膜变薄，从而损坏支持膜，尤其是对同一载网反复辉光处理后将会大大降低碳膜的机械支持强度。另外，辉光放电后的载网应尽快使用，一般情况下，辉光放电后产生的亲水效应随时间的增加而逐渐下降，建议载网在辉光放电后30分钟内使用。

（2）样本内加入牛血清白蛋白（bovine serum albumin，BSA）：方法是把0.005%~0.05% BSA（W/V）溶液加入样品内即可，所加的量并无严格要求，例如0.5ml样本内加入3~4滴即可，如果效果不佳，可适当增加BSA的用量。另外，也可以直接用0.01%的BSA重悬离心沉淀物。另外一种做法是，以载网支持膜面朝下将其漂浮在0.1% BSA上约1分钟，吸除多余液体后进行样本吸附及染色。

（3）用阿尔辛蓝（alcian blue）处理载网：阿尔辛蓝可通过增加载网表面的正电荷改变其吸附能力，方法为将载网悬浮于1%（W/V）阿尔辛蓝（1%醋酸配制）1~5分钟，再用3滴蒸馏水洗涤载网，以滤纸吸净液体后再吸附样本，进行负染制样。

（4）用多聚赖氨酸（poly-L-lysine）处理载网：用0.01% poly-L-lysine（分子量70 000~

150 000)（*W/t*）预处理载网支持膜面,可以使其表面带有正电荷而增加吸附病毒的能力,具体做法是将载网支持膜面接触 poly-L-lysine 液滴表面悬浮 1~2 分钟,将多余液体吸除后再用载网吸附病毒样本即可。

（5）用紫外线照射载网:紫外线照射也可以使载网支持膜表面产生电荷而增加其吸附能力,具体做法是在距离为 6~10cm 范围内用紫外线照射载网覆膜面 20 分钟。值得注意的是,反复和长时间紫外线照射也能够降低支持膜的机械强度。

（6）超声波浴（ultrasonic bathe）:超声波（40~80kHz）预处理样本有助于分散凝集的病毒颗粒团块或将病毒与杂质团块分离,有利于病毒颗粒在支持膜上的均匀分布。

以上提高负染病毒样本电镜检测灵敏度的方法,可以单独应用,也可以根据实际情况合理配伍使用。比如,若实验室配备有辉光放电仪时,可以将载网辉光放电作为常规处理,再联合病毒样本浓缩的方法进行负染制样。如果未配备辉光放电仪,则可以用牛血清白蛋白、阿尔辛蓝、多聚赖氨酸等处理载网或以紫外线照射载网。当样本量较少时,则可以通过凝胶过滤、假复型、离子交换捕获技术等方法浓缩病毒颗粒。不同的病毒标本采用不同的处理方法后所获的效果不尽相同,在工作中应当根据所获样本的具体情况选择合适的方法,以浓缩样本内病毒浓度和（或）提高载网支持膜吸附病毒的能力,从而提高透射电镜检测病毒的灵敏度。

三、超薄切片制样技术

超薄切片是通过超薄切片机切割样本获得的厚度为 50~100nm 的切片。进行超薄切片检测的样本,需要经过取材、固定、脱水、浸透、包埋、聚合、修块、切片、染色等处理。下面对超薄切片制样技术的各步骤及结果分析进行简要描述。

1. 取材

（1）取材要点

1）快:为了尽量保持所取样本处于其生活状态,要求制备培养细胞或活体组织时,操作尽量快,以避免由于时间过长细胞内各种溶解酶释放,破坏细胞超微结构。

2）小:为保证固定剂充分穿透样本,组织或细胞的样本不宜过大,以免样本内部固定不充分影响超微结构的保存效果。组织样本的大小一般为 1mm×1mm×1mm。

3）低温操作:用于取材的器械、容器、试剂等应当预冷至 0~4℃,这样可尽可能降低细胞内酶的活性,减少细胞自溶,从而减少超微结构的损伤。但样本应避免冷冻,因为冷冻过程中形成的冰晶可破坏细胞结构。

4）避免损伤:电镜样本取材时必须保证器械锋利,避免目标部位的任何挤压和牵拉的损伤。一般光学显微镜下被认为可以忽略的人工损伤,在电镜下超微结构水平上可能是巨大损伤。

5）取材部位准确可靠:因为电镜样本体积小,检测部位小,很容易遗漏或偏离取材的目标部位,因此需要熟练的取材技术,而且还需要具备一定的病理学取材知识。

（2）取材操作

1）组织样本:将组织放在冷台上,先在组织表面滴加数滴固定液,然后按照上述取材注意事项,以锋利的刀片快速切割以获取目标组织,并放入固定液内固定即可。

2）培养细胞:对于贴壁培养的细胞,可以用细胞刮子刮取细胞后,收集在离心管内进行离心（离心条件可以为:4℃,2000r/min,15~20 分钟）,使细胞在离心管底形成团块,吸弃上清后加入固定液,将细胞团块剥离离心管壁,以确保团块周围被固定液浸透。对于悬浮培养的细胞,直接离心成团块后加入固定液即可。

对于致病性病毒样本,取材及后续的样本处理过程中应按照生物安全防护要求进行规范操作,避免发生生物安全事故。

2. 固定　超薄切片样本的种类繁多,不同样本适用的固定方法也是多样的。一般常规超薄切片样本均需要进行醛类和四氧化锇双固定,一般免疫电镜样本应当避免四氧化锇和高浓度戊二醛固定,以避免抗原被破坏。

(1)固定剂:应用最为广泛的固定液为 2.5% 戊二醛 -2% 多聚甲醛(Karnovsky 固定液)及 1% 四氧化锇固定液。当进行免疫电镜制样时一般应用 4% 或更低浓度的多聚甲醛,不用或少用戊二醛(如可降低浓度至 0.025%),另外一种常用的免疫电镜固定液为过碘酸盐 - 赖氨酸 - 多聚甲醛固定液(periodate-Lysine-paraformaldehyde,PLP)。一般固定液的量为 20 倍于样本体积即可,稍多体积的固定液是更可取的。

(2)缓冲液:缓冲液也有多种类型,最为常用的为 0.1mol 二钾砷酸盐(cacodylate)缓冲液、0.1mol 磷酸盐(PB)缓冲液及 0.1mol PIPES 缓冲液,上述缓冲液均需按照实验要求进行 pH 的标定。

(3)固定方法:一般对于体积较小的组织样本,直接加入到预冷固定液中,根据样本体积的大小固定 0.5~2 小时即可。如果样本为培养细胞团块,则需要将固定液沿离心管管壁缓缓加入,切不可急速加入将离心成团的细胞团块吹散。如果细胞样本离心后不易形成团块,则可向样本内加入 37℃ 融化的 2% 琼脂或 10% 明胶,待凝固后将凝固块切割为小块后再按照处理组织样本的方法进行处理。对于实验动物标本有时需要先进行灌注固定后,再进行取材。

3. 脱水　包埋剂一般不溶于水,如果标本中存在水分,包埋剂将无法浸透细胞或组织,导致在后续的聚合过程中无法实现样本内包埋剂的良好聚合。脱水的过程就是通过逐渐增加浓度的有机溶剂(如乙醇、环氧丙烷等)逐步将标本内的水置换出,最终使样本处于无水的有机溶剂中。以乙醇为例,常将其配制为 50%、70%、90% 直至 100% 的梯度浓度水溶液,使样本在经过上行(逐级提高浓度)梯度乙醇溶液的过程中逐步置换出标本内的水,达到无水状态。

4. 浸透　浸透的过程是用包埋剂逐渐替代脱水后样本中有机溶剂的过程,使样本中的有机溶剂被包埋剂单体代替。包埋剂通常为不同类型的树脂。浸透的过程与脱水过程相似,即将脱水剂与液态树脂按照不同比例(体积比)混合(如脱水剂:树脂分别为 1:1,1:3),逐步提高树脂的浓度,最终以纯树脂取代样本中的脱水剂。

5. 包埋　是将浸透好的样本转移至包埋模具中,并填充包埋剂的过程。根据样本处理的目的,有时需要特殊形状的包埋模具或将样本进行特定方位的包埋。例如当需要对血管或神经组织的横断面进行切片时,应将样本沿长方形包埋模具纵轴摆放。如要对单层培养细胞的病变部位进行定位切片,需要进行固定角度、位置等的包埋。目前,有多种商品化的包埋胶囊、包埋管、包埋板及其他包埋模具。

6. 聚合　包埋后的样本需要特定温度或特定波长的光波(如紫外线)照射使液态的包埋剂单体发生化学反应聚合成为固体,从而使样本就获得足够强度的机械支撑,以满足超薄切片的需要。

不同包埋剂在脱水、浸透、包埋、聚合中所需的条件不同,在实际工作中应根据其说明书进行操作。目前,已有成熟的用于固定、脱水、浸透、聚合等处理的商品化样本处理仪器。

7. 修块 一般情况下需要对聚合后的样本树脂块的切片位置进行修整形成平面,暴露包埋在树脂内的标本,并将平面修整为切片所需的大小和形状。目前,已有商品化修块仪器。

8. 切片 通过超薄切片机对修块后的样本树脂块进行切片,获得厚度为 50~100nm 的超薄切片,并根据要求确定切片的数量及是否进行连续切片。切片在切削过程中受到挤压可能产生皱折,一般采用蘸有三氯甲烷的滤纸条靠近切片,利用挥发气体使切片展平,然后使切片附着在载网上。

通常超薄切片上的细胞数目多、分布随机,寻找目标细胞较为困难。可以通过以下方法提高超薄切片技术检测的靶向性:①半薄切片技术。在进行超薄切片前,利用超薄切片机切割获得厚度为 0.5~1μm 的切片(半薄切片),并对其进行染色(如天青 - 亚甲蓝染色、甲苯胺蓝染色或吉姆萨染色等),然后在光镜下确定病变部位或目标细胞,修块时根据半薄切片的定位尽量去除目标区域之外的部分,从而缩小切片的有效范围。②定位超薄切片技术。如通过顶扣包埋技术实现对目标细胞进行靶向性超薄切片,该方法主要适用于培养的细胞。

9. 染色 超薄切片是通过正染色(positive staining)以增加样本的反差,便于影像的观察与记录。

(1)正染色的原理及优点:如前文所述,电子束照射到样本上会发生散射。散射的电子就使光源光束中失掉一些电子,在电镜的荧光屏上表现为暗,失掉的电子越多,显示在荧光屏上越暗,而未失掉电子的部分则显示为亮。标本的密度不同对于电子的散射程度不同,在散射中失掉的电子多少不同,反映在荧光屏上的明暗程度不同。因此,电镜技术是通过明暗对比的黑白像来反映样本的内部结构的。正染色通过重金属盐与超薄切片内样本结构结合,提高了样本内各成分间的密度对比,从而使其呈现出清晰的黑白像(图 5-10)。

正染色具备如下优点:①提高生物样本成像效果。一般情况下,在超薄切片上生物样本内各种成分之间对电子的不透明度没有明显差别,样本内成分与周围的包埋材料也具有化学上(原子上的)的相似性,因此生物样本成像反差较小,不易观察。经过正染色后,重金属盐结合在生物样本上,可使原来看不清或看不到的结构被清晰的显示出来。②经过正染色后的切片观察时更容易聚焦。③正染色可使某些成分得到稳定,从而减少其在电子束下的升华,保护生物样本免受电子束的损伤。

(2)染色液:通常用于超薄切片的染色剂为醋酸双氧铀和枸橼酸铅。两种染色剂几乎都能各自提高一切细胞结构成分的反差。但醋酸双氧铀以提高核酸和蛋白的结构及结缔

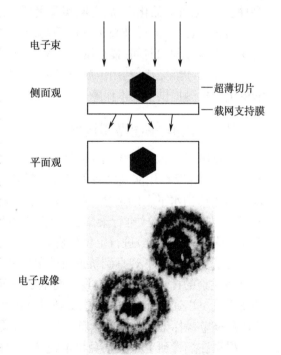

图 5-10 正染色原理示意图及疱疹病毒在超薄切片上的正染色形态

组织、纤维组织的反差为主。而枸橼酸铅主要是与切片中还原锇起作用,使细胞膜系统及脂类反差更显著。目前,已有新型的无辐射、更加环保的染色剂上市。

醋酸双氧铀溶液的配制:将 2g 醋酸双氧铀加入 100ml 蒸馏水或 50% 乙醇溶液中,充分振摇使醋酸双氧铀溶解,静置后离心以沉淀未溶解的颗粒,留取上清并严格避光保存。枸橼酸铅溶液的配制(Reynold 法):将硝酸铅 1.33g,枸橼酸钠 1.76g,蒸馏水 30ml 放入 50ml 容量瓶内,充分振摇后呈乳白色混浊液,加入 1mol/L 氢氧化钠溶液 8ml,使溶液成为无色透明状即可。另外一种简单的配制方法(Venable 法):将 0.1~0.4g 枸橼酸铅加入 100ml 蒸馏水中,充分混匀后溶液呈乳白色混浊液,再加入 10mol/L 氢氧化钠溶液 1ml,使溶液变为无色透明状即可。配制枸橼酸铅的蒸馏水在使用前应当煮沸,以尽量去除水中的二氧化碳,避免碳酸铅沉淀形成。枸橼酸铅溶液能够与玻璃容器及二氧化碳发生反应,建议使用严格密闭的塑料容器进行保存。

上述醋酸双氧铀、枸橼酸铅两种染色液在使用前需要仔细观察是否有沉淀出现,一旦出现沉淀立即弃用。因低温往往会影响染色效果,建议在染色前将储存于冰箱内的染色液复温至室温后使用。此外,在染色前应对染色液进行离心以尽量去除可能的结晶物。

(3) 正染色的操作:超薄切片染色的基本流程为:①用醋酸双氧铀在避光条件下对切片染色 5~10 分钟,之后以蒸馏水充分清洗载网;②用枸橼酸铅染色 2~5 分钟,之后以 0.02mol/L 氢氧化钠蒸馏水溶液快速清洗载网后,再以蒸馏水充分清洗载网,在室温中待载网干燥后即可进行电子显微镜观察。

上述操作过程中需要注意,载网从染液中取出后应尽快洗涤,切勿让染液干燥在载网上,以避免染色液沉淀形成而造成切片污染。另外,载网从枸橼酸铅溶液中取出后避免对着载网吹气或说话以减少二氧化碳与染液接触而形成碳酸铅沉淀。用于切片染色的自制器具多种多样,也有商品化产品,不同实验室可根据实际情况选取。

值得一提的是,微波技术在电镜超薄切片制样过程中的应用能够大大缩短从固定到聚合这一制样过程的时间,提高制样效率。用普通方法进行常规超薄切片制样,从固定到聚合需要 2~3 天才能完成,利用微波技术可以将此过程缩短至 4 小时,这为快速应对突发毒性疾病的电镜检测提供了技术保障。目前已有成熟的商品化的微波制样仪器。

四、免疫电子显微镜技术

免疫电子显微镜技术(简称免疫电镜技术)将免疫学技术与电镜技术结合起来。利用抗原 - 抗体相互作用实现两者的特异性结合,并通过电镜直接观察两者相互结合的位置,实现在超微结构水平上的定性、定位及功能分析。通过免疫电镜技术可以对液体样本中的抗原成分(如病毒颗粒)进行凝集及标记,也可以对细胞表面或细胞内部的抗原成分(如病毒颗粒或病毒相关成分)进行定位分析。

为了能在电镜下观察到抗原抗体复合物的位置,需要对抗体进行标记使之携带可以用于电镜观察的标记物,一般为具有高电子密度(如胶体金颗粒、铁蛋白颗粒、量子点颗粒等)的物质或可以通过化学反应(主要是过氧化物酶催化反应)产生高电子密度的物质,比较常用的免疫电镜标记物是胶体金颗粒和二氨基联苯胺(3,3'-diaminobenzidine,DAB)。

根据在病毒研究中应用免疫电镜技术目的的不同,将免疫电镜技术大体分为如下两种情况:

1. 针对液体标本　对负染的病毒样本进行免疫电镜检测往往有两个目的:①富集病毒

颗粒,以提高电镜检测的效率。针对这一目的通常使用免疫凝集或固相免疫电镜技术(这两种方法在本节"提高负染样本检测效率的方法"中已经阐述,此处不再重复)。②对病毒进行定性分析,一般使用胶体金标记技术。

免疫胶体金标记技术:首先用针对病毒抗原的抗体(一抗)与之反应,再用胶体金标记的抗体(二抗)进行针对一抗的反应,最终形成病毒(抗原)-病毒抗体(一抗)-胶体金抗体(二抗)复合物,显示为胶体金颗粒标记在病毒周围或表面(图5-11)。反应的过程可以有如下方式:①与免疫凝集技术相似,先将适当稀释比例的一抗加入样本中进行反应,再用胶体金颗粒标记的二抗与上述产物反应,从而将胶体金颗粒标记在病毒颗粒上,然后进行负染制样;②另外一种方法是先将病毒样本吸附在载网上,然后再对吸附在载网上的病毒颗粒依次进行一抗和胶体金标记二抗的反应。胶体金标记的二抗也可使用胶体金标记的金黄色葡萄球菌蛋白质A(简称蛋白A-胶体金)代替。胶体金颗粒的直径大小可有多种型号选择(如5nm、10nm、20nm等)。

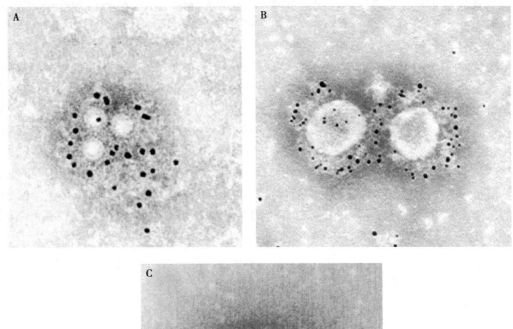

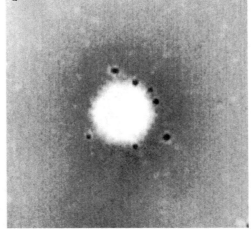

图5-11　胶体金标记的病毒颗粒
A. 甲型肝炎病毒;B. SARS 冠状病毒;C. 腺病毒。A~C 中可见病毒颗粒被胶体金颗粒包绕

2. 针对细胞或组织的超薄切片样本　免疫电镜技术应用于超薄切片样本的目的往往

是对抗原进行定位或定性研究,用于超薄切片样本的标记物有胶体金颗粒及 DAB 等。

（1）免疫胶体金标记:根据被标记病毒抗原在细胞内所处的部位分为表面标记和穿透标记。表面标记是针对位于细胞表面的病毒抗原的标记,穿透标记主要是针对位于细胞内部的病毒抗原的标记。

1）表面标记:表面标记技术操作相对简单。样本经过醛类固定后,无须对细胞膜进行穿透处理,直接进行一抗及二抗标记(胶体金标记的二抗),然后进行四氧化锇固定、脱水、浸透、包埋、聚合、切片、染色等处理。通常,表面标记的胶体金颗粒仅标记位于细胞表面的抗原而不进入细胞内部(图 5-12)。

2）包埋前标记:包埋前标记是指在样本包埋之前完成主要针对细胞内部病毒抗原的免疫标记(图 5-13)。由于胶体金颗粒很难直接穿过细胞膜,因此需要用穿透剂(在

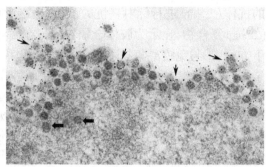

图 5-12　感染 SARS- 冠状病毒细胞的表面标记
可见细胞表面的大量病毒被胶体金颗粒标记(细箭头示),
而细胞内病毒颗粒未被标记(粗箭头示)

醛类固定前或固定后)对样本进行处理,使细胞膜产生足够胶体金颗粒通过的空隙,胶体金颗粒标记的二抗能够顺利进入细胞,与细胞内部的病毒抗原 - 一抗复合物结合。故包埋前标记又称穿透标记。常用的穿透剂有皂角甙(saponin)、Triton X-100 等。标记完成后进行四氧化锇固定、脱水、浸透、包埋、聚合、切片、染色等处理。一般经过醛 - 锇双固定并使用环氧树脂(如 EPON812、Spurr's 树脂等)包埋后的样本,穿透标记能够获得清晰的超微结构。特别强调的是,由于穿透剂对细胞的膜结构有破坏作用,因此当穿透剂浓度过高时会严重破坏细胞的超微结构。此外,包埋前标记时胶体金颗粒一般较难进入含有抗原的实体性结构(如大的包涵体结构)的内部,所以经该方法标记的实体性结构周围往往被胶体金颗粒包绕,而中心位置无胶体金颗粒(图 5-13C)。

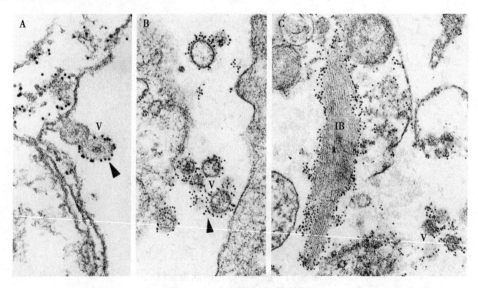

图 5-13　包埋前标记的效果
A. 胶体金标记的轮状病毒颗粒;B. 胶体金标记的汉滩病毒颗粒;C. 胶体金标记的汉滩病毒相关的包涵体结构(IB),
胶体金颗粒围绕在包涵体周围,而未进入其内部。三角示胶体金标记的病毒颗粒;V:病毒颗粒

3）包埋后标记：包埋后标记是指免疫标记过程在超薄切片上进行，而不是在包埋前进行，又称为切片标记。超薄切片可获得细胞的剖面，内部结构包括病毒抗原被暴露，因此包埋后标记，不需要对细胞膜进行穿透，即可标记细胞内部抗原，其中包括实体性结构（如包涵体）内的抗原（图5-14）。包埋后标记一般使用丙烯酸酯类树脂包埋（如LR White、LR White gold、Lowicryl K4M等），此类树脂对抗原保护好，免疫标记的成功率高。为保护抗原结构，通常包埋后标记不能使用戊二醛及四氧化锇固定剂，因此对超微结构的保存效果欠佳，并且包埋剂对脂质成

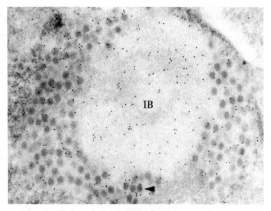

图5-14 感染腺病毒细胞的包埋后标记
可见病毒颗粒（三角示）及病毒的包涵体（IB）的切面被大量胶体金颗粒标记

分有抽提作用，包埋后标记的细胞超微结构保存不如包埋前标记好。

（2）免疫酶标记（immuno-enzyme labelling）：免疫酶标记电镜技术中的二抗是经过酶标记的抗体（不是胶体金标记），酶的催化作用使其底物反应形成高电子密度物质，借助于电子显微镜观察，证明酶的存在，从而对抗原进行定位。免疫酶标记技术常用的是辣根过氧化物酶（horseradish peroxidase，HRP）。二氨基联苯胺（3,3'-diaminobenzidine，DAB）是HRP底物，在过氧化氢存在的情况下HRP催化DAB反应形成高电子密度产物，在电镜下可对其进行观察。酶标记的抗体及酶底物较小，可以有效地进入细胞内部，达到抗原所在的位置。酶促产物分布弥散，并且高电子密度产物在抗原部位积聚，导致所标记部位的超微结构不甚清晰（图5-15）。

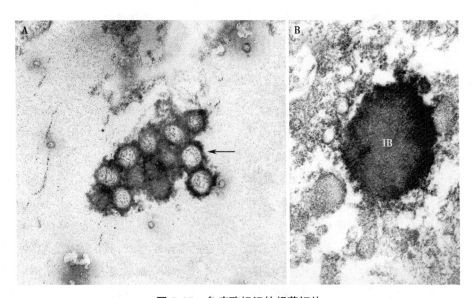

图5-15 免疫酶标记的超薄切片
A. DAB标记的汉滩病毒（箭头示），病毒颗粒周围被DAB包绕呈深染状态；
B. DAB标记的汉滩病毒相关包涵体结构（IB），IB被DAB标记而呈现深染状态

除上述较为常用的免疫电镜标记方法外还有许多其他方法可以应用于免疫电镜标记

技术,如高压冷冻技术(high-pressure freezing)、冷冻切片技术(cryosectioning)、冷冻替代技术(freeze substitution)、银离子增强技术(silver hancer)、双标记技术等。放射自显影技术、核酸杂交技术等可对核酸进行标记。另外,还有一些新的标记物和标记技术陆续应用于免疫电镜标记,如量子点(quantum dot)、FlASH/ReASH、miniSOG 等。

值得注意的是,在进行免疫电镜检测时,设置合理的实验对照(如阴性对照、阳性对照等)是必不可少也是至关重要的。

第三节　病毒形态检测结果的分析

一、针对病毒负染检测结果的分析

有明确形态特征的病毒可以直接作出判断,如痘病毒、腺病毒、疱疹病毒、乳头瘤病毒、流感病毒、冠状病毒、乙型肝炎病毒、轮状病毒、丝状病毒、弹状病毒、副黏病毒等。对于形态学特征不明显的病毒,则需要通过病毒大小、有无包膜、刺突、对称类型、核衣壳等结构细节(表 5-3),并结合超薄切片及免疫电镜检测结果等进行综合分析,才能对病毒种类进行判断。

表 5-3　病毒结构形态概览

病毒分类		核衣壳形态	包膜	病毒形态	大小(nm)
DNA病毒	痘病毒科	复合对称	有	砖形、卵圆形	250×300
	腺病毒科	立体对称	无	立体对称	90
	疱疹病毒科	立体对称	有	球形,核衣壳与包膜间有皮质结构	120~260(病毒) 100(核衣壳)
	乳头瘤病毒科	立体对称	无	立体对称	60
	多瘤病毒科	立体对称	无	立体对称	45~50
	细小病毒科	立体对称	无	立体对称	25
	嗜肝 DNA 病毒科	立体对称	有	球形	42
RNA病毒	反转录病毒科	球形或棒状	有	球形	100
	呼肠孤病毒科	立体对称	无	立体对称	100
	沙粒病毒科	丝状,螺旋对称	有	球形	40~200
	布尼亚病毒科	丝状,螺旋对称	有	球形	80~120
	丝状病毒科	丝状,螺旋对称	有	丝状,多形态	80(直径) 长度可达微米
	副黏病毒科	丝状,螺旋对称	有	球形,丝状,多形态	150~350
	正黏病毒科	丝状,螺旋对称	有	球形,丝状,多形态	100~300
	弹状病毒科	丝状,螺旋对称	有	子弹状	80×180
	星状病毒科	立体对称	无	立体对称	28~30
	杯状病毒科	立体对称	无	立体对称	27~40
	黄病毒科	立体对称	有	球形	50

续表

	病毒分类	核衣壳形态	包膜	病毒形态	大小（nm）
RNA 病毒	披膜病毒科	立体对称	有	球形	70
	小 RNA 病毒科	立体对称	无	立体对称	30
	冠状病毒科	螺旋对称	有	球形，多形态	80~120

二、针对病毒超薄切片检测结果的分析

通常情况下，DNA 病毒在细胞核内包装，RNA 病毒在细胞质内包装。无包膜的 DNA 病毒、RNA 病毒在感染晚期通常以裂解细胞的方式释放。有包膜的 DNA 病毒在细胞核内组装衣壳后，可以从细胞核膜处出芽进入细胞质，或者从细胞膜处出芽获得包膜脱离细胞（如疱疹病毒）。有包膜的 RNA 病毒通常在细胞膜处出芽，获得包膜后脱离细胞（如流感病毒、呼吸道合胞病毒、HIV 等），或在细胞质内的膜性结构上出芽获得包膜进入膜性结构（如高尔基体、内质网、线粒体或核周隙等）的腔隙内。值得注意的是，DNA 病毒中的痘病毒科成员在细胞质内包装而非细胞核内。一些 RNA 病毒如副黏病毒，在细胞质内组装的是螺旋状核衣壳，而非具有包膜的成熟病毒颗粒，并且核衣壳可以在细胞核内出现。

基于上述信息，当在细胞质发现病毒结构时，应当注意细胞核内是否也存在病毒颗粒，如果存在则证明可能是 DNA 病毒。如果细胞核内没有病毒颗粒存在，则该病毒可能是 RNA 病毒。再结合病毒大小、形状、是否出芽或具有包膜结构等信息对病毒的种类进行判断（图5-16）。

对于难于鉴定的病毒，需要将负染及超薄切片结果结合起来，与其他信息综合分析才能获得正确的结果。

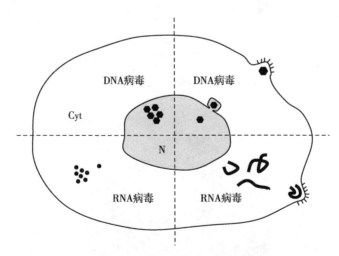

图 5-16　感染细胞超薄切片上病毒形态示意图

通常在细胞核内可见 DNA 病毒，细胞质内可见 RNA 病毒，包膜病毒在细胞膜上出芽

三、病毒形态举例

图 5-17~ 图 5-31 为不同病毒的电镜照片，包括痘病毒科、疱疹病毒科、副黏病毒科、小RNA 病毒科和冠状病毒科部分病毒，以及腺病毒、流感病毒、乙型肝炎病毒等。

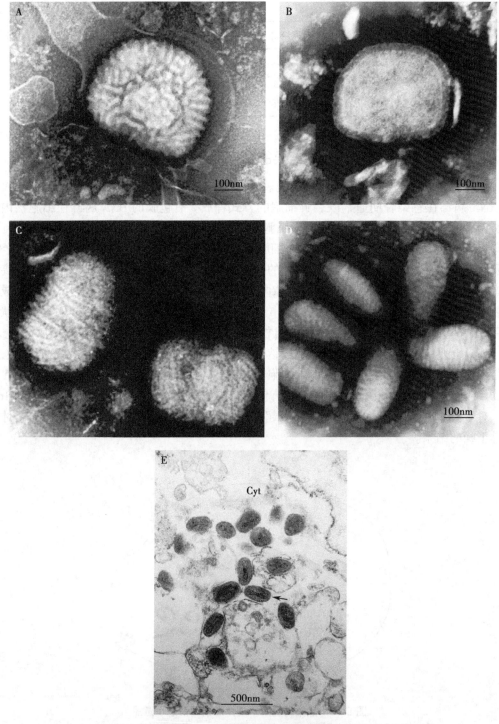

图 5-17 痘病毒科部分病毒形态

A~D 为病毒负染形态。A. 痘苗病毒(M 型),病毒颗粒表面有不规则排列的条索状结构;
B. 痘苗病毒(C 型),病毒表面无明显结构;C. 人传染性软疣病毒;D. 伪牛痘病毒,病毒呈卵圆形,
表面有规则排列的条索状结构;E. 感染痘苗病毒的细胞超薄切片,病毒颗粒位于细胞质内,
哑铃状的病毒核心清晰可见(箭头示)。Cyt: 细胞质

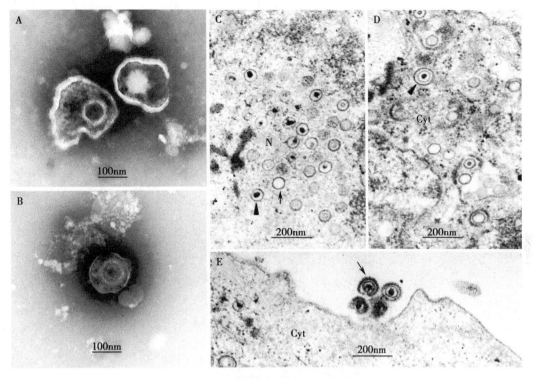

图 5-18 疱疹病毒科部分病毒形态
A. 单纯疱疹病毒(负染);B. 人巨细胞病毒(负染);C~E. 感染单纯疱疹病毒的细胞超薄切片。
C. 细胞核内呈空心状衣壳(箭头示)或具有高电子密度核心(三角示)的核衣壳;
D. 细胞质内获得包膜的核衣壳(三角示);E. 细胞外成熟病毒颗粒(箭头示),
病毒的核衣壳、包膜清晰可见。N:细胞核,Cyt:细胞质

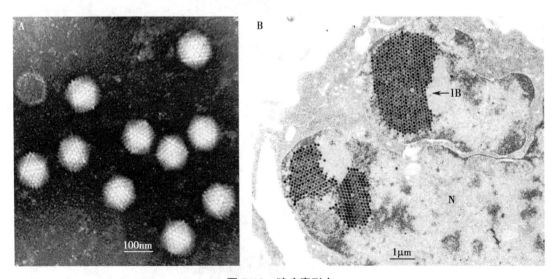

图 5-19 腺病毒形态
A. 病毒负染形态,壳粒清晰可见;B. 感染腺病毒的细胞超薄切片,
细胞核内可见病毒颗粒聚集形成巨大的结晶状包涵体(IB)结构。N:细胞核

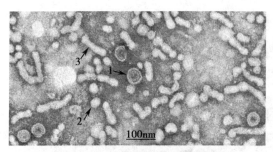

图 5-20　乙型肝炎病毒负染形态
1. Dane 颗粒；2. 小圆颗粒；3. 管形颗粒

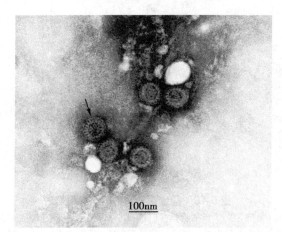

图 5-21　轮状病毒负染形态，病毒颗粒外周呈车辐条状（箭头示）。

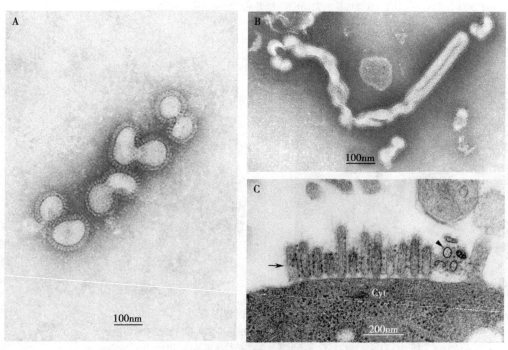

图 5-22　流感病毒形态
A. 病毒颗粒呈球形（负染）；B. 病毒颗粒呈丝状（负染）；A、B 中病毒颗粒表面有刺突结构包绕。
C. 感染流感病毒的细胞切片，细胞表面可见病毒颗粒的纵切面（箭头示）及横断面（三角示）。 Cyt：细胞质

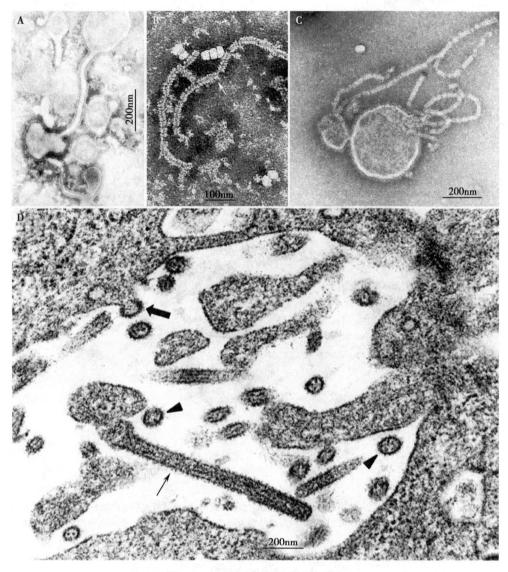

图 5-23 副黏病毒科部分病毒形态

A. 呼吸道合胞病毒(负染);B. 腮腺炎病毒核糖核蛋白(负染),呈螺旋对称,纵轴呈空心状;
C. 仙台病毒(负染),病毒外可见核糖核蛋白;D. 感染呼吸道合胞病毒的细胞切片,可见细胞表面有病毒出芽
(粗箭头示),丝状的病毒颗粒(细箭头示)和病毒横切面(或圆形病毒颗粒)(三角示),病毒表面可见刺突结构

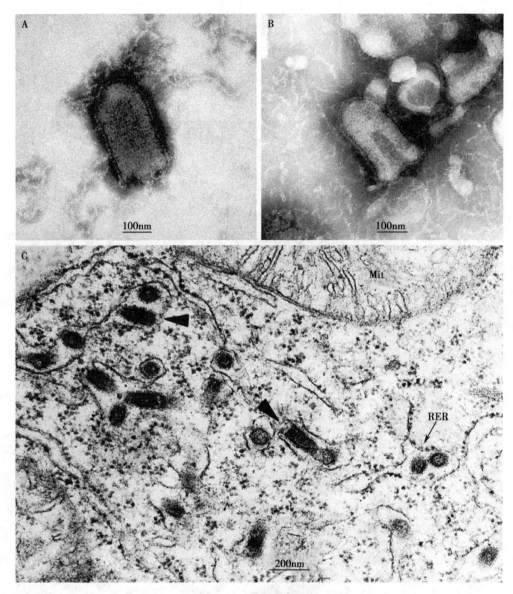

图 5-24 狂犬病毒形态

A,B.病毒颗粒呈子弹状,表面有刺突结构包绕,B 中病毒颗粒尾部有缺口;C.感染狂犬病毒的乳鼠脑组织切片,弹状的病毒颗粒向内质网腔中出芽(三角示),内质网中圆形结构为病毒颗粒横切面。RER:粗面内质网,Mit:线粒体

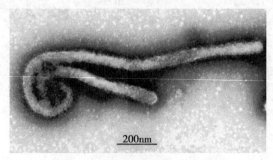

图 5-25 马尔堡病毒负染形态
病毒颗粒呈丝状,直径均一,长度不等

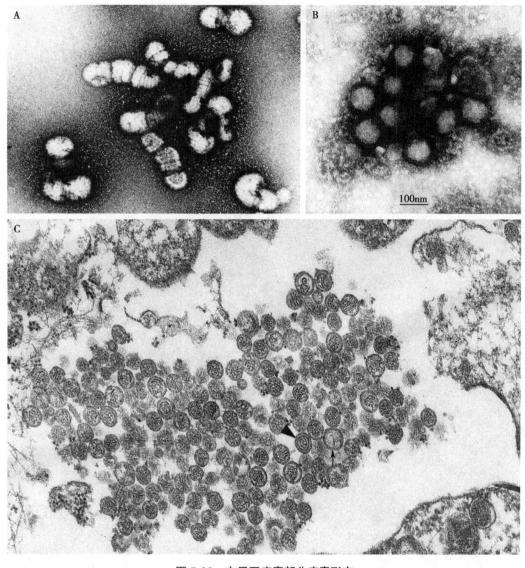

图 5-26 布尼亚病毒部分病毒形态

A.汉滩病毒（负染），病毒颗粒呈多形性，表面可见栅格状结构；B.发热伴血小板减少综合征病毒（负染），病毒颗粒呈圆形，表面有刺突结构包绕。C.感染汉滩病毒的细胞切片，可见细胞间隙内有大量病毒颗粒，多数病毒颗粒核心内具有细丝状结构，呈螺旋状（箭头示），少数病毒颗粒核心呈中空状（箭头示）

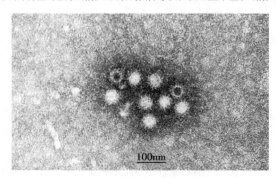

图 5-27 诺如病毒负染形态

有的病毒颗粒呈空心状

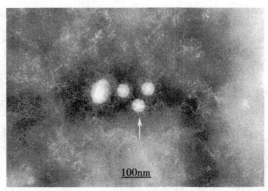

图 5-28　星状病毒负染形态

病毒颗粒表面可见 4~5 个突起呈星状（箭头示）

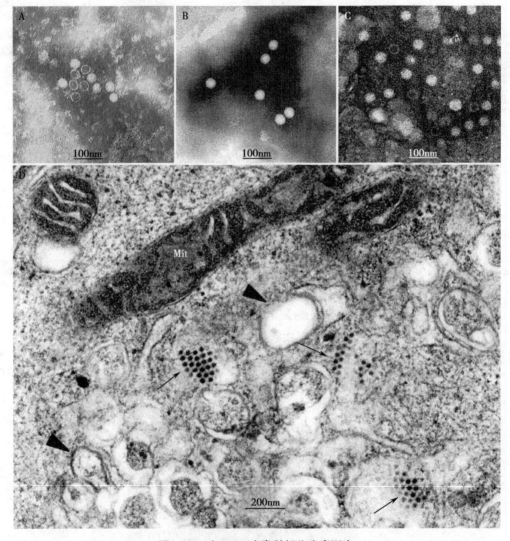

图 5-29　小 RNA 病毒科部分病毒形态

A~C 为病毒负染形态。A. 人肠道病毒 71 型,有的病毒颗粒呈空心状;B. 脊髓灰质炎病毒;
C. 甲型肝炎病毒,有的病毒颗粒呈空心状;D. 感染人肠道病毒 71 型的细胞切片,细胞质内出现
大量囊泡(三角示),大量病毒颗粒分布在细胞质内(箭头示)。Mit:线粒体

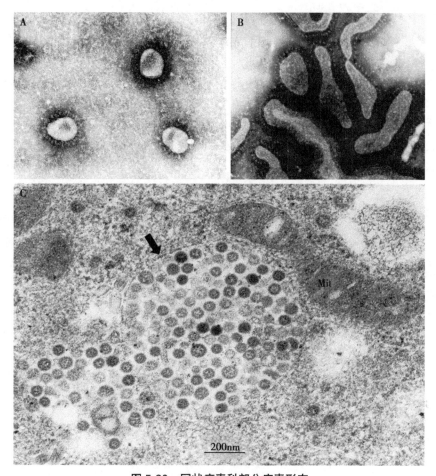

图 5-30 冠状病毒科部分病毒形态

A. SARS 冠状病毒;B. 人粪便中的冠状病毒;A、B 中病毒颗粒表面有刺突结构包绕。
C. 细胞质内的囊泡中可见大量大小不等的病毒颗粒(箭头示)。Mit:线粒体

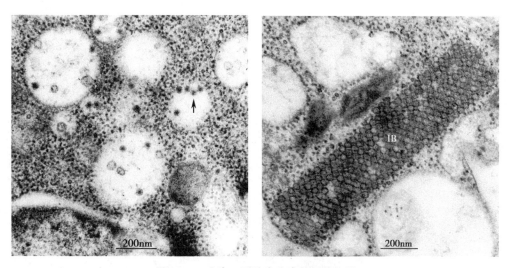

图 5-31 感染乙型脑炎病毒的细胞切片

细胞质内的囊泡中有病毒颗粒(箭头示),大量病毒衣壳在细胞质内形成巨大的包涵体结构(IB)

本 章 小 结

与其他实验室检测方法相比,电镜技术检测病毒有其独特的优势即主要依据形态对病毒进行鉴定,在鉴定新病原体或未知病原体中可以发挥重要的作用。电镜技术应当与免疫学、分子生物学等其他技术相结合,才能更加准确地对病毒进行鉴定。高质量的病毒电镜检测不仅需要高质量的样本处理技术,更为重要的是需要从业人员具备病毒形态及形态发生学的知识。

思考题

1. 电子显微镜技术在病毒鉴定方面的优势是什么?
2. 对病毒进行检测的常规电子显微镜技术有哪些?
3. 负染样本制作过程中病毒灭活的方法有哪些?

（宋敬东）

第二篇
常见各类病毒的检验

总论篇从方法学角度讲述病毒学检验中常用的技术手段,使学生掌握如何对病毒进行分离培养、形态学观察、核酸检测分析以及病毒抗原或相应抗体检测的基本原理及方法。各论篇将针对重要的病毒感染类型或所致疾病,分别介绍对不同类型病毒的检验。

　　一般而言,在临床或卫生检验实践中,极少能在检验流程开始之前就明确样品中病原体的具体种类,往往只能根据临床症状和流行病学特征推断可能的病原体种类,再结合样品的性质设计检验方法和流程。传统的病毒学检验教材多根据病毒生物学分类体系设置章节,分别讲授各种病毒的检验方法,同检验工作实际的结合不够紧密。本教材对传统的教材编写体例进行了适当修改,主要根据侵入门户和所致疾病设置章节,以求更加贴近卫生检验与检疫工作的实际情况。根据病毒的感染途径和相应感染性疾病的性质,本教材将病毒学检验各论划分为九章,即呼吸道感染病毒、胃肠道感染病毒、皮肤和黏膜感染病毒、眼部及心血管感染病毒、肝炎病毒、出血热病毒、虫媒病毒、反转录病毒以及朊粒,分别进行阐述。

　　在每章内,分别介绍各类病毒感染常见的病毒种类、感染的临床表现、可采集的标本类型、生物学特点、流行特征、实验室检测方法及感染的防治。感染的临床表现同采集标本的类型以及处理方法联系密切;病毒的生物学特征重点选择同后续的检验方法相关的内容进行介绍,如病毒形态和结构、病毒的基因组和蛋白、病毒的分类和变异以及病毒的理化特征等,其他内容适度从简;流行特征侧重于流行病学三要素以及时间、空间和人群间的三间分布;实验室检测方法部分是重点内容,包括检测病毒的具体方法、抗病毒药敏感性检验以及实验方法的选择和结果报告的原则等;最后介绍每类病毒感染的防治原则。

　　由于本篇根据病毒的感染途径和相应感染性疾病的性质对各类病毒及其检验进行介绍,但它们分属于不同的科。有必要首先对病毒的分类与命名以及不同类型病毒的复制特点进行简要介绍。

一、病毒的分类与命名

　　最早的病毒分类主要基于病原的致病性、易感器官、生态学和传播特征。直到20世纪30年代,基于病毒体结构和组成的揭示,Frederick Bawden 建议用病毒粒子共同的特性作为分类的依据。在此基础上,最先建立的分类是疱疹病毒组、黏液病毒组、痘病毒组,以及一些植物病毒,如杆状或丝状病毒。到20世纪60年代,新发现的病毒越来越多,一些研究者和委员会开始独立地提出病毒学分类方案,但这些方案之间存在的矛盾促使人们对病毒进行统一分类和命名。

　　在此背景下,国际病毒命名委员会(International Committee on Nomenclature of Virus,ICNV)于1966年在莫斯科成立。1971年,ICNV 公布了关于病毒分类和命名的第一次报告,将500多种病毒分为43个病毒属(组)。1973年,国际病毒命名委员会更名为国际病毒分类委员会(International Committee on Taxonomy of Virus,ICTV)。ICTV 负责拟定和修订病毒的分类方案、命名和分类原则,建立了由目(order)、科(family)、亚科(subfamily)、属(genera)和种(species)构成的等级分类系统,并根据研究进展发布报告。在第七次报告中,还增设亚病毒因子一类并首次明确病毒的种(species)是最低的分类单元。2011年发表的第九次报告将已知的病毒归属为6个目、87个科、19个亚科、349个属、2284个种。2013年的最新数据为7个目、103个科、22个亚科、455个属、2827个种。病毒的目名由单个单词加 -virales词尾构成,科名由单个单词加 -viridae 词尾构成,亚科名由单个单词加 -virinae 词尾构成,属名由单个单词加 -virus 构成。

病毒分类的依据有：①核酸的类型与结构（DNA 或 RNA、单链或双链、线状或环状等）；②病毒体的形态学特征，包括病毒颗粒的小大和形状（球形、子弹形、杆状、丝状或多形态）、有无包膜、衣壳对称性和壳粒数目等；③对理化因素的敏感性；④抗原性；⑤生物学特性（繁殖方式、宿主范围、传播途径、传播载体和致病性等）。随着病毒学研究的不断深入，尤其是病毒基因和基因组测序研究的推进，核酸的类型与结构在分类中的作用越来越大，据此，将病毒分为双链 DNA（double-stranded DNA，dsDNA）病毒、单链 DNA（single-stranded DNA，ssDNA）病毒、双链 RNA（double-stranded RNA，dsRNA）病毒、单正链 RNA（+single-stranded RNA，+ssRNA）病毒、单负链 RNA（-single-stranded RNA，-ssRNA）病毒、具有 DNA 中间体的单正链 RNA 病毒以及具有 RNA 中间体的双链 DNA 病毒。

二、与人类相关的主要病毒类型与复制特点

已发现的近 3000 种病毒中与人类疾病相关的病毒约 500 种，表 1 为与人类相关的主要病毒分类。所有核酸类型的病毒中，均有导致人类致病的，其感染途径和致病类型及疾病严重程度取决于病毒的种类和宿主的差异。了解不同病毒的复制特点（图 1~ 图 7，图中长方形表示宿主细胞，带色的椭圆形代表细胞核，六边形表示病毒颗粒），将有利于人们对病毒感染多样性的了解。

表 1　与人类及其他脊椎动物相关的病毒科

病毒分类特点		病毒科名	
DNA 病毒	dsDNA,有包膜	痘病毒科	（Poxviridae）
	dsDNA,有包膜	疱疹病毒科	（Herpesviridae）
	dsDNA,有包膜	虹彩病毒科	（Iridoriridae）
	dsDNA,无包膜	乳头瘤病毒科	（Papillomaviridae）
	dsDNA,无包膜	腺病毒科	（Adenoviridae）
	dsDNA,复制过程需反转录	嗜肝病毒科	（Hepadnaviridae）
	+ssDNA,无包膜	小 DNA 病毒科	（Parvoviridae）
RNA 病毒	dsRNA,分节,有包膜	呼肠孤病毒科	（Reoviridae）
	+ssRNA,不分节,无包膜	杯状病毒科	（Caliciviridae）
	+ssRNA,不分节,无包膜	星状病毒科	（Astroviridae）
	+ssRNA,不分节,无包膜	小 RNA 病毒科	（Picornaviridae）
	+ssRNA,不分节,有包膜	冠状病毒科	（Coronaviridae）
	+ssRNA,不分节,有包膜	黄病毒科	（Flaviviridae）
	-ssRNA,分节,有包膜	沙粒病毒科	（Arenaviridae）
	-ssRNA,分节,有包膜	正粘病毒科	（Orthomyxoviridae）
	-ssRNA,不分节,有包膜	弹状病毒科	（Rhabdoviridae）
	-ssRNA,不分节,有包膜	丝状病毒科	（Filoviridae）
	-ssRNA,不分节,无包膜	副粘病毒科	（Paramyxoviridae）
	两条相同 +ssRNA,不分节,有包膜	反转录病毒科	（Retroviridae）

1. 双链 DNA 病毒 该类病毒可进一步分为两种类型：一类依赖细胞因子，在细胞核内复制，如单纯疱疹病毒（图 1）；另一类不依赖细胞因子，在细胞质中复制，如痘病毒科的病毒。

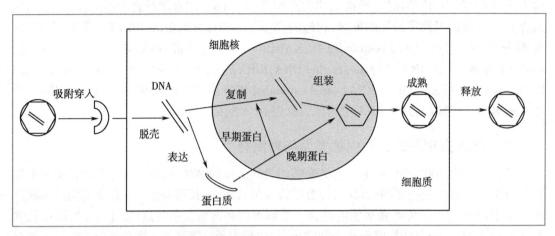

图 1　双链 DNA 病毒（单纯疱疹病毒）**复制示意图**

2. 单链 DNA 病毒 如人细小病毒 B19（图 2），其基因组在细胞核内进行复制，包括形成双链中间体，作为形成子代单链 DNA 的模板。

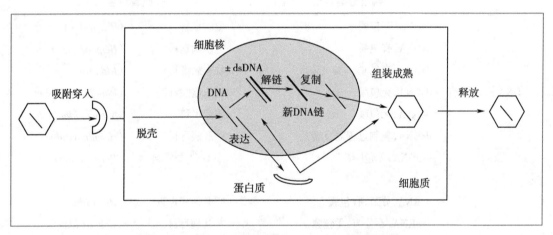

图 2　单链 DNA 病毒（人细小病毒 B19）**复制示意图**

3. 双链 RNA 病毒 如轮状病毒（图 3），该类病毒包含分段的基因组，每段基因分别转录成单顺反子 mRNA。

4. 单正链 RNA 病毒 该类病毒可分为两个类型：一类包含多顺反子 mRNA，基因组 RNA 具有 mRNA 的功能并且可以翻译成多聚蛋白，随后多聚蛋白分裂形成成熟蛋白，如脊髓灰质炎病毒（图 4）。另一类具有复杂的转录过程，如黄热病病毒需要两轮翻译，烟草花叶病毒需要亚 RNA 基因组参与形成 RNA 基因组。

5. 单负链 RNA 病毒 此类病毒分为两类：一类是基因组分节段，如甲型流感病毒，在细胞核中分别合成对应的 mRNA。另一类是基因组不分节段，如副流感病毒（图 5），在胞质中合成其 mRNA。

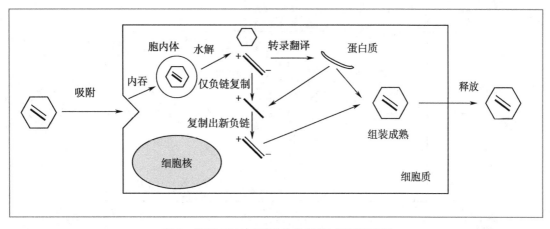

图 3　双链 RNA 病毒（轮状病毒）复制示意图

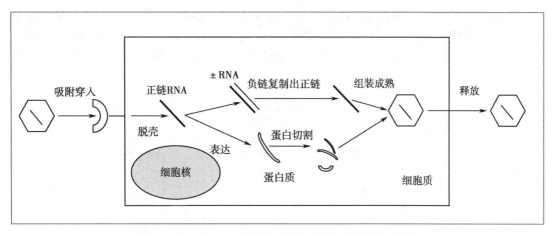

图 4　单正链 RNA 病毒（脊髓灰质炎病毒）复制示意图

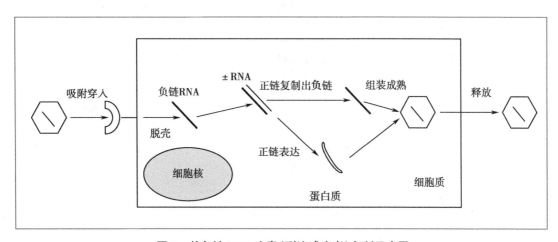

图 5　单负链 RNA 病毒（副流感病毒）复制示意图

6. 具有 DNA 中间体的单正链 RNA 病毒 如人类免疫缺陷病毒,该类病毒基因组为二倍体(两条相同的单正链 RNA),病毒基因组作为模版反转录成 DNA,整合于宿主细胞染色体 DNA 中(图 6)。

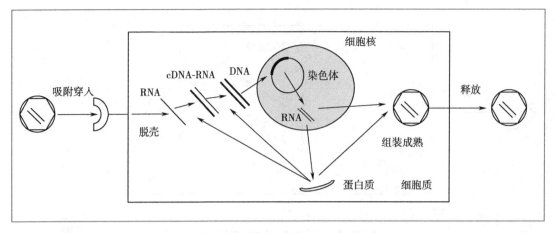

图 6　反转录病毒（HIV 病毒）复制示意图

7. 具有 RNA 中间体的双链 DNA 病毒 不同于人类免疫缺陷病毒，该类病毒的反转录过程发生在成熟的病毒颗粒内，其感染新细胞首先需补齐基因组缺口，随后才开始转录出正链 RNA，以此为模板反转录合成负链 DNA，再合成双链 DNA，如乙型肝炎病毒（图 7）。

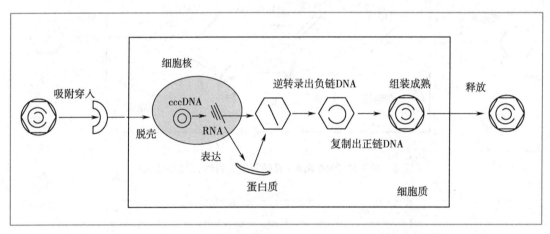

图 7　具有 RNA 中间体的双链 DNA 病毒（乙型肝炎病毒）复制示意图

（裴晓方　曲章义）

第六章　呼吸道感染病毒及其检验

呼吸道感染病毒是指主要通过呼吸道进入人体,引起呼吸道或全身感染,甚至其他器官损害的一大类病毒。呼吸道感染病毒种类繁多,既有 RNA 病毒,也有 DNA 病毒,主要包括流行性感冒病毒、副流感病毒、冠状病毒、呼吸道合胞病毒、麻疹病毒、腺病毒、腮腺炎病毒和水痘带状疱疹病毒等(表 6-1)。

表 6-1　常见的呼吸道感染病毒

病毒科	基因特征	属	种 / 血清型 / 基因型数目
RNA 病毒			
正黏病毒科	单负链 RNA 分节段	甲型流感病毒属	1 个种,多个 HA 和 NA 亚型
		乙型流感病毒属	1 个种
		丙型流感病毒属	1 个种
副黏病毒科 (副黏病毒亚科)	单负链 RNA	呼吸道病毒属	副流感病毒(1 型和 3 型),仙台病毒
		肺病毒属	呼吸道合胞病毒(2 个型)
		腮腺炎病毒属	腮腺炎病毒,副流感病毒(2 型和 4 型)
		麻疹病毒属	麻疹病毒
肺病毒亚科		偏肺病毒属	人偏肺病毒(1 个种,2 个血清型)
披膜病毒科	单正链 RNA	风疹病毒属	风疹病毒
小 RNA 病毒科	单正链 RNA	肠道病毒属	埃可病毒、柯萨奇病毒
		鼻病毒属	鼻病毒(A~C 共 3 个种,至少 144 个血清型)
		呼肠孤病毒属	呼吸道肠道孤儿病毒
冠状病毒科	单正链 RNA	冠状病毒属	3 个组,至少 3 个种
DNA 病毒			
腺病毒科	双链 DNA	哺乳动物腺病毒属	人腺病毒分 7 个种(A~G),68 个型(40 和 41 型不感染呼吸道)
疱疹病毒科 疱疹病毒 α 亚科	双链 DNA	水痘病毒属	1 个血清型

第一节 临床表现与标本采集

呼吸道病毒感染常年均可发生,由于病毒和宿主的差异,可导致不同的临床表现,采集的标本类型各异。

一、临床表现类型

1. 普通感冒症(common cold) 即急性上呼吸道感染症,潜伏期一般 12~72 小时,主要表现为流鼻涕、打喷嚏、鼻塞、喉咙酸痛和咳嗽,发热不常见,病程一般一周,也有两周或更长时间的病例。普通感冒症常常由鼻病毒、普通冠状病毒引起,但其他病毒如流感病毒、副流感病毒、腺病毒也有相似的临床表现。

2. 咽炎(pharyngitis) 主要表现为咽部灼热疼痛,检查可见咽部发红、有滤泡或分泌物。咽炎主要由鼻病毒、普通冠状病毒、腺病毒引起,其他常见的呼吸道病毒如流感病毒和副流感病毒也可导致急性咽炎,单纯疱疹病毒感染可导致扁桃体分泌物增多、口腔疱疹以及淋巴结肿痛,腺病毒感染可导致严重咽炎,并伴有发热和结膜炎。

3. 各种气管炎 包括急性喉气管支气管炎(acute laryngotraheobronchitis)、气管支气管炎(traheobronchitis)、毛细支气管炎(bronchiolitis)。

(1) 急性喉气管支气管炎:又称为哮吼,常常夜间突然发作咳嗽,继以喘鸣,声音嘶哑和呼吸窘迫,60% 的患者在出现普通感冒症状 48 小时内发生哮吼。此病多发于 6 个月至 3 岁的儿童,一年四季均可发病,秋末为发病高峰,常常与副流感病毒感染相关。

(2) 气管支气管炎:其特征是吸气时发生干咳,痰少,呈白色黏液状。虽然所有的呼吸道病毒都会引起气管支气管炎,但流感病毒最为常见,其次为鼻病毒和冠状病毒。

(3) 毛细支气管炎:其特征是发热,咳嗽,呼吸急促,啰音,哮鸣和肺气肿,主要是婴儿期的一种疾病。有明显的季节性,冬季是发病高峰。常常因感染呼吸道合胞病毒所致。性别、暴露于香烟烟雾、慢性肺或心脏疾病、早产和低龄(<3 个月)和疾病的严重程度相关。

4. 肺炎(pneumonia) 是以发热,咳嗽,呼吸困难,啰音及干啰音为主要表现的肺实质感染,胸片可见肺部浸润。与其他呼吸道的临床综合征相比,患者的年龄和免疫状态与是否发生肺炎更相关。婴幼儿肺炎中,病毒感染是最常见的原因,排在首位是呼吸道合胞病毒,其次是副流感病毒(特别是 3 型)。流感病毒、鼻病毒、人类偏肺病毒、冠状病毒、腺病毒也可引起肺炎。

5. 急性中耳炎(acute otitis media) 常常和上呼吸道感染相关,幼儿上呼吸道感染并发症中约 60% 是伴有急性中耳炎或分泌性中耳炎。主要由鼻病毒或腺病毒引起,约 30% 的病例由其他病毒引起,这些病毒包括流感病毒、副流感病毒以及肠道病毒等。

常见呼吸道感染病毒的不同临床症状见表 6-2。

二、标本采集与注意事项

(一) 标本采集

针对呼吸道病毒感染的标本有鼻 / 咽拭子(nasopharyngeal swabs,NP)、痰(sputum)、鼻咽抽吸物(nasopharyngea aspirates,NPAs)、支气管肺泡灌洗液(bronchoalveolar lavage,BAL)以及含漱液等。

表 6-2　常见呼吸道感染病毒的不同临床症状

病毒	普通感冒	咽炎	急性中耳炎	哮喘	气管支气管炎	细支气管炎	肺炎（小儿）
RNA 病毒							
流感病毒	++	++	++	++	++++	++	++
副流感病毒							
1 型	+	+	+	++++	+	++	+
2 型	+	+	+	++	+	++	+
3 型	++	+	+	+++	++	+++	+++
呼吸道合胞病毒	++	+	+++	++	++	++++	++++
人偏肺病毒	++	+	++	+		++	++
冠状病毒	+++	+++	+	++	++	++	+
鼻病毒	++++	+++	+++	+	++	+++	++
肠道病毒	++	++	+	+	+	++	+
DNA 病毒							
腺病毒	++	++	+	++	+	++	++

注:++++,>25%;+++,10%~25%;++,1%~10%;+,<1%,x%,感染者出现症状的比例

1. 鼻/咽拭子及含漱液　属于上呼吸道感染标本。鼻拭子(nasal swab)的采集方法是:患者坐下,头后倾,从无菌包装中取出拭子,轻柔地以平行于上腭的方向插入鼻孔,在鼻腔内侧黏膜上转动 3~5 次,旋转拭子慢慢退出鼻孔,双侧鼻孔用同一根拭子进行采集后将拭子头插入病毒传送管中送检。咽拭子的采集方法是:患者坐下,头后倾,张大嘴,由采样者用压舌板固定舌头,拭子越过舌根到咽后壁及扁桃体隐窝、侧壁等处,反复擦拭 3~5 次(避免触及舌、口腔黏膜和唾液),取出后将拭子头插入病毒传送管中(一般 4~5ml 采样液),将拭子头部与管壁接触几下,尽量使标本保存在采样液中,用手捏拭子尾部折断弃去,最后确保采样管盖子旋紧,并核对标本信息送检。拭子最好采用病毒传送管运送。含漱液的采集方法是用10ml 洗液漱口,漱口时让患者头部微后仰,发"ao"声,让洗液在咽部转动,然后,用平皿或烧杯收集洗液。鼻洗液:患者取坐姿,头微后仰,用移液管将 1~1.5ml 洗液注入一侧鼻孔,嘱患者同时发"K"音以关闭咽腔。然后让患者低头使洗液流出,用平皿或烧杯收集洗液。重复此过程数次。洗两侧鼻孔最多可用 10~15ml 洗液。

2. 痰液　属于下呼吸道感染标本,采集方法有几种,自然咳痰法最常用,晨痰最佳。患者清晨起床后,用清水或冷开水反复漱口,用力深咳,直接吐入无菌采集容器中,标本量应≥1ml,立即送检。痰量少、无痰或咳痰困难者,可采用诱导咳痰法,于超声雾化器雾化杯中加入 4%NaCl 溶液 40ml,患者雾化吸入高渗盐溶液 15~25 分钟,嘱患者漱口,用力咳出深部痰,收集入无菌采集容器送检。有条件还可采用支气管镜采集,用常规支气管镜在有痰和病变部位用导管吸引直接取得标本,置于无菌采集容器送检。对小儿,可用弯压舌板向后压舌,将拭子伸入咽部,小儿经压舌刺激咳嗽时,可喷出肺部或气管分泌物,将粘在拭子上的分泌物置于无菌采集容器。幼儿还可用手指轻叩胸骨柄上方,以诱发咳痰取样。

3. 鼻咽抽吸物　用商品化的黏液抽吸器的导管在鼻尖到外耳道中间的位置连接,不停地转动导管,采用负压 100mmHg 持续 15 秒的间歇性抽吸后慢慢退出。另一鼻孔重复上述操作。粘在导管腔内的分泌物用无菌采集容器收集,另一管通过 1ml 病毒运输液冲洗转移到黏液收集管中。

4. 支气管肺泡灌洗液　属于下呼吸道感染标本,患者经局部麻醉后将纤维支气管镜插入左肺舌段或右肺中叶支气管,将纤维支气管镜上端契入支气管分支开口,经气管活检孔缓缓注入少量 37℃灭菌生理盐水,每次 30~50ml,总量 100~250ml。每次注液后以低负压吸引器吸出,负压不可过大、过猛。操作过程必须严格执行无菌操作,回收的灌洗液分别收集于用硅油处理过的容器,容器周围可用冰块包裹,及时送检。

5. 血液　通常采血部位为肘静脉,将止血带扎在静脉取血部位的上方,采血部位的局部皮肤用消毒液由采血部位向外周严格消毒,消毒后不可接触采血部位,待消毒液挥发后,采用商品化的一次性注射器或真空采血管采血 5~8ml。

6. 胸腔穿刺液　由临床医师进行常规穿刺术抽取 5~10ml 穿刺液置于无菌采集容器中,立即送检或置于 4℃冰箱保存。

(二) 采样的注意事项

1. 采样时间　一般在发病初期或急性期采样,较易检出病毒。咽、鼻拭子或含漱液在发病的最初 3 天采集。检测病毒特异性 IgG 抗体需要采取急性期与恢复期双份血清,第一份尽可能在发病后立即采取,最迟不超过发病后 7 天;第二份恢复期血样应在发病后 2~4 周采取,单份血清一般不能用作诊断。尸检标本在患者死亡后尽早随尸检采集。

2. 采集要求　在采样拭子的选择上,最好用植绒拭子(flocked swabs),采样头由尼龙绒毛和粘胶两部分组成,对人体和微生物无害,能最大限度地增加标本的采集释放量,其上皮细胞的采集数量比常规棉拭子高出 2~3 倍。在采样方法选择上,年龄较大的儿童和成年人常采集鼻咽拭子,而婴幼儿通常采集鼻咽抽吸物。在咽拭子采样前,应评估采样对象咽喉部有无分泌物,能否采集到合格的标本以及是否愿意配合采样。采样前应仔细检查采样管是否密封,有无破损及采样液是否发生变色或混有杂质,并注意采样管的标识。死亡病例,采集的病变组织应保存于 50% 的甘油缓冲盐水中。

3. 标本的包装与运送　采集的标本须放在大小合适的带螺旋盖且内有橡胶圈的塑料管里,拧紧,将密闭后的标本放入大小适合的塑料袋内密封,每袋装一份标本。直接在塑料管上用油性记号笔写明标本的种类、采样时间、编号、患者姓名,同时将标本有关信息填入送检登记表,连同塑料管用另一塑料袋密封送检。如果标本需运至异地检验,则应将装标本管的密封袋放入专用运输箱内,放入冰排,用具吸水和缓冲能力的材料填充,专人运送至检测单位。如果标本不能立即送检,可在 4℃短期保存几天,如需要保存更长时间才能检测,标本应尽快在 −70℃或以下保存,对大多数呼吸道感染病毒,如果 24 小时内不能检测,建议放 −70℃或以下保存。呼吸道合胞病毒冻存后,感染力会大大下降,其标本采集后应立即接种细胞。

第二节　常见呼吸道感染病毒的生物学和流行病学特征

本节将介绍常见呼吸道感染病毒与检验相关的生物学特性和流行病学特征。虽然呼吸道感染病毒导致的感染一年四季均可发生,但大多数具有明显的季节性,表 6-3 为常见呼吸道感染病毒的流行病学特征。

表 6-3　常见呼吸道病毒的流行病学特征

病毒	季节性	传播方式	潜伏期
甲型和乙型流感病毒	冬季	气溶胶, 飞沫	1~4d
副流感病毒 1、2、3 型	1、2 型 - 秋季; 3 型 - 春季	飞沫	2~6d
呼吸道合胞病毒	秋季到春季	手, 飞沫	4~5d
人偏肺病毒	秋季到春季	飞沫, 手	2~7d
腮腺炎病毒	冬季到春季	飞沫	7~25d
麻疹病毒	冬季到春季	飞沫	10~21d
鼻病毒	春、秋季	飞沫, 手	1~2d
冠状病毒	冬季	飞沫	2~5d
腺病毒	全年	直接接触, 气溶胶	4~7d

一、正黏病毒 / 流感病毒

流感病毒, 全称流行性感冒病毒 (influenza virus) 属于正黏病毒科 (orth omyxoviridae), 该科和人类病毒感染相关的有三个属, 每属各有一个型, 即甲型、乙型和丙型流感病毒。病毒核酸为单股、负链、分节段的 RNA。甲型与乙型流感病毒基因组分为 8 个节段, 丙型流感病毒分为 7 个节段。

(一) 生物学特性

1. 病毒形态与结构　流感病毒初分离时具有多种形态, 有的呈丝状、有的呈杆状, 但大多数为球形或椭圆形, 病毒的直径为 80~120nm, 内有直径约 70nm 的电子致密核心, 是病毒的核衣壳。病毒的核衣壳呈螺旋对称, 直径 9~10nm (图 6-1)。

丝状体由若干个病毒体呈串珠状连缀而成, 长短不一, 总长度可达数微米, 直径与球形病毒相近。病毒颗粒中含有 0.8%~1.1% 的 RNA, 70% 的蛋白质, 6% 的糖, 20%~24% 的脂类。甲型和乙型流感病毒从形态上难

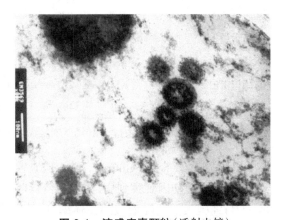

图 6-1　流感病毒颗粒 (透射电镜)

以区分, 但丙型流感病毒包膜上糖蛋白的排列方式与甲、乙型流感病毒不同, 呈 6 面体, 可以从形态上鉴别。甲型流感病毒形态上最引人注目的地方是双层脂质包膜上有约 500 个向外呈放射状排列的突起, 这种突起物有两种类型: 杆状突起和蘑菇状突起, 前者是病毒的血凝素 (hemagglutinin, HA), 后者是神经氨酸酶 (neuraminidase, NA)。HA 与 NA 的比例为 4 : 1 至 5 : 1。

2. 病毒的基因与蛋白　甲型流感病毒基因组由 8 个分节段的单股负链 RNA 组成, 每个 RNA 节段的两端都有高度保守的、部分序列互补的非编码序列, 参与病毒 RNA 的复制和 mRNA 的转录, 在 RNA 聚合酶结合活性、启动子活性、多 A 化作用以及激活核酸内切酶活性方面具有重要作用, 是流感病毒复制、转录、包装的重要调控成分。每个 RNA 节段均编码病

毒蛋白或多肽,病毒基因及其转录产物见表 6-4。乙型流感病毒基因编码与甲型流感病毒不同之处在于其 RNA 节段 6 编码 NA 和 NB 两种蛋白,而甲型流感病毒的 RNA 节段 6 只编码 NA 一种蛋白。丙型流感病毒基因组的 RNA 节段 4 编码该病毒唯一的一种包膜糖蛋白,该蛋白质具有红细胞凝集、脂酶以及包膜融合蛋白 3 种功能,故称为 HEF 蛋白。甲型流感病毒的重要的蛋白与功能如表 6-4 所示。

表 6-4 甲型流感病毒基因及其转录产物

产物名称	缩写	肽链长度	分子量（kD）	编码节段	主要功能
聚合酶碱性亚基 2	PB2	759	85.9	PB2	参与组成 RNA 聚合酶
聚合酶碱性亚基 1	PB1	757	86.4	PB1	参与组成 RNA 聚合酶
聚合酶碱性亚基 1 第二读码框产物	PB1-F2	90	10.9	PB1	破坏宿主细胞线粒体
聚合酶酸性亚基	PA	716	82.7	PA	参与组成 RNA 聚合酶
聚合酶酸性亚基 X 蛋白	PA-X	252	29.3	PA	影响宿主免疫反应
血凝素	HA	560	62.1	HA	主要中和抗原,凝集红细胞,同细胞表面受体结合,促进病毒同宿主细胞膜融合
神经氨酸酶	NA	465	51.8	NA	液化呼吸道黏液,促进病毒释放和扩散,非中和性抗原
基质蛋白 2	M2	97	11.2	MP	稳定和强化病毒结构
基质蛋白 1	M1	252	27.7	MP	离子通道,促进病毒脱壳
非结构蛋白 2	NS2	121	14.3	NS	参与病毒核酸转运
非结构蛋白 1	NS1	217	24.7	NS	调节病毒核酸转录
核蛋白	NP	498	56.3	NP	参与组成 RNP 复合体

注:根据人感染甲型 H7N9 亚型流感病毒 A/Jiangsu/1/2013 株全基因组序列数据整理

（1）血凝素（hemagglutinin,HA）:是流感病毒包膜上的一种糖蛋白,由病毒基因组 RNA 节段 4 编码,最初因观察到病毒能够凝集红细胞引起血凝现象而得名。HA 的三个主要功能是:①与细胞表面含唾液酸的受体结合,使病毒颗粒吸附于细胞表面;②裂解的 HA 介导病毒包膜与细胞内涵体（endosome）膜的融合,使病毒的核衣壳释放到细胞质内;③刺激机体产生中和抗体。

利用流感病毒可凝集多种动物红细胞的特性,可通过血凝实验检测病毒。

HA 既可以不经水解的前体形式（HA0）存在,也可以经水解后由二硫键连接的两个链（HA1,分子量 47kD;HA2,分子量 29kD）组成的水解形式存在。HA 的存在形式取决于不同的毒株、宿主细胞的型别及生长条件。HA0 水解成 HA1 和 HA2,是病毒获得感染性的先决条件,也是病毒致病和病毒播散的决定因素之一。HA2 在流感病毒与宿主细胞膜的融合过程中起重要的作用,它的基因序列在不同型别的毒株中是高度保守的;而 HA1 则是流感病毒主要的中和抗原决定区域,HA1 编码区是 HA 基因持续、快速发生突变的区域,其突变多发生在球状头部的 5 个抗原位点上,影响抗原位点的结构,导致病毒抗原性的改变。能将

HA 水解成 HA1 和 HA2 的酶是胰酶或者胰酶样的酶,主要存在于呼吸道和消化道,这决定了流感病毒的感染途径和致病特点。

（2）神经氨酸酶（neuraminidase,NA）：是流感病毒包膜上的另一种糖蛋白,由病毒基因组 RNA 节段 6 编码。NA 的主要功能是：①通过水解病毒颗粒表面及感染细胞表面糖蛋白末端的唾液酸,帮助病毒芽生释放,防止病毒颗粒凝聚,帮助病毒扩散;②液化呼吸道黏液,利于病毒扩散,吸附于易感细胞;③可刺激机体产生抗体,虽然这种抗体不具有中和病毒的活性,但可抑制子代病毒的释放及在组织间的扩散,在一定程度上限制病毒的感染。NA 蘑菇状的头部是唾液酸酶的活性部位。由于 NA 能水解细胞表面多糖受体,包括红细胞表面的 HA 受体,能使 HA 凝集的红细胞逐步解离,为了降低 NA 的活性,避免血凝实验的假阴性,流感病毒的血凝实验宜在室温下进行。与 HA 编码基因一样,NA 基因也在持续不断地发生突变,导致病毒抗原性的改变。NA 是目前一线抗流感病毒药物如扎那米韦等的作用靶点,因此 NA 基因的突变往往同流感病毒耐药性相关。

（3）基质蛋白（matrix protein）：是连接病毒包膜与病毒核心的结构蛋白,流感病毒有两种基质蛋白,称为 M1 和 M2。M1 和 M2 由病毒基因组 RNA 节段 7 编码。M1 是病毒颗粒中含量最丰富的蛋白质,约占蛋白质总量的 40%,该蛋白位于双层类脂膜的内侧,具有稳定和强化包膜结构的功能。目前还发现 M1 蛋白可与 HA、NA 和 M2 等蛋白的膜内区、核蛋白复合体以及 NS2 蛋白相互作用。M2 是近年来被证实的流感病毒的第三种膜蛋白,具有离子通道的作用。M2 蛋白的离子通道活性（主要是 Na^+）与调节膜内 pH 有关,M2 蛋白功能的改变或丧失会直接影响病毒的复制。金刚烷胺（amantadine）是较为广泛使用的一种抗甲型流感的药物,其作用机制是通过作用于 M2 蛋白的穿膜结构域（transmembrane domain）而阻断其离子通道作用进而抑制病毒的复制。

（4）非结构蛋白（non-structural protein）：是指由病毒编码的,在病毒复制过程中产生并具有一定功能,但不结合于病毒颗粒中的蛋白质。流感病毒基因组 RNA 节段 8 编码两种非结构蛋白 NS1 和 NS2,在流感病毒感染的细胞中可检测到含量丰富的 NS1 蛋白,参与病毒 RNA 转录后控制,是干扰素拮抗物。NS2 蛋白可能存在于病毒颗粒中,参与病毒 RNA 向核外转运和病毒装配的过程。

（5）其他蛋白：除上述蛋白之外,流感病毒还有若干种表达产物。核蛋白（nuclear protein,NP）同 PA、PB1 及 PB2 蛋白以及流感病毒基因组核酸组成核蛋白复合体（RNP）,进而构成病毒核心的主要成分。PB1-F2 蛋白可以破坏宿主细胞的线粒体,同流感病毒诱导的细胞凋亡有关。PA-X 蛋白是流感病毒最新发现的表达产物,由 PA 节段编码,经核糖体移框翻译产生。PA-X 的 N 端氨基酸序列与 PA 蛋白相同,PA-X 的 C 端氨基酸序列由 PA 节段的 +1 阅读框编码。PA-X 在各亚型流感病毒中广泛存在,约 75% 的毒株编码 PA-X 的长度为 61aa,约 25% 的毒株编码 PA-X 长度 41aa。通过反向遗传学构建不含 PA-X 的突变毒株,结果发现 PA-X 缺失毒株对小鼠的毒力较野生株强,且更易于引发宿主的免疫反应。

3. 病毒的分型与变异

（1）病毒的分型与命名：根据病毒基质蛋白和核蛋白的差异,流感病毒分成甲、乙、丙型三个属,每属各有一个型。根据甲型流感病毒 HA 和 NA 的差异,可进一步分成不同的亚型,已证实的 HA 有 16 种,NA 有 9 种,流感病毒 HA 和 NA 亚型不是随机组合。感染人的甲型流感病毒常见型别是 H1N1、H2N2、H3N2,但近年也有 H5 和 H7 亚型流感病毒感染人的报道。乙型与丙型流感病毒不划分亚型,但乙型流感病毒根据 HA 的抗原性可分为 Victoria 和

Yamagata 两个系统。根据世界卫生组织要求，甲型流感病毒的命名应按下列格式表示：型别/宿主/分离地点/毒株序号/分离年代（血凝素亚型及神经氨酸酶亚型），例如，A/马/黑龙江/1/89（H3N8）。若宿主是人可以不写出，如 A/京/1/68（H3N2）。乙型和丙型的命名方法，与甲型命名法类似但不划分亚型，如 B/京/1/87，C/猪/京/32/87。

（2）病毒的变异：全世界流感流行的资料显示，乙型和丙型流感病毒抗原性相对比较稳定，甲型流感病毒的表面抗原 HA、NA 最易发生变异，两者可同时变异，也可分别发生。流感病毒 HA 分子中有 4 个以上氨基酸突变或 2 个抗原决定簇位点的改变，就可能成为一个新的变种。流感病毒的变异主要有两种类型，抗原漂移和抗原转变。抗原漂移（antigenic drift）是指发生在 HA 或 NA 分子内的点突变，这种变异是属于"量变"的累积，也是每年季节性流感反复发生的原因，但一般不会引起大流行。抗原转变（antigenic shift）是指流感病毒抗原性发生重大改变，例如不同来源的流感毒株各节段之间重新组合而形成新的流感病毒亚型即重配。人类流感病毒 HA 基因被禽类流感病毒的相应基因通过重组替换是抗原性转变的常见原因之一。这种抗原性的转变使人群原有的特异性免疫力失效，因此可以引起大规模甚至世界性的流感大流行。

（二）流行病学特征

甲型流感可导致世界性流行，乙型流感可局部流行，而丙型流感常呈散发感染。甲型流感的流行特点是：突然发病、发病率高、迅速蔓延、流行过程短但能多次反复。甲型流感除散发外，易发生暴发流行、大流行甚至世界性大流行。

1. 传染源　患者及隐性感染者是主要传染源，自潜伏期末即可传染，病初 2~3 日时传染性最强，病后 7 天依然可以排毒，一般来说体温正常后很少带毒。病毒存在于患者的鼻涕、口涎、痰液中，并随咳嗽、喷嚏排出体外。人禽流感的传染源主要是患禽流感或携带禽流感病毒的鸡、鸭、鹅等禽类及其排泄物，特别是鸡。目前一些研究证据表明野禽可能是禽流感的传染源头。

2. 传播途径　主要通过空气飞沫传播。病毒存在于患者或隐性感染者的呼吸道分泌物中，通过说话、咳嗽或喷嚏等方式散播至空气中，易感者吸入后即能感染。传播速度取决于人群的拥挤程度。通过食用污染食品或接触污染的玩具等也可引起传播。

3. 易感人群　人对流感病毒普遍易感，与年龄、性别、职业等因素无关。新生儿对流感病毒的敏感性与成年人相同。一般认为人对禽流感病毒缺乏免疫力，青少年发病率高，儿童病情较重。与不明原因病死家禽或感染、疑似感染禽流感的禽类密切接触的人员为高暴露人群。

4. 流行特征

（1）全球大流行：流感病毒基因组分节段的特点，使病毒易发生基因重配，导致抗原转变，加之人群对变异株普遍易感，易造成全球流行。20 世纪发生了三次大流行：①甲 1 型流感大流行：1918 年 1 月始于美国东部，由猪型流感病毒引起，病毒命名为 A/Southcarolina/1/18（H1N1）；②甲 2 型流感大流行：1957 年 2 月始于我国贵州西部，流行株 A/Asia/57（H2N2），而甲 1 型流感（H1N1）在人群中消失；③甲 3 型流感大流行：1968 年 7 月始于我国广东、香港地区，流行株为香港型（H3N2），而甲 2 型流感（H2N2）在人群中消失。此外，1977 年 5 月，在我国丹东、鞍山、天津、重庆出现了甲 1 型（H1N1），其抗原性和核酸序列与 1950 年的旧的甲 1FW/1/50 株非常相似，该病毒迅速传遍全球，但没有引起大流行。而 21 世纪的第一次流感大流行则由新型甲型 H1N1 引起，于 2009 年 3 月始于墨西哥，6 月 11 日世界卫生组织将流感警戒级别提升至第6级,宣布流感大流行发生。

流感大流行具有以下特点:①发病率高,传播速度快,死亡率高;②新的亚型出现后,旧的亚型不再在人群中流行,但1977年新甲1(H1N1)出现后甲3型(H3N2)仍在人群存在,没有见新旧亚型取代现象。直到目前,全球仍都处于H3N2和新H1N1在人群中并存的局面。

(2) 三间分布:所谓"三间分布"是指疾病在时间、空间和人间(人群)的感染状况。①时间分布具有周期性和季节性。流感病毒抗原易发生变异,且人类对流感病毒无持久免疫力,这使得流感流行呈现周期性,一般3~4年一次小流行,10~15年一次大流行。热带和亚热带地区流行季节多是夏季,温带、寒温带地区通常发生在冬春季。②人群分布:流感的人群分布特征主要受人群免疫力和与传染源的接触机会的影响。流感发病率无性别差异,以6~15岁发病率最高,年龄愈大,发病率愈低。从职业分布来看,学生、工人发病率高,农民发病率低。一些抵抗力低的老年人感染后,继发细菌感染,病情加重,易导致死亡。③地区分布:流感在世界各地均可发生,但各地流感发病率可有较大的差异。地区分布的差异主要与病毒抗原变异、人群免疫状况、传染源的数量、人群密集程度及交往频度等因素有关,但通常总是先城市后农村,先平原后山区,沿交通路线传播发展。

二、副黏病毒

副黏病毒科(paramyxoviridae)分为两个亚科:副黏病毒亚科(paramyxovirinae)和肺病毒亚科(pneumovirinae)。副黏病毒亚科包括副黏病毒属(paramyxovirus)、麻疹病毒属(morbillivirus)和腮腺炎病毒属(rubulavirus);肺病毒亚科只包括肺病毒属(pneumovirus)。副黏病毒属主要有人副流感病毒(human parainfluenza virus,hPIV)、新城疫病毒(newcastle disease virus,NDV)和仙台病毒(sendai virus,SV)。麻疹病毒属主要是麻疹病毒(measles virus,MV)。腮腺炎病毒属主要是流行性腮腺炎病毒(mumps virus,MuV)。肺病毒属常见有人和牛呼吸道合胞病毒(respiratory syncytial virus,RSV)。

(一) 生物学特性

1. 病毒的形态与结构　副黏病毒的形态与流感病毒类似,但其体积更大,病毒颗粒一般呈球形,直径150~300nm。病毒颗粒具有多形性,偶可见丝状体,此时直径在100~700nm间。内部的核衣壳呈螺旋对称,直径约18nm。病毒体外面披有包膜,包膜上面有三种蛋白:血凝素 - 神经氨酸酶(hemagglutinin - neuraminidase,HN)、融合蛋白(fusion protein,F)和基质蛋白(matrix protein,M)。在副黏病毒的化学组成中,RNA约占1%,蛋白质占73%,脂类占20%,糖类占6%。

2. 病毒的基因与蛋白　基因组为单股负链RNA分子,不分节段,大小在16~20kb之间,包含6~10个基因。在感染细胞中合成最多的是核衣壳蛋白,位于基因组3′末端,而大分子量的RNA聚合酶(large protein,L)基因合成最少,位于基因组5′末端。副黏病毒含有六种与流感病毒类似的结构蛋白。三种蛋白与病毒RNA形成复合物,即NP蛋白、磷蛋白(phosphate protein,P)和L蛋白。NP蛋白与病毒RNA组成直径约18nm的螺旋形核衣壳,P和L蛋白与病毒聚合酶活性有关,在病毒转录和复制过程中发挥重要作用。NP蛋白上存在两个结构域,N端的为RNA结合域,C端的结构域中有抗原决定簇位点。P和L蛋白共同组成RNA聚合酶。

M蛋白位于病毒包膜内部,能与NP蛋白和病毒表面蛋白相互结合,在病毒颗粒的装配和出芽过程中起重要作用。在包膜上另有HN和F两种糖蛋白构成的刺突,约10nm长。这两种蛋白有助于病毒的分型。HN 蛋白具有血凝素和神经氨酸酶活性,能与宿主细胞表面的特异性受体结合,抑制病毒颗粒的自我聚集。HN 同时还有促进 F 蛋白的细胞融合作用。在成熟的病毒颗粒中 HN 蛋白组装成四聚体。而 F 蛋白能够调节膜融合,并能引起溶血反应。通过这两种蛋白的协同作用,病毒通过膜融合方式进入敏感细胞内,病毒感染的细胞还能与邻近的细胞融合形成多核巨细胞。副黏病毒感染的一个重要标志就是多核巨细胞的形成,HN 蛋白和 F 蛋白在这个过程中起着不可替代的作用。

3. 分型与变异　副黏病毒属和腮腺炎病毒属的病毒有着相同的抗原决定簇。虽然用更精细区分的抗原能够将这些病毒区分开,但通过超免疫反应刺激产生的交叉反应抗体能够与所有的 4 型 hPIV、MuV 和 NDV 发生反应。麻疹病毒属的病毒 F 蛋白高度保守,而 H 蛋白却有较高的变异性。由于副黏病毒基因组不分节段,重组交换的概率很低,病毒的抗原性很稳定,变异不像流感病毒那样频繁。

4. 病毒的理化特征　副黏病毒的包膜较脆弱,对外界环境很敏感,加热、去污剂和脂溶剂如乙醚、丙酮等可以轻易杀灭副黏病毒。在胃的酸性环境下,副黏病毒也很容易死亡。副黏病毒具有血凝和血溶活性,能够凝集鸡、豚鼠、人、绵羊、家兔等的红细胞。不同种的红细胞凝集反应的最适温度有所差异。

（二）流行病学特征

1. 人副流感病毒　人副流感病毒是婴儿和儿童严重呼吸道疾病的主要病原体,仅次于呼吸道合胞病毒。病毒感染通常只涉及鼻咽部,引起普通感冒,有时也能引起较广泛的感染,涉及喉部和上呼吸道,导致喉部及其周围组织肿胀,引起哮吼。病毒感染也能扩散至下呼吸道和支气管,引起肺炎和支气管炎。儿童感染的潜伏期不固定,而成人感染的潜伏期为 2~6 天。人感染病毒后,持续排毒时间可达 1 周。

（1）传染源:hPIV 的传染源主要为患者和隐性感染者。

（2）传播途径:hPIV 主要通过飞沫传播,与感染者近距离密切接触或接触了污染物也可传播。具有传染性的物质接触了人的眼睛、口腔或鼻黏膜后可发生感染,或通过吸入由于喷嚏和咳嗽产生的含呼吸道分泌物的飞沫而感染。

（3）易感人群:健康成年人不易被该病毒感染,即使感染,症状也较轻。但幼儿、儿童、老年人感染后症状严重,往往会引起支气管炎、肺炎、呼吸衰竭,因此儿童和婴幼儿是预防的重点对象。

（4）流行特点:hPIV 是儿童下呼吸道感染的第二大病因,仅次于 RSV。hPIV 在世界范围内广泛分布,最常见的是 hPIV-3。hPIV-3 感染常发生在春季,而 hPIV-1、hPIV-2 秋冬季节发病较多。

2. 呼吸道合胞病毒　RSV 是婴儿和儿童下呼吸道疾病最重要的病原体,RSV 能够引起成人的普通感冒,婴儿和儿童的发热性支气管炎,婴儿肺炎及细支气管炎。病毒感染的潜伏期一般为 4~5 天,向体外排毒可以持续 1~3 周。

（1）传染源:主要是患者和病毒感染者。病情严重程度与排毒时间一致,病情越重排毒时间越长;反之越短。

（2）传播途径:RSV 具有较强的传染性,可以通过呼吸道分泌物和飞沫传播,也可通过直接接触传播。传播途径能够影响 RSV 的感染性,最易发病途径是鼻内和眼结膜接触传播。

（3）易感人群:RSV 感染不会引起机体持久的免疫力,因此人群普遍易感。但主要感染儿童和婴儿,以及免疫力低下者或某些慢性疾病的患者。

（4）三间分布：RSV 流行广泛，是儿童呼吸道疾病主要的病因。RSV 是 5 岁以下儿童病毒性肺炎最常见的病原体。RSV 冬季在儿童中传播广泛。北半球 RSV 发病高峰多为 2~3 月；而热带地区 RSV 的发病高峰常发生在雨季。

3. 流行性腮腺炎 病毒流行性腮腺炎病毒感染实际上是一种全身性疾病，除一侧或两侧腮腺的非化脓性肿胀外，还可能累及胰腺、睾丸、卵巢和中枢神经系统。病毒感染的潜伏期为 7~25 天。在唾液腺肿胀的 1 周前后，机体能向唾液中排出病毒。无症状的携带者也能向体外排毒。在大多患者的尿液中，能够检测出病毒。在出现临床症状后，病毒尿症能够持续 14 天。

（1）传染源：早期患者和隐性感染者是本病的主要传染源。病毒存在于患者唾液中的时间较长，腮肿前 6 天至腮肿后 9 天均可自患者唾液中分离出病毒，因此在这两周内有高度传染性。

（2）传播途径：本病毒主要通过飞沫传播，唾液及污染的衣服亦可传染，其传染力较麻疹、水痘弱。感染本病的孕妇可通过胎盘将其传染给胎儿，导致胎儿畸形或死亡，流产的发生率也增加。

（3）易感人群：人群普遍易感，其易感性随年龄的增加而下降，青春期后发病男多于女。病后可有持久免疫力。病例大部分发生在 1~15 岁年龄段，以 5~9 岁儿童最常见。

（4）三间分布：MuV 呈世界范围分布，人类是 MuV 的唯一自然宿主。此病毒主要感染儿童，在 5~15 岁儿童中发病率最高，在军营中也可以引起流行。全年均可发病，在温带以春冬季最多。

4. 麻疹病毒 麻疹是一种急性高度传染性的疾病，典型的症状是斑丘疹、发热和呼吸道症状，并发症常见，且较严重。麻疹的潜伏期一般是 10~21 天。前驱期 2~4 天，在此期间，可以在眼泪、尿液、血液和鼻腔与喉部的分泌物中检出病毒。

（1）传染源：由于无症状感染者和带毒者少见，患者常是唯一的传染源。自发病前 2 天至出疹后 5 天内，眼结膜分泌物、鼻、口、咽、气管的分泌物中都含有病毒，具有传染性。其中以前驱期传染性最强。

（2）传播途径：以空气飞沫直接传播为主，经鼻咽部或眼结膜进入机体，也可通过被病毒污染的物品间接传播。尽量减少和患者及其家属接触是预防麻疹的关键。

（3）易感人群：本病传染性极强，人群普遍易感，多见于婴幼儿，但由于麻疹疫苗的广泛接种，发病年龄有后移趋势。6~8 个月以下婴儿由于先天性抗体的保护作用，极少发病。

（4）三间分布：人类是 MV 的唯一自然宿主，病毒传染性强，没有动物宿主，隐性感染少见，感染后常获得终生免疫。麻疹的持续流行需要社区的人口至少在 50 万，在更小的群体中，病毒会逐渐消失，除非有新的易感者从外界进入这个社区。麻疹在全世界都有病例报告，主要表现为散发或局部暴发。麻疹病毒感染以冬春季为主，其他季节呈散发状态。近年来随着我国儿童麻疹疫苗接种率的提高，麻疹的发病率和流行强度逐年下降。

三、鼻病毒和其他小 RNA 病毒科病毒

鼻病毒（rhinovirus）属于小 RNA 病毒科（picornaviridae），因其大多数生物学特征同肠道病毒接近，因此将其划入肠道病毒，但鼻病毒的培养特性同其他肠道病毒不同，鼻病毒主要在人胚肾、人胚肺及二倍体细胞系 WI-26 或人胚气管器官培养中增殖。自然条件下鼻病毒主要感染人体上呼吸道特别是鼻腔等，并由此得名，"rhino" 在拉丁文中意为"鼻"。

（一）生物学特性

鼻病毒是无包膜的单正链 RNA 病毒，直径 20~27nm，核衣壳呈二十面体对称，具有 60 个壳粒。鼻病毒的核衣壳由四种结构蛋白（VP1~VP4）组成，其中 VP1 是主要的中和抗原。鼻病毒根据基因序列特征分为 A、B 和 C 3 个群，已经发现了 144 个血清型，不同血清型之间缺少交叉免疫，新的型别还在不断发现。鼻病毒愈后缺少牢固免疫，因此容易反复感染。鼻病毒最佳培养条件是 33℃、pH7.0 旋转培养；该病毒不耐酸，pH3.0 时可迅速失活，但该病毒比其他肠道病毒耐热，4℃可存活 1 周。其他生物学特性与其他小 RNA 病毒相近。

（二）流行病学特征

鼻病毒是普通感冒最重要的病原体，约有 50% 的上呼吸道感染是由该病毒引起。人是人鼻病毒的唯一宿主，患者和携带者为主要传染源，鼻病毒通过接触和飞沫传播，经鼻、口和眼黏膜进入人体。由于鼻病毒最佳复制温度约 33℃，因此常寄生于上呼吸道黏膜，引起普通感冒等上呼吸道感染，也可引发中耳炎或鼻窦炎。潜伏期 1~2 天，临床表现为流涕、鼻塞、喷嚏、头痛、咽痛、咳嗽和发热等。鼻病毒感染具有自限性，一般 1 周左右自愈。在儿童或免疫力低下者不但可以引发上呼吸道感染，还可引起支气管炎或肺炎，严重时甚至危及生命。鼻病毒感染四季均可发生，但以春秋季节为主，在人群拥挤和空气流动不畅的环境中易于大面积传播。鼻病毒感染以儿童和老人为主，青壮年较少。鼻病毒在世界各地均有广泛流行，其基因型分布缺少明显的地域性。目前尚没有鼻病毒疫苗或特效药销售，因此鼻病毒感染主要以一般性防治措施为主。

四、冠状病毒

冠状病毒（coronavirus）属冠状病毒科冠状病毒属成员，1937 年，Beaudette 和 Hudson 从小鸡体内第一次分离到冠状病毒；1968 年，Almeida 等利用电子显微镜发现这些病毒的外膜呈皇冠状突起，故提出命名这类病毒为冠状病毒；1975 年病毒命名委员会正式命名了冠状病毒科（coronaviridae）。在 2002 年底首发于中国广东地区的一种由新冠状病毒引起的严重急性呼吸道综合征（severe acute respiratory syndrom，SARS），引起了医学界对冠状病毒的广泛重视。自 2012 年秋季以来，一种新发现的冠状病毒在中东和欧洲部分地区引起散发疫情。该病毒同 SARS 冠状病毒类似，但流行病学特征略有区别，患者以中老年人为主且病死率较高。2013 年 5 月 23 日，世界卫生组织将这种新型冠状病毒感染疾病命名为"中东呼吸综合征"（middle east respiratory syndrome，MERS），相应的病原体被称为中东呼吸综合征冠状病毒。

（一）生物学特性

1. 病毒形态与结构 冠状病毒颗粒直径为 60~200nm，平均直径为 100nm，呈球形或椭圆形，具有多形性。病毒有包膜，包膜表面覆有长 12~24nm 的棘突，棘突末端呈球状，棘突之间有较宽的间隙，参见图 6-2。病毒包膜为双层脂膜，表面一般可见到 2 种包膜糖蛋白，即棘突蛋白（spike protein，S）、膜

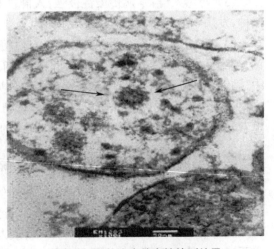

图 6-2 冠状病毒的电镜检测结果

蛋白(membrane protein,M),此外还有包膜蛋白(envelope protein,E)。横穿包膜的 M 蛋白是主要嵌膜蛋白,有三个结构域,通过 C 末端区与核衣壳结合,使核衣壳和病毒包膜相联系,与次要嵌膜蛋白 E 共同构成病毒的基本构架。在有些冠状病毒的包膜上还有第 3 种糖蛋白,即血凝素——乙酰酯酶(hemagglutinin esterase,HE)。核衣壳蛋白(nucleocapsid protein,N)中央区能够同基因组 RNA 结合,形成卷曲的核衣壳螺旋,构成病毒的核心。

2. 病毒基因与蛋白 冠状病毒的基因组为不分段的单股正链 RNA,分子量为 $6 \times 10^6 \sim 8 \times 10^6$,大小为 27~30kb,是已知 RNA 病毒中基因组最大的病毒。SARS 病毒基因组结构和编码蛋白与其他冠状病毒相似,但缺失某些第 Ⅱ 组和第 Ⅲ 组冠状病毒基因组 ORF1b 和 S 之间的 HE 基因。依病毒的种类不同,冠状病毒基因组可编码 4 或 5 种结构性蛋白和非结构蛋白。

3. 病毒分型与变异 冠状病毒科分为冠状病毒属(coronavirus genus)和环曲病毒属(凸隆病毒)(toroviruses)。冠状病毒属分为 3 个组。第一组有犬冠状病毒(canine coronavirus,CCV)、猫传染性腹膜炎病毒(feline coronavirus,FIPV)、人冠状病毒 229E(human coronavirus 229E,HCoV-229E)、猪传染性腹泻病毒(porcine epidemic diarrhea virus,PEDV)、猪传染性胃肠炎病毒(transmissible gast roenteritis virus,TGEV);第二组有牛冠状病毒(bovine coronavirus,BCoV)、人冠状病毒 OC43(human coronavirus OC43,HCoV-OC43)、小鼠肝炎病毒(murine hepatitis virus,MHV)、猪血凝性脑脊髓炎病毒(porcine hemagglutinating enceph alomyelitis virus,HEV);鼠冠状病毒(rat coronavirus,RCV);第三组包括传染性支气管炎病毒(avian infectious bronchitis virus,IBV)、火鸡蓝冠病病毒(turkey bluecomb disease virus);SARS 和 MERS 冠状病毒的分组未定。引起人类呼吸道感染的冠状病毒有 6 种,分别为 HCoV-229E、HCoV-OC43、HCoV-NL63、HcoV-HKU1、SARS-CoV 和 MERS-CoV。引起普通感冒的病毒中有 20 % 属于冠状病毒,主要包括 229E 和 OC43 两个抗原型。环曲病毒属中有马环曲病毒(equine torovirus,EqTV)、伯尔尼病毒(berne virus)、牛环曲病毒(bovine torovirus,BoTV)、布里达病毒(Breda virus)、人环曲病毒(human torovirus,HuTV)和猪环曲病毒(porcine torovirus,PoTV)。

冠状病毒基因组 RNA 具有很高的重组率,可高达 25%,极易发生变异,不同冠状病毒间的重组往往导致病毒嗜性、抗原性及致病性的改变,并可产生新种。

4. 病毒理化特性 冠状病毒对酒精、乙醚、三氯甲烷、胰酶、胆盐和其他脂溶剂敏感,对温度很敏感。SARS 病毒可以在塑料表面存活 24~48 小时,在人的粪便和尿里至少能生存 1~2 天,在血液内可存活 10 天左右。SARS 病毒对高温较为敏感,低温下存活时间较长,在 56℃下,SARS 病毒的生存时间不超过 30 分钟。紫外线照射 60 分钟可杀死病毒。病毒对有机溶剂敏感,乙醚 4℃条件下作用 24 小时可完全灭活病毒,75% 乙醇作用 5 分钟可使病毒失去活力,含氯的消毒剂作用 5 分钟可以灭活病毒。SARS 病毒在酸性环境中不易生存。MERS 冠状病毒的理化特征同其他冠状病毒接近。

(二) 流行病学特征

冠状病毒引起的人类疾病有两类,首先是呼吸道感染,其次是肠道感染。人冠状病毒有 OC43 和 229E 两个抗原型,是成人普通感冒的主要病原之一,可以引起儿童的上呼吸道感染,常伴随咽部充血,很少波及下呼吸道。潜伏期一般为 2~5 天,平均为 3 天,可出现发热、头痛、流涕、鼻塞、咽痛和咳嗽等感冒症状,病程在 1 周左右。不同类型的病毒,致病力不同,引起的临床表现也不相同,OC43 病毒株引起的症状一般比 229E 病毒株严重。SARS 冠状病毒所引起重症急性呼吸综合征与以往冠状病毒所引起的人类疾病有所不同,主要引起下呼吸道感染,起病很急,潜伏期为 2~14 天,通常为 3~5 天。MERS 冠状病毒感染潜伏期约 10 天,起病急,表现为持续高热,伴肌肉酸痛、乏力等全身症状,在肺炎基础上病情进展迅速,易出现急性呼吸窘迫综合征或多器官功能衰竭,常威胁生命。

人冠状病毒感染分布在全世界各个地区,有很强的季节性,主要发生在冬季和早春,会在家庭、学校等地小范围流行。人群对该病毒普遍易感,成人易感性高于儿童。病毒感染有一定的周期性,一般间隔 2~3 年出现一次较大规模的流行,229E 和 OC43 病毒有交替流行的现象。人群普遍对冠状病毒没有持续的免疫力,可发生再次感染。

SARS 患者是 SARS 的传染源。SARS 病毒也可能是某种动物冠状病毒的变体,因此动物也可能是传染源。SARS 病毒可通过近距离的空气飞沫、接触患者的呼吸道分泌物和与患者密切接触传播。人群对该病毒普遍易感,机体免疫力低下的老人、妇女、儿童及与患者密切接触的人或到过疫区的人员为较易被传染的人群,医护人员、SARS-CoV 实验室工作人员和野生动物饲养销售人员也是本病的高危易感人群。2002 年 11 月至 2003 年 7 月期间 SARS 波及 29 个国家和地区,病例主要分布于亚洲、欧洲、美洲等地区,亚洲发病的国家主要为中国。首例病例于 2002 年 11 月发生在广东省佛山市,发病主要集中在 2003 年 3 月中旬到 5 月中旬。该病患者以青壮年为主,主要发病年龄在 20~60 岁之间,其中 20~29 岁病例所占比例最高,中国 SARS 的死亡率为 0.024/10 万,病死率为 6.6%,老年人所占比例较大。发病无显著性别差异,人群职业分布有医务人员明显高发的特点,医院和家庭有明显的聚集现象。

中东呼吸综合征冠状病毒的传染源尚不能确定,传播途径为密切接触传播,人群普遍易感。但该病毒在人际间传播能力较弱,目前认为它不能在人际间持续传播。冠状病毒的宿主范围较广,除人类外还可以感染猪、蝙蝠、骆驼等,因此中东呼吸综合征冠状病毒有可能存在动物储存宿主。该病毒尚无疫苗问世,因此相应感染的防治主要以隔离传染源和切断传播途径等一般性预防措施为主。

五、腺病毒

人腺病毒(human adenovirus,HAdV)是以人体为宿主的腺病毒,最早是由 Rowe 于 1953 年在发热患者的腺体中分离到的。最初,将这类病毒命名为腺体 - 咽 - 结膜发热因子(adenoidal-pharyngeal-conjunctival fever agents,APC 因子)。1956 年,根据 APC 因子最初是从人腺体中分离到的,将该类病毒命名为腺病毒(图 6-3)。

(一)生物学特性

1. 病毒形态和结构 腺病毒是一种无包膜的双链 DNA 病毒,其核衣壳呈二十面体对称,直径 70~80nm。腺病毒核衣壳由 252 个壳粒组成,其中 240 个壳粒是六邻体,12 个壳粒是五邻体,每个五邻体上连接有一个纤突(个别型别是 2 个)。五邻体位于核衣壳二十面体的顶角,纤突从五邻体基底向外侧探出,纤突末端膨大为球状。

2. 病毒基因和蛋白 人腺病毒基因组 DNA 全长约 36kb,分为早期转录基因($E1$ 至 $E4$)和晚期转录基因($L1$ 至 $L5$),每个基因编码 1~5 个产物,总计有 49 个已知的表达产物。早期基因蛋白主要参与病毒的复制和转录。主要晚期转录单位 $L1$~$L5$ 基因编码病毒结构蛋白。其中 $L3$ 基因编码的六邻体蛋白(hexon)是人腺病毒的主要中和抗原,是已知的型特异性中和抗原表位所在区域。

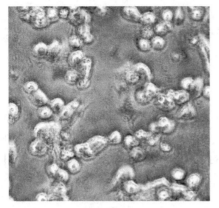

A 病毒分离培养

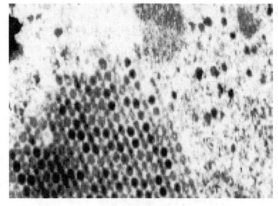

B 超微形态观察

CGATGATACAGCCCCCACTGGAGGCTCCCTTCGTACCC

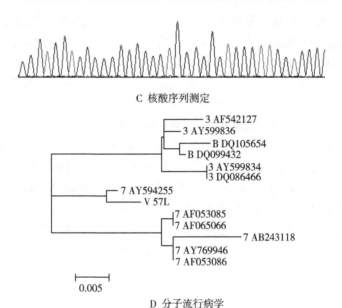

C 核酸序列测定

0.005

D 分子流行病学

图 6-3 腺病毒特征及检验

3. **病毒分型和变异** 人腺病毒根据其基因组构成及同源性分为 A~G 共 7 个种,68 个型。病毒基因组 DNA 复制过程的差错率较低,因此病毒基因组自身变异速率较低,但是不同来源的毒株感染同一宿主时极易发生病毒基因重组,从而产生新的病毒毒株甚至病毒亚型。

4. **病毒理化特性** 腺病毒对各种理化因素抵抗力比较强,耐酸并能够耐受蛋白酶以及胆汁的作用,在室温条件下可以保持活力达 10 天以上,56℃ 30 分钟灭活。腺病毒具有血凝性,能够凝集大鼠或者恒河猴的红细胞。

(二)流行病学特征

人腺病毒的致病谱比较广,能引起呼吸道感染、消化道感染及眼部感染,导致相关的疾病,有些型别还能引起肝炎及肥胖等,还有的型别对啮齿类动物具有细胞转化功能,具有潜在的致癌性等。在免疫功能低下的器官和干细胞移植的受体和艾滋病患者中,腺病毒还可造成致命的持续性感染。A~E 种人腺病毒通过呼吸道传播,F 种和 G 种人腺病毒通过消化道传播。

腺病毒感染在呼吸道疾病中占有较大的比例,尤以冬季为重。在我国华北、东北及西北地区,冬季往往有较大规模的腺病毒肺炎流行,感染人群以儿童和免疫力低下者为主。

六、水痘带状疱疹病毒

疱疹病毒科(herpesviridae)包含一大群中等大小、结构相似、有包膜的 DNA 病毒,在自然界中分布极为广泛。根据其生物学特性又分为 α、β 和 γ 共 3 个亚科,α 疱疹病毒亚科中的水痘带状疱疹病毒(varicella-zoster virus,VZV)通过呼吸道传播,其他疱疹病毒主要引发皮肤和黏膜感染。

(一)生物学特性

水痘带状疱疹病毒是有包膜的双链 DNA 病毒,其生物学特性同其他疱疹病毒相似,详见本书第七章。

VZV 感染分原发感染和复发感染。水痘是 VZV 的原发感染形式,好发于小儿,是儿童常见的急性呼吸道传染病,以发热和出疹为主要临床表现。潜伏期 14~15 天。水痘出疹常突然出现,首先在躯干出现红色皮疹或斑疹,随后离心性播散到头部和肢体,并逐渐发展为成串的水疱、脓疱,最后结痂。水疱液中含有大量的感染性病毒颗粒。水痘还可波及口咽部、呼吸道、胃肠道、眼结膜、阴道等处的黏膜。成人水痘比较少见,年龄越大,临床症状一般越重,常出现并发症累及双肺形成弥散性结节性肺炎,病死率较高。

水痘康复后,病毒潜伏于机体三叉神经节、胸和腰背神经节中形成潜伏感染。在外伤、传染病、发热、肿瘤等因素诱发下形成复发感染。VZV 的复发感染不是引起水痘,而是活化的病毒沿神经纤维轴索下行到达神经所支配的皮肤细胞内增殖形成疱疹,排列成带状,故称带状疱疹,该病毒据此被称为水痘 - 带状疱疹病毒。出疹前局部皮肤有感觉异常、瘙痒、疼痛等前驱症状,易误诊为心脏疾病。带状疱疹常发生于身体一侧,以躯干中线为界,成串水疱往往集中单一感觉神经支配皮区,并逐渐融合为较大水疱,伴随较剧烈的疼痛。整个病程约持续 3 周。

(二)流行病学特征

1. 传染源　现症患者是 VZV 病毒唯一的传染源。VZV 病毒主要存在于患者的病变黏膜、皮肤组织、疱疹液及血液中。

2. 传播途径　经直接接触患者的疱疹液传播,也可能通过飞沫及气溶胶经空气传播,传染性很强。水痘患者一般在出疹后 5 天时,传染性消失;但在疱疹出现前,患者就已通过鼻咽分泌物排出病毒而具有了传染性,这也是水痘易在公共场所传播流行的重要原因。

3. 易感人群　任何年龄均可感染,大多数水痘患者发生在儿童时期,幼儿和学龄前儿童发病比较集中,好发的主要年龄为 3~9 岁,成人水痘较少,20 岁以后发病者不到 2%,但病情较重,易出现并发症,常并发肺炎,病死率较高,故流行病学意义上的易感者重点系指未感染过 VZV 的儿童及孕妇。带状疱疹仅发生于有水痘病史的人,病毒重新激活后出现带状疱疹,以成人、老年人、免疫缺陷者多发。

4. 流行特点　多发季节为冬末和春初,高峰在 3 月份。传染期约 7~8 天。人类对 VZV 普遍易感。水痘传染性较强,在室内持续暴露于水痘后,几乎所有的易感者均可被感染。发病者在接触水痘后 10~20 天出现症状。水痘可在幼儿园、小学或儿童的其他集中场所内形成小范围流行。孕妇分娩前 6 天内患水痘可致胎儿感染,新生儿于出生后 10~14 天内发病。

第三节　实验室检测

主要包括不同类型标本及处理、直接检测病毒的方法、病毒分离与鉴定、血清学诊断,以及抗病毒药物的敏感性实验。

一、标本类型与处理

病毒分离成功与否很大程度上取决于采集标本的类型、时间、质量、保存、运输与标本处理等环节。在采集标本要遵循生物安全规定,做好个人防护。如对 SARS 标本采集时,采集人必须穿戴连体式隔离衣、防护鞋套、眼罩、N95 级防护面罩和乳胶手套,采样后及时更换。

(一)标本类型

1. 临床标本　几乎所有的呼吸道标本都可用于病毒检测,鼻咽拭子和鼻咽抽吸物常用于大多数呼吸道病毒的快速检测,痰液和支气管肺泡灌洗标本是最常见的下呼吸道标本。不同呼吸道感染病毒,其标本种类有差异。正黏病毒:疑似流感患者的咽、鼻拭子或含漱液、血清以及死亡病例的尸检肺组织、气管分泌物。副黏病毒:鼻咽分泌液、痰、唾液、脑脊液、病灶组织(如疱疹内容物 / 活检组织)、血液(有病毒血症时)、尿液、尸检组织等。RSV 可以采集咽拭子或含漱液、鼻咽洗液作为标本;MV 可以采集咽拭子或含漱液、尿液,症状出现前2~3 天到皮疹出现后 1 天采集的鼻咽拭子和血液标本是病毒分离的适宜来源。而 MuV 最适宜的标本是疾病发作后几天内采集的唾液、脑脊液和尿液;在发病后的 2 周内都能从尿液中发现病毒。冠状病毒 /SARS:采集标本包括咽拭子和鼻咽拭子标本、漱口液、痰液、粪便、血清、尸检标本。风疹患者患病早期采集咽拭子、皮疹液、尿液;CRS 患儿采集尿、咽拭子、脑脊液及死亡婴儿的各种脏器;对怀疑被风疹病毒感染的孕妇和胎儿,可采集孕妇血液、胎儿血液、胎儿绒毛膜或羊水。

2. 动物及环境标本卫生　检验采集的标本不仅包括各类临床标本,追踪传染源往往涉及环境或者动物标本,如发生禽流感后,需调查动物及外环境标本。可采集禽类新鲜粪便,或者采集动物笼具标本。禽流感环境污水采集,可选择禽类饮水槽、清洗禽类的盆或桶、禽类活动或笼具旁的水沟或水池水等。禽流感发生期,应采集活禽批发市场、中心农贸市场的禽类标本及环境标本,每地点不少于 3 份标本 / 次,采集的环境标本以禽类饮水和市场污水为重点。标本应该在 48 小时内低温运送至实验室。

(二)标本处理

1. 标本合格判定

(1)痰液:采用痰涂片观察法判定所采痰液的合格性,可随机选取 1 个低倍镜视野,计白细胞(WBC)数和鳞状上皮细胞(SC)数,鳞状上皮细胞 <10 个 / 低倍视野、白细胞 >25 个 / 低倍视野,或两者比例 <12.5 的痰标本为合格标本,否则应重新采集。

(2)支气管肺泡灌洗液:采集的标本是否符合要求,应该:①达到规定的回收比例(40%以上);②不混有血液,红细胞数小于 10%;③仅混有少量的上皮细胞(一般小于 3%)。

2. 标本处理　呼吸道标本和胸腔穿刺液用于病毒检测前需要进行分装,如标本黏液成分较重,可进行液化处理,以提高检出效率。标本上清液可直接接种或低温保存。用于病毒培养的标本,如怀疑有细菌污染时,可在离心的基础上,用 0.2μm 滤器将标本过滤后使用,或者在标本中加入青霉素和链霉素等抗生素。血液标本应 2000~2500r/min 离心 5 分钟收集血清,血清可在 4℃存放 1 周,长期保存置 −20℃。

二、直接检测病毒

通过显微镜观察、或者检测病毒的抗原和核酸,可以直接显示病毒的存在。直接检测病毒的方法包括电镜观察病毒颗粒、光镜下观察病毒感染后宿主细胞的特殊改变、免疫荧光检测、酶免疫技术以及病毒核酸检测技术。

(一)显微镜观察

通过在光学显微镜下观察病毒引起的细胞病变,如观察 RSV 感染形成的合胞体,或者通过荧光抗体染色后,观察荧光阳性细胞,显示病毒的存在。电子显微镜偶尔用来确定标本中呼吸道病毒。通过形态学和与特异性免疫血清的反应初步识别。然而,由于该检测需要专业设备、经验丰富人员和较高的试验成本,以及检测的灵敏度较低,已很少用于呼吸道感染病毒的诊断。

(二)免疫荧光技术

免疫荧光技术(immunofluorescence assay,IFA)是在荧光显微镜下观察细胞内病毒抗原及存在的位置,从而显示病毒的存在,为呼吸道病毒的快速诊断方法之一,是 20 世纪 50 年代用于识别呼吸道病毒的首选方法,目前仍是部分实验室常用的呼吸道病毒检测技术。应用免疫荧光法检测标本中细胞内的病毒抗原,可在数小时内获得结果,但易产生非特异性染色。检测的方法包括直接免疫荧光试验和间接免疫荧光试验两种。目前有许多商品化的免疫荧光检测试剂,用于确定样品中是否含有呼吸道病毒(如流感病毒、副流感病毒 1~3 型、呼吸道合胞病毒、腺病毒以及 229E 和 OC43 冠状病毒等)。与细胞培养相比,免疫荧光法检测呼吸道标本的灵敏度可以达到 70%,当有经验的专业人员操作时,免疫荧光的特异度可达到95%。可用免疫荧光技术直接检查呼吸道脱落上皮细胞内病毒特异抗原,呼吸道病毒特异抗原以及病毒培养物中的抗原。

(三)酶免疫技术及其衍生技术

已广泛应用于呼吸道感染病毒抗原、抗体的检测。

1. 检测病毒抗原　酶免疫技术中 ELISA 由于需要较长的反应时间和几次洗涤过程,只能在实验室中使用,如用 ELISA 定性检测血清或血浆标本中 SARS-CoV N 抗原,用于 SARS-CoV 感染的早期辅助诊断。目前国内可以供应的商品化呼吸道病毒 ELISA 检测试剂盒主要用于甲型、乙型流感病毒和呼吸道合胞病毒的检测。基于酶免疫技术发展起来的免疫层析技术(胶体金层析),可在 30 分钟获得结果,在呼吸道感染病毒的快速筛查中应用更广,现有多种检测流感病毒、呼吸道合胞病毒的试剂盒。这些快速检测方法的灵敏度范围为 60% 到90% 不等。

2. 检测病毒抗体　常用 ELISA 方法检测,检测的抗体可包括 IgG、IgM、IgA 或总抗体。一般同时检测急性期和恢复期双份血清,效价升高≥4 倍具有诊断意义。

(四)病毒核酸检测技术

基于检测病毒核酸的技术在呼吸道病毒的诊断和研究中应用越来越广,其中反转录聚合酶链反应(RT-PCR)使用最多,几乎所有已知的呼吸道感染 RNA 病毒都能用单重 RT-PCR进行检测。由于呼吸道感染病毒种类多,核酸检测倾向于多目标技术,包括多重 RT-PCR、基因芯片技术等,但多重 RT-PCR 由于体系中引物和探针的相互干扰,尽管可以检测多目标,但检测的灵敏度与单重方法比较,有所下降。实时荧光定量 PCR 以及反转录 PCR 技术在诊断新发传染病以及病毒培养较为困难的病毒毒株时具有非常重要的价值,除商业化销售的试剂盒之外,上级疾病控制部门还可能根据实际需要下发针对特定新发传染病病原体的检测试剂盒,例如流感大流行期间下发的新甲型 H1N1 亚型流感病毒检测试剂盒,SARS 冠状病毒检测试剂盒以及中东呼吸综合征冠状病毒检测试剂盒等。这些新发传染病检测试剂盒主要以实时荧光定量 PCR 检测法为主。

三、病毒分离与鉴定

(一)病毒分离培养

虽然动物接种、鸡胚培养、器官培养(如气管软骨环)和细胞培养均可用于呼吸道感染病毒的分离和培养,但几乎所有病毒实验室采用细胞培养来培养呼吸道病毒,而鸡胚培养在疫苗生产中使用更多,实验室检测已很少用,因此本部分主要介绍细胞培养。

1. 细胞系的选择　不同呼吸道病毒,应选择其敏感的细胞系/株进行培养,表 6-5 列出了分离不同呼吸道感染病毒的适宜细胞系,有些病毒还无对应的敏感细胞系,如冠状病毒 OC43 和 HKU-1。为了使所培养的细胞能适应多种病毒的分离培养,可通过建立混合培养细胞系,如结合水貂肺细胞(MV-1-Lu)和人腺癌细胞(A549)的 R-mix 细胞系可用于 A 型和 B 型流感病毒,呼吸道合胞病毒,副流感病毒和腺病毒的分离培养。

表 6-5　分离不同呼吸道感染病毒的适宜细胞系

病毒	细胞系
甲型、乙型流感病毒	原代猴肾细胞、MDCK(狗肾传代细胞)、LLC-MK2
副流感病毒	原代猴肾细胞、LLC-MK2(恒河猴肾细胞)、Vero、Hep-2、HeLa、MDCK
呼吸道合胞病毒	人异倍体细胞:Hep-2(人喉癌上皮细胞)、HeLa(人宫颈癌细胞)、A549(人肺癌细胞)
人偏肺病毒	LLC-MK2(恒河猴肾细胞)
鼻病毒	人胚肺细胞:WI-38、MRC-5
冠状病毒	
229E	MRC-5(人胚肺细胞)
NL63	LLC-MK2、Vero-B4(非洲绿猴肾细胞)
SARS	Vero-E6(非洲绿猴肾细胞)
腺病毒	人胚肾细胞、A549、HeLa、Hep-2、KB(人口腔表皮样癌细胞)

2. 特殊的培养条件

(1)流感病毒:该病毒穿入宿主细胞的前提是其血凝素被胰蛋白酶或者胰酶样酶切割,传代细胞 MDCK 不会产生这类酶,因此,为了帮助流感病毒进入 MDCK 细胞,需要在培养液中加低浓度胰蛋白酶。另外培养液中的小牛血清会灭活胰蛋白酶,因此细胞接种病毒标本前,应用无血清培养液或其他平衡盐溶液洗细胞。

(2)冠状病毒:不同冠状病毒,选择不同细胞系进行培养(表 6-6)。值得注意的是培养冠状病毒的温度稍低,为 33~35℃。

表 6-6 不同冠状病毒培养的细胞系

冠状病毒	细胞系
HCoV-229E	HeLa,RD,人胚气管、人胚肠、人胚肺和人胚肾细胞
HCoV-OC43	LLC-MK$_2$,MA177,BSC-1
HCoV-NL63	LLC-MK$_2$,Huh-7,tMK
SARS-CoV	Vero E6,Vero
HCoV-HKU1	没有敏感的细胞系
MERS-CoV	LLC-MK$_2$、Vero

3. 细胞病变特征

（1）流感病毒：引起 MDCK 细胞的病变特征是细胞肿胀圆化,细胞间隙增大,细胞核固缩或破裂,严重时细胞部分或全部脱落。

（2）副流感病毒：不同副流感病毒,其细胞病变的特征有差异,如感染 hPIV-1 的细胞变小而圆;感染 hPIV-2 的细胞,易出现细胞融合现象;感染 hPIV-3 的细胞,易出现桥状结构;感染 hPIV-4 的细胞,易出现整个单层细胞的改变,细胞肿胀圆化,间隙增大,甚至脱落。

（3）呼吸道合胞病毒：细胞病变的特征是细胞变圆,并发生细胞融合现象,可见合胞体（图 6-4）。

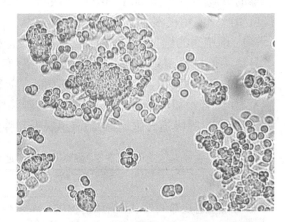

图 6-4 呼吸道合胞病毒感染细胞形成的合胞体

（4）人偏肺病毒：细胞病变效应在接种后 3~23 天出现（平均 17.3 天）,大部分病变特征为出现小的、圆的、有颗粒的折射性细胞,偶见合胞体病变。

（5）冠状病毒：SARS-CoV 引起的细胞病变明显,细胞变圆、脱落。MERS-CoV 引起的细胞病变在酸性条件下表现为细胞融合,在中性或弱碱性条件下表现为细胞变圆和脱落。HCoV-229E、OC43 和 NL63 的病变轻微,细胞呈丝状、颗粒增多、变圆,散在于细胞层上,细胞很少完全破坏。

（6）腺病毒：细胞病变的特点是细胞先变圆,进而成球形,折光性增强,许多病变的细胞聚集成一串串葡萄状。

4. 病毒分离中的注意事项

（1）标本毒性反应鉴别与处置：如果在接种标本 1~2 天内细胞迅速出现老化,这可能是由于标本中含有毒性物质导致的非特异性反应,解决的办法是：①将这些接种标本的细胞于 –20℃ 冻融,释放存在的病毒（此为病毒第二代）,取 0.2ml 接种到新的单层细胞上;②如果又出现毒性反应,应该取原始标本用 PBS 稀释,再次接种到同种细胞中。

（2）污染与对策：细菌污染易造成培养液浑浊或细胞死亡,使感染细胞无法出现细胞病变效应（CPE）,或者真菌污染,培养液变酸,细胞无法正常生长,应重新取原始标本接种细胞,并考虑标本是否除菌处理不当,或者操作污染,或者培养液中抗生素浓度不够 / 失效。支原体污染,细胞形态无明显改变,培养液也不混浊,但细胞的生长特性、细胞膜组成或染色体会出现异常,因此应定期检测细胞是否被支原体污染,一旦被污染,需丢掉被污染的细胞。

（3）避免病毒交叉污染:在倾倒已接种病毒的细胞培养液时,应该用移液管移走液体,每一步都要更换新移液管,避免剧烈震动而产生气溶胶等。

（4）盲传:培养 7~10 天后仍无细胞病变时,或者其他技术也未显示培养物中有相应病毒的存在,也将培养细胞收获,再接种细胞,盲传 3 代后,仍无细胞病变,或者其他检测均阴性时,可认为病毒分离阴性。

（二）病毒鉴定与分型

病毒的鉴定与分型,可以直接针对临床、环境标本,或者病毒的分离培养物,根据试剂配备情况和实验室条件,采取不同的方法进行鉴定和分型。

1. 免疫学方法　是最经典和仍然使用的方法,包括经典的中和试验、血凝抑制试验,以及现在仍广泛使用的各种免疫标记技术。该类检测方法的前提是具有病毒相应的抗体,如用针对流感病毒核蛋白或呼吸道合胞病毒融合蛋白的抗体,确定是否为相应病毒,再用特异性抗血清分型或确定特异性抗原类型。

2. 基于核酸检测的方法

（1）反转录 PCR:越来越多用于病毒的鉴定和分型,可有几种形式:①实时荧光 RT-PCR,使用不同引物和探针,根据是否出现特异性扩增产物进行分型和鉴定。②常规 RT-PCR,使用一条共同引物和互补的分型引物组合,扩增后电泳,根据扩增产物片段的大小,区分不同型别的病毒,如呼吸道合胞病毒 G 蛋白基因在不同的亚型间高度变异的特点,设计 3 个引物,P1、P2 和 P3。P1 根据 G 蛋白基因 5′ 端核苷酸的序列设计,该区域 A、B 亚型间核酸序列高度保守,为 A、B 亚型的通用引物,P2 和 P3 分别位于核苷酸的 3′ 端,分别与 A 亚型和 B 亚型互补,如果是 A 亚型,P2 和 P1 共同扩增出 277bp 的片段,如果是 B 亚型,则 P3 与 P1 扩增出 863bp 的片段,PCR 产物在琼脂糖凝胶中进行电泳,根据条带的大小,就可以判定 A、B 亚型。

（2）序列测定:通过序列比对进行鉴定和分型,以及根据系统进化树,研究不同病毒的亲缘关系,随着测序技术的发展,成本降低,该技术将被更广泛应用。

四、血清学诊断

血清学方法可以用来确定呼吸道病毒感染,但因这需要收集至少相隔两周的双份血清来评价(急性期和恢复期),故很少用于临床诊断,目前该方法常用于流行病学调查和临床研究。血清抗体水平增加 4 倍或更多,被认为是感染的证据,有多种方法可以使用,表 6-7 列出了针对呼吸道病毒感染常用的方法。

表 6-7　检测不同呼吸道感染病毒的血清学方法

病毒	补体结合试验	ELISA	血凝抑制试验	中和试验
甲型、乙型流感病毒	型特异性	型或亚型特异性	亚型特异性	亚型特异性
副流感病毒	型特异性	型特异性	型特异性	型特异性
	型交叉反应		型交叉反应	
呼吸道合胞病毒	属特异性	属或型特异性	不适用	属或型特异性
鼻病毒	不可用	不可用	少用	型特异性

病毒	补体结合试验	ELISA	血凝抑制试验	中和试验
冠状病毒				
229E	型特异性	型特异性	不可用	型特异性
OC43	型特异性	型特异性	型特异性	型特异性
NL63	没有报道	型特异性	不可用	型特异性
SARS	没有报道	型特异性	不可用	型特异性
腺病毒	属特异性	属特异性	型特异性	型特异性

1. 补体结合实验　补体结合试验(CF)是相对容易实施的检测法,已能检测流感病毒,呼吸道合胞病毒,副流感病毒,腺病毒和冠状病毒 229E 和 OC43,这些检测法以属或型特异性抗原表位为靶目标。由于异型反应和中和反应所测得的缺乏血清反应相关性,CF 试验尚用于鼻病毒和肠道病毒的检测。针对新近发现的病毒如人偏肺病毒和新的冠状病毒的 CF 检测法还有待进一步研究。

2. ELISA 操作相对容易,可重复性好,可用于测定血清或者呼吸道分泌物中的抗体。使用的抗原可以是病毒颗粒,或者病毒的蛋白,因此检测的适应范围广,即可是属特异性,也可是型特异性,方法经过改良后可用于感染或接种疫苗后特定免疫球蛋白(IgG 抗体,IgA 抗体,IgM 抗体)的测定。

3. 血凝素抑制试验　可对有血凝素活性的病毒进行检测,包括流感病毒、副流感病毒、冠状病毒 OC43、一些腺病毒、鼻病毒和肠道病毒。不是所有的病毒都会使同一动物的红细胞凝集,所以实验中红细胞的选择是基于病毒血凝素的凝集范围决定的。血凝素抑制试验最常用于流感病毒和副流感病毒检测,通常使用鸡或火鸡红细胞来检测流感病毒血凝素抗体,需注意的是测定 H1N5 的抗体时推荐使用马血细胞。豚鼠或人红细胞可用于副流感病毒血凝抑制试验。进行血凝抑制实验前,用受体破坏酶预处理待检人血清,以除去人血清中的非特异性抑制因子,避免出现血凝素抑制试验的假阳性。

4. 中和试验　是基于血清中和抗体能阻止病毒复制的原理设计的实验,适用于可培养病毒中和抗体的检测。中和抗体的量可通过系列稀释的血清与已知定量病毒作用后,通过细胞病变的减少,或者培养物血凝效价的降低,或者空斑形成单位减少来显示。

五、抗病毒药物的敏感性实验

目前,只有少数药物可用于呼吸道病毒感染的抗病毒治疗。利巴韦林用于治疗呼吸道合胞病毒感染,未发现病毒耐药现象。金刚烷类化合物和神经氨酸酶抑制剂可用于治疗流感病毒感染,可通过抗病毒药物敏感性试验(antiviral susceptibility testing)选取敏感药物。

1. 金刚烷类化合物　包括金刚烷胺和金刚乙胺,可抑制甲型流感病毒。在流感病毒 M2 蛋白的几个氨基酸跨膜部分的点突变,可导致病毒对这类药物耐药。检测耐药性的标准方法是空斑抑制试验,但近年更多使用 RT-PCR 扩增 *M2* 基因后进行测序,以识别与耐药性相关的基因突变。甲型 H3N2 亚型流感病毒已出现广泛耐药,2009 的甲型 H1N1 亚型流感病毒也对该类化合物耐药。

2. 神经氨酸酶抑制剂类　包括奥司他韦和扎那米韦,对甲型和乙型流感病毒均有效,但均有耐药的报道。对神经氨酸酶抑制剂的耐药性检测,不能依赖检测病毒在细胞培养中生长被抑制的程度,而应该通过检测病毒的神经氨酸酶的活性。目前已有神经氨酸酶抑制实验的商品化试剂盒提供。同样,RT-PCR 扩增神经氨酸酶基因并进行序列测定,也可以分析病毒的耐药性。在美国和欧洲,超过 90% 的甲型 H1N1 亚型流感病毒对奥司他韦耐药,但 2009 的甲型 H1N1 亚型流感病毒仍对其敏感。

六、实验方法的选择与报告

呼吸道感染病毒的检测,在临床用药方面具有重要指导意义,如抗流感病毒药物在发病初期 48 小时内使用,对于缓解病情和减少病毒的传播具有重要意义,因此应尽量选用快速诊断方法。

但作为疾病预防控制中心,不明原因呼吸道疾病发生后,首先选用常规监测方法针对不同的病原体进行检测,遵循国家的相关标准或规范进行检测,如仍然不能确定病原体,则应该启动新发病原体的检测策略。同时一定注意实验室生物安全的相关规定。

结果的报告,应遵循相关的规定,如针对首先在我国发现的人感染 H7N9 禽流感,国家发布了《人感染 H7N9 禽流感诊疗方案》,其中规定"根据流行病学接触史、临床表现及实验室检查结果,可作出人感染 H7N9 禽流感的诊断。在流行病学史不详的情况下,根据临床表现、辅助检查和实验室检测结果,特别是从患者呼吸道分泌物标本中分离出 H7N9 禽流感病毒,或 H7N9 禽流感病毒核酸检测阳性,可以诊断。

1. 流行病学史　发病前 1 周内与禽类及其分泌物、排泄物等有接触史。

2. 诊断标准

(1)疑似病例:符合临床症状及血常规、生化及胸部影像学特征,甲型流感病毒通用引物阳性并排除了季节性流感,可以有流行病学接触史。

(2)确诊病例:符合疑似病例诊断标准,并且呼吸道分泌物标本中分离出 H7N9 禽流感病毒或 H7N9 禽流感病毒核酸检测阳性。

重症病例:肺炎合并呼吸功能衰竭或其他器官功能衰竭者为重症病例。

同时规定各省(区、市)首例人感染 H7N9 禽流感疑似病例的原始标本应在确保生物安全的情况下,送中国疾病预防控制中心进行复检确认,才能报道。

中东呼吸综合征实验室确诊病例的标准为:下述 4 项中至少符合一项:①至少双靶标PCR 检测阳性;②单个靶标 PCR 阳性产物,经基因测序确认;③从呼吸道标本中分离出中东呼吸综合征冠状病毒;④恢复期血清中东呼吸综合征冠状病毒抗体较急性期血清抗体水平呈 4 倍以上升高。

其他病毒性传染病病例的诊断和报告应该遵循传染病防治法或我国有关主管部门发布的其他规范性文件。

第四节　预防与治疗

呼吸道病毒感染是临床的常见病、多发病,在传染性非典型性肺炎暴发、甲型流感暴发或人感染禽流感等特定条件下还可能成为公共卫生事件,因此有必要贯彻预防为主的综合措施,对此类病毒感染进行综合防治,增进人民群众身心健康。

一、呼吸道病毒感染预防

（一）隔离传染源

及早发现并隔离患者是预防呼吸道病毒感染的有效措施，凡遇到不明原因发热患者应首先送发热门诊隔离治疗，待确定病因后再根据实际感染的病原体类型和病情决定是否解除隔离以及后续治疗措施。但因为存在大量无症状感染者，隔离患者对预防腮腺炎病毒感染效果不大。

（二）切断传播途径

呼吸道病毒大规模暴发如流感大流行或者传染性非典型性肺炎暴发期间，应减少大型集会和集体活动，对公共场所加强通风和空气消毒，不到患者家串门，接触者应戴口罩。对婴幼儿、原有心或肺慢性疾病患者、孕妇和老年人，应重点保护。急性期患者用过的餐具、衣物、手帕、玩具等应煮沸消毒或阳光曝晒 2 小时，患者住过的房间则以过氧乙酸 $0.75g ／ m^3$ 熏蒸消毒。

（三）保护易感人群

部分呼吸道病毒感染引起的疾病可以采用疫苗接种的方法进行预防，如流感、腮腺炎、麻疹、风疹和水痘等。其他呼吸道病毒主要通过一般性措施保护儿童和老人等人群，如居室通风，多戴口罩，加强身体锻炼，增强体质，提高御寒能力等。

在流感流行季节之前对人群进行流感疫苗预防接种，可以减少接种者感染流感的机会或者减轻流感症状，可以降低因流感流行引起的人群超额住院率和超额死亡率，减少流感流行造成的危害，减轻流感的疾病负担。由于流感病毒变异较快和流感病毒免疫具有株的特异性，因此，每年卫生部根据我国流感监测情况，参考 WHO 对全球流感疫情的估计及疫苗代表株的推荐意见，在每年的 3 月份公布下一年流感疫苗株。我国现阶段使用的流感疫苗由鸡胚中生长的病毒灭活后制成，其含有针对三种流感病毒的抗原，即甲 1、甲 3、乙型流感病毒抗原。目前使用的灭活疫苗包括浓缩提纯全病毒疫苗、亚单位疫苗、纯化单价表面抗原（HA 和 NA）疫苗及佐剂疫苗。

目前国内应用的麻疹和腮腺炎疫苗主要是麻疹 - 风疹 - 腮腺炎联合疫苗，该疫苗为三种减毒活疫苗的混合物，适用于 1~14 周岁儿童，新入学的学生或入伍青年等人群。水痘带状疱疹疫苗为减毒活疫苗，是将水痘病毒 OKA 株在 MRC-5 二倍体细胞培养繁殖而获得的病毒冻干制品，适用于无水痘史的青少年和成人，特别是高危人群如幼教工作者，中小学教师和学生等。

二、呼吸道病毒感染治疗

（一）对症支持治疗

大多数呼吸道病毒尚没有特效药，同时感染又多具有自限性，因此临床治疗原则上以对症支持，减轻患者症状，避免并发症为主。患者应注意休息、多饮水、注意营养，饮食要易于消化，特别对于儿童和老年患者更应重视。住院治疗期间应密切观察和监测并发症，抗生素仅在明确或有充分的证据提示继发细菌感染时才考虑应用。

（二）抗病毒药物

抗病毒药如利巴韦林、利巴韦林气雾剂（信韦林）、中药双黄连、板蓝根等可用于防治病毒性呼吸道感染，尤其是利巴韦林气雾剂是广谱抗病毒药物，在体内外对 DNA、RNA 病毒均可抑制其复制,在临床应用中,作用比较显著。目前针对流感病毒感染有两类特异性治疗药物,一类是针对甲型流感病毒的 M2 蛋白通道阻滞剂金刚烷胺(amantadine)及其衍生物金刚乙胺(rimantadine),另一类是最近问世的针对甲、乙型流感病毒的神经氨酸酶抑制剂奥司他韦(oseltamivir)和扎那米韦(zanamivir)。这两类药物必须在流感发病 36~48 小时内(病毒复制的起始阶段)使用才能产生良好的疗效。

总之呼吸道病毒感染防治的关键在于预防,特别是流感大流行或者类似于传染性非典型性肺炎暴发所引发的公共卫生事件期间。为确保隔离传染源和疫苗紧急接种等各项预防措施能够顺利启动,必须及时发现患者并尽快做出病原学诊断,根据诊断结果及时上报卫生主管部门并采取相应的防控措施。

本 章 小 结

呼吸道病毒感染是临床的常见病、多发病,主要临床表现有感冒、咽炎、气管炎和中耳炎等。严重者可引起急性呼吸道综合征。相应可以采集的临床样品包括鼻/咽拭子及含漱液、痰液、鼻咽抽吸物、支气管肺泡灌洗液、血液和胸腔穿刺液等。

引发呼吸道感染的常见病毒有流感病毒、副流感病毒、鼻病毒、冠状病毒、腺病毒、腮腺炎病毒和水痘带状疱疹病毒等。直接检测呼吸道病毒的方法包括电子显微镜观察、呼吸道病毒抗原以及病毒核酸检测技术等。呼吸道病毒分离培养主要采用细胞培养法,但不同类型的病毒所需要的敏感细胞系不同,流感病毒还可以采用鸡胚进行培养。呼吸道病毒的分型主要依赖于核酸的检测,但是传统的免疫学分型仍然有一定参考价值。

思考题

1. 流感病毒和腺病毒的核酸检测方法有何异同?

2. 鼻咽拭子是呼吸道病毒检测常用的标本,采集此类标本有何注意事项?除鼻咽拭子之外,呼吸道病毒感染检测还可以采集哪些标本?

3. 请举例说明常见呼吸道感染病毒分离培养时使用的敏感细胞系。

(曲章义)

第七章 胃肠道感染病毒及其检验

胃肠道感染病毒是一类通过胃肠道感染与传播的病毒,主要包括肠道病毒和急性胃肠炎病毒,其中肠道病毒包括脊髓灰质炎病毒、柯萨奇病毒、埃可病毒和新型肠道病毒,可引起温和、急性、自限性的胃肠炎,也可引起危及生命的心、肝和中枢神经系统的肠道外感染疾病;而肠道病毒之外的胃肠道感染病毒,包括轮状病毒、杯状病毒、星状病毒和肠道腺病毒等,则主要引起病毒性胃肠炎等肠道内感染性疾病,表现为腹泻呕吐等临床症状,又称急性胃肠炎病毒或腹泻病毒。本章将主要介绍这两类病毒及其检验。

第一节 肠道病毒及其检验

肠道病毒(enterovirus,EV)属于小 RNA 病毒科(*Picornaviridae*)肠道病毒属(*Enterovirus*),是直径约 30nm、呈二十面体立体对称结构、生物学特性相似的一组病毒。该组病毒可感染人或动物(分为人肠道病毒和动物肠道病毒),在宿主消化道中进行复制,随后可随血流侵犯其他靶器官,引起发热、出疹、结膜炎、呼吸系统感染、中枢神经系统感染、心肌及心包炎等临床表现。但大部分 EV 感染不引起任何临床症状,表现为隐性感染。不同 EV 产生隐性感染的比例具有较大差异。

在研究早期,根据宿主对病原的免疫反应、病毒结合的受体等生物学特征和感染后引起的临床表现,将 EV 分别命名为脊髓灰质炎病毒(poliovirus,PV)、柯萨奇病毒 A 组(coxsackievirus A,CV-A)、柯萨奇病毒 B 组(coxsackievirus B,CV-B)和埃可病毒(echovirus)。随着对埃可病毒致病性研究的深入,目前其已被证实可引起多种疾病,旧的命名方法已不再适用。1969 年之后发现的 EV 被称为新型 EV,由数字进行编码命名,如:EV68~71 型等。随着研究的不断深入,有些原来认为是不同型别的 EV 现被归为同一血清型,某些原来认为属于 EV 的型别现被归入其他种或其他属,甚至其他科(表 7-1)。

根据基因组特征和生物学特征,将 EV 划分为 8 个不同的种(species):*EV-A~H* 和 *EV-J*。目前为止,能感染人的 EV 共有 100 多个型别,均属于 *EV-A*,*EV-B*,*EV-C* 和 *EV-D*。

表 7-1 人肠道病毒型别与分类

种	型别
肠道病毒 A 组(*EV-A*)	柯萨奇病毒 A2(CV-A2),CV-A3,CV-A4,CV-A5,CV-A6,CV-A7,CV-A8,CV-A10,CV-A12,CV-A14,CV-A16,新型肠道病毒 71 型(EV-A71),EV-A76,EV-A89,EV-A90,EV-A91,EV-A92,EV-A114,EV-A119,EV-A120,EV-A121

种	型别
肠道病毒 B 组（*EV-B*）	柯萨奇病毒 B1（CV-B1），CV-B2，CV-B3，CV-B4，CV-B5（包括猪水疱病毒［SVDV］），CV-B6，CV-A9，埃可病毒 1（E-1；包括 E-8），E-2，E-3，E-4，E-5，E-6，E-7，E-9（包括 CV-A23），E-11，E-12，E-13，E-14，E-15，E-16，E-17，E-18，E-19，E-20，E-21，E-24，E-25，E-26，E-27，E-29，E-30，E-31，E-32，E-33，新型肠道病毒 69 型（EV-B69），EV-B73，EV-B74，EV-B75，EV-B77，EV-B78，EV-B79，EV-B80，EV-B81，EV-B82，EV-B83，EV-B84，EV-B85，EV-B86，EV-B87，EV-B88，EV-B93，EV-B97，EV-B98，EV-B100，EV-B101，EV-B106，EV-B107，EV-B110
肠道病毒 C 组（*EV-C*）	脊髓灰质炎病毒 1 型（PV-1），PV-2，PV-3，柯萨奇病毒 A1（CV-A1），CV-A11（包括 CV-A15），CV-A13（包括 CV-A18），CV-A17，CV-A19，CV-A20，CV-A21，CV-A22，CV-A24（包括 E-34），新型肠道病毒 95 型（EV-C95），EV-C96，EV-C99，EV-C102，EV-C104，EV-C105，EV-C109，EV-C113，EV-C116，EV-C117，EV-C118
肠道病毒 D 组（*EV-D*）	新型肠道病毒 68 型（EV-D68，包括鼻病毒 87 型），EV-D70，EV-D94，EV-D111

注：E-10 归入呼肠孤病毒科（*Reoviridae*）为呼肠孤病毒 1 型（reovirus 1）。E-22 和 E-23 归入双埃可病毒属（*Parechovirus*），分别重新命名为人双埃可病毒（human parechovirus，HPeV）的 1 型（HPeV-1）和 2 型（HPeV-2）。E-28 重新命名为 RV-1。新型 EV72 型（EV-72）归入肝病毒属（*Hepatovirus*），重新命名为甲型肝炎病毒（hepatitis A virus）

一、临床表现与标本采集

EV 首先在人肠道中复制,但很少引起胃肠道症状,临床表现主要为以消化道为原发灶的全身感染。EV 感染以隐性感染多见,婴幼儿、免疫力低下的成人易感。尽管同一种 EV 可引起不同临床表现,而不同 EV 也可引起相同症状。但通常来说,特有的临床表现常与特定的肠道病毒感染相关联。例如,急性出血性结膜炎（acute hemorrhagic conjunctivitis，AHC）通常是由柯萨奇病毒 A24 变种（CV-A24v）或肠道病毒 70（EV-D70）引起;急性弛缓性麻痹（acute flaccid paralysis，AFP）通常是由脊髓灰质炎病毒和肠道病毒 71（EV-A71）引起。表 7-2 为不同的肠道病毒引起的临床症状及疾病比较。

表 7-2　不同的肠道病毒引起的临床症状及疾病比较

病毒分类	临床症状及疾病
脊髓灰质炎病毒 Ⅰ~Ⅲ型（poliovirus，type 1-3）	麻痹性疾病（程度从轻度肌无力到全身麻痹）、无菌性脑膜炎、非特异性的发热性疾病（尤其在夏季）
柯萨奇病毒 A 组（coxsackievirus，group A）	疱疹性咽峡炎,急性淋巴性 / 结节状咽炎,无菌性脑膜炎,麻痹性疾病,发疹,手足口病,小儿性肺炎,普通感冒,肝炎,幼儿腹泻,急性出血性结膜炎（CV-A24v 变体）
柯萨奇病毒 B 组（coxsackievirus，group B）	流行性胸膜痛,无菌性脑膜炎,麻痹性疾病（极少）,新生儿严重全身感染、脑膜脑炎、心肌炎,心包炎,上呼吸道疾病及肺炎,皮疹,肝炎,非特异性发热性疾病
埃可病毒（echovirus）	无菌性脑膜炎,麻痹性疾病,脑炎,共济失调,吉兰 - 巴雷综合征,皮疹,呼吸道疾病,腹泻性疾病,心肌炎和心包炎,肝循环障碍
其他肠道病毒,68-116（enterovirus，type68-116）	肺炎,支气管炎,急性出血性结膜炎（CV-A24，EV-70）麻痹性疾病（EV-70，71）,脑膜脑炎（EV-70，71）,手足口病（EV-71）

（一）临床表现类型

常见的临床表现类型包括引发脊髓灰质炎、手足口病、无菌性脑（膜）炎、出血性结膜炎等。

1. 脊髓灰质炎（poliomyelitis） 脊髓灰质炎是由Ⅰ、Ⅱ和Ⅲ型脊髓灰质炎病毒引起的一种急性传染病。潜伏期为7~36天，临床上可分为隐性感染（无症状型）、顿挫型（流产型）、无瘫痪型和瘫痪型，大多数脊髓灰质炎病毒感染为隐性感染，无任何临床表现，只有0.1%~1%的感染者出现残留麻痹。脊髓灰质炎病毒感染按照病程可分为前驱期、瘫痪前期、瘫痪期、恢复期和后遗症期。在前驱期，主要临床表现为发热、食欲缺乏、多汗，亦可见恶心、呕吐、头痛、咽喉痛、腹泻等，一般持续1~4天。若病情不发展，即为顿挫型。前驱期症状消失后1~6天，患者体温可再次上升，出现头痛、恶心、呕吐严重，皮肤发红、有短暂膀胱括约肌障碍，颈后肌群、躯干及肢体强直灼痛，常有便秘等症状。如病情到此为止，3~5天后热退，即为无瘫痪型，如病情继续发展，患者出现腱反射改变则进入到瘫痪前期，进入瘫痪前期的第3、4天，大多患者在体温开始下降时出现瘫痪即为瘫痪型，瘫痪型又可分为脊髓型、延髓型、脑型和混合型。其中以脊髓型最为常见，临床表现为弛缓性瘫痪，不对称，腱反射消失，肌张力减退，下肢及大肌群较上肢及小肌群更易受累，但也可仅表现单一肌群受累或四肢均有瘫痪，如累及颈背肌、膈肌、肋间肌时，则可出现竖头及坐起困难、呼吸运动障碍、矛盾呼吸等临床表现。延髓型，又称球型，系脑神经的运动神经核和延髓的呼吸、循环中枢被侵犯所致。此型占瘫痪型的5%~10%，呼吸中枢受损时可表现为呼吸不规则，呼吸暂停。血管运动中枢受损时可出现血压和脉率的变化，两者均为致命性病变。脑神经受损时则表现出相应的神经麻痹症状和体征，其中以面神经及第Ⅹ对脑神经损伤多见。脑型一般少见，主要表现为高热、烦躁不安、惊厥或嗜睡昏迷，有上运动神经元痉挛性瘫痪症状。若在患者身上同时出现以上几型临床症状则为混合型。瘫痪期后患者将进入恢复期，若恢复期瘫痪不能恢复，则患者进入后遗症期，严重者受累肌肉出现萎缩，神经功能不能恢复，患者表现为终身残留麻痹。

2. 手足口病（hand,foot,and mouth disease,HFMD） 柯萨奇病毒A组16型（CV-A16）和肠道病毒71型（EV-A71）是引起HFMD的主要病原体，但其他EV，如柯萨奇病毒B组和某些埃可病毒等也可以引起该病。HFMD以发热和手、足、口腔和臀部等部位出现皮疹为主要临床特征，皮疹周围有炎性红晕，疱内液体较少，可伴有咳嗽、流涕、食欲缺乏、恶心、呕吐和头疼等症状。部分患者可仅表现为皮疹或疱疹性咽峡炎。绝大多数手足口病患者预后良好，一般可在5~7天痊愈，属于自限性疾病。但少数患者可出现皮疹不典型或无皮疹，病情进展迅速，可累及中枢神经系统，表现为脑膜炎、脑炎、脑脊髓炎，甚至出现肺水肿、肺出血和（或）循环功能障碍等，严重者导致患者死亡。该类重症病例神经系统症状表现为精神差、嗜睡、易惊、头痛、呕吐、谵妄甚至昏迷；肢体抖动、肌阵挛、眼球震颤、共济失调、眼球运动障碍；无力或急性弛缓性麻痹；惊厥。查体可见脑膜刺激征，腱反射减弱或消失，巴氏征等病理征阳性。呼吸系统症状出现呼吸浅促、呼吸困难或节律改变，口唇发绀，咳嗽，咳白色、粉红色或血性泡沫样痰液；肺部可闻及湿啰音或痰鸣音。循环系统症状表现为面色苍灰、皮肤花纹、四肢发凉，指（趾）发绀；出冷汗；毛细血管再充盈时间延长。心率增快或减慢，脉搏浅速或减弱甚至消失；血压升高或下降。

3. 无菌性脑膜炎（aseptic meningitis） 大部分EV感染都可以引起无菌性脑膜炎，尤其常见于5岁以下儿童；通常起病急、病程相对较短、预后大多良好。主要临床表现为发热、头痛、呕吐和颈项强直；部分患者可伴有轻微脑实质受累而表现出不同程度的意识障碍，如易激惹、嗜睡或昏睡等。早期患者可出现惊厥发作。一般无瘫痪、昏迷或持续惊厥等严重的脑实质损害症状，病程一般为数日至 2 周。多数患者急性期过后可完全恢复。

4. 无菌性脑炎（aseptic encephalitis）　主要由柯萨奇 A5,9,16 病毒和 ECHO4,6,9,16,30 病毒感染而引起。通常起病急，患者表现为剧烈头痛、发热、呕吐、颈项强直、典型的脑膜刺激征如 Kernig 征阳性，并伴有全身不适、咽痛、畏光、眩晕、精神萎靡、感觉异常、肌痛、腹痛及寒战等症状。皮肤典型损害为斑丘疹，皮疹可局限于面部、躯干或涉及四肢，包括手掌和足底部。柯萨奇 B 组病毒感染可伴有流行性肌痛和心肌炎。大部分患者恢复后不留后遗症。

5. 病毒性心肌炎（viral myocarditis）　通常由嗜心肌病毒柯萨奇病毒 B 组感染所引起，其中以柯萨奇病毒 B 组的 2~5 型（CV-B2~5）最为多见，柯萨奇病毒 A9 型（CV-A9）以及埃可病毒中的 1,3,5~7,9,11~14,16,17,19~21,25,29,31,33 型也可引起该病。在病毒性心肌炎患者中，CVB 感染可占 33%~40%，小儿更为明显，占 43.6%。患者症状可轻可重，轻者可无自觉症状，重者可突发心衰或猝死。发病时一般常先有短暂的发热、喷嚏、咽痛等"感冒"样症状或吐泻、腹痛等"胃肠炎"症状，继而出现长出气、胸闷胸痛、心悸、乏力、多汗等心脏症状。新生儿感染后易引起死亡。

6. 急性出血性结膜炎（acute hemorrhagic conjunctivitis,AHC）主要是由柯萨奇病毒 A24 变种（CV-A24v）和肠道病毒 70 型（EV-D70）引起。本病潜伏期很短，起病急骤，眼刺激症状重，刺痛、沙砾样异物感、烧灼感、畏光、流泪。眼睑水肿，睑、球结膜高度充血。常见角膜上皮细胞点状剥脱是本病早期发病特征，裸眼检查不易发现异常；结膜下出血，严重者可出血融合弥漫，可遍及全部球结膜并呈鲜红色。眼分泌物初为水样、浆液性，严重者可带淡红血色。一般可在 2~3 周痊愈，属于自限性疾病，预后良好。该病可全年发病，多见于夏秋季。主要通过接触传播，传染性极强，传播速度快，人群普遍易感，各年龄组人群均可发病。在卫生条件差、居住拥挤的学校、工厂宿舍易导致大范围的流行或暴发。

7. 疱疹性咽峡炎（herpangina）　通常是由柯萨奇病毒 A 组（CV-A2-6,CV-A8,CV-A10）引起。多见于 1~10 岁儿童，该病传染性很强，潜伏期平均 4 天左右，好发于春夏季，同一患儿 1 年内可感染不同的血清型病毒引起多次发病。该病常继发于急性鼻炎、肺炎、流行性感冒、疟疾、流行性脑膜炎，亦可单独发生。除咽部外，口腔黏膜亦可发生疱疹。多数患者表现为突发高热，体温可高达 39~41℃，伴有精神差、咽痛和四肢酸痛等症状，婴儿常出现呕吐、拒食，个别高热患儿有高热惊厥危险。患儿咽部随即出现灰色小丘疹，于 24 小时内发展为水疱和溃疡，其周围环绕 1~5mm 的红晕，经 1~5 天后溃疡可愈合，患儿咽痛减轻，进食情况改善。患儿一般 3 天内退热，症状消失。少数患儿可并发细菌感染，咽部可见脓疱，一般 4~6 日后可自愈。

8. 传染性胸膜痛（博恩霍尔姆病,Bornholm disease）　通常由柯萨奇病毒 B 组引起。主要临床症状为发热、阵发性肌痛，以胸、腹肌痛为最常见，膈肌常易受累。

9. 呼吸道感染　许多肠道病毒也是引起普通感冒的病原体。表现为感冒样、流感样症状，或有咳嗽、呼吸困难、发绀等表现，胸部 X 线可表现为气管支气管炎、细支气管炎、肺炎。

10. 新生儿感染　一些柯萨奇病毒 B 组和埃可病毒可引起新生儿感染。新生儿感染常发生在分娩过程中或育婴室内，感染后的症状不尽相同，轻者如发热，重者可发生严重的多系统疾病，甚至导致新生儿死亡。

另外,EV 感染还可以引起的其他临床症状,包括似风疹的出疹(部分柯萨奇病毒 A 组、柯萨奇病毒 B 组和埃可病毒)和糖尿病(柯萨奇病毒 B 组感染)等。

(二)标本采集与注意事项

1. 标本采集　用于 EV 核酸检测、病毒分离鉴定的标本主要为患者的粪便、咽拭子和疱疹液等临床标本,如患者出现神经系统症状,则应采集脑脊液标本。急性出血性结膜炎患者应采集结膜拭子或结膜刮取物标本。血清学诊断时,需要采集患者急性期和恢复期的双份血清标本。

(1)粪便标本:采集患者发病 7 日内的粪便标本。粪便标本采集量为 5~8g/ 份,采集后应立即放入无菌采便管内,4℃保存,立即(24 小时内)送达实验室,需长期保存的标本应存于 –70℃冰箱中。

(2)咽拭子标本:采集患者发病 3 日内的咽拭子标本。用专用采样棉签,适度用力拭抹咽后壁和两侧扁桃体部位,应避免触及舌部;迅速将棉签放入装有 3~5ml 保存液的保存管中,保存液配方为 91.5ml Eagle's MEM 中加入青霉素和链霉素(终浓度为:青霉素 100U/ml,链霉素为 100μg/ml)、胎牛血清(终浓度为 2%)、3.5ml 7.5% NaHCO₃、1ml L- 谷氨酰胺溶液、1ml 1mol/L 的 HEPES 溶液。在靠近顶端处折断棉签杆,旋紧管盖并密封,以防标本干燥。4℃保存,立即(12 小时内)送达实验室,–20℃以下低温冷冻保存,需长期保存的标本应存于 –70℃冰箱中。

(3)血清标本:采集急性期血清(发病 0~7 天)检测相应 EV-IgM 抗体可用于早期临床诊断,采集急性期(发病 0~7 天)和恢复期(发病 14~30 天)双份配对血清检测 IgG 或中和抗体,可用于回顾性诊断。静脉采集 3~5ml 全血,置于真空无菌采血管中,自凝后,分离血清,将血清置于 –20℃以下冰箱中冷冻保存。

(4)疱疹液:采集急性期疱疹液时,应先用 75% 的酒精对疱疹周围的皮肤进行消毒,然后用消毒针将疱疹挑破,用棉签蘸取疱疹液,迅速将棉签放入内装有 3~5ml 病毒保存液的采样管中,在靠近顶端处折断棉签杆,旋紧管盖并密封。所采集标本 4℃保存,立即(12 小时内)送达实验室,–20℃以下低温冷冻保存,需长期保存的标本应存于 –70℃冰箱中。

(5)脑脊液标本:脑脊液可用于抗体检测、核酸检测或病毒分离。出现神经系统症状的病例,应采集脑脊液标本;采集时间为出现神经系统症状后 3 天内,采集量为 1.0~2.0ml。标本采集后立即装入无菌带垫圈的冻存管中,4℃保存,立即(12 小时内)送达实验室,需长期保存的标本应存于 –80℃冰箱中。

(6)患者眼结膜拭子或结膜刮取物标本:对于急性出血性结膜炎患者,患者眼结膜拭子或结膜刮取物是核酸检测或病毒分离 CV-A24v、EV-D70 的主要标本。标本应在起病 1~3 天内采集。用灭菌棉签涂擦翻转的上、下睑结膜并拭取泪液后,应立即投入装有病毒保存液标本采集管中,贴好标签,置冰壶内携至实验室或低温(–70℃以下)冻存。

2. 标本采集注意事项　用于采集的咽拭子标本必须置于适当的病毒保存液中,以防病毒干燥和灭活。用于核酸检测和病毒分离的标本,应在患者发病后尽早采集,尽快检测;不能立即检测的标本应冷冻保存。对用于血清学诊断的急性期血清应该在患者发病后尽早采集,恢复期血清则应在患者发病 2 周后采集。

临床标本在运输和贮存过程中要避免反复冻融,如果不能确保 –20℃的条件,应该在 0~8℃运输和保存。标本运输时要附有必要的信息,如标本编号、患者发病日期和标本采集日期。

二、肠道病毒的生物学和流行病学特征

本部分重点介绍人 EV 的生物学特征和流行病学特征,并以对人类健康危害较大的脊髓灰质炎病毒、柯萨奇病毒、埃可病毒和新型肠道病毒中的 EV-D68、EV-D70 和 EV-A71 为主进行介绍。

(一)人肠道病毒的生物学特征

1. 病毒形态和结构　病毒呈球形,直径 20~30nm,是具有二十面体立体对称结构的无包膜病毒。由 60 个壳粒组成,每个壳粒又由 VP1~VP4 四种不同的多肽组成。

2. 病毒基因和蛋白　EV 基因组为单股正链的 RNA,全长约 7500 碱基,两端分别有 5′非编码区(non translated region,NTR)和 3′NTR+Poly(A)。5′NTR 具有内部核糖体进入位点(internal ribosome entry site,IRES),为基因表达相关元件,5′ 末端偶联有 VPg 小蛋白,与基因复制有关。3′NTR 也与基因组的复制和表达调控有关。EV 基因组具有单一的开放性读码框(open reading frame,ORF),编码多聚蛋白(polyprotein),多聚蛋白经翻译后加工水解为 11 个成熟的蛋白,分别为结构蛋白 VP4、VP2、VP3 和 VP1,非结构蛋白 2A-2C 和 3A-3D。如下所示:

| 5′NTR | VP4 | VP2 | VP3 | VP1 | 2A | 2B | 2C | 3A | 3B | 3C | 3D | 3′NTR |

结构蛋白形成病毒的衣壳,壳粒构成衣壳的亚单位,1 个壳粒包含相互间紧密排列的 VP1-VP4 成熟蛋白各一个,60 个壳粒排列构成病毒的二十面体立体对称结构。2A 和 3C 为蛋白水解酶,负责对多聚蛋白进行翻译后加工,形成成熟蛋白;3B 即为 5′ 末端小蛋白 VPg;3D 为最大的成熟蛋白,是基因组复制所必需的 RNA 依赖的 RNA 聚合酶(RNA dependent RNA polymerase,RDRP)。

3. 病毒分型和变异　EV 基因组为单股正链 RNA,使用缺乏校读功能的 RDRP 进行基因组的复制,因此具有较快的点突变速率。为了便于 EV 分子流行病学研究,常依据 VP1 编码区核苷酸序列的差异,将处于不同进化地位的病毒株划分为不同的基因型或亚型。

除点突变,基因重组为 EV 进化的另一重要方式。不同型别 EV 或同一型别 EV 的不同毒株在非结构蛋白编码区以及非编码区都可能发生型别间或型别内的基因重组,极少数情况下,在结构蛋白编码区的 3′ 末端也可能发生同源重组。

根据基因组特征和生物学特征,EV 被分成 11 个不同的组(species):EV-A~H、EV-J 和鼻病毒(HRV)-A~C。同一组内的型别间具有如下特征:①结构蛋白(P1)氨基酸序列同源性 >70%;②非结构蛋白(2C+3CD)氨基酸序列同源性 >70%;③基因组(G+C)含量差别小于 2.5%;④蛋白酶解加工、复制、脱衣壳等具有高度的相似性。

4. 病毒理化特征　EV 无包膜,可耐受 70% 酒精、异丙醇、来苏尔等常见消毒剂和乙醚、三氯甲烷等脂溶剂,以及大部分的去污剂。甲醛、戊二醛、含氯消毒剂则能有效灭活 EV。EV 对干燥和紫外线敏感,对温度具有一定的耐受性,但在 56℃下作用 30 分钟通常可将 EV 灭活。除 EV-D68 以外的大多数 EV 对酸性环境具有一定耐受性,pH3.0 酸性溶液处理对其活性无显著影响。

(二)人肠道病毒的流行病学特征

1. 传染源　人是人 EV 的唯一宿主,通常以无症状的隐性感染为主,患者和无症状感染者为主要的传染源,后者不仅人数众多,且不易被发现和控制,因而对病毒的散布和流行起

着重要作用。

2. 传播途径　主要通过粪—口途径传播,日常生活接触是主要传播方式,被污染的手、食物、用品、衣物、玩具和水源都可传播该病毒。少数情况下可通过空气飞沫传播。

3. 易感人群　人群具有普遍易感性,感染后获得对同型病毒有持久免疫力,对不同的血清型引起的感染不能产生交叉免疫。不同年龄组均可感染发病,以 5 岁及以下儿童为主。

4. 流行特点　病毒的流行季节主要为夏和秋季,但全年均可发生感染。病毒的感染呈全球分布,但某些型别的病毒引起的暴发和流行呈现一定的区域性。

除上述共同特点外,不同种类的肠道病毒还有其各自的特点,现介绍如下:

(三)脊髓灰质炎病毒

脊髓灰质炎病毒(poliovirus,简称脊灰病毒)是 1909 年由 Landsteiner 和 Popper 首先报道的。2012 年,国际病毒命名委员会按新的分类方法将脊灰病毒归类为小 RNA 病毒目、小 RNA 病毒科、肠道病毒属中的 C 组 EV。

1. 生物学特性

(1)病毒形态与大小:脊髓灰质炎病毒是小核糖核酸(RNA)病毒科肠道病毒属中的一种,直径 26~31nm,病毒颗粒呈球形、二十面体对称。

(2)病毒的基因与蛋白:脊灰病毒的抗原决定簇的定位目前已经清楚,在病毒表面的三个衣壳蛋白中,其中 VP1 蛋白上至少有 4 个抗原决定簇可以诱导产生中和抗体,而 VP2 和 VP3 蛋白分别含一个可诱导中和抗体产生的抗原决定簇。脊灰病毒中和反应具有血清型特异性,但在 I 和 II 型脊灰病毒之间有部分交叉。尽管每种血清型各株间都有小的抗原变异,但总的来说,脊灰病毒的抗原性是相当稳定的。

脊灰病毒就基因的复杂性和大小而言,属于最简单的病毒之一。脊灰病毒三个血清型的 RNA 基因组都已被克隆和测序。基因组 RNA 具有感染性并作为病毒蛋白翻译的模板。RNA 以单一 ORF 被翻译成一个大的前体蛋白质,然后被病毒编码的两种不同的蛋白水解酶切割成有功能的蛋白。

(3)病毒分型变异:分 3 个血清型,其中 I 型最常见,II 型最少见。I、II 和 I、III 型之间存在着交叉免疫,但在 II、III 型之间则无。

(4)病毒的复制:脊灰病毒生长周期的第一步是结合到一个特殊的膜蛋白即脊灰病毒受体(PVR;CD155)上,它是免疫球蛋白基因超家族中的一员。与受体的结合导致衣壳构象发生变化,这种变化是基因组释放到胞质中所必需的。其他的小 RNA 病毒都不能和脊灰病毒受体相结合。通过表达了人类脊灰病毒受体的重组鼠细胞系可以选择性地分离脊灰病毒,该受体已经被应用到脊灰消除的工作中。一旦病毒基因组进入到细胞,复制周期随之开始,这时病毒 RNA 由 3′ 末端开始,在聚合酶作用下转录成互补的 RNA(cRNA),再以 cRNA 为模板合成子代病毒 RNA。新合成的病毒 RNA 在 5′ 末端共价连接上一个 VPg 蛋白分子。而后只有正链 RNA 包装上病毒结构蛋白形成具有感染性的病毒颗粒。

脊灰病毒能在原代猴肾细胞及多种传代细胞上生长,病毒增殖后能迅速引起细胞病变,细胞变圆、收缩、死亡、堆积脱落。现在世界卫生组织(World Health Organization,WHO)推荐使用两种细胞系用于接种脊髓灰质炎病毒:一种是 L20B 细胞,为小鼠肺细胞,通过基因工程的方法使其表达了人类脊髓灰质炎病毒受体;另一种为 RD 细胞,来源于人横纹肌肉瘤。病毒注射入爪哇猴、恒河猴或猩猩脑、脊髓内可引起病变致肢体麻痹,此技术可用于检验疫苗的安全性。

（5）理化特性：脊髓灰质炎病毒易被紫外线所灭活，且对干燥很敏感，故不能用冷冻干燥法来保存。夏季在人粪中可存活几小时。在牛奶或奶制品中，可被常规的巴氏消毒法破坏。对氯的抵抗力与同时存在有机物质的量成正比。

2. 流行病学特征

（1）传染源：脊灰病毒隐性感染对本病的散布和流行起着重要作用。在儿童中瘫痪病例与隐性感染及无瘫痪病例之比可高达1∶1000，成人中也可达1∶75。流行时幼托机构中感染率可高达100%。患者自潜伏期末可以从鼻咽分泌物中排毒，粪便的排毒期自发病前10日至病后4周，少数可达4个月。由于无症状感染者病毒载量可以50~500倍于有症状者，因而无症状带病毒者是最重要的传染源。

（2）传播途径：早在发病前3~5日患者鼻咽分泌物及粪便内已可排出病毒。咽部主要在病初1周内排出病毒，故通过飞沫传播的时间亦短，而粪便中排出病毒不仅时间早（病前10天）、量多、且可持续2~6周，甚至长达3~4个月，因此粪便污染饮食，经口摄入为本病主要传播途径。直接或间接污染病毒的双手、用品、玩具、衣服及苍蝇等皆可成为传播媒介，饮水污染常引起暴发流行。密切生活接触，不良卫生习惯均可使之播散。

（3）易感人群：人群具有普遍易感性，4个月以下婴儿有来自母体的抗体，很少得病，1~5岁小儿发病者最多，至5岁以后又降低；年长儿大多经过隐性感染获得自动免疫力，抗体水平再度增长；到成人时大多数已具有一定免疫力。近年来，小儿普遍服用疫苗，故发病年龄有增高趋势。机体感染脊髓灰质炎病毒后，血清中最早出现特异性IgM，2周后出现IgG和IgA保护性中和抗体，可维持终身。病后对同型病毒有持久免疫力。

（4）流行特征：1988年WHO提出全球消灭脊髓灰质炎（脊灰）计划。通过全球开展大规模脊灰疫苗强化免疫，脊灰病例已大幅度下降。在1988年，全球有超过125个国家有脊灰流行，报告35万病例，然而2013年全球只报告脊灰病例407例，大部分国家或地区已经消灭了脊灰，在美洲区、西太区（包括中国在内）和欧洲区已经证实阻断了本土脊灰野毒的传播。Ⅰ型脊灰野病毒仅在尼日利亚、巴基斯坦和阿富汗三个国家有本土流行和循环。Ⅱ型脊灰野病毒传播在1999年以后已经被阻断，已实现全球消除Ⅱ型脊灰野病毒。Ⅲ型脊灰野病毒自2012年以来无报告病例，也未在环境污水中检出。

我国最后一例本土脊灰野毒病例发生于1994年，之后于1995年（Ⅰ型脊灰野毒1例）和1996年（Ⅰ型脊灰野毒1例，Ⅲ型脊灰野毒1例）在云南省发现了从缅甸输入的野毒病例。于1999年又在青海省发现了从印度输入的野病毒引起的1例Ⅰ型脊灰野毒病例。2000年10月WHO宣布包括中国在内的西太平洋地区消灭了脊灰，标志着我国达到无脊灰目标。但是目前，一些国家特别是与我国接壤的部分国家仍有脊灰流行，脊灰野病毒输入我国并引起流行的危险依然存在。2011年8月，新疆发生了从巴基斯坦输入的Ⅰ型脊灰野病毒引起的脊灰暴发疫情。2012年中国再次恢复无脊灰状态。

在全球大部分国家实现无脊灰目标后，脊灰口服活疫苗（oral poliovirus vaccine，OPV）所带来的弊端——疫苗衍生脊灰病毒（vaccine-derived poliovirus，VDPVs）的出现成为目前流行病学家和病毒学家关注的焦点。WHO对VDPVs的定义为VP1编码区核苷酸序列与Sabin株相比变异率≥1%且<15%的脊灰病毒。目前VDPVs被分为两大类：①循环VDPVs（circulating VDPVs，cVDPVs），即在人群中循环的VDPVs；②免疫缺陷患者长期排出VDPVs（immunodeficient VDPVs，iVDPVs），指分离自免疫缺陷患者的VDPVs。VDPVs不是脊灰野病毒，它是人服用OPV后在人肠道内复制所衍生出的病毒。尽管VDPVs是由疫苗所引起，但

VDPVs 具有脊灰野病毒的性质,与脊灰野病毒一样可导致人类残留麻痹,并可以在人群中传播。人们首次认识 VDPVs 是在 2000~2001 年海地岛发生的 Ⅰ 型 cVDPVs 循环,该事件共造成 22 例脊灰确诊病例(包括 2 例死亡病例)。随后全球又有数起 VDPVs 的暴发,其中包括 2001 年在菲律宾发生了 Ⅰ 型 cVDPV 暴发,2002 年在马达加斯加发生了 Ⅱ 型 cVDPV 暴发,2004 年 8~10 月我国贵州省黔西南州贞丰县发生了 Ⅰ 型 cVDPV 局部循环。还有一次暴发是在回顾性调查中发现的,即从 20 世纪 80 年代一直持续到 90 年代初在埃及发生的 Ⅱ 型 cVDPV 的广泛流行。因此在脊灰野病毒消灭之后 VDPVs 可能成为全球实现消灭脊灰计划最大的威胁。

(四)柯萨奇病毒

柯萨奇病毒是最常见的人类疾病致病原之一,尽管大部分情况下,该病毒引起的感染临床症状并不明显,但也可造成较严重的心肌炎、心包炎及神经系统的一些疾病,特别是对新生儿,可造成死亡。近年来,由柯萨奇病毒感染导致的疾病流行和暴发不断增加,发病率也不断上升,对人类健康和社会经济造成了一定的影响。

1. 生物学特性

(1)病毒的生物学特性:柯萨奇病毒属于小 RNA 病毒目、小 RNA 病毒科、肠道病毒属,是一类在人肠道繁殖的常见病毒。其一般生物学特性无异于其他 EV(详见本章前言),其免疫特点是可以凝集人类 O 型红细胞,红细胞表面的血细胞凝集素与病毒分子相连,通过超离心沉淀下来,也可与红细胞吸附在一起,利用这个特性可以用来测定抗病毒的抗体,即Ⅱ型血凝抑制试验。

(2)病毒的命名与分类:目前,根据柯萨奇病毒对乳鼠的致病特点及对细胞敏感性的不同,可将其分为 A、B 两组,A 组病毒目前共有 21 种病毒,CV-A1~CV-A24,其中 CV-A24 存在变异株(coxsackievirus A24 variant,CV-A24v)。而 CV-A15 已经被证实为 CV-A11,同样的,CV-A18 实为 CV-A13,CV-A23 同埃可 9 型病毒(echovirus,E-9);B 组病毒有 6 个血清型,CV-B1~CV-B6。

柯萨奇 A 组病毒可引起 1 日龄新生乳鼠弛缓性麻痹,继后发生呼吸变慢、变弱、变浅,12~14 小时内死亡。可引起骨骼肌的广泛受损,呈水肿,淀粉样变性,局部坏死。柯萨奇 B 组可引起乳鼠全身虚弱、震颤、肌肉痉挛性麻痹,死亡前有呼吸困难,青紫等症状,一般在 48 小时内死亡,存活的小鼠可显示发育障碍和一般的共济失调。组织学显示有随意局灶性坏死,炎细胞浸润,脂肪组织变性坏死等。

根据 2013 年 2 月最新的国际病毒分类委员会划分标准,不同的柯萨奇病毒分别隶属于肠道病毒的 A、B、C 组,其分类情况见表 7-3。

表 7-3　柯萨奇病毒的早期分类和最新分类

最新分类	早期分类	病毒名称
Enterovirus A	*Human enterovirus A*	CV-A2,CV-A3,CV-A4,CV-A5,CV-A6,CV-A7,CV-A8,CV-A10,CV-A12,CV-A14,CV-A16
Enterovirus B	*Human enterovirus B*	CV-B1,CV-B2,CV-B3,CV-B4,CV-B5,CV-B6,CV-A9
Enterovirus C	*Human enterovirus C*	CV-A1,CV-A11,CV-A13,CV-A17,CV-A19,CV-A20,CV-A21,CV-A22,CV-A24

2. 病毒的流行病学特征　同大多数 EV 一样,柯萨奇病毒感染引起的疾病都为自限性疾病,引起的感染临床症状并不明显。

因为不同型别的病毒受体不完全相同,因此一种疾病可由多种血清型的病毒引起,同一种类的柯萨奇病毒也可引起多种疾病。如无菌性脑炎常常由柯萨奇 B 组病毒引起,如 CV-B5 曾在美国一度引起无菌性脑炎的持续流行,特别是 1961、1972 和 1983 年;除此之外,CV-B5 也是急性心肌炎、手足口病、呼吸道疾病的主要致病原。另有研究发现,在胰腺炎患者中有 31% 感染是由 CV-B5 引起的。

多数病毒受体在人体神经系统、呼吸系统、皮肤／黏膜等组织中广泛分布,可引起脑(膜)炎、支气管炎、手足口病等疾病(表 7-4)。

表 7-4　柯萨奇病毒引起的相关疾病

临床症状	柯萨奇 A 组病毒	柯萨奇 B 组病毒
麻痹性疾病	+	+
手足口病	+	+
脑炎 - 脑膜炎	+	+
心肌炎	+	+
新生儿疾病	−	+
流行性胸膜痛	−	+
咽峡炎	+	−
流行性急性结膜炎	+	+
急性呼吸道感染性疾病	+	+
不明原因发热	+	+
糖尿病／胰腺炎	−	+

病毒的感染呈全球分布,但不同的型别的病毒引起的暴发和流行呈现一定的区域性:美国国家肠道病毒监测系统(National Enterovirus Surveillance System,NESS)的分析报告显示,美国自 1970 至 2005 年中最主要的柯萨奇病毒感染为柯萨奇 B5 型(CV-B5);而日本自 20 世纪 70 年代起开始监测显示,CV-A16 病毒几乎每 3 年流行一次,流行季节主要为夏秋季,但全年均可发生感染。

近 5 年来,由 CV-A6 导致的手足口病暴发在法国、芬兰、西班牙、日本和我国台湾省均有报道,2008 年秋季芬兰暴发的手足口病主要致病原为 CV-A6 和 CV-A10,这两种病毒引起的症状与其他病毒难以区分,但在发病后几周内有发生脱甲的表现。

(五)埃可病毒

1. 生物学特性　埃可病毒(echovirus,E)属于小 RNA 病毒目、小 RNA 病毒科、肠道病毒属,是一类常见的人类疾病的致病病原,可以造成广泛的疾病,从较轻的呼吸道症状到比较严重的脑膜炎,在新生儿可造成死亡。第 1 个埃可病毒是 1951 年无意中在粪便中发现的,早期当用人和猴的细胞分离脊灰病毒时,发现一些病毒对实验动物不致病,但是在细胞培养中能产生病变。不久从健康儿童及无菌性脑膜炎患者中分离出来许多型别类似的病毒。因其在实验动物中不致病,所以称它们"孤儿"病毒,后来又称为人类肠道致细胞病变的孤儿病毒（enteric cytopathogenic human orphan），简称为ECHO病毒。埃可病毒属于肠道病毒B组，共28种。早期的基因分型有34种，后来随着分子检验技术和基因分型标准的日趋成熟，对早期的分型进行了更改和并入：E-8与E-1为同一病毒，统一命名为E-1；E-10已归入呼肠孤病毒1型（reovirus 1）；E-28归入鼻病毒1A型（rhinovirus 1A）；E-34并入CV-A24，为CV-A24的变种；E-22和E-23与其他的ECHO病毒的性质存在明显差异，1997年国际病毒分类委员会将E-22和E-23单独划为一个新的病毒属——双埃柯病毒属（*Parechovirus*）。

2. 流行病学特征　埃可病毒是一类常见的人类疾病的致病病原，可以造成广泛的疾病，从较轻的呼吸道症状到比较严重的脑膜炎，在新生儿中可造成死亡。在引起临床症状的疫情中，分离到的埃可病毒最多见的是E-30、E-11和E-7型。由埃可病毒导致的疫情常发生在儿童聚集的地方，易造成幼托机构、学校被迫关闭或停课，是近几年较为突出的突发公共卫生事件，也越来越受到各地疾病控制部门的重视。

现以在疫情中最常分离到的三种埃可病毒E-30、E-7和E-11型为代表分析其流行病学特征。

（1）E-7：原型株Wallace株是1954年在一个无症状儿童的粪便标本中分离出。一般认为E-7在儿童仅引起轻度发热出疹性疾病。近年来在一些严重疾病患儿中分离到E-7，如2000年在马来西亚暴发的手足口病流行期间，在一名患致死性脑脊髓炎的3岁男孩脑脊液中检出。此外，国际上还报道了多起E-7引起的各种疾病，如假脊髓灰质炎麻痹、脑脊髓炎、坏死性小肠结肠炎、手足口病、无菌性脑膜炎、吉兰-巴雷综合征、新生儿脓血症，以及多起医院或托儿所内的感染。

（2）E-11：是全球最常分离到的肠道病毒之一，现在认为E-11能引起EV相关的所有疾病，特别是新生儿或婴儿的严重疾病，发病率与病死率都很高，表现为新生儿多系统出血性疾病，以多器官损害为特征，包括肝脏、心肌、肾脏及脑损害。

（3）E-30：是EV中引起无菌性脑膜炎的主要病毒，过去的40多年中在世界各地引起了很多起的无菌性脑膜炎暴发。美国肠道病毒监测数据表明，E-30是20世纪70~90年代美国肠道病毒中分离率最高的病毒。在之后的法国、罗马、德国、土耳其、丹麦、英格兰均有E-30引起的无菌性脑膜炎暴发的报道。有研究发现，埃可病毒所引发的无菌性脑膜炎呈明显的周期性，一般3~4年出现一次流行高峰，流行期短则2年，长则4年不等。

（六）EV71等新型肠道病毒

1969年之后，新发现的EV不再按照原有标准（分为脊灰病毒、柯萨奇病毒A和B组、埃可病毒）进行命名，改由连续的数字进行编码。现在采用的标准命名同时还包含其所属种的信息，如：属于肠道病毒A种（EV-A）的肠道病毒71型，表示为EV-A71（表8-1）。以此原则命名的EV，统称为新型EV。EV-D68为第一个命名的新型EV。新型EV与PV和其他人EV具有相似的生物学和流行病学特征。

新型EV型别众多（见表7-1），EV-A71和EV-D70为常见的引起相关传染病暴发的新型EV，而EV-D68则兼有EV和RV的特征。该类病毒均能在猴肾细胞上增殖。

1. EV-A71

（1）生物学特性：EV-A71是引起HFMD的最常见病原之一，并且可以引起中枢神经系统感染（无菌性脑炎和脑膜炎、脊髓灰质炎样麻痹），具有前角神经组织嗜性，是最主要的引起急性弛缓性麻痹的非脊灰肠道病毒。清道夫受体B2（scavenger receptor class B，member 2，SCARB2）和P选择素糖蛋白配体-1（P-selectin glycoprotein ligand-1，PSGL-1）为当前证实的

2 个 EV-A71 功能受体,但还存在其他未知受体。SCARB2 在人体组织广泛分布,PSGL-1 主要存在于淋巴细胞。目前对 EV-A71 易侵犯中枢神经系统的机制尚不清楚。基于 VP1 将 EV71 分为 A、B 和 C 三个基因型(genotype),B 和 C 基因型又进一步划分为 B1~B5 和 C1~C5 基因亚型(sub-genotype);核苷酸序列基因型内差异 <12%,基因型间差异为 16.5%~19.7%,不同基因亚型间核苷酸序列差异在 5% 以上。

(2)流行病学特性:1974 年 Schmidt 等从美国加利福尼亚州 20 例具有中枢神经系统症状患者(1969~1973 年)首次分离到 EV-A71。EV-A71 流行范围广泛。曾在美国、澳大利亚、保加利亚等不同的国家和地区引起严重神经系统疾病。如 1975 年,在保加利亚的婴幼儿中发生 EV-A71 感染引起严重神经系统感染的暴发流行,共有 705 例病例,病例大多表现为无菌性脑膜脑炎症状,其中 21%(149 例)的病例出现多种形式的弛缓性麻痹,并引起 44 例死亡病例。自 20 世纪 90 年代后期,EV-A71 在亚洲数个国家发生大规模流行,主要表现为大范围 HFMD 暴发,部分病例伴有神经系统受累,少数病例因致死性脑炎、脑疝、肺水肿和心脏衰竭而死亡,暴发主要累及 6 岁以下婴幼儿。1997 年,马来西亚发生 EV-A71 引起的 HFMD 暴发,共报告病例 2628 例,4~6 月份间共引起 29 例死亡病例。除此之外新加坡、日本、韩国、澳大利亚、柬埔寨、泰国和越南等国家均有 EV-A71 流行的相关报道。

在我国,1998 年,EV-A71 在台湾地区引起 HFMD 暴发,此次暴发报告病例 129 106 例,具有神经系统症状的重症病例 405 例,引起 78 例死亡病例。死亡病例表现为神经源性的呼吸循环衰竭,随后快速进展为死亡。2007 年,山东省临沂市发生 EV-A71 引起的手足口病暴发,11 例具有神经系统症状,3 例死亡病例。2008 年,安徽省阜阳市 3~4 月份出现 22 例不明原因死亡病例,经实验室确认为 EV-A71 感染引起。2008 年 5 月 2 日,HFMD 作为第 38 种法定报告传染病,被纳入《中华人民共和国法定传染病防治法》丙类传染病管理。同时开展全国范围的 HFMD 监测。从 2008 年开始,HFMD 在全国范围出现大规模持续流行,全国 5 岁以下儿童发病率达到 834.1/10 万。EV-A71 和 CV-A16 为我国 HFMD 的主要病原。由于 EV-A71 流行和传播较为广泛和活跃,具有丰富的分子流行病学数据。其中 C4 基因亚型为我国 1998 年以来流行的优势基因型。C4 基因型又进一步分为 C4a 和 C4b 分支,其中的 C4a 分支则为 2007 年来以来引起我国 HFMD 暴发的绝对优势基因亚型。除 EV-A71 以外,多种 EV 都可引起 HFMD,如:CV-A4~7、CV-A10、CV-A12、CV-A16 等。但 EV-A71 相对其他 EV,易侵犯中枢神经系统,导致严重的临床后果。基于我国 2008~2013 年 HFMD 连续监测的数据表明:EV-A71 是导致 HFMD 病例出现中枢神经系统并发症,并引起死亡病例的优势型别。EV-A71 引起的死亡病例,从发病到死亡平均病程为 3.5 天、从确诊到死亡仅为 0.5 天,具有病程短、进展快的特点,从而错失临床救治最佳时机。

2. EV-D70

(1)生物学特性:该病毒不同于其他肠道病毒,它不具有肠嗜性,病毒存在于眼结膜,病毒最适增殖温度较低,为 33℃,培养用人胚肾和猴肾细胞。

(2)流行病学特性:1973 年,Mirkovic 等将分离自 1969~1971 年 AHC 大流行的新 EV 命名为 EV-D70。EV-D70 在全球广泛流行,是引起 AHC 的两种主要病原之一(另一种为 CV-A24v)。1969 年起该病大流行始于非洲加纳和尼日利亚,随后波及非洲其他国家、印度、亚洲多数国家和欧洲部分国家,出现全球大流行。1970 年分离自日本的 J 670/71 为其原型株。20 世纪 80 年代,EV-D70 再次在包括非洲和亚洲国家以及美国在内的国家引起 AHC 暴发。20 世纪 90 年代,在个别国家仍有 EV-D70 引起 AHC 流行的报道,如日本(1994 年)、以色列

（1994 年）。近年来，AHC 暴发多由 CV-A24v 和腺病毒引起。EV-D70 在我国的流行情况与全球形势一致。20 世纪 70、80 年代，EV-D70 在我国多个省引起 AHC 暴发流行。近年来，CV-A24v 和腺病毒成为我国 AHC 的优势病原。

不同于大多数 EV，EV-D70 感染后无消化道复制过程，而直接感染眼部，引起结膜下出血等症状。AHC 传染性极强，通过直接或间接接触眼部分泌物进行传播，易在学校等人群密切接触的场所出现暴发流行，流行季节为夏秋季。感染后潜伏期 1~2 天，症状多为自限性，一般 7 天内可自愈。但仍有约万分之一的病例会出现中枢神经系统症状，可引起下肢的急性弛缓性麻痹以及脑神经麻痹，但神经系统症状多为一过性。衰变加速因子（decay accelerating factor，DAF）（又称 CD55），为 EV-D70 在 HeLa 细胞上的受体。但研究证明：除此以外，还存在未发现的其他 EV-D70 受体。目前，EV-D70 的致病机制以及侵入中枢神经系统的机制尚未阐明。此外，某些血清流行病学数据提示：EV-D70 感染后诱导的血清中和抗体持续时间可能比较短，有可能发生 EV-D70 的重复感染。但需要进一步的验证和证实。

3. EV-D68

（1）生物学特性：基因组序列分析证明 EV-D68 原型株与 RV-87 原型株属于同一型别，现已归入 EV-D68。EV-D68 在体外细胞中增殖较困难，且其最适培养温度与 EV-D70 相同，为 33℃，低于大多 EV 的最适培养温度（36℃）。EV-D68 是较为特殊的 EV，兼有 RV 的生物学特征，pH3.0 酸溶液处理后其滴度明显降低。

（2）流行病学特征：EV-D68 于 1962 年首次从美国加利福尼亚州患肺炎和细支气管炎的婴幼儿分离到，其原型株为 Fermon 株。EV-D68 感染多与呼吸道感染相关，可引起普通上呼吸道感染，也可引起严重的下呼吸道感染，甚至导致死亡。自首次分离后，EV-D68 流行的报道相对较少，但近十年来日本、美国、荷兰、菲律宾、新西兰、塞内加尔、中国均有 EV-D68 引起呼吸道感染的报道。2014 年，美国密苏里和伊利诺伊州出现 EV-D68 暴发，引起聚集性肺炎病例。近年来，EV-D68 引起的呼吸道感染作为一种新发传染病引起关注；也有 EV-D68 感染引起严重中枢神经系统症状的报道。相对其他 EV，关于 EV-D68 流行的报道较少，其在人群流行规律和致病机制尚未阐明。

三、实验室检测

主要包括不同类型标本及处理、直接检测病毒的方法、病毒分离与鉴定、血清学诊断，以及抗病毒药物的敏感性实验。

（一）标本类型与处理

1. 标本类型　当前对于 EV 的致病机制并未完全阐明。关于 PV 的研究认为，EV 感染初期可能在扁桃体、咽部和肠道淋巴结进行复制，然后经某种途径进一步侵犯其他组织器官，如：中枢神经系统、心肌、皮肤黏膜等，引起相应临床症状。大多 EV 感染后较长时间内均可从粪便中检测到 EV，个别情况排毒期甚至长达 6~8 周。此外，在 EV 感染急性期，上呼吸道标本（如咽拭子中）中也可检测到。EV-D68 兼有 HRV 的部分特征，主要引起呼吸系统感染，少数情况下可导致婴幼儿严重的下呼吸道感染（肺炎和细支气管炎）。EV-D70 感染主要引起 AHC，个别病例可出现一过性的中枢神经系统症状。但极少从呼吸道和粪便标本中检测到 EV-D70，致病机制不详。

因此，多种标本均可用于 EV 临床检测。一般来说，用于 EV 临床检测的理想标本应是：感染急性期从病变部位或具有临床症状部位采集的相应标本。例如：可采集具有皮肤疱疹临床症状病例的疱疹液、具有中枢神经系统症状病例的脑脊液、出现心肌损伤病例的心包液等。由于大多数 EV 感染早期可从患者咽部排毒,且在较长时间内可从消化道排出病毒,因此当无法及时采集相应病变部位或临床症状部位标本时,也可采集咽拭子、粪便和肛拭子用于 EV 病原学检测。

可用于 EV 病毒感染实验室病原学检测的临床标本类型有:呼吸道标本(咽拭子、鼻咽吸出物、肺部冲洗液等)、粪便及肛拭子、疱疹液、结膜拭子、脑脊液、心包液,以及其他病变组织(心肌、脑组织等)。

处理具有潜在 EV 感染性的标本,均应在 BSL-2 实验室的二级生物安全柜中进行操作,并根据相关要求做好个人防护。

2. 标本的处理

(1)粪便标本:由于粪便标本成分较为复杂,含有的细菌、真菌、毒素等成分可干扰后续的 EV 病毒分离培养以及 EV 核酸直接检测。粪便标本应事先用三氯甲烷进行处理,然后用于 EV 的病原学检测。三氯甲烷处理过程可灭活有包膜的微生物(细菌、真菌、含包膜病毒等),以及大部分脂溶性毒素,并充分分散聚集成团的 EV。

操作过程及步骤:①在生物安全柜中,取约 2g 粪便标本、10ml 含有抗生素的完全 PBS(含钙、镁离子的磷酸缓冲液)、1ml 三氯甲烷加入 50ml 耐三氯甲烷的离心管中。②使用机械振荡器剧烈振荡 20 分钟,制成粪便悬液。③使用低温挎篮式离心机(bucket centrifuger),4℃条件下,1500g 离心力,水平离心 20 分钟。离心后,包含有脂溶性毒素以及有包膜微生物的三氯甲烷位于底层,EV 则位于上层的 PBS 中。④在生物安全柜中将含有 EV 的上清转移至无菌的外螺旋冻存管中,以备后续检测。

肛拭子的处理可参考粪便。

(2)咽拭子标本:咽拭子要在标本运输(保存)液中充分搅动,洗下拭子上黏附的病毒及含有病毒的细胞等。然后,在 4℃条件下,10 000r/min 离心 20 分钟,上清用于后续病原学检测。病毒分离培养过程中,如果接种细胞后发现有细菌污染,则应使用 0.45μm 无菌滤器对原始标本进行过滤以去除细菌。其他呼吸道标本处理可参考咽拭子。

(3)其他标本:脑脊液、疱疹液、心包液标本 4℃条件下离心去除杂质和细菌后,可直接用于后续检测。结膜拭子的处理可参考咽拭子。

新鲜组织标本采集后应置于超低温保存(液氮),处理过程应保证低温条件(如置于冰上进行操作),加入病毒保护液后进行物理研磨,制备成组织匀浆。离心去除杂质后,上清液用于病毒分离培养或核酸直接检测。经过醛固定石蜡包埋处理的标本,由于病毒已被灭活,因此标本不能用于病毒分离。醛类处理会导致病毒核酸的降解和片段化,使核酸检出率下降。目前,有专门用于此类组织标本中 RNA 或 DNA 提取的商品化试剂盒,可在一定程度上提高核酸的提取和纯化效率。

3. 标本的质量控制 良好的标本质量决定 EV 检出成功率。高质量病原学标本应在发病后尽早采集最适宜的标本种类。标本采集后置于合适的标本保存液中,应于 4℃条件下保存和运输。如不能在 24 小时内进行处理,则应置于 –20℃冻存。处理过程中标本应清楚标注,使用无菌、无核酸污染的一次性耗材,严格避免处理过程中标本的微生物污染和标本间的交叉污染。

(二)病毒分离鉴定

病毒分离是分子检测技术发明之前,用于 EV 检测的基本实验技术。大多数 EV 病毒可在多种人源或灵长类动物来源细胞系上进行增殖。但由于每种细胞系对不同 EV 的敏感性不同，没有任何一种细胞系可以用于分离所有型别的 EV。一般通过增加使用具有不同分离谱的细胞系种类，来增加分离 EV 的敏感性。最为常用的细胞系有：人横纹肌肉瘤细胞系（rhabdomyosarcoma，RD）、人喉癌上皮细胞系（human laryngeal epidermoid carcinoma，Hep-2）、非洲绿猴肾细胞系（Vero）等。转基因表达人 CD155 的鼠源细胞系（L20B）可用于 PV 的筛选。某些型别的 EV 不易在细胞系上增殖（如柯萨奇病毒 A 组部分型别），可在乳鼠上进行分离和培养。

在敏感细胞系上，EV 增殖后可导致细胞的裂解，出现典型的细胞病变效应（cytopathogenic effect，CPE）。CPE 大多可在接种后 7 天内出现，正常细胞形态发生改变：显微镜下细胞变圆、缩小、细胞核固缩、折光率增加、细胞变性。对于 EV 滴度较低的标本，或增殖速度较慢的 EV 型别，在接种后 14 天内也可出现明显的 CPE。由于大多数细胞系不能够连续维持 14 天，因此进行 EV 分离时，一般需盲传两代，每代细胞维持 7 天。此外，一些型别的 EV 在某些细胞系上无明显 CPE，这时需要借助分子生物学方法确定 EV 是否分离成功。

某些标本中含有的细胞毒性物质可在首次接种后 24 小时内引起细胞毒性反应，导致细胞坏死、脱落。而细胞毒性反应有时不易与 CPE 进行区分，这时需要将第一代培养物冻化后，进行再次接种。再次接种后，由于细胞毒性物质被稀释，可避免细胞毒性反应的出现。

（三）核酸检测

反转录 - 聚合酶链反应（reverse transcriptase - polymerase chain reaction，RT-PCR），尤其是实时荧光 RT-PCR（Real-time RT-PCR，rRT-PCR）具有快速、灵敏、特异的特点，被广泛应用于 EV 的核酸检测。EV 基因组在 5'UTR 较为保守，以此作为检测靶基因的 RT-PCR 和 rRT-PCR 方法主要用于 EV 的定性检测。而以 VP1 编码区作为检测靶基因的 RT-PCR 和 rRT-PCR 方法则可用于 EV 的检测及型别鉴定。由于不同型别间 VP1 编码区核苷酸序列差异较大，且该区变异较大，因此对所有 EV 型别的检测，则需针对不同分组 EV 甚至不同型别 EV 设计多对引物或探针。某些标本中含有的 PCR 反应抑制物，以及引物、探针与病毒基因的不匹配导致体外扩增失败，都会导致假阴性结果的出现。

从病变部位或无菌部位分离到 EV 或检测到 EV 核酸，即可确认 EV 为引起相应临床症状的病原体。由于 EV 存在较大比例的亚临床感染，感染后并不引起临床症状。因此，从咽拭子或粪便和肛拭子中检测到 EV 病毒或核酸后，还需结合流行病学数据和临床表现进行具体分析，以确定 EV 是否为致病病原。

（四）型别鉴定

根据基因特征和生物学特征，所有人 EV 属于 EV-A、EV-B、EV-C、EV-D 共 4 个组（见表 7-1）。

特异的血清中和实验是早期用于 EV 型别鉴定的主要方法。但近年来新的 EV 被不断发现，缺乏相应的新型 EV 标准血清，且 EV 型别众多，采用传统中和实验，根据抗原性进行型别鉴定的传统方法已经越来越不能满足新型 EV 的发现和命名。随着核酸体外扩增和基因序列测定技术的发展，使 EV 分子生物学型别鉴定成为可能。经研究证实结构蛋白（P1），尤其是 VP1 编码序列与血清型的关联具有高度一致性。基于 VP1 编码序列的 EV 型别鉴定方法，为当前国际公认的 EV 分型和鉴定的分子生物学依据，原则如下：①全长 VP1 编码区核苷酸序列与原型株同源性 >75%（氨基酸序列同源性 >85%），且与其他血清型同源性 <70% 表明与原型株为同一型别；②全长 VP1 编码区核苷酸序列与原型株同源性 <70% 表

明为不同或新的型别；③全长 VP1 编码区核苷酸序列与原型株同源性在 70% 和 75% 之间，则需要通过进一步分析其他特点进行定型。

（五）血清学检测

EV 感染后可诱导特异性体液免疫，产生特异性的中和抗体。当不能及时采集病原学标本，或无条件开展病原学检测时，也可采集患者的急性期—恢复期配对血清进行抗体的血清学检测。恢复期血清特异中和抗体的 4 倍或 4 倍以上升高可作为 EV 感染的血清学诊断依据。但某些 EV 感染病例的恢复期中和抗体升高水平 <4 倍，甚至低于急性期。可能是由于恢复期血清标本采集较迟。也有学者认为，是由于某些个体 EV 感染后潜伏期较长，出现临床症状时，中和抗体水平已经有了显著升高。但由于中和抗体检测耗时耗力，一般不用于 EV 感染的实验室诊断，多用于人群血清流行病学研究。

急性期血清中特异性 IgM 抗体检测，可用于病毒感染的血清学诊断。但一些 EV 型别之间具有某些相似的抗原位点，可能会导致免疫交叉反应，例如：PV-1 和 PV-2 共享一个抗原位点，CV-A16 和 EV71 具有较为接近的抗原性等。此外，在加热和去污剂作用下 EV 的结构蛋白发生变性，某些非特异性的内部抗原位点的暴露也会导致免疫交叉反应。因此，在方法学建立过程中，以及对 IgM 抗体检测结果进行解释时应慎重。

EV 存在较大比例亚临床感染。因此，经血清学检测证实的 EV 急性感染，是否是引起相应临床表现的原因，还需结合流行病学数据和临床表现进行具体分析。

（六）病毒检测中的注意事项

1. 柯萨奇病毒　病毒分离、普通 RT-PCR、荧光定量 RT-PCR 均是实验室常用的柯萨奇病毒的检测方法，中和试验因操作较为复杂多数实验室已不采用。值得注意的是，柯萨奇病毒 A 组多数型别的毒株不能在培养的细胞中生长，但近年研究报道，A 组的一些病毒可以在人横纹肌肉瘤细胞系细胞上生长，并产生可见的细胞病变效应如 CA-V6、CV-A10、CVA-16 等。某些不易在细胞系上增殖的 CV-A 组病毒（CV-A19 等），则可在乳鼠上进行分离和培养。而 CV-B 组病毒则大多数可以在细胞上培养，人喉癌上皮细胞系可提高 CV-B 组病毒的分离敏感性。

2. EV-A71　比较容易通过细胞培养分离到。HFMD 病例疱疹液中分离到病毒或检测到病毒核酸，脑炎、脑膜炎病例脑脊液中检测到病毒或病毒核酸，即可确认 EV-A71 为致病病原。值得注意的是，EV-A71 引起的脑炎及脑干脑炎患者的脑脊液中很少检测到 EV-A71 病毒颗粒或核酸。患者或无症状感染者的急性期咽拭子、粪便和肛拭子也是 EV-A71 病原学检测的适宜标本类型，一般用于确定导致人群疾病暴发或流行的病原。从单个患者咽拭子、粪便或肛拭子中检测到 EV-A71，还需结合临床和流行病学数据以确定 EV-A71 是否为引起临床疾病的病原。

3. EV-D70　感染后较少从呼吸道和粪便标本中检测到 EV-D70，患者急性期结膜拭子为病原学诊断的理想标本类型。EV-D70 可在细胞上进行分离培养，但标本中病毒核酸的直接检测有助于提高检测阳性率。

4. EV-D68　在体外细胞中增殖较困难，且其最适培养温度为 33℃，低于大多 EV 的最适培养温度（36℃）。呼吸道标本中病毒核酸的直接检测有助于 EV-D68 的检出。

四、预防与治疗

（一）预防

1. 免疫预防　除接种脊髓灰质炎三价混合减毒活疫苗（OPV）和脊髓灰质炎灭活疫苗

(IPV)预防脊髓灰质炎病毒感染外,目前尚无上市疫苗可以预防其他人肠道病毒感染。OPV和IPV都能有效地预防脊髓灰质炎。我国免疫规划使用的疫苗为OPV,基础免疫为婴儿出生后二月、三月、四月龄时各服活疫苗一剂,间隔1个月。在4岁时给予加强免疫一次。此外,我国自主研发的EV-A71灭活疫苗已完成Ⅲ期临床试验:针对EV-A71相关轻症病例的疫苗效率可达94.8%,而针对EV-A71相关重症病例的疫苗效率则为100%。

2. 管理传染源 管理传染源有很大难度,大部分EV感染临床表现为隐性,无法开展隔离或管理。早期发现EV感染患者,及时隔离,但效果有限。

3. 切断传播途径 患者的粪便和呼吸道分泌物,以及污染的物品必须彻底消毒。做好日常卫生和环境卫生,消灭苍蝇,加强饮食、饮水和粪便管理。急性出血性结膜炎患者泪液、眼分泌物含大量病毒,通过眼-手-物-眼途径直接、间接接触传播。患者洗脸用品需分巾、分盆,煮沸消毒或开水浇烫;参与污染物煮沸的家庭成员、密切接触者,在接触后需消毒双手;医务工作者在检治患者后须消毒双手再接触其他患者,以防医源性传播。

4. 实验室防护 针对前述可能出现实验室感染的环节,离心时,使用带盖的密封离心机;严格按照生物安全操作规范,病毒培养操作时,要求实验操作务必轻柔规范,并且要求使用负压生物安全柜;实验操作过程中,佩戴符合生物安全标准的防护器材包括口罩、帽子、手套和隔离衣等;定期进行生物安全耗材的评价、评估工作;进行动物实验时,务必小心,警惕不要被锐器扎伤,动作轻柔,最大限度地减少气溶胶产生的可能性。

5. 流行病学防控 当发现某种特定肠道病毒感染相关疾病如手足口病和急性出血性结膜炎报告病例数明显增多、病例呈聚集性分布时,应组织开展流行病学调查。包括采集相关病例标本,开展实验室检测,明确病原并进行分型鉴定;收集临床资料,了解不同型别肠道病毒的致病性、毒力、所致疾病临床类型及救治等;阐明本次流行/暴发的传播方式及感染的危险因素等,以便制定针对性的预防控制措施。

1989年世界卫生大会正式通过了全球消灭脊灰行动计划。该计划阐述了处于消灭脊灰各个阶段的国家在免疫、监测、实验室检测方面的首要任务,同时表明疫苗和急性弛缓性麻痹病例监测为行动计划实现的两个主要手段。实验室的首要任务就是从粪便标本中分离脊灰病毒。要尽可能正确地采集所有急性弛缓性麻痹病例的标本并运送至实验室。所有分离到的脊灰病毒应该采用血清中和试验鉴定血清型别,使用实时荧光定量反转录-聚合酶链反应对分离到的毒株进行型内鉴定,初步判断其为疫苗株、VDPV还是野毒株,最后通过序列测定方法进行证实。全球脊灰实验室网络为三级实验室网络,包括国家实验室(national laboratory,NL)、地区参比实验室(regional reference laboratory,RRL)和全球专项实验室(global special laboratory,GSL)。一些国家例如中国还建立了亚国家实验室,这些实验室承担着国家实验室的部分工作,视如国家实验室同等要求。

目前,脊灰Ⅰ型野病毒在尼日利亚、巴基斯坦和阿富汗三个国家有本土流行和循环,同时各个国家面临着VDPVs暴发的风险,输入性的脊灰野病毒在多个国家重新建立了循环,所以实现无脊灰目标,仅仅是消灭脊灰工作的一个阶段性成果,维持无脊灰状态将更加任重而道远。

(二)治疗

目前没有特异的抗肠道病毒治疗方法。部分学者主张应用免疫球蛋白对肠道病毒感染重症病例进行治疗,但治疗结果无统计学意义。对症和支持治疗是目前肠道病毒感染的主要治疗措施。轻型患者不需住院,但重型患者需要住院观察和治疗。

第二节　腹泻病毒及其检验

病毒性胃肠炎（viral gastroenteritis）又称病毒性腹泻，是一组由多种病毒引起的急性肠道传染病，是人类最常见的疾病之一，该类病毒也称为腹泻病毒。临床特点为起病急、恶心、呕吐、腹痛、腹泻、排水样便或稀便，也可有发热及全身不适等症状，病程短，且病死率较低。腹泻病毒是胃肠炎的重要病因，各种病毒所致胃肠炎的临床表现基本类似。其他病毒如流感病毒、SARS 冠状病毒、登革热、肝炎病毒、肠道病毒等感染后有时也会观察到胃肠道症状（如腹泻、腹痛、呕吐等），但是通常在出现了其他临床表现或者症状时才会怀疑到这些病毒的感染。

引起胃肠炎的腹泻病毒通常来自四个病毒科——呼肠孤病毒科（代表病毒为轮状病毒），杯状病毒科（代表病毒为诺如病毒和札如病毒），星状病毒科（代表病毒为星状病毒），腺病毒科（代表病毒为肠道腺病毒）（表 7-5）。虽然在人类粪便标本中检测到与腹泻相关的其他病毒也被认为可能引起胃肠炎，但是目前还没有足够的证据说明它们在人类胃肠炎中的作用。这些病毒包括引起动物腹泻的病毒，例如：冠状病毒（coronavirus）、突隆病毒（torovirus）、微小双核糖核酸病毒（picobirnavirus）和瘟病毒（pestivirus），以及由于数据有限目前还难以评估其致病性的病毒，如：爱知病毒（Aichi virus）。本章节只阐述已知明确引起胃肠炎的 4 类腹泻病毒。

病毒性胃肠炎全年都可发生，但是发病率在不同病毒之间有季节性差异。在全世界引起脱水性疾病的主要病原是轮状病毒，在温带气候中较冷的几个月的冬季是发病高峰，但是在热带没有观察到季节性趋势。相似地，虽然全年都有地方性流行，但诺如病毒的暴发高峰在冬季。星状病毒感染在温带的冬季和热带的雨季最常见。札如病毒、肠道腺病毒未见季节性发病增加的报告。

表 7-5　常见的腹泻病毒

病毒科	病毒属	基因组特征	种／血清型／基因型数目
呼肠孤病毒科	轮状病毒	双股 RNA，呈片段状	A 组轮状病毒：19 个 G 血清型，32 个［P］基因型
杯状病毒科	诺如病毒	单股正链 RNA	基因组 I，8 个基因型；基因组 II，19 个基因型；基因组 III 和 IV，各 2 个基因型；基因组 V，1 个基因型
	札如病毒	单股正链 RNA	基因组 I，5 个基因型；基因组 II，6 个基因型；基因组 III、IV 和 V，各 1 个基因型
星状病毒科	星状病毒	单股正链 RNA	8 个血清型（1~8）
腺病毒科	肠道腺病毒	双链 DNA	F 组腺病毒：2 个血清型（40 型和 41 型）

一、临床表现与标本采集

（一）临床表现类型

腹泻病毒引起的胃肠炎的临床表现包括腹部和全身症状，但是也会发生亚临床型和无症状的感染。水样泻是标志性的症状，血便很少见，呕吐则是另一个常见症状。虽然呕吐可以伴发腹泻，但是呕吐有时也会不伴腹泻而单独发生。其他症状包括厌食、恶心、腹痛及腹部痉挛、无力、肌痛、头痛和发热等。

A 组轮状病毒感染主要引起婴幼儿急性胃肠炎，患者以 6 个月 ~2 岁婴儿为多见，可出现从轻微的亚临床感染、轻度腹泻，直到严重腹泻甚至是致死性脱水等临床表现。潜伏期为 1~2 天，突然发病，80% 的患儿先呕吐、发热，随即有频繁腹泻，每日 10~20 次，呈淡黄色水样便、或蛋花汤样酸性便、或白色米汤样便，无黏液和脓血、恶臭，偶有腹痛。常伴轻度或中度脱水及代谢性中毒，病程一般为 2~6 天。当患儿的免疫功能低下时，急性胃肠炎可转变为慢性，此时患儿粪便中长期排出病毒，从而成为本病的传染源。A 组轮状病毒感染还可致新生儿坏死性小肠炎、婴幼儿肠套叠、肺炎、脑炎、脑膜炎等。严重的感染还可伴突发性婴儿死亡综合征、雷耶综合征、溶血性尿毒综合征、川崎病和克罗恩病等。

虽然不同种类的腹泻病毒引起的胃肠炎在临床表现上有很多相似之处，只靠临床症状无法做出明确诊断，但是某些临床表现会提示某种特定的病原体是病因。比如，两岁以下儿童出现发热伴有严重腹泻以及血容量不足是轮状病毒感染的特征。在保健机构、远洋轮船上或者在养老院的成人中，出现与饮水或者食物相关的急性胃肠炎"暴发"，以呕吐为主要症状，则提示病因很可能是诺如病毒。轮状病毒和诺如病毒都和旅行者腹泻有关。在免疫受损患者中，每种主要的腹泻病毒引起的胃肠炎都伴有迁延性腹泻。

（二）标本类型与采集

腹泻病毒主要从粪便中排出，所以粪便标本是用于腹泻病毒诊断性检测的主要标本。在某些情况下，呕吐物和血清样本也可用于实验室检测。在疾病发病的前几天，标本中存在较大量的病毒，之后下降，但是低水平的排毒可以持续数周时间。因此，从发病前几天收集的标本中进行病毒检测获得的阳性率最高。通常，肛拭子标本一般因含病毒颗粒数量较少，病毒不太可能从中检出，不如粪便标本常用。

用于直接检测病毒的粪便标本，发病后应立即采集，将几克粪便标本盛于清洁的塑料或玻璃容器内，密封后送往实验室；水样便可用吸管吸至塑料或玻璃容器内，密封后送实验室。从腹泻患儿尿布中采集的粪便可以通过几种方式进行处理：可以将尿布上面平铺一层塑料布，或者翻转一次性尿布使塑料面贴在儿童皮肤上以免腹泻的粪便浸入尿布；另一种方法是，可以用木质的压舌板从尿布中刮取部分腹泻的粪便，或者剪下一片尿布，将剪下的尿布浸在无菌的水中或者磷酸盐缓冲液中。有时也使用经十二烷基硫酸钠 -EDTA 处理的色谱纸条来收集、转运和储存粪便标本，然后通过 RT-PCR 方法检测病毒核酸。使用这种技术，轮状病毒和杯状病毒的核酸可以在室温下达 1 个月之久仍可以被检测到，如果储存在 –20℃，则可以保持更久。而轮状病毒一经接触纸张后其感染性就会消失，因此这种采集方法可以用于受试者 / 患者自己采集样本的流行病学研究中。

二、常见腹泻病毒的生物学和流行病学特征

（一）轮状病毒

轮状病毒（rotavirus）属于呼肠病毒科，其名字来源于拉丁文 "Rota"，意思是 "车轮"，指其在电子显微镜下的病毒形态学特征（图 7-1）。轮状病毒没有包膜，呈二十面体结构，直径大约 75nm。病毒的基因组包括 11 个线性双股 RNA 片段，每个 RNA 节段有一个开放读码框架（ORF），每个 ORF 分别编码 6 个结构蛋白（VP1~VP4、VP6、VP7）和 5 个非结构蛋白（NSP1~NSP5）。11 个双股 RNA 片段包裹在三层蛋白衣壳中：内壳由 VP1、VP2、VP3 蛋白组成，这些蛋白质参与病毒复制和 mRNA 的合成。占病毒颗粒总质量 50% 的 VP6，是种属特异性

抗原,形成了中层衣壳。外层衣壳由 VP7 组成,VP4 刺突自这一层发出,分析轮状病毒血清型主要依据 VP4 和 VP7 这两个靶蛋白。病毒在胞质内复制,有时在感染细胞的胞质内可见呈类结晶状排列的病毒颗粒。当某个细胞感染了不止一个病毒株时,由于病毒基因组是分段的,因此病毒经常会发生基因重组。

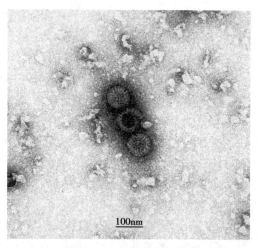

100nm

图 7-1　电镜下的轮状病毒

轮状病毒粒子表面有 3 种抗原,即组抗原、中和抗原及血凝素抗原。组抗原与多种结构蛋白有关,主要是第 6 节段编码的内壳蛋白 VP6,具有组和亚组的特异性,根据 VP6 蛋白抗原表位的不同,可将轮状病毒分为 A~G 共 7 个组。A 组轮状病毒最常引起人类感染。属于其他组(B~G)的轮状病毒主要感染其他动物,但是 B 组和 C 组轮状病毒也会偶尔引起人类感染。A 组轮状病毒根据表面蛋白、糖蛋白 VP7(G 型)和蛋白酶敏感性 VP4 蛋白(P 型)的特性,分成不同的血清型。同时,编码 VP7 和 VP4 的基因核苷酸序列也可用于基因分型,根据 VP7 蛋白的不同来鉴定轮状病毒的血清型和基因型得出的结果一致,所以称作 G 血清型。另一方面,根据 VP4 蛋白的不同鉴定轮状病毒的血清型和基因型的分析结果并不总是一致,所以 VP4 或者按照血清型编号分类或者按照基因型编号分类,基因型编号写在括号中。目前有 19 个 G 型和 32 个 P 型。

轮状病毒传播的主要机制是粪 - 口途径,人和人之间可以通过接触污染物或者进食了污染的食品以后传染。A 组轮状病毒每年引起 60 万至 80 万名 5 岁以下儿童死亡,大多数死亡病例发生在发展中国家。A 组轮状病毒感染见于世界各地,发病有明显的季节性,温带地区的发病高峰在秋冬寒冷季节(每年的 12 月 ~ 次年的 2 月),但热带地区季节性不明显,患者以 4 月龄婴幼儿多见,大龄儿童和成人的感染较为少见,可散在发生于接触儿童病例之后,或者是出现在暴发疫情当中。B 组和 C 组轮状病毒较少引起人类疾病,但是可引起散在发病,也可能发生胃肠炎暴发。患者与无症状带毒者是主要的传染源。患者急性期粪便中有大量病毒颗粒,病后可持续排毒 4~8 天,极少数可长达 18~42 天。

(二)杯状病毒

杯状病毒科含有两个引起人类感染的属,分别是诺如病毒(norovirus)和札如病毒(sapovirus)。杯状病毒科的名称来源于拉丁文"*Calix*",意思是"杯子"或者"高脚杯",指在电镜下看到病毒颗粒表面有杯子形状的凹陷。杯状病毒没有包膜,呈二十面体结构,28~40nm 大小。基因组是单股正链 RNA,编码非结构蛋白和两种结构蛋白 VP1 和 VP2。札如病毒与诺如病毒不同,其主要结构蛋白 VP1 与非结构蛋白有着相同的开放读码框架,而诺如病毒的结构蛋白 VP1 由另外的开放读码框架编码。札如病毒在电镜下较诺如病毒更像典型的"杯状病毒"。

诺如病毒根据病毒核苷酸序列分析结果分为五个基因组。基因组Ⅰ、Ⅱ、和Ⅳ含有可致人类疾病的毒株,基因组Ⅲ和Ⅴ含有可致牛和鼠疾病的毒株。根据 VP1 氨基酸序列,每个基因组可进一步分成基因型(或基因簇)。目前在诺如病毒Ⅰ、Ⅱ、Ⅲ、Ⅳ和Ⅴ基因组中分别有 8,19,2,2 和 1 个基因型,其中在Ⅰ和Ⅱ基因组中还另外有 11 个基因型仍尚未确定。基因组按照罗马数字编号,基因型按照阿拉伯数字编号。诺沃克病毒是诺如病毒的原型株,属于基因组Ⅰ的基因型1,命名为GⅠ.1株。因为诺如病毒无法在细胞中生长,尚不清楚基因型分类方法是否可准确地反映基因组之间的血清型差异。

札如病毒也分成五个基因组。除了基因组Ⅲ的病毒株感染猪外,其他4个基因组的病毒都能感染人。与诺如病毒的分类方法相似,札如病毒也进一步分为不同基因型。基因组Ⅰ和Ⅱ分别含有5个和6个基因型,而其他三个基因组中每组中各只含有一个基因型。

诺如病毒和札如病毒传播的主要机制是粪-口途径,诺如病毒的传播也与直接接触或通过飞沫接触呕吐物相关(即空气传播)。人杯状病毒会感染各个年龄段的人群,大多数感染由诺如病毒引起。美国每年估计有大约2300万例诺如病毒感染,是幼儿因胃肠炎住院的第二大常见原因(仅次于轮状病毒)。在发达国家,每年诺如病毒估计引起大约6.42万人住院,在发展中国家诺如病毒感染每年导致超过100万例住院和大约21.8万例死亡。诺如病毒可引起疫情暴发或流行性感染,后者还伴有胃肠炎暴发的季节性增加。全世界70%~95%的非细菌性胃肠炎的暴发是由诺如病毒引起的。另一方面,札如病毒引起的暴发只是偶尔发生,而且通常在幼儿中引起胃肠炎。

(三)星状病毒

感染人类的星状病毒(astrovirus)属于星状病毒科哺乳动物星状病毒属。星状病毒科和属的名称来源于希腊语"*Astron*",意思是"星",在电镜下病毒颗粒呈现五角星或者六角星样的形状。星状病毒是无包膜的二十面体结构,28~30nm大小,基因组是单股正链RNA。病毒外壳含有三种蛋白质,从病毒基因组的开放读码框架2表达的一个较大蛋白质经蛋白裂解切割而来。除感染人的毒株有八个血清型外,还有感染动物(小牛、鸡、火鸡)的几个不同血清型。外壳基因的种系发生学分析也将人星状病毒分成8个基因型。血清学分析和种系发生学分析得出的结果一致,所以使用其中任意一种分类方法均可。

星状病毒主要在幼儿中引起感染,但是也经常在免疫受损的患者、养老院的老年人以及接触了污染的食物或者水的健康人中引起疾病。基于社区的研究已经发现星状病毒引起了2%~6%的胃肠炎病例。本病无明显季节性,一般为散发性,但也可呈暴发流行,携带病毒的无症状乳儿可引起托儿所哺乳班幼儿胃肠炎的暴发流行。临床表现类似于轮状病毒胃肠炎,但症状较轻。在严重免疫受损的患者中,疾病的病程可能迁延不愈,例如骨髓移植的患者中。星状病毒很少引起经食物或者经水传播的暴发。

(四)肠道腺病毒

肠道腺病毒(enteric adenovirus)属于腺病毒科中的哺乳动物腺病毒属。腺病毒科的名称来源于希腊语"*Aden*",意思是"橡子"或者"腺体",意指分离出来的病毒呈腺体样结构(图7-2)。腺病毒是无包膜的二十面体结构,70~90nm大小。基因组是双链DNA,长约32kb。腺病毒含有导致人类疾病的A~F共六组病毒(以前称作亚群或者亚属),每组含有一种或者多种血清型腺病毒,各组病毒可依据它们聚集大鼠或者猴红细胞的能

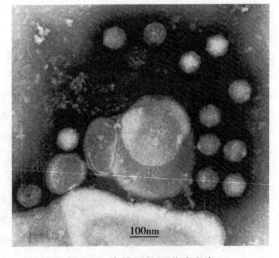

图7-2　电镜下的肠道腺病毒

力来区分。肠道腺病毒属于 F 组，可部分使大鼠红细胞聚集，有两个血清型（腺病毒 40 型和 41 型）。

大多数的研究结果表明，胃肠炎病例中的 1%~2% 是由肠道腺病毒感染引起，而且两岁以下的儿童出现感染症状的概率更大。肠道腺病毒主要侵犯婴幼儿，通过人与人的接触传播，也可经粪 - 口途径及呼吸道传播。本病无明显季节性，夏秋季略多，可呈暴发流行。临床表现为较重的腹泻，稀水样便，每日 3~30 次不等。常有呼吸道症状，如咽炎、咳嗽等，发热及呕吐较轻，可有不同程度的脱水征。病程一般为 8~12 天。多数患儿病后 5~7 个月内对蔗糖不耐受，并可伴有吸收不良。

三、实验室检测

（一）标本类型与处理

腹泻病毒的标本主要是粪便，采集后的粪便，针对后续不同的检测方法，样品的前处理方法各异。如用于核酸扩增，粪便标本中经常存在抑制 PCR 反应体系中酶的活性的物质，妨碍病毒核酸的检测，最简单的方法就是将粪便稀释成 10% 的悬液后进行后续实验。

为了提高病毒的稳定性，经常会将培养基、防腐剂、胎牛血清或者洗涤剂加到其他用于病毒诊断的临床样本中，但是这些物质会干扰某些用于腹泻病毒的检测方法（例如酶联免疫实验和乳胶凝集试验）的准确性，所以不应该加在粪便标本中。标本一旦送达实验室，就应该储存在 4℃，在此温度下可以放置几天至数周。需要长时间放置的标本应该冷冻储存，最好在 -70℃，但是某些抗原检测试剂盒提示 -20℃冷冻也可接受。

（二）实验室诊断标准

病毒性腹泻患者的临床诊断须依据流行病学资料、临床表现和粪便常规检查来综合诊断。由于引起病毒性腹泻的病原体有多种多样，而上述资料基本相似，故实验室确诊须依据从临床诊断腹泻患者（符合下面第 1 至第 3 项）的粪便标本中检出相关腹泻病毒，或特异性病毒核酸，或从血清中检测出特异性病毒抗体（第 4 项）。

1. 流行病学史　一年四季均可发病，一般夏秋季多发。有不洁饮食（水）和（或）与腹泻患者接触史，或有去卫生条件较差地区的旅游史。如为食物源性则常为集体发病及有共进可疑食物史。

2. 临床表现　腹泻、大便每日 ≥3 次，粪便的性状异常，可为稀便、水样便，亦可为黏液便、脓血便及血便，可伴有恶心、呕吐、食欲缺乏、发热、腹痛及全身不适等。病情严重者，因大量丢失水分引起脱水、电解质紊乱甚至休克。

3. 粪便常规检查　粪便可为稀便、水样便、黏液便、血便或脓血便。镜检可有大量红白细胞，亦可有少量或无细胞。

4. 病原学检查　通过直接检测病毒法、病毒分离等方法粪便标本中检出轮状病毒、诺如病毒、札如病毒、星状病毒、肠道腺病毒或检出特异性病毒抗原和核酸。或通过血清学方法从血清中检出特异性病毒抗体。

（三）直接检测病毒

有几种不同的检测方法可以被用来直接检测临床标本中的腹泻病毒，包括电子显微镜法、抗原检测法和核酸检测法。根据检测条件、当地人员的专业背景和实验室设施不同，这些不同检测方法在不同诊断实验室中使用范围不同。

1. 电子显微镜法　电子显微镜（电镜）法是最早应用于检测腹泻病毒的方法。电镜优于其他检测方法的主要优点是它能够用一种实验即可同时筛查出大量不同种类的病毒,并且可检测出一些其他腹泻病毒检测方法所不能检测到的病毒株。例如,目前面市的抗原检测法仅能检测 A 组轮状病毒,而不能检测出属于其他组的轮状病毒,但是它们能被电镜检测出来(例如 B 组和 C 组轮状病毒)。电镜的缺点主要包括其设备资金的投入大、专业技能要求高以及检测敏感性较低。在某种程度上,电镜的敏感度可以通过使用高价免疫血清聚集病毒来提高(即免疫电镜),但是即使采用了这种改良的方法,检测的敏感度也仅限于大约每毫升 $10^5 \sim 10^6$ 个病毒颗粒。据报道,电镜检查仅在不超过 50% 的急性诺如病毒感染患者中呈阳性,对于轮状病毒的检测敏感性不如酶免疫实验(EIA)。

2. 抗原检测 对每种腹泻病毒都有已经上市的抗原检测试剂。使用的检测方法有多种,包括固相 EIA,免疫色谱法和乳胶凝聚试验。固相 EIA 可以在临床实验室进行,通常在 2 个小时内出结果。免疫色谱法和乳胶凝聚试验简单易行,不到 30 分钟就可以出结果,但是在有些报告中,乳胶凝聚试验的敏感性(70%~90%)低于其他检测方法(>90%)。

抗原检测方法是目前用于诊断轮状病毒感染的主要检测手段。目前面市的检测试剂主要采用识别 A 组轮状病毒 VP6 蛋白的单克隆或者多克隆抗血清,所以这些试剂不能识别属于其他组的轮状病毒株。抗原检测法的敏感性与电镜相当或者稍高,也可以在急性感染的儿童血清中检测到轮状病毒抗原。虽然通过检测粪便标本中的轮状病毒抗原可以获得更高的敏感度,但是在某些粪便抗原阴性的儿童中进行血清抗原检测仍可检测出感染。

包被红细胞固相凝集试验已经成功地用于粪便中轮状病毒的检测。先用抗轮状病毒抗体包被聚苯乙烯 U 型微量滴定板,洗涤后加入用 PBS 稀释的待检粪便,37℃ 1 小时,反复洗涤后,加入氯化铬交联的抗轮状病毒抗体包被的绵羊红细胞,并按常规血凝试验的判定方法判定结果。现在用乳胶颗粒代替红细胞制作的乳胶凝集商品化试剂盒,直接用于检查轮状病毒,这种方法是特异且比电镜敏感的快速诊断方法,能诊断出临床感染。

用面市的抗原检测的方法也可以检测到粪便标本中的腺病毒,但大多数检测方法无法区分肠道腺病毒(F 组)和属于其他组的腺病毒。

针对星状病毒和诺如病毒,也有成功上市的抗原检测试剂,但检测诺如病毒的方法在敏感性和特异性上还不完美,而且现有方法对某些基因型诺如病毒还不能检出。然而,当疾病暴发时有数量较多的(6 份或以上)粪便标本需要检测时,这些检测方法在识别诺如病毒相关的疾病上还是有一定应用价值的。但还需要对这些检测方法做进一步的改进才能用于单个病例感染诺如病毒的诊断。对于札如病毒,目前还没有成功上市的抗原检测方法。

3. 核酸的检测 已经开发出了用于检测腹泻病毒的多种不同的核酸检测方法。最常用的是 PCR 法,但是对于 RNA 病毒,核酸序列依赖性扩增技术(NASBA)也有使用。与电镜和抗原检测的方法相比,PCR 技术对检测各种腹泻病毒都有更高的敏感性。

在核酸扩增中,粪便标本中经常存在抑制 PCR 反应体系中酶的活性的物质,妨碍病毒核酸的检测。目前已经找到了多种不同的策略去除抑制物干扰,最简单的方法是将粪便稀释成 10% 的悬液后,将标本加热至 95℃,从病毒衣壳中释放出核酸;使用这种方法时,加热后必须立即对样本进行检测,以避免时间过长导致核酸降解。另一种方法是使用变性剂,例如硫氰酸胍,该方法需要额外的操作步骤,但是核酸提取物不易在分析前快速降解。现在有许多商品化试剂盒可以从粪便标本中有效地提取病毒核酸。还可以向提取的标本中加入一种内控品对照核酸,这是一种能识别是否存在抑制物的常用方法。

（四）病毒分离与鉴定

1. 病毒分离　病毒分离虽然在某些情况下可以成功使用，但并非检测腹泻病毒的常规方法。因为，任何一种人杯状病毒在细胞培养中都无法生长，而且其他的腹泻病毒也对生长条件比较挑剔。有几种不同的细胞系（例如：MA104，CaCo-2，原代猴肾细胞）可用于粪便标本中 A 组轮状病毒的分离，但是成功的分离通常需要经过一系列的复杂过程。相对于粪便标本，用直肠拭子进行病毒分离不太可能产生阳性的培养结果。A 组轮状病毒的培养方法需要更长的时间而且更昂贵，同时也不比抗原检测法更敏感。有人报道过成功分离 B 组和 C 组轮状病毒的方法。

肠道腺病毒（腺病毒 40 型和 41 型）首先在 Chang 氏结膜细胞（Chang conjunctival cells）中被分离出来，然而现在许多病毒学家使用 Graham293 细胞分离这些病毒。这些病毒在细胞培养中通常很少或者不引起细胞病变效应，比其他人腺病毒更难分离。

星状病毒可以在不同的细胞系中进行培养，以来源于人小肠组织的细胞系（CaCo-2、T84 细胞）最为敏感。可以用载玻片培养法（shell vial assay）快速检测出阳性的培养物。该方法是在孵育 18 小时后，用免疫荧光法在培养细胞中检测病毒抗原。使用细胞对病毒进行分离扩增之后再用 RT-PCR 技术检测，是另一种用于识别星状病毒的方法。

2. 病毒的鉴定　已有不同的方法用于腹泻病毒的检测和分型。这些方法可以直接对临床标本进行检测；使用细胞系从临床标本中分离出病毒时，相同的方法也适用于病毒分离物的检测。现有抗原分型和基因分型两种方法对病毒进行鉴定，对于那些能在细胞培养基中生长的病毒，可以使用型特异性抗血清以交叉中和试验的反应性结果来判断血清型。

（1）轮状病毒的鉴定：A 组轮状病毒可以分为 G 血清型（根据糖蛋白 VP7 划分）和 P 血清型（根据对蛋白酶敏感的 VP4 划分）。已经开发出了检测 G 和 P 血清型的单克隆抗体，但是单克隆抗体还没有在临床实验室中广泛应用。临床实验室应用广泛的是基于 RT-PCR 的检测方法，这种方法采用型特异性引物可以进行基因分型分析。由于新毒株的不断出现或者引物设计区域发生核苷酸点突变，PCR 方法有时不能对病毒株进行基因分型或者导致错误分型。根据对 11 个基因片段逐个进行核苷酸序列分析，已经开发出了一个完整的基因分型系统用于病毒株的分类，这种方法可以检出轮状病毒重组株和新出现的病毒株。

（2）杯状病毒的鉴定：由于在体外无法培养人杯状病毒，因此很难建立杯状病毒血清型分型方法。使用固相免疫电镜（solid-phase immune electron microscopy，SPIEM）检测人恢复期血清标本中的诺如病毒，可以对诺如病毒进行抗原分型，但是由于这些检测缺少标准试剂，这项技术在大多数实验室并不实用。分子生物学方法可以将诺如病毒和札如病毒分成若干基因组和基因型，基因组和基因型的确定是根据全长 VP1 区的核苷酸序列的差异，但是较短的基因组序列也可用来推测基因型。虽然可利用聚合酶基因的核苷酸序列差异来对诺如病毒进行基因分型，但当病毒发生重组时会导致错误的基因分型。因此，同时获得聚合酶和衣壳的核苷酸序列，不仅可以确定基因分型，还能识别重组的病毒株。基因组特异性的 RT-PCR 技术也可以用来检测病毒的基因组，当扩增产物无法测序时可以用杂交方法推测基因型。对札如病毒进行分类的检测方法目前还很少，曾有报道关于基因组特异性的 RT-PCR 技术对札如病毒进行分类。

（3）肠道腺病毒的鉴定：肠道腺病毒可以按照其抗原性分类或者按照基因型分类。人腺病毒可以根据它们凝集大鼠和猴红细胞的能力进行分类，肠腺病毒 F 组与 C 组和 E 组的特性相同，可以部分地凝集大鼠红细胞。在六邻体（hexon）蛋白和纤毛（fiber）蛋白上还发现了组和型特异性的抗原决定簇,而且识别这些抗原决定簇的单克隆抗体可以用于腺病毒分类。肠道腺病毒的基因分型还可以通过斑点杂交法、基因组 DNA 的限制性酶切片段长度多态性分析(RFLP)或者型特异性的 PCR 法鉴定。

（4）星状病毒的鉴定:用型特异性抗血清可将星状病毒分成不同的血清型,这种检测可以通过 ELISA 法进行。除此之外,星状病毒还可以用分子生物学方法进行分类。对于鉴定对应于血清型的基因型,通过对 RT-PCR 扩增后的产物进行核苷酸序列分析来确定,这种方法中使用的引物需能够扩增所有星状病毒株;基因型还可以使用型特异性引物的 RT–PCR 技术,根据 PCR 扩增产物的大小来确定,这种方法中使用的引物根据不同基因型病毒扩增后产生不同大小的扩增片段来确定。

（五）血清学诊断

对于感染了病毒性胃肠炎的患者,虽然有多种不同的检测方法可对标本进行检测,但血清学检测不常用。血清学检测最常用于流行病学研究和疫苗效果评价研究。ELISA 是最常使用的方法,检测使用的抗原可以是全病毒、病毒样颗粒或者单个的病毒蛋白。间隔 2~4 周采集的急性期和恢复期血清的抗体有 4 倍或以上的升高,表明有急性感染。除了检测总抗体外,改良后的 ELISA 还可以检测不同型(IgM、IgG 和 IgA)和亚型的特异性免疫应答。血清对同型抗原的应答最强烈,但是在许多检测中也观察到对异型抗原的应答。

目前已经开发出了针对轮状病毒和星状病毒中和抗体的检测方法。这些方法一般不会有来自其他血清型病毒株的异型抗体反应,但是因为需要用活的病毒进行操作,实施起来比较烦琐,限制了其应用。

（六）实验方法的选择与报告

检测腹泻病毒有多种方法,实验室检测时选择的方法会受到多方面的影响,包括被评估的感染人群(儿童、成人、免疫受损人群)、感染不同病原体的可能性、是否有必要的设备、是否有进行和解释检测结果的专业技术人员以及检测的费用的高低等。每个实验室必须确定进行病毒性胃肠炎检测的目的,并考虑是否需要更加特异性的检测(例如血清型或者基因型的鉴别),是否需要鉴别那些目前面市的快速抗原法还无法检测的病毒(例如札如病毒),是否需要鉴别出病毒性胃肠炎比较少见的病因(例如 B 组和 C 组轮状病毒)。进行这些评估可以指导实验室的检测方法选择。

个体的诊断检测结果必须根据总体临床情况进行诠释。在某些临床情况下(例如免疫受损患者的慢性腹泻),以一种检测方法不能鉴别病原体,此时还应该以其他方法继续对该病原体进行评估,因为没有哪一种检测方法有百分百的敏感性。阳性结果既对治疗患者有意义,也会影响感染的控制隔离程序的选择。例如,由于诺如病毒是医院内胃肠炎暴发的常见原因,如果在院内感染的暴发时,检测出了诺如病毒感染,则应该加强对该疾病的监测,更加重视对患者、医护环境的清洁和消毒,并限制探视患者。随着对腹泻病毒引起胃肠炎认识的增加,在不久的将来会在市面上出现更多其他的检测方法(特别是更多的分子水平的抗原检测方法)。

四、预防与治疗

病毒性腹泻的预防原则应以切断传播途径为主,同时加强对传染源的管理,采取综合性预防措施,对重点人群、集体单位及临时性大型工地应特别注意预防暴发和流行。儿童口服轮状病毒减毒活疫苗可刺激机体局部产生 IgA 抗体,使儿童获得保护,是目前最为有效的预防措施。其他预防控制措施包括：①及早发现和隔离患者；②及时对患者粪便进行消毒处理；③重视水源及食物卫生，对餐具进行消毒；④婴儿室应有严格的消毒隔离制度；⑤提倡母乳喂养；⑥在流行季节应注意托儿所、幼儿园等机构的环境卫生；⑦注意防止医源性传染，医院内应严格做好婴儿病区及产房的婴儿室消毒工作。

目前尚无特异有效治疗药物，以对症治疗为主。吐泻较重时用止吐剂及镇静剂，口服或静脉补液以纠正电解质紊乱。此类患者多有营养障碍，如病情允许，应继续进食适宜的食物。

本 章 小 结

肠道病毒主要包括脊髓灰质炎病毒、柯萨奇病毒、埃可病毒和新型肠道病毒，该类病毒种、属类型较多，在病毒形状、基因组结构和组成、复制等方面具有共同的特性，可引起脊髓灰质炎、手足口病、无菌性脑膜炎、病毒性心肌炎等严重疾病。肠道病毒病毒可通过人与人之间的密切接触传播扩散。粪 - 口是主要的传播途径，偶然也可以通过飞沫传播。

病毒性胃肠炎又称病毒性腹泻，是一组由多种病毒引起的急性肠道传染病，是人类最常见的疾病之一。引起胃肠炎的腹泻病毒通常来自四个病毒科——呼肠孤病毒科（代表病毒为轮状病毒），杯状病毒科（代表病毒为诺如病毒和札如病毒），星状病毒科（代表病毒为星状病毒），腺病毒科（代表病毒为肠道腺病毒）。

粪便标本是用于腹泻病毒诊断性检测的主要标本。在某些情况下，呕吐物和血清样本也可用于实验室检测。病毒性腹泻患者的临床诊断须依据流行病学资料、临床表现和粪便常规检查来综合诊断。

可以直接检测临床标本中的腹泻病毒的方法包括电子显微镜法、抗原检测法和核酸检测法。病毒分离虽然在某些情况下可以成功使用，但并不是常规的检测临床样本中腹泻病毒的方法。

思考题

1. 肠道病毒和引起胃肠炎的腹泻病毒通常包括哪些，其病毒学分类地位分别是什么？其基因组特征分别是什么？

2. 肠道病毒与腹泻病毒的区别是什么？

3. 可用于检测肠道病毒和腹泻病毒的标本有哪些？

4. 轮状病毒有几种抗原？其分型是如何确定的？

5. 病毒性腹泻的临床诊断标准和实验室诊断标准分别是什么？

（许文波 张勇）

第八章　皮肤和黏膜感染病毒及其检验

皮肤和黏膜感染病毒是主要通过皮肤和黏膜进入人体,引起皮肤、黏膜及全身感染,甚至导致其他器官损害的一大类病毒,其种类繁多,主要为双链 DNA 病毒,有的有包膜,有的无包膜,包括痘病毒、疱疹病毒、乳头瘤病毒等。此外还包括 RNA 病毒(如手足口病毒)已在胃肠道病毒中叙述,本章不再讨论。常见的皮肤和黏膜感染病毒如表 8-1 所示。

表 8-1　常见的皮肤和黏膜感染病毒

病毒科	属	基因特征	血清型和种数
痘病毒科	正痘病毒属 (*orthopoxvirus genus*)	双链 DNA	4 个血清型(天花病毒、痘苗病毒、猴痘病毒、牛痘病毒)
	牙塔痘病毒属 (*teeth tower poxvirus genera*)	双链 DNA	2 个血清型(塔那痘病毒、雅巴痘病毒)
	软疣病毒属 (*molluscum virus*)	双链 DNA	1 个血清型(传染性软疣病毒)
	副痘病毒属 (*parapoxvirus genus*)	双链 DNA	4 个血清型(羊接触传染性脓疱性皮炎病毒、牛丘疹口炎病毒、挤奶人结节病毒、海豹痘病毒)
疱疹病毒科 疱疹病毒 α 亚科	单纯疱疹病毒属 (*herpes simplex virus*)	双链 DNA	2 个血清型(人疱疹病毒 1 型,人疱疹病毒 2 型)
	水痘病毒属 (*varicella virus*)	双链 DNA	1 个血清型(人疱疹病毒 3 型)
疱疹病毒 β 亚科	巨细胞病毒属 (*cytomegalovirus*)	双链 DNA	1 个血清型(人疱疹病毒 5 型)
疱疹病毒 γ 亚科	淋巴隐伏病毒属 (*lymphatic insidious virus*)	双链 DNA	1 个血清型(人疱疹病毒 4 型)
新型疱疹病毒			3 个血清型(人疱疹病毒 6 型、人疱疹病毒 7 型、人疱疹病毒 8 型)
乳多空病毒科	乳头瘤病毒属 (*papillomavirus genus*)	双链 DNA	1 个血清型(乳头瘤病毒)
	多瘤病毒属 (*polyomavirus genus*)	双链 DNA	2 个血清型(多瘤病毒、猴空泡病毒)
小 RNA 病毒科	肠道病毒属 (*enterovirus*)	RNA 病毒	多个血清型(柯萨奇病毒、肠道病毒 71 型)

第一节　临床表现与标本采集

在临床上,皮肤和黏膜病毒感染分为两大类,即原发性感染和复发性感染。原发性感染主要发生于青少年和无特异性免疫力者,复发性感染则往往发生于成人和有免疫力者。病毒在天然宿主体内介于原发性感染和复发性感染之间的一段时间,称之为潜伏性感染。潜伏感染(latent infection)是病毒的持续性感染状态。病毒感染人体后,病毒基因存在于一定的组织或细胞中,由于机体免疫功能足以将病毒局限化而不引起显性感染,也不出现临床症状,但又不足以将病毒清除,病毒便可长期潜伏下来,待机体免疫功能下降时,则可引起显性感染。皮肤和黏膜是人体抗病毒感染的第一道防线。由病毒引发的皮肤和黏膜的病情可以是单独的皮肤疾病,或是伴发全身疾患,其治疗效果由患者病情严重程度而定。

一、临床表现类型

1. 天花(smallpox)　天花是由痘病毒科中的天花病毒感染人引起的一种烈性传染病。未患过天花或未接种过天花疫苗的人,均可能被感染,感染后死亡率高。人被感染后无特效药可治,患者在痊愈后脸上会留有麻子,"天花"由此得名。

感染天花病毒后的潜伏期平均约为 12 天(7~17 天)。天花病毒感染的临床症状除了一般的感染中毒表现以外,以接连出现的各阶段皮疹为其特征。天花病毒在皮肤及黏膜中增殖侵害 3~4 天后全身出现痘疹,进入出痘期。开始为红色斑疹,后变为丘疹,2~3 天后丘疹变为疱疹,再由疱疹转为脓疱疹。之后若脓疱收缩转干,患者通常会脱痂,在感染后 28 天左右痊愈。患者康复后,痂脱落形成瘢痕,由于脸部丰富的皮脂腺被破坏,并发生纤维化,故脸上的瘢痕最明显,俗称"麻子"。但倘若脓疱出现后,因皮下出血而引致皮肤变黑,患者多数会死亡。

痘病毒科中的其他病毒引起的人类疾病在影响的范围和程度上都要小得多,除天花病毒外,只有软疣病毒属的软疣病毒是感染人类的特有病毒。其他病毒除感染人类外,偶尔可感染某些家畜。

2. 单纯疱疹(herpes simplex)　疱疹病毒感染引起的人类疾病是多种多样的,有些动物疱疹病毒也能感染人,如猴的 B 型疱疹病毒。单纯疱疹是由人类疱疹病毒引起。该病毒分为人疱疹病毒 1 型(即单纯疱疹病毒 1 型 herpes simplex virus type 1,HSV-1)和人疱疹病毒 2 型(即单纯疱疹病毒 2 型 herpes simplex virus type 2,HSV-2)。1 型病毒常引起口唇部的单纯疱疹;2 型病毒主要引起生殖器疱疹。

HSV-1 引起的原发感染多发生于 6 个月至 2 岁的婴幼儿,常为隐性感染,偶尔出现临床症状,如疱疹性龈口炎(herpetic gingivostomatitis)、疱疹性咽炎(herpetic pharyngitis)、疱疹性角膜炎(herpetic keratitis)、皮肤疱疹性湿疹(eczema herpeticum)等。初次感染以后,HSV-1 可长期潜伏于三叉神经节和颈上神经节,并在神经细胞内终身潜伏。当出现某些因素时,原本已经潜伏的病毒重新被激活,并沿着神经轴索移行至神经末梢附近上皮,再度繁殖而引起疱疹。HSV-1 常引起口唇疱疹(oral fever blisters)或其他局部复发性疱疹。

HSV-2 型引起的原发性感染常为生殖器疱疹(genital herpes),在男性表现为阴茎的水疱性溃疡,在女性表现为宫颈、外阴、阴道的水疱性溃疡损伤。1%~2% 生殖器疱疹患者并发无菌性疱疹性脑膜炎。原发感染过后,HSV-2 在腰骶神经节或脊髓中潜伏,随时可被激活而引起复发性生殖器疱疹。妊娠期妇女体内潜伏的单纯疱疹病毒如被激活,导致复发增殖性感染,病毒可经胎盘感染胎儿,其中新生儿疱疹是一种严重的母婴传染病,系在母亲生产时,新生儿接触母亲生殖器疱疹或经 HSV-2 感染的产道所致。患儿可在出生时即有皮肤疱疹、结痂,也可表现小眼球、角膜结膜炎、小头畸形、脑积水、颅内钙化及肝、脾大等。患儿病死率高达 60%,存活者常伴有神经或眼部后遗症。

3. 水痘 - 带状疱疹　水痘 - 带状疱疹病毒(varicella-zoster virus,VZV)在儿童初次感染引起水痘,恢复后病毒潜伏在体内,少数患者在成人后病毒再发而引起带状疱疹,故被称为水痘 - 带状疱疹病毒。水痘是水痘 - 带状疱疹病毒的一种原发性感染表现,是具有高度传染性的儿童常见疾病,好发于 2~6 岁,一年四季可发病,尤以冬春季常见。水痘患者一般有发热症状,大约 1 天,身上开始出现皮疹,为水痘最明显的症状。水痘的出疹多突然出现,根据其情形的不同分为四个阶段:丘疹、水疱、脓疱、结痂的脓疱。其中水疱液中含有大量的感染性病毒颗粒。疱疹典型的形状是椭圆形,在躯干上更以垂直于躯干的椭圆形为典型。退烧意味着病情开始好转,一般 1~2 周可治愈,此后终身免疫。成人原发感染发生水痘时,20%~30% 常并发肺炎,一般病情较重,死亡率较高。孕妇患水痘除病情严重外,可引起胎儿畸形、流产或死胎。

同单纯疱疹病毒感染相似,水痘 - 带状疱疹病毒原发感染(水痘)后,少数病毒可进入中枢神经系统,在人体脊髓后根神经节、脑神经建立潜伏感染。当机体免疫功能减弱,同时有外伤、发热等因素即可诱发水痘 - 带状疱疹病毒再度活动,沿神经轴突下行至其所支配的皮肤,发生增殖性感染,形成沿神经走向分布的皮肤疱疹,故名带状疱疹。带状疱疹通常发生于成人、老年人或有免疫缺陷和免疫抑制(如接受免疫抑制治疗或患恶性肿瘤)者。初期局部皮肤有异常感、瘙痒、疼痛,对带状疱疹伴随的疼痛极度敏感,基本上连碰到衣服也会疼痛。进而出现红疹、疱疹,串连成带状。带状疱疹常发生于身体一侧,以躯干中线为界,成串水疱往往集中单一感觉神经支配皮区。病程约 3 周,少数可达数月之久。

4. 巨细胞病毒感染　巨细胞病毒(cytomegalovirus,CMV)由于感染的细胞肿大,并具有巨大的核内包涵体,又名包涵体病毒。它是人类疱疹病毒组中最大的一种病毒。人群中感染巨细胞病毒非常普遍,但大多呈亚临床或潜伏感染。病毒潜伏部位主要在肺、肝、唾液腺、乳腺、肾脏及白细胞内,也可潜伏于其他腺体内。在机体患病或用药后,潜伏病毒被激活形成增殖性感染,根据感染的时间可分为两种情况,一种是先天性巨细胞病毒感染,另一种是出生后巨细胞病毒感染。

(1)先天性巨细胞病毒感染:是人类中最常见的先天性病毒感染,孕妇发生增殖性感染(原发或复发)时病毒通过胎盘侵袭胎儿,引起宫内感染,严重者可造成早产、流产、死产或出生后死亡。原发感染的母亲所生婴儿感染人巨细胞病毒后多数为隐性感染,有临床症状者占 8%~10%。患儿表现智力低下、耳聋、视力损伤、小脑畸形,并出现肝脾肿大、溶血性贫血、黄疸等症状,其病死率为 11%~20%。病死患儿的病变组织中可查见巨大细胞嗜酸性包涵体。

(2)出生后巨细胞病毒感染:此类感染极为普遍,主要包括:①围产期感染:一些隐性感染的孕妇在妊娠后期,病毒可被激活而从泌尿道或产道排出,分娩时新生儿经产道时被感染,多数为症状轻微或无临床症状的亚临床感染,有的有轻微呼吸道障碍或肝功能损伤;②输血感染:由大量输入含有巨细胞病毒的血液而引起,潜伏期为 4~8 周,主要表现为传染性单核细胞增多症、肝炎等;③免疫缺陷宿主中的感染:常发生于器官移植、艾滋病、白血病和恶性肿瘤患者,主要由于长期应用免疫抑制剂治疗或体内感染了人类免疫缺陷病毒,导致机体免疫力明显下降,从而引起体内潜伏的巨细胞病毒活化,形成增殖性感染,常表现为全身的严重病毒性感染症状,如严重间质性肺炎、肝炎、脑膜脑炎等,并可导致死亡。

5. EB病毒(EB virus,EBV)　EB病毒即人类疱疹病毒4型,在体外唯一能感染的宿主是人类和部分灵长类,主要感染人类口咽部上皮细胞和B淋巴细胞,并在B淋巴细胞中增殖,这些细胞大量进入血液循环而造成全身性感染。

(1)原发感染:EB病毒感染以儿童最为多见,但大多为临床隐性感染,如EB病毒感染年龄较大的青少年则常发生传染性单核细胞增多症(infectious mononucleosis)。

传染性单核细胞增多症典型症状为发热、头痛、咽喉痛、淋巴结和肝、脾肿大及单核细胞和异型淋巴细胞增多,是一种良性淋巴细胞增生性疾病。部分患者伴有黄疸,偶尔可累及中枢神经系统(如脑炎)。此外,某些先天性免疫缺陷的患儿中可呈现致死性传染性单核细胞增多症。

EB病毒的原发感染还会引起某些血液病,如溶血、贫血、血小板减少等。

(2)与EB病毒感染相关的恶性肿瘤:①鼻咽癌:鼻咽癌的发生具有很明显的地理分布特征,我国南方和东南亚地区为高发区,欧洲和美洲则为低发区。世界各地几乎所有鼻咽癌患者癌组织中均能检查到EBV DNA,患者体内均可检出EB病毒高滴度抗体。国内外研究发现,EB病毒和未分化鼻咽癌关系密切,同时鼻咽癌也和其他多种致癌因子有关,如遗传和环境因素,然而一般认为这些因素比其与EB病毒的相关性低得多。②Burkitt淋巴瘤:EB病毒是英国病毒学家Epstein及Barr等在1964年首次从非洲儿童Burkitt淋巴瘤的细胞中分离出来的。Burkitt淋巴瘤(Burkitt's lymphoma)是多发于非洲儿童的单克隆性B细胞恶性淋巴瘤,组织病理学为小细胞样高度恶化淋巴瘤。好发年龄为4~12岁,故又叫做儿童淋巴瘤。患者血清中有高价EB病毒抗体,患者淋巴组织培养,可见EB病毒颗粒。Burkitt淋巴瘤分为地方性和散发性两种。几乎所有的地方性病例都与EB病毒有关,而散发的Burkitt淋巴瘤仅有15%~20%与EB病毒有关,近几年又发现了许多与EB病毒相关淋巴瘤的新亚型。③其他肿瘤:EB病毒诱导的淋巴增生还可见于某些免疫缺陷病患者(如艾滋病患者)和使用免疫抑制剂、施行器官移植或骨髓移植的患者,包括霍奇金病(Hodgkin disease)和非霍奇金淋巴瘤,其瘤细胞中常含有EBV DNA和EBNA,LMP。目前认为,在霍奇金病例中,有50%~70%的肿瘤细胞中含有EBV DNA。中枢神经系统非霍奇金淋巴瘤几乎都与EB病毒有关。特别需要指出的是,艾滋病患者出现B淋巴细胞瘤的患者增多,其中约50%和EB病毒有关。

6. 新型人疱疹病毒感染　新型人疱疹病毒包括人疱疹病毒6型、人疱疹病毒7型、人疱疹病毒8型。

(1)人疱疹病毒6型(human herpes virus-6,HHV-6):人疱疹病毒6型(以下简称HHV-6)是由美国Salahnddin和Csvlo等于1986年自淋巴增生性疾病和艾滋病患者淋巴细胞中分离获得。人群中HHV-6感染比较常见。6个月到3岁幼儿易感染HHV-6。原发感染发生在幼儿期时,常为无症状性感染或轻微发热。严重者可出现幼儿急疹(exanthema subitum)或称玫瑰疹。目前普遍认为,HHV-6是急性玫瑰疹的病原。常突然发作,主要症状为发热、咽部充血、皮疹、白细胞减少等。皮疹和斑疹一般在2~48小时后消失。随着器官移植的发展和艾滋病患者的增多,HHV-6感染与淋巴增殖性疾病、自身免疫病和免疫缺陷病患者变得日益相关。现在认为HHV-6是HIV引起艾滋病的协同因子,可以与HIV共同感染CD4$^+$T淋巴细胞,导致机体免疫功能下降。

（2）人疱疹病毒 7 型（HHV-7）：是由 Frenkel 等于 1990 年报道，这是一次在研究人类免疫缺陷病毒过程中从健康成人 CD4$^+$T 细胞意外分离培养获得的新型疱疹病毒，其形态和结构与 HHV-6 相同。到目前为止，幼儿急疹是唯一明确的与 HHV-7 感染存在因果关系的疾病，HHV-7 感染引起的其他疾病范围尚在研究之中。

（3）人疱疹病毒 8 型（HHV-8）：HHV-8 是 1994 年从艾滋病患者的 Kaposi 肉瘤组织中发现的又一新型人类疱疹病毒，其 DNA 序列与 EBV 基因组有很高的同源性。目前认为发生 Kaposi 肉瘤的重要原因之一是发生 HHV-8 感染。HHV-8 还参与艾滋病患者的体腔渗出性淋巴瘤的发生发展。临床上常见的疱疹性疾病及病毒潜伏地点见表 8-2。

表 8-2　临床上常见的疱疹病毒性疾病

病毒正式名	病毒通用名	常见疾病	年龄	病毒潜伏感染地点
人疱疹病毒 1 型（HHV-1）	单纯疱疹病毒 1 型	龈口炎	幼儿	三叉神经和颈上神经节
		唇疱疹	任何年龄	
		角膜炎	任何年龄	
		脑炎、脑膜脑炎	任何年龄	
人疱疹病毒 2 型（HHV-2）	单纯疱疹病毒 2 型	新生儿疱疹	新生儿	腰、骶神经节
		生殖器疱疹	>15 岁	
人疱疹病毒 3 型（HHV-3）	水痘 - 带状疱疹病毒	水痘	幼儿	脊髓后根神经节或脑神经节
		带状疱疹	成人	
人疱疹病毒 4 型（HHV-4）	EB 病毒	传染性单核细胞增多症	青少年	B 细胞
		伯基特淋巴瘤	儿童	
		鼻咽癌	成人	
人疱疹病毒 5 型（HHV-5）	巨细胞病毒	先天性巨细胞病毒感染	新生儿	淋巴细胞
		单核细胞增多症	任何年龄	
		间质性肺炎	任何年龄	
人疱疹病毒 6 型（HHV-6）	人疱疹病毒 6 型	急性玫瑰疹	幼儿	T 细胞
人疱疹病毒 7 型（HHV-7）	人疱疹病毒 7 型	幼儿急疹	幼儿	T 细胞
人疱疹病毒 8 型（HHV-8）	人疱疹病毒 8 型	卡波济肉瘤	成人	B 细胞,唾液腺（有待研究）

7. 乳头瘤病毒（papilloma virus）　其英文名源自人乳头瘤病毒（human papilloma virus）、多瘤病毒（polyoma virus）和猿猴空泡形病毒（simian vacuolating virus）三种病毒。人乳头瘤病毒对皮肤和黏膜的上皮细胞具有高度的亲嗜性。病毒感染后，在皮肤和黏膜的扁平上皮内增殖。上皮细胞增殖形成乳头状瘤，也称为疣。不同的人乳头瘤病毒引起不同的疣，如 1，2，3，4 型主要感染皮肤。根据临床表现及感染部位可将其分为寻常疣、尖锐湿疣、扁平疣等。常见的人乳头瘤病毒型别及引起的相关疾病见表 8-3。

表 8-3　人乳头瘤病毒型别及引起的相关疾病

型别	相关疾病
1,4	跖疣
2,4,27,29	寻常疣
3,10,27	扁平疣
5,8,9,12,14,15,17,19~25	疣状表皮异常增生
6,11	尖锐湿疣
7	屠夫寻常疣
16,18,31,33,35,45,51,52,56,57	宫颈上皮瘤样变、宫颈癌
13,32	口腔局灶性增生
30	宫颈上皮瘤样变

　　人乳头瘤病毒感染的潜伏期长短不一,一般为 3 周到 8 个月。感染初期患者通常无自觉症状,皮肤表现良性,可出现寻常疣(米粒大小的丘疹,表面角化明显,粗糙不平、顶端刺状,质地坚硬,皮损可单个,也可多个,可自身接种而逐渐增多,多发生在手、足等)、尖锐湿疣(典型的尖锐湿疣皮损形态为乳头瘤状、菜花状、颗粒状、鸡冠状等,病程不一,可自然消退,也易复发)等,若感染较重,可出现宫颈癌、口腔癌、喉癌等高危型症状。

二、标本类型与采集

(一)标本类型与采集

　　病毒的分离培养仍为当前明确诊断皮肤和黏膜病毒感染的金标准。常见的标本有水疱液、咽喉拭子、阴道拭子、脑脊液或脑活检组织、角膜刮取物(角膜拭子)、痰液、唾液、血液、尿液等。

　　1. 水疱液　用无菌注射器针头从成熟的水疱中抽取液体至少 1ml,注入装有病毒运送液的灭菌小瓶中(可加适量抗生素),加盖密封,尽快冷冻保存;水疱样本采集部位用清水清洗,切忌用酒精、碘酒等消毒剂消毒、擦拭。

　　也可用消毒针将水疱刺破,然后用无菌棉拭子蘸取疱疹液,迅速将棉签放入装有 2ml 病毒保存液或 Hanks 液的采样管中,在靠近顶端处折断棉签杆,旋紧管盖并密封。新鲜水疱液病毒培养的阳性率大于 70%,脓疱液为 70%~80%。

　　有时也可剪取新鲜水疱皮 3~5g 迅速放入无菌小瓶中,加适量(2 倍体积)50% 甘油或磷酸盐缓冲液,加盖密封,尽快送检。

　　在无法采集水疱液或水疱皮时,可采集脑脊液、唾液等样本。

　　2. 阴道拭子　使用经消毒和干燥并不粘有任何化学物质或润滑剂的棉拭子、刮板或吸管取材。根据不同的检验目的而选取不同部位。一般采用生理盐水浸湿的棉拭子自阴道深部或阴道后穹隆、宫颈管口等处取材;或用无润滑剂的扩阴器使宫颈可见,用拭子从宫颈上拭去黏液和分泌物,丢掉拭子,用新的无菌拭子紧贴宫颈内道轻轻采样。

　　3. 脑脊液　由临床医生严格按照腰椎穿刺术相应操作规程进行采集。一般选择患者第 3 和第 4 腰椎间隙或稍低处穿刺取得,儿童则于第 4 和第 5 腰椎间隙穿刺,必要时可从小脑延脑池或侧脑室穿刺获得。

4. 角膜刮取物 在麻醉作用下,用无菌棉拭子从角膜边缘取材,立即送检。

5. 唾液 混合性唾液容易采集,午后 2~4 小时,由受检者自行收集或由医务人员帮助采集。采集时需先用清水漱口,静息 5~10 分钟,弃去最初分泌物的唾液,将继续分泌的唾液收集于洁净的小杯内,至少需要 2ml。若唾液量不足,可嘱其做口舌运动,促进分泌。也可于舌下放一小块无菌干燥的脱脂纱布以使其吸收唾液,10 分钟后取出,挤出唾液备用。

6. 血液 血液标本采集一般选用静脉采血法,通常采用肘部静脉。根据采血量不同,可选用不同型号的注射器。如遇患者采血后发生晕针,可让其平卧,休息片刻即可恢复。

7. 尿液 选用清洁、干燥、较大开口的一次性容器,根据检验目的不同可选择晨尿、随机尿、餐后尿或计时尿。

（二）采样的注意事项

疱疹液采集后应立即送检,可在 4℃暂存。未能及时检测的,应在 -20℃以下低温冷冻保存,需长期保存的样本,应置 -70℃或以下保存;阴道标本采集前 24 小时禁止性生活、盆浴、阴道检查、阴道灌洗及局部上药等,以免影响检查结果。

在提取唾液样本前的 30 分钟内,请勿进食、饮水、吸烟或嚼口香糖。

唾液标本收集后应立即送检,室温下放置后 pH 上升,细菌繁殖,容易析出沉淀,导致其化学成分发生改变。

第二节 常见皮肤和黏膜感染病毒的生物学和流行病学特征

本节将介绍常见的皮肤和黏膜感染病毒的生物学地位、检验相关的生物学特性和流行病学特征。其中主要包括痘病毒科中的天花病毒,疱疹病毒科中的单纯疱疹病毒、水痘 - 带状疱疹病毒、巨细胞病毒、EB 病毒,乳头瘤病毒科中的人乳头瘤病毒等。

一、痘病毒

痘病毒(poxviridae)是病毒界中较大、较复杂的一类病毒,可以感染脊椎动物和无脊椎动物(昆虫)。感染人类的痘病毒有天花病毒(smallpox virus)、痘苗病毒(vaccinia virus)、人传染性软疣病毒(molluscum contagiosum virus)、猴痘病毒(monkey pox virus)等,其中对人类健康危害最大的是天花病毒。天花作为烈性传染病曾多次肆虐全球。公元 10 世纪我国曾用"人痘接种法"预防天花。18 世纪末,英国医生爱德华·琴纳发明了"牛痘接种法",后来借助牛痘和痘苗接种法消灭了天花。1980 年 5 月 8 日世界卫生组织宣布人类成功消灭天花。天花虽被消灭了,但是天花病毒依然存在,根据国际协定,全世界的天花病毒样本只能保存在两个实验室:美国亚特兰大的疾病控制和预防中心(CDC)以及俄罗斯新西伯利亚的国家病毒学与生物技术研究中心(VECTOR),并由世界卫生组织(WHO)监督。

痘病毒科的基本特征为:①基因组为线性双链 DNA;②病毒有核心和包膜。

（一）生物学特性

1. 病毒形态与大小 痘病毒形态呈圆角砖形(140~230nm × 210~390nm)及卵圆形(140~170nm × 220~300nm)两类。其外周是由管型脂蛋白亚单位构成的外膜,围绕匀质的核衣壳。核衣壳呈哑铃状,由紧紧压缩的核蛋白和缠绕其上的双链 DNA 基因组组成。核衣壳与外膜之间有两个"侧体"(lateral bodies)。见图 8-1。

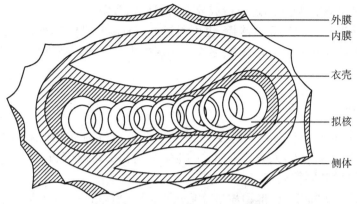

图 8-1　天花病毒结构示意图

（图中标注，从上到下：外膜、内膜、衣壳、拟核、侧体）

2. 病毒基因与蛋白　痘病毒具有线性双链 DNA 基因组，其长度为 130（副痘病毒属）~ 300kb（禽痘病毒属）。提纯的痘病毒 DNA 无感染性。所有痘病毒基因组两端有方向相反、序列相同的区段，即反向末端重复（ITR）。比如痘苗病毒的线性双链 DNA 的两条链由两端闭锁的发夹环状结构相连，在变性条件下也可形成单链环状分子。两端的发夹环状结构富含 A+T，不能形成碱基完全配对的结构，所以通常以两种形式存在，它们在序列上是反向互补的。与发夹环相邻的 100bp 区域是高度保守的，含有解开 DNA 复制多联体所需的序列。因某些基因存在于基因组的两端，ITR 可能包括编码区。一般来说，正痘病毒中央区约 120kb 为保守区，编码与病毒繁殖有关的重要酶；两侧的侧翼区长约 40kb，与型特异性、宿主范围等特性有关。正痘病毒基因的 ITR 长度变化很大，天花病毒的 ITR 最短，各株的 ITR 长度在 583~1051bp 之间。天花病毒的 Bangladesh 株（VAR-BSH）基因组全长为 186 102bp，GC 含量为 33.7%，末端形成的发卡结构是 105bp 长的单链区域，GC 含量为 9.5%。VAR-BSH 的 ITR 长度只有 725bp。另外，与其他的痘病毒相比，天花病毒在该区域不含开放读码框，在编码区则无重复基因序列。VAR-BSH 非编码末端区非常短小的特点可能与其严格的宿主范围（人）有关。

痘病毒中含有大量的多肽和酶，其中血凝素蛋白为正痘病毒特有。病毒核心体内的蛋白分为不溶性和可溶性两类。不溶性蛋白与 DNA 紧密结合，维持病毒的超螺旋结构；已纯化的可溶性蛋白有十几种，构成了痘病毒独立、完整的 RNA 转录系统。

3. 病毒的分型与变异　根据宿主细胞范围，可将痘病毒科分为脊椎动物痘病毒亚科和昆虫痘病毒亚科。其中脊椎动物痘病毒亚科包括 8 个属，分别为正痘病毒属、副痘病毒属、禽痘病毒属、山羊痘病毒属、野兔痘病毒属、猪痘病毒属、雅塔痘病毒属、软疣痘病毒属。痘病毒变异株对痘病毒复制的研究贡献很大，这就是为什么虽然天花被消灭了，但人类对痘病毒的研究热情并未减弱。由于其独特的生物学和分子生物学特性，以痘病毒为基础的真核表达载体用于研制基因工程疫苗。另外，痘苗病毒具有很大的基因组和编码自身复制的特殊酶类，是研究真核基因调控机制的良好模型。因此，痘病毒研究已引起各国学者的高度重视。

（二）流行病学特征

天花的传染源只有患者，无野生宿主。患者在感染后 1 周内最具传染性，其唾液中含有大量的天花病毒。即使结痂脱落后，仍可能通过患者传染给他人。一般认为，天花没有病后健康携带者和隐性感染。天花可垂直传播，怀孕早期常常引起胎儿死亡，晚期可引起流产，如母亲在生产前期感染,则可通过血行或分娩引起婴儿感染。

主要的传播途径为空气飞沫传播,也可通过人-人接触或传染媒介进行传播。传播速度惊人。天花流行可发生在任何季节,冬春季患者较多。儿童发病率较高,人口密集的地区发病率高。

二、疱疹病毒

疱疹病毒科(herpesviridae)病毒是一群中等大小,有包膜的 DNA 病毒。包括 110 多种,能感染多种动物和人,与人类感染相关的疱疹病毒称为人疱疹病毒(human herpes virus,HHV)。疱疹病毒的共同特点有:

1. 基本结构 电镜下,病毒颗粒呈球形,直径为 120~300nm。其大小差异多由于病毒内膜的厚度变化及包膜的完整性所致。成熟、完整的疱疹病毒颗粒结构归纳如下:内有一病毒核心,核心外依次为病毒衣壳、内膜和包膜。其中病毒核心和病毒衣壳共同构成病毒核衣壳。见图 8-2。

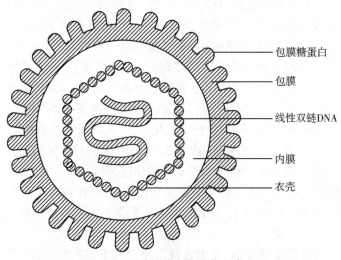

图 8-2 疱疹病毒颗粒结构示意图

（1）病毒核心:直径约为 75nm,形状不规则,含有线性双链 DNA 分子,125~300kb。电子密度高。

（2）病毒衣壳:病毒二十面体立体对称,直径大约 125nm。衣壳由 162 个壳粒组成。在 162 个壳粒中,150 个壳粒为六邻体,12 个壳粒为五邻体。

（3）包膜:是位于病毒最外层的双层脂质膜结构,来自宿主细胞的核膜,是病毒衣壳通过细胞核膜时所获得,其表面有许多病毒糖蛋白的包膜突起,长约 8nm。不同的疱疹病毒所含的糖蛋白种类和数量各异,如单纯疱疹病毒至少可编码 10 种不同的糖蛋白。

（4）内膜:是一层位于衣壳与包膜之间的非对称性结构。内膜中填充着多种蛋白质,包绕着病毒衣壳。内膜的厚度随病毒体在病毒感染细胞的位置不同而变化。

2. 病毒基因和蛋白 病毒的基因组较大,DNA 由线性双链 DNA 组成。当病毒核衣壳将核酸释放入被感染细胞核时,该核酸很快就变成环状分子。人疱疹病毒 DNA 分子长为 125~229kb,含有 71~208 个基因,能编码 67~197 种蛋白。其中参与组成病毒结构的有 30~35 种,另一些是病毒特异的、参与病毒核酸代谢和病毒繁殖所需的各种蛋白激酶(如

DNA 合成酶、腺苷酸合成酶、蛋白激酶、核糖核苷酸还原酶等)，以及用于调节或对抗机体免疫反应的细胞因子类似物。

3. 病毒复制 疱疹病毒的复制是一个相当复杂，但又十分程序化的过程。病毒通过包膜糖蛋白与易感细胞表面结合，病毒吸附于细胞后，其包膜与细胞膜融合而使核衣壳进入细胞质。然后，病毒核衣壳及部分衣壳外内膜移至细胞核孔，将病毒核酸及部分病毒体内膜蛋白释放入细胞核内，在细胞核内进行 DNA 复制及装配。病毒在感染细胞核内增殖的结果是导致感染细胞大分子生物合成受到抑制，细胞核内出现嗜酸性包涵体，并且病毒感染的细胞可与周围的正常细胞发生融合，形成多核巨细胞。

4. 病毒分类 疱疹病毒科的成员数量十分庞大，分类复杂，根据国际病毒命名委员会疱疹病毒研究小组 1992 年的报告，将疱疹病毒科分为 3 个亚科，即 α、β 和 γ3 个亚科，现有成员 114 中，其分别引起人和动物的多种疾病。引起人类疾病的疱疹病毒现有 8 个成员，它们是 α 疱疹病毒亚科包括单纯疱疹病毒 1 型(herpes simplex type 1，HSV-1)、单纯疱疹病毒 2 型(herpes simplex type 2，HSV-2)、水痘 - 带状疱疹病毒(varicella-zoster virus，VZV)，β 疱疹病毒亚科包括人巨细胞病毒(human cytomegalovirus，HCMV)、人疱疹病毒 6 型(human herpes virus 6，HHV-6)、人疱疹病毒 7 型(human herpes virus 7，HHV-7)和 γ 疱疹病毒亚科包括 EB 病毒(Epstein-Barr virus，EBV)和新近发现的人类疱疹病毒 8 型(human herpes virus 8，HHV-8)。

(一)单纯疱疹病毒

1. 生物学性状 单纯疱疹病毒有 2 个血清型，即 HSV-1 和 HSV-2。单纯疱疹病毒的衣壳，依其成熟程度不同而有 3 种形态:A 型衣壳为空衣壳，可能是装配失误的结果;B 型衣壳含有特殊的衣壳蛋白 VP22a，很少或不含有 DNA;C 型衣壳为成熟的病毒核衣壳，内有病毒 DNA，很少或没有 VP22a 蛋白。病毒内膜含有 4 种蛋白质，其功能在于激活病毒 DNA、启动病毒基因转录、抑制宿主细胞的蛋白合成。单纯疱疹病毒的包膜糖蛋白有 10~11 种，分别称为 gB(VP7 和 VP8.5)，gC(VP8)，gD(VP17 和 VP18)，gE(VP12.3 和 VP12.6)，gG，gH，gI，gJ，gL 和 gM。gB 和 gD 与病毒的吸附相关，在病毒的感染过程中病毒依靠包膜糖蛋白配体与易感细胞的特异性细胞受体结合，是启动病毒感染的第一步。其中 gC、gD、gH、gL 为黏附蛋白;gB 具有黏附和融合两种功能，与病毒的吸附、感染相关，是中和抗原;gD 是最强的中和抗原;gC 为补体 C3 的受体;gE/gI 复合物是 IgG Fc 受体，具有免疫逃避功能;gG 为型特异性抗原，其单抗可用于区分 HSV-1 和 HSV-2。

2. 病毒的理化性质 单纯疱疹病毒对脂溶剂如乙醚、三氯甲烷等敏感。病毒对热敏感，但耐低温保存。一般情况下，单纯疱疹病毒 1 型较耐低温，因而单纯疱疹病毒 1 型在 -70℃条件下比单纯疱疹病毒 2 型存活时间长。紫外线照射对单纯疱疹病毒有灭活作用。

3. 流行病学特征

(1)流行特点:HSV 不需要动物媒介，人是其唯一的自然宿主。病毒主要经接触分泌物在人与人之间传播。人群中有 1%~2% 的正常成人和 5%~8% 的儿童唾液中有 HSV-1 型排出。手指污染疱液或接触生殖器疱疹分泌物时亦可间接传给他人或自我接种发生感染。发展中国家人群 HSV-1 型抗体阳性率在 15~30 岁时即高达 90%，而发达国家为 50%~60%。社会经济状况影响病毒的感染流行。在青春期前或有性生活前，血清中 HSV-2 抗体检出率较低，但随着青春期的到来和性活跃程度的提高，HSV-2 抗体的检出率逐渐升高，说明 HSV-2 型主要经性途径传播。

（2）传染源及传播途径：急性期患者及慢性带毒者均为传染源。HSV 存在于感染者的疱疹液内、病损部位分泌物、唾液及粪便中。主要通过患者病损部位直接接触健康人黏膜或皮肤微小破损处而传播；通过空气飞沫传播则是 HSV-1 型感染的另一重要途径。性交、接吻是传播本病的重要方式。

（3）易感人群：人群对 HSV 普遍易感，胎儿阶段，由于母亲发生原发性或复发性病毒感染，病毒均能通过胎盘进入胎儿体内导致先天性感染；新生儿在通过母亲产道时也可发生围生期感染，表现为急性播散性感染；半岁以后的婴儿因为母体抗体的逐渐消失，可经直接或间接接触发生 HSV-1 感染；进入青春期后随着性活跃程度的提高，经性途径感染 HSV-2 的概率增加，成年人有较高的 HSV 病毒的携带率，但 HSV 抗体的存在尚不能完全保护机体免受病毒的重复感染，患者可先后遭受两个亚型的 HSV 感染；不过，曾遭受 HSV-1 亚型感染者，倘若再罹患 HSV-2 亚型感染时，病情可相对较轻。本病的发生多为散发或原有潜伏病毒感染的反复发作。据估计，全球人口中约 1/3 罹患过单纯疱疹。

（二）水痘 - 带状疱疹病毒

1. 生物学性状　水痘 - 带状疱疹病毒与单纯疱疹病毒形态区别不大。病毒的结构组成也类似于单纯疱疹病毒，由病毒的包膜、内膜、衣壳组成。水痘 - 带状疱疹病毒的 6 种 gpⅠ、gpⅡ、gpⅢ、gpⅣ、gpⅤ、gpⅥ 分别与单纯疱疹病毒 gE、gB、gH、gI、gC、gL 相似。国际疱疹病毒会议（1993 年）决定将水痘 - 带状疱疹病毒的糖蛋白统一按单纯疱疹病毒糖蛋白命名。水痘 - 带状疱疹病毒 DNA 为一线形双链分子，全长 124 884bp。基因组有 71 个基因，约编码 67 种蛋白。

2. 病毒的理化性质　水痘 - 带状疱疹病毒在体外极不稳定，对温度相当敏感。病毒在 60℃迅速灭活。病毒虽可低温保存，但病毒效价或滴度下降较快，不易长期保存。水痘 - 带状疱疹病毒对各种有机溶剂如乙醇、乙醚、三氯甲烷等敏感。

3. 流行病学特征

（1）流行特点：多发季节为冬末和春初，高峰在 3 月份。传染期约 7~8 天。人类对 VZV 普遍易感，水痘传染性较强。在室内持续暴露于水痘后，几乎所有的易感者均可被感染。发病者在接触水痘后 10~20 天出现症状。水痘可在托幼机构、小学或儿童的其他集中场所内形成小范围流行。孕妇分娩前 6 天内患水痘可致胎儿感染，新生儿于出生后 10~14 天内发病。

（2）传染源及传播途径：现症患者是唯一的传染源。VZV 病毒主要存在于患者的病变黏膜、皮肤组织、疱疹液及血液中。经直接接触患者的疱疹液传播，也可能通过飞沫及气溶胶经空气传播，传染性很强。水痘患者一般在出疹后 5 天时传染性消失；但在疱疹出现前，患者就已通过鼻咽分泌物排出病毒而具有了传染性，这也是水痘易在公共场所传播流行的重要原因。

（3）易感人群：任何年龄均可受染，大多数水痘患者发生在儿童时期，幼儿和学龄前儿童发病比较集中，好发的主要年龄为 3~9 岁，成人水痘较少，20 岁以后发病者不到 2%，但病情较重，易出现并发症，常并发肺炎，病死率较高，故流行病学意义上的易感者重点系指未感染过 VZV 的儿童及孕妇。带状疱疹仅发生于过去有水痘病史的人，病毒重新激活，导致出现带状疱疹，以成人、老年人、有免疫缺陷的人多发。

（三）人巨细胞病毒

1. 生物学性状　人巨细胞病毒在形态与基因结构上与其他疱疹病毒相似，成熟病毒颗粒大小为 180~250nm。病毒体有包膜。衣壳呈二十面体对称，表面有 162 个空心管形成的壳微粒。核衣壳直径为 100nm,内有线状双链 DNA。G+C 含量为 56%。衣壳与包膜之间尚有被膜。巨细胞病毒包膜糖蛋白较多,但目前只有两类病毒包膜糖蛋白 gpUL155(gB)及 gpUL75(gH)研究较为清楚,其性质与 HSV 的 gB、gH 同源。gpUL55 糖蛋白是一种多功能的糖蛋白,可能与 HCMV 的穿入、病毒在细胞内转移及与感染细胞的融合有关。它不仅是中和抗体的主要靶抗原,同时也是细胞免疫的主要靶抗原,目前是 HCMV 亚单位疫苗的主要研究对象。此外 gpUL55 还与病毒的复制,介导病毒包膜与细胞膜的融合有关。

2. 病毒理化性质　巨细胞病毒是一种不稳定的病毒,易被脂溶剂、低 pH(pH5 以下)、热(37℃,1 小时或 56℃,0.5 小时)、紫外线照射(5 分钟)灭活。最适保存温度为 –190℃(液氮),常不影响或很少影响其传染性。在 –70℃病毒感染性可保存数月,4℃保存数天,–20℃短期保存即完全灭活,与此温度易破坏病毒包膜有关。

3. 流行病学特征

(1)流行特点:HCMV 感染遍布全球,发达国家,婴儿期后病毒感染逐渐增多,接近入学年龄时增长更快,有 40%~80% 的儿童在青春期前已被感染。而发展中国家,儿童时期 HCMV 感染率达到 90%~100%。人是 HCMV 感染的唯一宿主,原发感染大多在 2 岁以下,常呈隐性感染。多数长期携带病毒,病毒潜伏在唾液腺、乳腺、肾脏和其他腺体中,长期或间歇地自口咽部、乳汁、尿液、精液、宫颈和阴道分泌物中排出病毒。HCMV 感染男女无明显差异。

(2)传染源及传播途径

1)传染源:患者与无症状健康携带者是主要传染源。从多个部位排出病毒,如直接或间接接触病毒可发生感染。

2)传播途径:①垂直传播:HCMV 是宫内感染最常见的病毒之一。新生儿如经抗体阳性的母亲母乳喂养一个月以上,感染率可达 40%~60%。胎儿出生时如产道存在病毒或出生后母体乳汁中有病毒感染易引起围产期感染;②水平传播:主要接触 HCMV 阳性分泌物引起,唾液、尿液、粪便、子宫颈和阴道分泌物、精液等均能分离出病毒;③医源性感染:目前发现 HCMV 可通过输血、器官移植、体外循环和心脏手术等传播并发生感染。免疫功能正常的受血者接受污染血制品后有 95% 的感染属于亚临床型;而在血液病患者、肿瘤患者、移植受者等免疫功能低下者中则可引起严重感染,甚至危及生命。抗体阳性者的组织器官移植给抗体阴性者可引起 80% 受体原发性 HCMV 感染。

(3)易感人群:机体对 HCMV 的易感性取决于年龄、免疫功能状态和社会经济情况等诸多因素。一般年龄越小,易感性越强,症状也较重。年龄大则隐性感染率较高。宫内未成熟胎儿特别是 3 个月内的胎儿最易感,可致多种畸形。年长儿童及青壮年则以隐性感染居多。当患者免疫功能下降时,体内的病毒激活,则隐性感染可转化为显性感染。

(四)EB 病毒

1. 生物学性状　EB 病毒在形态上与其他疱疹病毒成员相似,成熟的病毒颗粒呈球形,直径为 180nm。基本结构含核样物、衣壳和包膜三部分。核样物为直径 45nm 的致密物,主要含双股线性 DNA,其长度随不同毒株而异,平均为 17.5×10^4bp,分子量 10^8。衣壳为二十面体立体对称,由 162 个壳微粒组成。囊膜由感染细胞的核膜组成,其上有病毒编码的膜糖蛋白,有识别淋巴细胞上的 EB 病毒受体,及与细胞融合等功能。此外在囊膜与衣壳之间还有一层蛋白被膜。EB 病毒基因组全长 172kb,有 100 多个开放阅读框(ORF)。血清学调查将 EB 病毒主要分为 A、B 两型,后者体外转化 B 细胞的能力明显低于前者。

2. 流行病学特征

（1）流行特点：原发 EBV 感染在世界范围内都较普遍，初次感染常发生于幼儿期，无明显的临床症状，但可终生携带病毒。我国 3~5 岁儿童 90% 以上存在 EBV VCA-IgG 抗体，表明多数已感染过 EB 病毒。幼儿感染病毒后一般无明显症状，或有轻微的上呼吸道感染症状，青春期发生原发病毒感染，将有 50%~75% 的患者可出现传染性单核细胞增多症。本病全年均可发生，但秋末、冬初多见。

（2）传染源及传播途径：主要传染源是 EB 病毒抗体阳性的患者、隐性感染者和病毒携带者，病毒主要经唾液（如接吻）传播，飞沫不是主要途径，偶也可经输血传播，但未发现母婴垂直传播。病毒先在口咽部和唾液腺的上皮细胞内增殖，再感染 B 淋巴细胞，进入潜伏状态并持续终生。

（3）易感人群：人群对 EB 病毒普遍易感，原发感染常在儿童时期，青春期原发感染病毒后可导致传染性单核细胞增多症，传染性单核细胞增多症主要发生在儿童和青少年，超过 35 岁少见。6 岁以下感染者多为隐性或轻型感染，15 岁以上多呈典型症状。在中非、新几内亚、南美洲等国家或地区发生的非洲儿童淋巴瘤多发于 6 岁左右的儿童；而在我国及东南亚、北非发生的鼻咽癌好发人群多为 40 岁以上的中老年人。

（五）人类疱疹病毒 6 型、7 型与 8 型

人类疱疹病毒（human herpes virus，HHV）6 型、7 型与 8 型是新发现的病毒，HHV-6、HHV-7 呈典型的疱疹病毒形态学特征，成熟的、有包膜的病毒体直径为 160~200nm，内有一电子密度高的、不规则的核心，直径约 65nm，病毒核心外依次为病毒衣壳、内膜和包膜，病毒衣壳直径为 90~110nm，由 162 个壳粒组成，病毒内膜厚 20~40nm，包膜表面有由病毒编码的糖蛋白组成的刺突。HHV-7 DNA 与 HHV-6 和人巨细胞病毒 DNA 之间有一定程度的同源性，HHV-7 与 HHV-6 DNA 的同源性为 37.4%~42%。HHV-6 和 HHV-7 是引起幼儿急疹和高热惊厥的重要病因。HHV-8 是有学者于 1994 年用 PCR 方法从合并卡波济肉瘤艾滋病患者的肉瘤组织中发现的，与艾滋病相关性淋巴系统肿瘤的发生直接相关，其形态尚不清楚。

三、乳头瘤病毒

乳头瘤病毒属于乳多空病毒科（papovaviridae）乳头瘤病毒属（*papillomavirus*）。该病毒广泛存在于自然界。对人致病的称为人乳头瘤病毒（human papillomavirus，HPV），只能感染人的皮肤和黏膜上皮细胞，引起皮肤黏膜异常增生，使宿主组织发生疣状或乳头状瘤病变。通过性接触可导致生殖器肛门部位的感染，是尖锐湿疣（condyloma acuminatum，CA）或肛门生殖器疣（anogenital warts）的病原体。人们早在 1907 年就认识到 HPV 是皮肤疣的病原，但由于该病毒不能在体外细胞中培养，妨碍了对其研究。20 世纪 70 年代，随着分子生物学技术的建立及应用，加速了对 HPV 的深入研究。1995 年国际癌症研究中心（IARC）公布的研究结果证实，HPV 与子宫颈癌有密切的因果关系。因此，HPV 已成为严重危害人类健康的重要病原体。以下主要阐述人乳头瘤病毒的生物学特性和流行病学特征。

（一）生物学特征

1. 病毒形态与大小 1949 年，Straus 等首先用电镜观察到普通疣体浸出液中的 HPV 病毒颗粒，为无包膜的球形环状超螺旋双链 DNA 病毒，直径为 52~55nm，衣壳为二十面体立\$体对称形式。在感染的细胞内，病毒在核内复制，并形成核内嗜酸性包涵体。病毒衣壳由

72 个壳粒组成,壳粒含 2 种结构蛋白,主要衣壳蛋白和次要衣壳蛋白。

2. 病毒基因与蛋白　HPV 基因组为一闭环双链 DNA,以共价结合的超螺旋形式和以单链缺口的松弛或开环形式存在。由约 8000bp 编码 9~10 个开放阅读框(ORF),分为 3 个功能区,即早期转录区(E 区)、晚期转录区(L 区)和非编码区(non coding region,NCR)。NCR 也称长控制区(long control region,LCR),或上游调控区(upstream regulatory region,URR)。E 区由约 4500bp 组成,含有 7~8 个 ORFS。该区 ORFS 序列互相重叠,提供病毒基因信息约占 45%,分别编码 E1~E8 等 8 个早期蛋白,参与病毒 DNA 复制、转录、翻译调控和细胞转化等功能。其中,E1 具有 ATP 依赖性解旋酶活性,参与病毒 DNA 复制。E2 是一种反式激活蛋白,涉及病毒 DNA 转录的反式激活机制。E4 为胞质蛋白,参与病毒的装配成熟。E5 基因正好位于 E2 的下游,所编码的 E5 蛋白具有上调细胞生长因子受体的活性,来自人和动物的 E5 蛋白均可不同程度地转化哺乳类动物细胞。E6 是一种位于核内的核酸磷蛋白,具有多种生物学功能,且至少能与两种细胞蛋白(即 E6 相关蛋白 E6AP 和 E6 结合蛋白 E6BP)结合。E7 也是一种核蛋白,是 HPV 的主要转化蛋白。E6 和 E7 蛋白共同影响病毒的增殖周期和宿主细胞的永生化过程。L 区分 L1 和 L2 区,其功能是编码病毒的衣壳蛋白。L1 蛋白为病毒主要种特异性衣壳蛋白,L2 则为次要型特异性蛋白。LCR 区为非编码区,由 600~900bp 组成,位于 L1 和 E6 之间,含有序列基因调控元件,可调节基因转录。

3. 病毒分型与变异　HPV 不能用常规方法培养,亦不易得到足量的 HPV 抗原,使 HPV 的血清学研究受限,尚不能进行血清学分型。目前 HPV 的分型采用基因克隆和分子杂交的方法来确定。根据 DNA 的同源性可分为型和亚型,若交叉杂交率小于 50%,则被认为是一个单独的型;交叉杂交率大于或等于 50%,则为一个亚型;如仅是限制性内切酶位点的数目不同,则被认为是一个突变株。迄今发现的 HPV 型别已超过 100 多个型。已鉴定出的 HPV 有 80 多型。根据 HPV 的组织嗜异性,可将其分为皮肤类和黏膜类。在黏膜类中,又根据与宫颈癌的关系将其分为低危型和高危型。低危型如 HPV-6 型和 HPV-11 型极少出现于宫颈恶性组织中,常从生殖器疣和宫颈良性病变中发现。高危型 HPV,包括 HPV-16、HPV-18、HPV-31、HPV-33、HPV-35、HPV-39、HPV-45、HPV-51、HPV-52、HPV-56、HPV-58 型等,与宫颈癌、外阴癌、肛门癌等恶性肿瘤相关,其中 HPV-16 和 HPV-18 是宫颈癌中最常见的型别。

（二）流行病学特征

1. 传染源和传播途径　人是 HPV 的唯一宿主,普遍易感。传染源主要是患者和病毒携带者。主要通过性交感染,少数可经患者污染的内裤、浴盆、浴巾和便盆而间接传播,新生儿可经受染产道感染。HPV 通过表皮的微小损伤进入组织,感染皮肤、黏膜的基底层细胞。

2. 流行病学概况　HPV 流行病学资料主要来自肛门生殖器 HPV 感染。在国外,生殖器 HPV 感染是一种最常见的性传播疾病,仅次于衣原体和滴虫病而居第三位。由于 HPV 感染大多是亚临床型,易于复发,在全世界每年约有八千万新发病例,且有逐年增多的趋势。其中尖锐湿疣发生的危险因素有性行为、免疫抑制状态(如 HIV 感染)和年龄等。好发年龄为 20~50 岁。阴茎癌、肛门癌、女性外阴癌及子宫颈癌均与尖锐湿疣有密切关系。在我国,近年来尖锐湿疣发病人数急剧增长,仅次于非淋菌性尿道炎和淋病,跃居第三位。

第三节　实验室检测

样本的采集应在患者发病初期或急性期采集,此时病毒在体内大量繁殖,检出率高。血清抗体检查可在发病初期和病后 2~3 周分别采集血清标本,同时进行检查,以观察抗体效价的变化。

一、标本类型与处理

1. 天花病毒　人痘病毒检验的最适标本是患者皮肤病灶。天花病毒检验可采集多种标本。采集血液标本时,在发疹前期取 10ml 静脉血,置消毒试管中,加肝素(10U/ml),供分离病毒,也可采集唾液分离病毒。采集患者皮肤的病变部位时,首先清洁病变表面,若在斑丘疹期,通过轻刮皮肤获取上皮下层的组织(含有组织液的皮屑)标本;若病变部位为水疱疹或脓疱,用无菌解剖刀或镊子将 10 个病灶刺破,然后用 3 或 4 支毛细管吸取病灶内组织液,毛细管封口,置于试管中,用于病毒培养或血清学检查;如果病灶液太黏稠,可刮取样本,涂抹在玻片上,空气干燥;也可使用棉拭子刮取病灶的底部,分别放入小瓶,螺盖封口;也可采集痂皮(至少取 12 块),置于清洁有塞瓶中。在诊断痘苗和牛痘病毒时,宜采痂皮。

2. 疱疹病毒　鼻咽分泌液、唾液、脑脊液、疱疹液、血液、尿液、阴道分泌物、角膜刮取物、活检组织或尸检组织等都可作为采集样品。无症状的单纯疱疹一般采用棉拭子采集皮肤黏膜用于 HSV 分离培养,如有新鲜水疱液可用细针抽取,抽干水疱液后,除去水疱表面,以湿棉签吸取残存的水疱液,再用棉签用力擦拭病损部位的基底部收集感染的上皮细胞。将拭子直接放入病毒转运液中,尽快送到实验室。HSV 在 4~22℃ 下在运送液中能存活 2~3 天。

对疑似 HSV 引起的病毒性脑炎患者,应采集脑脊液进行病毒分离,对疑似全身播散性感染患者,应采集外周血的淋巴细胞分离 HSV。

VZV 感染临床症状典型,较少使用实验室诊断,但如进一步分离病毒,可采集疱疹病损部位的涂片、皮肤刮取物、水疱液、活检组织和血清,其病原学诊断策略与 HSV 相似。常见病毒及标本采集种类见表 8-4。

表 8-4　病毒及标本采集种类

相关病毒	标本采集
单纯疱疹病毒	咽分泌物、疱液、神经组织、血液
巨细胞病毒	血液、尿液、咽拭子、组织标本
水痘 - 带状疱疹病毒	痘疱液、组织标本
EB 病毒	鼻咽分泌物、血液、组织标本
人乳头瘤病毒	病损组织

3. 样本处理　标本在病毒分离之前一般需要处理,有时也无需任何处理即可进行病毒的分离。标本处理的目的是提高病毒分离率,防止标本污染。脑脊液标本不需处理,可直接用于病毒的分离。疱疹液经青霉素、链霉素处理后直接用于病毒的分离。各种生物标本类似于组织标本,所以生物标本可以按组织标本的处理方法处理。

二、直接检测病毒

直接检测病毒的方法包括电镜观察病毒颗粒、光镜下观察病毒感染后宿主细胞的特殊改变、免疫荧光检测、酶免疫技术以及病毒核酸检测技术等。

（一）直接检测病毒颗粒

1. 痘病毒　电镜检查是诊断所有痘病毒感染的最可靠、最快速的方法。用磷酸盐缓冲液（PBS）将采集的水疱或脓疱液制成悬液，痂皮或活检组织用 PBS 研磨制成悬液，滴于载网上，经负染后用电镜观察。电镜观察不能区别天花、猴痘、痘苗和牛痘病毒，但能够鉴别水痘 - 带状疱疹病毒与痘病毒（天花或猴痘）感染。患者病损基底部涂片的吉姆萨染色法，在光学显微镜下可对天花病毒进行快速诊断。在活动期病损部位有大量的病毒，可作出准确的诊断，但出疹以前的潜伏期几乎不能检出天花病毒。

2. 疱疹病毒　取疱疹液直接进行电子显微镜负染色检测可迅速确诊疱疹病毒感染，电子显微镜下的 HSV 颗粒多有包膜，病毒形态比较典型。

（二）直接检测病毒抗原

1. 天花病毒　用琼脂凝胶沉淀试验、补体结合试验、免疫荧光试验可检测天花病毒抗原。与电镜相比，这些检测技术的结果常不可靠，偶用酶联免疫吸附试验和放射免疫试验，但不列为常规。

2. 疱疹病毒

（1）单纯疱疹病毒：如有宫颈脱落细胞、角膜细胞、脑活检组织或皮肤黏膜病损灶，可用于病毒抗原检测，常用的方法有免疫荧光法或免疫酶法。第一抗体为特异性的 HSV 多克隆抗体或型特异性的单克隆抗体，如使用单克隆抗体，固定组织或细胞的最好为乙醇或甲醇，而不宜使用丙酮。

（2）水痘 - 带状疱疹病毒：由于临床表现典型，一般不做实验室检测，对不典型的或临床特殊病例需做病原学诊断的，可取疱疹病损部位的涂片、皮肤刮取物、水疱液、活检组织等采用免疫组化、免疫荧光法、免疫酶法进行检测。痂皮和疱疹拭子、活检组织可用于检测 VZV 特异性抗原（如 gE 蛋白、ICP4 等）和核酸。

（3）人巨细胞病毒：由于 HCMV 在细胞培养中出现 CPE 时间较长，因此，近年来用抗人巨细胞病毒早期抗原的单克隆抗体，通过间接免疫荧光和免疫酶技术检测接种临床标本（白细胞、活检组织、组织切片、支气管肺泡洗液等）的组织细胞培养物中的病毒早期抗原，其中包括 IEA、EA、LA 和 pp65 等。与常规细胞培养相比，敏感性达 93%，特异性达 94.4%，可在接种标本后 24 小时内检出病毒。应用免疫组化法可检测病变组织中病毒抗原，也是分析各种器官中 HCMV 播散的有用工具，本法也可用于病毒抗原血症的定量检测。其定量测定法是指 10^5 个外周血多形核白细胞中 IEA、EA 阳性细胞数，并将 <10、10~50、>50 个 IEA、EA 阳性细胞数定为低、中、高抗原血症水平。本法亦可用于免疫缺陷病患者的 HCMV 感染的早期快速诊断，并可作为监视疾病活动性和指导临床治疗及观察疗效的指标。

（4）EB 病毒：在大多数相关病变组织中有存在病毒的核蛋白和膜蛋白，可用免疫荧光法检测。

（三）直接检测病毒抗体

病毒抗体检测是检测疱疹病毒感染，特别是对确定某些原发、急性或活动性病毒感染，筛选血、器官供体，均需做血清学检测。

1. 单纯疱疹病毒　目前诊断 HSV 感染的免疫学方法有补体结合试验（CF）、中和试验（NT）、免疫荧光试验（IFA）、ELISA 和放射免疫试验（RIA）等。临床常用 ELISA 法检测抗 HSV-IgM 类抗体，并有商品试剂盒供应。

以 ELISA 检测抗 HSV-IgM 类抗体为例介绍：①在孔架中放入合适数量微孔板条。②血清标本、阳性、阴性对照和校正液用标本稀释液作 1∶40 稀释,混匀后分别加至微孔中,100μl/孔,以稀释液做空白,室温 30 分钟。③弃孔内液体,用洗涤液洗 3 次。每孔加入 100μl 酶标记抗体液,室温 30 分钟。用洗涤液洗涤 3 次。④每孔加入 100μl TMB-H_2O_2 液,室温 30 分钟呈色。⑤每孔加入 100μl 12mol/L HCl 溶液终止反应,酶标仪 450nm 波长读吸光度(A)值。

2. 人巨细胞病毒　HCMV 血清学检测的特异性抗体有 IgG 和 IgM 等,可取患者双份血清检测 IgG 抗体,抗体效价或滴度如有 4 倍或以上增长可临床诊断;取单份血清检测 IgM 抗体,如阳性说明患者近期感染 HCMV 或发生活动性 HCMV 感染;近年来国内外也有检测人巨细胞病毒 IgA 抗体作为诊断活动性人巨细胞病毒感染的指标。同时检测人巨细胞病毒 IgM 和 IgA,其阳性率明显高于单纯检测人巨细胞病毒 IgM。由于检测 HCMV IgM 可受类风湿因子与 IgG 竞争抗原的干扰,在检测标本时应对血清预处理以去除 IgG 抗体,避免血清反复冻融,才能提高 IgM 的检测率。

3. EB 病毒　在增殖性感染过程中产生多种抗原,如病毒早期抗原(VEA)、病毒衣壳抗原(VCA)、病毒核抗原(VNA)、病毒膜抗原(VMA)等,并诱导产生多种针对不同抗原的抗体,各种抗体出现的时间和意义有所不同。VCA-IgG 抗体在病毒感染早期即存在,并长期存在,而效价的动态改变不明显,一般用于流行病学调查;VCA-IgM 抗体出现,随之出现的抗 NA 抗体效价的逐步增高提示原发性感染;VCA-IgA 或 EA-IgA 抗体滴度≥1∶5~1∶10 或滴度持续升高,对鼻咽癌有辅助诊断意义。许多鼻咽癌患者发病鼻咽黏膜恶变早期即可测出上述抗体,经治疗好转后上述抗体的效价也逐渐降低。

(四)直接检测病毒核酸

1. 疱疹病毒检测　单纯疱疹病毒 DNA 可用 PCR 或原位核酸杂交法,对病毒感染进行早期、快速诊断,不仅可使检测时间大大缩短,为临床治疗提供了有利时机,而且其敏感性和特异性非常高。原位杂交检测核酸技术不仅可以直接检测出甲醛固定的石蜡包埋组织切片中的疱疹病毒,并可用于多种患者活动性疱疹病毒感染的诊断。目前采用 PCR 技术可快速诊断疱疹病损组织或其他多种组织中的病毒 DNA,如快速检测病毒性脑炎患者脑脊液中的 HSV DNA,检测先天性 HCMV 感染或免疫抑制患者活动性 HCMV 感染以及鼻咽癌组织中的 EB 病毒 DNA 等。其阳性检出率明显高于细胞培养法。但一般 PCR 法都是定性诊断,其检出不一定与病毒血症和临床症状相一致,近年来使用的定量 PCR,可定量检测出疱疹病毒的实际水平,与病毒血症和临床症状相一致,且病毒 DNA 血症出现时间比病毒血症、抗原血症出现时间更早,为进一步监测病毒活动性感染和判断病毒治疗疗效提供了可靠依据。常用的检测 HSV-1 或 HSV-2 型糖蛋白基因 gB 的特异性引物如下:5′ 引物:5′-GCATCGTCGAGGAGGTGGAC-3′;3′ 引物:5′-TTGAAGCGGTCGGCGGCGTA-3′。该引物不能扩增 VZV、HCMV DNA,其 PCR 产物大小为 149bp。产物的特异性鉴定可用 Southern 印迹法,杂交用 gB 探针序列为 5′-GGCGACTTTGTGTACATGTCCCCGTTTTACGCGTACCGG-3′。限制性内切酶 BstI 消化 PCR 产物可区分 HSV-1(有切点 85+64bp)与 HSV-2(无切点)。

2. 人乳头瘤病毒　由于目前尚未建立可靠的血清学方法,检测病毒 DNA 是用于诊断人乳头瘤病毒的主要方法,可以用核酸杂交或 PCR 的方法。

(1)核酸杂交:人乳头瘤病毒分型及感染诊断采用 DNA-DNA 分子杂交法。从怀疑为人乳头瘤病毒感染的病变组织中提取 DNA,与标记的人乳头瘤病毒 DNA 探针进行斑点杂交、Southern 印迹或原位杂交。该法敏感,如探针为型特异性,即可检测出相应的人乳头瘤病毒型别。点杂交简便、易行;Southern 印迹可靠,易于分型;原位杂交可以在细胞内定位。

(2)PCR:PCR 技术用于人乳头瘤病毒感染诊断,具有方便、快速、特异、敏感的特点,极有应用价值。可根据不同病毒型别的特异保守区,分别设计各个型别的引物,进行 PCR 扩增,直接确定不同型别的人乳头瘤病毒感染。也可根据病毒所有型别的共同保守区设计通用型引物,将这一对引物经 PCR 扩增后,就可检出所有型别的人乳头瘤病毒感染。如果需要分型,再将阳性病例用型特异性的引物作 PCR,或用型特异性的寡核苷酸探针作点杂交或 Southern 印迹,以确定感染的型别。

三、病毒分离和鉴定

不同的病毒分离时采用不同的分离方法,这主要取决于目的病毒的生物学特性。常用的病毒分离方法有细胞培养法、鸡胚接种法、动物接种法,而对细胞、鸡胚不敏感,又没有合适动物模型的病毒,可采用基因克隆的方法。

(一)痘病毒

常用的痘病毒分离方法有鸡胚绒毛尿囊膜(CAM)法、细胞培养法和实验动物法等。

1. 实验动物　实验动物不用于痘病毒常规分离,只用于鉴别诊断和毒力检测。用 12 日龄鸡胚做致死试验来鉴别天花病毒的不同型别。将痘苗病毒鼻内接种给乳鼠可导致致死性肺炎,有些痘苗病毒株皮内注射可引起 2 日龄的家兔死亡,故可用乳鼠和乳兔鉴别不同毒株,也可以测定用于生产疫苗的痘种毒力。

兔和小鼠是猴痘病毒的易感实验动物。

2. 鸡胚　鸡胚绒毛尿囊膜(CAM)法可用于正痘病毒的分离。副痘病毒和雅塔病毒不能用鸡胚绒毛尿囊膜法分离。

分离天花和猴痘病毒时,将待分离标本(血液、唾液、涂片、水疱液、脓疱液和痂皮)制成悬液,接种于受精鸡胚(38~39℃孵育 11~13 天)绒毛尿囊膜上。将接种后的鸡胚置 35℃,孵育 72 小时。在培养过程的观察中,记录鸡胚上脓疱出现的时间、形态、大小以及病灶颜色。此法可鉴别天花和猴痘病毒。天花病毒在 CAM 上形成直径为 1mm 光滑圆盖状的痘斑,颜色呈灰白色或乳白色,无出血。放大 10 倍观察有一晕圈绕在不透明的中心周围,呈煎荷包蛋状;猴痘病毒在 CAM 上形成的痘斑直径 1mm 左右,痘斑呈扁平而周围隆起,有些痘斑中心似火山口,有些痘斑出血,红细胞聚集在中心区。

3. 细胞培养　多数人和灵长类动物细胞均可用于天花、猴痘等正痘病毒的培养。常规使用人胚肺、婴儿包皮二倍体细胞、原代恒河猴肾细胞、Vero 细胞等。猴痘病毒、牛痘病毒和痘苗病毒接种细胞后,1~3 天内感染细胞发生融合脱落,形成直径 2~6mm 的空斑。天花病毒感染的细胞 1~3 天内形成多核融合细胞,并有细胞增生团,脱落空斑较小,直径 1~3mm。据此,猴痘病毒、牛痘病毒和痘苗病毒可与天花鉴别。另外,在单层细胞上,天花病毒产生细胞病变(CPE)而猴痘病毒不产生 CPE。

(二)疱疹病毒

1. 动物试验　单纯疱疹病毒对多种动物易感,常用的敏感动物有家兔、小白鼠、豚鼠等。将 HSV 接种家兔角膜,很容易引起家兔的角膜炎,并在家兔体内建立病毒的三叉神经节的潜伏感染,因此家兔是最常用的 HSV 角膜炎模型。另外也常用豚鼠作为 HSV 的生殖器感染模型。

VZV 的宿主范围比较窄,人是 VZV 的唯一宿主,目前尚未有敏感实验动物。

CMV 对宿主和细胞有明显的种属特异性,人巨细胞病毒只能感染人不能感染其他动物。

枭猴是 EB 病毒致癌的良好模型,在白棉顶枭猴注入一定量的 EB 病毒后 2~3 周内可发生 B 淋巴细胞瘤,但该动物稀少,代价昂贵,限制了应用。近年来发展了联合免疫缺陷鼠模型(SCID),正成为 EB 病毒致癌性研究的主要模型。

2. 细胞培养

(1)敏感细胞:多种动物细胞对疱疹病毒易感,可用于进行培养分离。原代兔肾、豚鼠胚成纤维细胞、人胚细胞(肾或肺)对单纯疱疹病毒最敏感,人肺二倍体 MRC-5 和 WI-38 细胞株对病毒也相当敏感,其他如传代细胞 HeLa、Hep-2、A549,猴肾传代细胞如 Vero、MA104 等细胞也可用于病毒的分离培养,但敏感性不如人原代细胞和二倍体成纤维细胞。人胚肺原代成纤维细胞、WI-38、MRC-5 可用于 VZV 的分离培养;EB 病毒的体外培养比较困难,一般用血清学方法进行辅助诊断,如需培养,应将咽漱液、唾液等标本直接接种到人脐带血淋巴细胞中,培养时间为 4 周;HCMV 对宿主或组织培养细胞有明显的种属特异性要求,只有在同种的动物成纤维细胞中才能增殖,且培养分离方法是检测巨细胞病毒的金标准,所有一切新的检测技术均需要与此方法比较,才能获得正确的评价。

(2)细胞病变:HSV 引起的细胞病变(CPE)的特点是,感染细胞肿大、变圆,折光性强,有的分离株会导致细胞融合,形成多核巨细胞,CPE 出现快而明显。含有高浓度病毒的标本,可在接种后 18~24 小时出现 CPE,病毒含量低的标本则需要 4~5 天才能观察到 CPE。如果在细胞培养液中添加地塞米松,可加快 CPE 的出现或者增加 CPE 病灶的数量。区别单纯疱疹病毒 1 型和 2 型的方法有 4 种:① HSV-1 不在鸡胚成纤维细胞形成空斑,而 HSV-2 常在此细胞形成空斑;②HSV-1 对溴乙烯尿苷(BVDU)相当敏感,而 HSV-2 则对 BVDU 相对抵抗;③型特异性单克隆抗体分型;④ DNA 限制性内切酶图谱分析。

与 HSV 相比,VZV 的复制周期长、繁殖缓慢,CPE 通常在接种后 3~14 天才出现。病毒在感染细胞中的病灶开始局限,发展十分缓慢。病灶内的病变细胞肿胀变圆,出现核内嗜酸性包涵体,形成多核巨细胞。病毒可通过细胞与细胞间进行扩散而感染邻近细胞,细胞培养液中含有很少的感染性病毒。

HCMV 在细胞培养中,CPE 出现一般较慢,短者数天,长者可达数周,一般 7~12 天。特点是细胞膨胀,核变大,形成巨大的细胞,有折光性的细胞质颗粒和核内包涵体。病毒感染早期病毒与细胞紧密结合,病毒感染可在细胞之间传播,并逐步扩展至邻近细胞,病变细胞相互连接,形成感染灶。病灶中最先出现的病变细胞逐渐退化脱落,最后病变扩散到整个单层细胞。

(三)人乳头瘤病毒

尽管对乳头瘤病毒的体外培养做了许多实验和多方面的努力,但迄今为止未发现乳头瘤病毒可在其中繁殖的细胞培养系统。有些情况下,病毒能够在细胞中发生流产感染。用跖疣的人乳头瘤病毒感染胎兔肾细胞或人胚肺成纤维细胞,可短暂刺激病毒 DNA 合成,但无细胞病变产生;在感染后的人成纤维细胞里可测出低水平的病毒 DNA 序列。

四、血清学诊断

血清学方法检测可疑患者血清的抗体。这个方法也适用于抗体普查、疫苗效果观察、流行病学调查及临床感染的确定。

（一）痘病毒

常规使用血凝抑制试验、放射免疫试验、酶联免疫吸附试验、间接免疫荧光技术。

1. 血凝抑制试验 痘病毒中,只有正痘病毒产生血凝素。不同种正痘病毒含有相同的血凝素抗原,通常用痘苗血凝素做抗原检测其他正痘病毒抗体。50%鸡红细胞对正痘病毒血凝素呈阳性反应。因正痘病毒种间有交叉抗原,只用 HAI 不能做出准确诊断,需参照临床、流行病学资料确诊。血凝抑制抗体是感染后最早出现的抗体。天花和猴痘的抗体在感染后4~7 天内出现,第 2 周达到高峰,效价一般在 1∶80 以上,少数可超过 1∶1000。几种痘病毒常用抗体检测技术见表 8-5。

表 8-5 痘病毒抗体检测技术

病原	常规技术					必要时使用技术		
	HAI	RIA	EIA	IIF	RIAA	NT	CF	AGP
天花	+	+	+	+	+	+	+	+
猴痘	+	+	+	+	+	+	+	+
痘苗	+	+	+	+	+	+	+	+
牛痘	+	+		+		+		+
雅巴痘								
塔那痘		+	+	+		+		+
挤奶人结节			+	+		+		+
牛丘疹口炎				+		+	+	+
传染性软疣				+		+	+	+
羊接触传染性脓疱性皮炎			+	+		+	+	+

注:HAI:血凝抑制试验;RIA:放射免疫试验;EIA:酶联免疫吸附试验;IIF:间接免疫荧光试验;RIAA:放射免疫吸附试验;NT:中和试验;CF:补体结合试验;AGP:琼脂凝胶沉淀试验

2. 中和试验 正痘病毒的中和试验可在培养的细胞或鸡胚绒毛尿囊膜(CAM)上进行;副痘病毒和塔那痘病毒只能在培养的细胞中进行抗体检测。中和试验不适用于雅巴及传染性软疣病毒抗体的常规检测。

（二）疱疹病毒

检测 HSV 特异性抗体的血清学检测在临床上应用不十分广泛,可能与 HSV 在自然界中感染非常普遍,绝大多数人体内已存在病毒抗体;还可能与 HSV-1 和 HSV-2 存在 50% 的基因同源性,两型病毒存在交叉抗原性,因此,两型抗体均能与另一型病毒发生交叉反应有关。一般只用做回顾性或记录性调查。

（三）人乳头瘤病毒

由于不易得到大量的人乳头瘤病毒抗原,阻碍了血清学诊断的研究和应用。以下的各种方法各有利弊,但均有一定的使用价值。

1. 从皮肤疣组织中提取病毒抗原检测血清中的抗体,因提取的病毒抗原量不多,限制了其临床应用。

2. 人工合成的病毒蛋白表位为抗原的多肽 ELISA,由于合成的线性表位,不能完全代表构象特点,临床应用价值不大。

3. 以细菌表达融合蛋白为抗原的蛋白印迹法,但阳性率很不一致。

4. 以体外转录和转译的病毒蛋白为抗原的放射免疫沉淀法(TT-RIRA),由于放射沉淀法较为复杂,不宜推广应用。

5. 人乳头瘤病毒结构蛋白 L1 自身形成的 VLP 为抗原的 VLP-ELISA。L1-VLP 是以痘苗病毒、杆状病毒为 L1 基因载体,在真核细胞或昆虫细胞中表达产生的,VLP 代表了病毒颗粒的空间构象。

五、新型疱疹病毒的实验室诊断

人疱疹病毒 6 型常用新鲜制备的正常人脐血或外周血淋巴细胞、人 T 细胞株 JJHan 和 Molt 分离培养。新鲜制备的人脐血或外周血淋巴细胞经 PHA 刺激后对各种人疱疹病毒 6 型分离物易感,感染细胞一般在接种后 2~4 天即出现病变。用于病毒分离的样本多为血淋巴细胞、器官组织、唾液、气管分泌物等。血清学特异性诊断多采用间接免疫荧光法。PCR 是常用的人疱疹病毒 6 型 DNA 检测手段。

人疱疹病毒 7 型用外周血和脐血淋巴细胞或 T 细胞株 SUP-T1 分离培养。血清学诊断用免疫荧光法。PCR 一般用巢式 PCR。

人疱疹病毒 8 型 DNA 特异性诊断方法为 PCR。若需进一步证明 PCR 产物的特异性,可将产物做核酸杂交进行鉴定。

第四节　预防与治疗

一、天花

(一) 预防

天花的特异性预防是接种天花疫苗,可以减轻疾病的严重程度、预防疾病的发生。猴痘病毒预防措施主要是避免接触带有病毒的动物。在接触可疑患病动物时,采用标准预防措施。可用天花疫苗接种来预防,有效率约为 85%。

(二) 治疗

1. 一般护理　天花患者必须隔离治疗,隔离到痂皮脱落,溃疡愈合为止。必须注意补充体液、足够的蛋白质以及维生素。

2. 对症治疗　对高烧患者给予退热药物治疗,患者烦躁给予镇静剂。可进行综合的抗病毒治疗,注射干扰素、胸腺肽等中、西抗病毒药物。感染 4 天内注射天花疫苗,可减轻症状及并发症。如有继发的细菌感染或出现败血症时,加用抗生素及全身支持疗法。

3. 局部治疗　治疗的原则是保持局部溃疡干净、清洁。减少疼痛,注意防止患者抓痒,避免继发细菌感染。

二、单纯疱疹病毒

目前尚无特异的方法控制 HSV 感染,避免同患者近距离接触,避免使用患者使用过的物品,切断传播途径,可减少被感染的机会,但正常无症状携带者的唾液、阴道分泌物中有时也有病毒排出。如孕妇在临近临产时发生 HSV-2 型感染,特别是在临产 2 周内,建议剖宫产应是预防新生儿疱疹感染的有效方法之一。由于 HSV 感染十分普遍,病毒长期潜伏于机体内,因此使用疫苗预防 HSV 感染效果不好。目前以痘苗病毒或杆状病毒为载体制备 gD 和 gB 的单纯疱疹病毒的亚单位疫苗,用以预防生殖器疱疹感染的流行,但尚未广泛应用。应用 0.1% 的碘苷滴眼剂液(疱疹净)治疗疱疹性角膜炎有较好的疗效,对确诊由 HSV 引起的病毒性脑膜炎使用阿昔洛韦(aciclovir)及其衍生物脱氧鸟苷治疗,有一定疗效。

三、水痘-带状疱疹病毒

VZV 感染发病后临床表现为水痘或带状疱疹,但两者的主要传染源均是水痘患者,隔离水痘患者是预防 VZV 感染的关键。对水痘患者应进行呼吸道隔离和接触隔离。

水痘治疗很大一方面是防止继发性细菌感染,采取止痒措施以避免或减少对皮疹的搔抓。可局部应用含 0.25% 的碳酸氢钠液湿敷或涂洗。口服阿司咪唑类抗过敏药物亦可有止痒效果。疱疹破溃后,无论是否有细菌感染,均可涂以 1%~2% 的甲紫。若疱疹局部感染严重,尤其是有全身症状时,可应用抗生素治疗。对免疫功能低下的水痘患者、新生儿水痘、播散性水痘、水痘肺炎、水痘脑炎等,可使用阿昔洛韦、单磷酸阿糖腺苷、α-干扰素等进行抗病毒治疗。水痘患者应禁用皮质激素。

国外已有多年水痘减毒活疫苗的应用历史,此疫苗对 1~12 岁儿童接种一次,抗体阳转率达 97%。对 13 岁以上未曾患过水痘的青少年或成人,要求接种 2 次,2 次接种后的抗体阳转率约达 94%。一般免疫接种后 1 年保护率达 100%,2 年保护率仍达 96%。对家庭内密切接触者的保护率可达 70% 左右。免疫接种后产生的针对 VZV 特异性抗体在体内可持续至少 10 年时间。产生抗体能否预防带状疱疹的发病,以及活病毒潜伏机体激活后能否引起轻型带状疱疹仍在观察中。

四、人巨细胞病毒

传染源的控制一般为消毒处理患者的分泌物和排泄物。阻断传播途径如在怀孕早期发现有原发性 HCMV 感染,建议终止妊娠;对已发生宫内 HCMV 感染的新生儿应注意隔离;对乳汁中排放病毒的母亲应避免哺乳;重视输血及器官移植供者的血清抗 HCMV 抗体,筛选应为阴性的供者等。

由于病毒能通过输血途径传播,并对免疫功能缺损患者引起严重后果,应对献血者进行血清学检查,筛选血清阴性的血液。对器官移植的受者与供者均应进行血清学配型,并尽量避免将 HCMV 阳性的供者器官移植给血清阴性的受者,以免引起 HCMV 活动性感染。20 世纪 70 年代研制出的 AD169 灭活疫苗和 Towne125 减毒活疫苗,虽对部分血清阴性者有一定免疫效果,但是否存在病毒的潜伏感染和致癌潜能有待深入研究。

临床上曾试用腆苷、阿糖腺苷、阿昔洛韦等抗病毒制剂及干扰素治疗 HCMV 感染,无明显效果,部分药物毒性较大。更昔洛韦(ganciclovir,GCV)是目前最有效的抗 HCMV 药物,疗效比 ACV 强 50~100 倍,能有效抑制病毒 DNA 的合成。主要用于治疗 HCMV 引起的间质性肺炎、视网膜炎和胃肠炎。膦甲酸钠(foscarnet sodium)是一种非核苷焦磷酸类似物,直接抑制病毒的 DNA 聚合酶的活性,可减轻肾移植、骨髓移植、艾滋病患者感染 HCMV 的临床症状。

五、EB 病毒

EB 病毒目前尚无特效的治疗,主要是对症治疗,疾病大多数能自愈。由于 EB 病毒感染十分普遍,其传染源广泛存在和通过唾液传播的简单途径,唯一能彻底阻断 EB 病毒感染方法是研制应用 EB 病毒疫苗。目前,已知有两种抗 EB 病毒疫苗问世,其中我国用基因重组方法获得的表达 EB 病毒 gp320 牛痘苗病毒,可重点在鼻咽癌的高发区应用。

六、乳头瘤病毒

(一)预防

生殖器疣是常见的性传播疾病之一。避免发生婚外性行为,必要时使用安全套,不使用公用衣裤、浴巾、马桶和浴盆等;患病后要及时就医,暂停性生活,避免传染给性伴等对控制 HPV 感染、减少生殖器疣及宫颈癌的发生有重要意义。

宫颈癌的发病率在女性恶性肿瘤中居第二位,由于 HPV 感染已被证实为宫颈癌发生的重要因素,因此采用 HPV 疫苗预防 HPV 感染,进而预防宫颈癌,是最根本的防治方法,对 HPV 疫苗的研究主要针对高危型 HPV,包括预防性疫苗和治疗性疫苗两大类,但目前临床上尚无有效安全的预防性和治疗性疫苗。

(二)治疗

1. 疣的局部治疗

(1)局部涂药如用 5%5-氟尿嘧啶(5-Fu)或 25% 竹叶脂液。

(2)用激光、电灼冷冻或手术等方法除去疣体。

(3)局部注射干扰素对易复发者,则需采用连续治疗或综合治疗。

2. HPV 所致肿瘤的治疗性疫苗的研究　治疗性疫苗旨在减轻或消除体内已经存在的病变,以能诱导肿瘤的抗原为靶标。对子宫颈癌来说,高危型 HPV E6 和 E7 蛋白就是致癌蛋白,是特异的靶抗原。如果能破坏体内表达 HPV E6 和 E7 蛋白的细胞,就能阻止肿瘤的发生,同时破坏已经癌变的肿瘤组织,这依赖于细胞免疫的参与。目前已设计了多种疫苗能诱导针对 HPV 感染的细胞免疫应答。

(1)多肽疫苗含有针对高危型 HPV 的 E6 和 E7 蛋白中的多个能激发 CTL(细胞毒 T 淋巴细胞)的抗原表位,能借助基因工程技术大量生产,是一类很有潜力的疫苗。目前已经研制出了多个肽类疫苗,有的已经进入了 I 期或 II 期临床试验。

(2)病毒载体作为一种有效的呈递 HPV 蛋白的方法长期以来被广泛的研究。目前常用的病毒载体包括重组痘苗病毒、腺病毒等。此外,已有利用含修饰的 HPV16、18 的 E6、E7 编码序列的重组痘苗病毒疫苗应用于临床实验。

(3)嵌合型乳头瘤病毒 VLP 疫苗(cVLPs)是同时含有 HPV-16 L1、L2 和 E7 部分表位或 L1、L2 和 E6 部分表位的 VLP。嵌合型 VLP 包含了更多的抗原表位,在刺激体液免疫的同时激活细胞免疫。能诱发高滴度的中和抗体,同时可诱导针对 E7 的 CD8$^+$CTL 反应,可保护 HPV16 E7 转化肿瘤细胞的攻击。这种兼具治疗与预防作用的多价疫苗具有较好的临床应用前景。

(4)DNA 疫苗由于其安全、稳定及方便而被广泛研究,编码 E6 和 E7 抗原决定簇的 DNA 病毒在动物模型上表现出治疗性效果。目前 DNA 疫苗已应用于临床前期实验,在人体内的安全性及远期效果仍在观察中。

本 章 小 结

　　皮肤和黏膜病毒种类繁多,基因组为线性双链DNA,病毒核心外有的有包膜,有的无包膜。临床上表现类型有天花、单纯疱疹、水痘和带状疱疹等。检测常采集的标本有水疱液、咽喉拭子、阴道拭子、脑脊液或脑活检组织、角膜刮取物(角膜拭子)、痰液、唾液、血液、尿液等。除光镜观察病变、电镜直接观察、免疫学方法和核酸检测技术外,细胞培养和动物接种也常用于痘病毒等的分离。

　　接种天花疫苗可特异性的预防天花;目前尚无特异的方法控制疱疹病毒感染,切断传播途径可减少被感染的机会;避免性接触传播可有效预防乳头瘤病毒的感染。

思考题

1. 皮肤和黏膜病毒是指哪一类? 其种类和引起的临床表现类型有哪些?
2. 皮肤和黏膜病毒感染可采集的标本类型有哪些? 有哪些采集方法?
3. 疱疹病毒在电镜下表现的基本生物特征是什么? 其传播途径有哪些?
4. 诊断单纯疱疹病毒感染的检测方法有哪些?
5. 分离单纯疱疹病毒的方法有哪些? 单纯疱疹病毒感染的细胞病变表现如何?

(陈廷)

第九章 眼部及心血管感染病毒与检验

第一节 眼睛病毒感染

越来越多的病毒可以引起单独的眼部感染或与其他系统性感染有关的眼部疾病。有些病毒感染引起轻微症状,有些病毒感染症状较为严重,不仅影响到眼睛的外部结构还影响到视网膜和视神经等所有的眼睛结构。能引起眼睛感染的病毒非常多,既有 DNA 病毒又有 RNA 病毒(表 9-1),因这些病毒所引起的疾病在本书其他章节里作了介绍,本章重点介绍腺病毒、狂犬病毒和疱疹病毒引起眼睛感染的临床表现、实验室检测等。

表 9-1 引起眼睛感染的病毒

病毒科	病毒	基因特征
腺病毒科	腺病毒 adenovirus(ADV)	双链 DNA
疱疹病毒 α 亚科	Ⅰ型单纯疱疹病毒 herpes simplex virus 1(HHV1)	双链 DNA
疱疹病毒 α 亚科	Ⅱ型单纯疱疹病毒 herpes simplex virus 2(HHV2)	双链 DNA
疱疹病毒 α 亚科	水痘 - 带状疱疹病毒 varicella-zoster virus(HHV3)	双链 DNA
疱疹病毒 γ 亚科	EB 病毒 Epstein-Barr virus(HHV4)	双链 DNA
疱疹病毒 β 亚科	巨细胞病毒 cytomegalovirus(HHV5)	双链 DNA
疱疹病毒 γ 亚科	Ⅷ型疱疹病毒 herpes virus 8(HHV8)	双链 DNA
乳多空病毒科	乳头瘤病毒 papillomavirus	双链 DNA
痘病毒科	天花病毒 variola virus(smallpox)	双链 DNA
痘病毒科	牛痘病毒 vaccinia virus	双链 DNA
痘病毒科	传染性软疣病毒 molluscum contagiosum virus	双链 DNA
副黏液病毒科	腮腺炎病毒 mumps virus	不分节段,单负链 RNA
副黏液病毒科	麻疹病毒 measles(rubeola)virus	不分节段,单负链 RNA
反转录病毒科	人免疫缺陷病毒 human immunodeficiency virus	2 个单正链 RNA
小 RNA 病毒	肠道病毒 enterovirus(包括 polio,coxsackie,echo 以及 entero viruses)	单正链 RNA
黄病毒科	登革病毒 dengue virus	单正链 RNA
黄病毒科	西尼罗病毒 West Nile virus	单正链 RNA
黄病毒科	丙型肝炎病毒 hepatitis C virus	单正链 RNA
披膜病毒科	风疹病毒 rubella virus	单正链 RNA
披膜病毒科	基孔肯雅病毒 chikungunya virus	单股 RNA
弹状病毒科	狂犬病毒 rabies virus	单负链 RNA

一、腺病毒引起的眼部感染

人腺病毒(adenovirus,ADV)最初是从人的腺体中分离得到,故称为腺病毒。人腺病毒有68个血清型,可感染上皮细胞引起上呼吸道感染。腺病毒在世界各地引起感染,各个年龄组人群均可感染,但儿童多见,与其他呼吸道病毒相比季节性不明显。腺病毒还可引起眼部感染,其复杂的眼部症状是由年龄、宿主免疫状态以及病原体独特的组织嗜性引起不同感染位点而形成的。

(一)临床表现与标本采集

1. 临床表现　至少有18个腺病毒血清型与人眼结膜炎有关,腺病毒眼病包括腺病毒单纯滤泡性结膜炎、咽结膜热(pharyngeal conjunctival fever,PCF)、流行性角膜结膜炎(epidemic kerato conjunctivitis,EKC)。

腺病毒单纯滤泡性结膜炎是轻型眼部感染,不涉及全身性疾病,多种血清型腺病毒可引起此症,是自限性。主要症状为球结膜水肿、结膜出血、眼睛水样分泌物、畏光和轻度眼眶痛。

腺病毒性咽结膜热,也称游泳池结膜炎(swimming pool-associated conjunctivitis),主要表现为发热、咽炎、结膜炎、颈部或耳前淋巴结病。多见于儿童,易在儿童夏令营、托儿所或卫生保健机构发生暴发流行,多为3型、4型和7型腺病毒感染,潜伏期5~8天,出现症状后1~2周内具有高传染性。

腺病毒性流行性角膜结膜炎,比咽结膜热更严重,主要临床表现为异物感、畏光、视力损伤、眼结膜和眼睑肿胀(球结膜水肿)、结膜下出血、滤泡状或乳头状结膜炎以及耳前腺病,有些患者可以有显著的结膜下出血,类似于肠道病毒急性出血性结膜炎(AHC),最终大多数患者形成角膜炎。基质性角膜炎之后弥漫性角膜上皮细胞感染形成角膜点状上皮病变,并可形成持续感染,睑结膜可以有假膜存在,病毒可以持续2周。腺病毒在角膜上皮复制,对病毒感染引起的免疫病理反应可以引起角膜浸润,EKC上皮下浸润引起的光敏度和视力减退偶尔可能会持续数月到数年。慢性并发症可能包括结膜瘢痕和干眼,通常发生在成人,常由8型、19型和37型腺病毒引起,流行性角膜结膜炎具有很高的传染性,发生流行时对工作场所造成重大经济损失。8型腺病毒引起的流行性角膜结膜炎在1941年的太平洋战争中从美国西海岸的主要船厂(因此又称“船厂眼病”)迅速传播到整个美国。最近,19型和37型腺病毒又引起典型的流行性角膜结膜炎流行。腺病毒性流行性角膜结膜炎患者经过5~14天潜伏期后,一只眼睛先出现流行性角膜结膜炎之后再感染给另一只眼。

2. 标本的采集与种类　眼部标本最好由眼科医生进行采集。眼结膜分泌物可由专业技术人员进行采集。

(1)眼睑标本采集:不需局部麻醉。可以用蘸有无菌磷酸盐缓冲液的棉签擦拭眼睑边缘。

(2)眼结膜标本采集:准备好无菌、湿棉签,让患者的眼睛朝上看,拇指将下眼睑往下拉,用湿的无菌棉签由内侧往外侧来回擦拭结膜囊一次,避免只收集眼泪。

(3)角膜标本采集:局部麻醉后3~5分钟,用无菌棉签刮去眼睛脓液并弃之,采样助手将上、下眼睑分开,借助裂隙灯,用抹刀或无菌一次性刀片取角膜材料。

将上述采集到的标本立即投入无菌生理盐水或 Eagle 液或 0.5% 水解乳蛋白 Hanks 液的小试管中,贴上标签,置冰壶内携至实验室,-70℃冰箱保存。

(4)血清标本采集:采集静脉血 2ml。血清学方法证实或诊断需要配对的血样,第一份样品在症状出现后应尽快采集,第二份应在 2~4 周后采集,待血液凝固后,在无菌的条件下分离血清,于 –20℃保存。

（二）生物学和流行病学特征

1. 生物学特性

（1）病毒形态和结构:腺病毒是一种无包膜的双链 DNA 病毒,其核衣壳呈二十面体对称,直径 70~90nm。腺病毒核衣壳由 252 个壳粒组成,其中 240 个壳粒是六邻体,12 个壳粒是五邻体,每个五邻体上连接有一个纤突（个别型别是 2 个）,在五邻体和六邻体之间分布着蛋白Ⅲ,蛋白Ⅷ和蛋白Ⅸ等分子量较小的连接蛋白,协助维持核衣壳的稳定性。五邻体位于核衣壳二十面体的顶角,纤突从五邻体基底向外侧探出,纤突末端膨大为球状。

（2）病毒基因和蛋白:人腺病毒基因组全长约 36kb,分为早期转录基因（E1 至 E4）和晚期转录基因（L1 至 L5）,每个基因编码 1 至 5 个产物,总计有 49 个已知的表达产物。E1 区基因在病毒进入细胞核后立即活化,其编码产物是主要的转录调控物,阻断细胞凋亡,促进细胞转化。腺病毒不同型别之间在 E1 基因序列和表达产物的空间结构有明显的区别。E2 区编码腺病毒复制所必需的蛋白质;E3 区编码与机体免疫识别有关的蛋白质,为相对非必需区,删去 E3 区对病毒感染没有明显的影响;E4 区编码关闭宿主基因表达,使其有利于病毒繁殖的蛋白质,还可调节其他区基因的转录。主要晚期转录单位 L1~5 基因编码病毒结构蛋白,其中由 L3 基因编码的六邻体蛋白（hexon）是人腺病毒的主要中和抗原,是已知的型特异性中和抗原表位所在区域。

（3）病毒分型和变异:人腺病毒根据其基因组构成及同源性分为 A 至 G 共 7 个种,68 个型。腺病毒的分型标准在不同时期经历了较大的改变。2005 年之前主要是根据六邻体蛋白的中和试验和纤突蛋白的血凝抑制实验进行血清学分型。2005 年以后根据基因组及六邻体蛋白核酸序列的同源性,尤其是六邻体蛋白 L2 区的同源性进行分型。而近两年则是根据腺病毒的基因重组进行分型。人腺病毒属于 DNA 病毒,病毒基因组复制过程的差错率较低,因此病毒基因组自身变异速率较低,但是不同来源的毒株感染同一宿主时极易发生病毒基因重组,从而产生新的病毒毒株甚至病毒亚型。

（4）病毒理化特性:腺病毒对各种理化因素抵抗力比较强,耐酸并能够耐受蛋白酶以及胆汁的作用,在室温条件下可以保持活力达 10 天以上,56℃ 30 分钟灭活。腺病毒具有血凝性,能够凝集大鼠或者恒河猴的红细胞。

2. 流行病学特征　人腺病毒的致病谱比较广,能引起呼吸道感染、消化道感染及眼部感染导致相关的疾病,有些型别还能引起肝炎及肥胖等,还有的型别对啮齿类动物具有细胞转化功能,存在潜在的致癌性等。在免疫功能低下的器官和干细胞移植的受体以及艾滋病患者中,腺病毒还可造成致命的持续性感染。A 至 E 种人腺病毒通过呼吸道传播,F 种人腺病毒通过消化道传播。

腺病毒眼病呈全世界性分布,无明显的季节性,各年龄组均可感染,以儿童多见。腺病毒眼病通过接触传播,主要途径有近距离与患者呼吸道及眼分泌物接触、与病毒污染物或污染的游泳池水接触,也可以通过接触临床处置有关流行性角膜结膜炎时被污染的眼科器具、眼药水以及医务人员的手和毛巾而传播。大多数腺病毒感染的疾病是自限性的。

（三）实验室检测

腺病毒检测主要有腺病毒分离培养、聚合酶链反应（PCR）、免疫荧光试验、酶联免疫试验。

1. 腺病毒分离培养

（1）标本处理：标本加抗生素处理过夜，离心取上清液。

（2）敏感细胞，如人上皮来源的细胞系，如 HeLa、A549、Hep-2、原代人胚肾细胞（HEK）、原代人胚肺成纤维细胞（HELF）。细胞培养液为 DMEM，含 10% 牛血清，1% 谷氨酰胺，100U/ml 青霉素和链霉素，调培养液的 pH 至 7.2。

（3）常规分离培养：①接种：接种处理过的上清液到单层细胞。分离培养液牛血清含量改为 1%，其余不变。②观察：37℃孵育，可观察到典型的细胞病变为细胞变圆、肿胀、聚集呈葡萄状。③盲传：培养 7~10 天后仍无细胞病变时，或者其他技术也未显示培养物中有相应病毒的存在，可将培养细胞收获，再接种细胞，盲传 3 代后，仍无细胞病变或者其他检测均阴性时，可认为病毒分离阴性。④收获：当 76%~100% 细胞出现病变时进行收获，收获之前可以将细胞放于 –70℃冰箱，冻融 1~2 次，以提高收获物的病毒滴度。先温和摇动细胞瓶数次，然后用 10ml 的无菌移液管吸取病毒液置于 15ml 的无菌离心管中，混匀病毒。收获的病毒液可以立即进行后续试验，或分装至冻存管中保存在 –70℃冰箱待用。

（4）Shell vial 分离培养：Shell vial 是一种特制的细胞培养管，底部平，管内有一圆形玻片，管口塞子是用可通过显微镜光源的特殊材料制成。细胞可在玻片上生长，标本接种到长有细胞的 Shell vial 培养管后，可通过离心方法，增加病毒对细胞的吸附，提高感染率。孵育 1~2 天，取出玻片进行快速检测。

（5）病毒抗原检测：分离培养的细胞可用荧光标记的抗六邻体抗体与之作用进行快速检测，鉴定是否存在腺病毒。也可用血凝抑制（hemagglutination inhibition，HI）试验或中和试验（neutralization test，NT）检测腺病毒的属和组特异性抗原并鉴定病毒的血清型。

2. 聚合酶链反应　是最敏感、快速检测腺病毒 DNA 的方法。用常规方法提取标本中 DNA 模板，对临床标本中的腺病毒进行直接检测时，两步的套式 PCR 可以提高阳性率。可用来自六邻体基因高度保守区互补引物扩增 B、C、D、E、F 亚属腺病毒 DNA。外引物 hex1885deg 的序列为：5′-GCC（C/G）CA（G/A）TG G（G/T）C-3′；外引物 hex1913deg 的序列为：5′-CAG CAC（G/C）CC ICG（A/G）AT GTC AAA-3′；扩增 DNA 片段长度为 301bp。内引物 nehex1893 的列为：5′-GCC CG（C/T）GC（A/C）ACI GAI AC（G/C）TAC TTC-3′；内引物 nehex 1905deg 的序列为：5′-CC（C/T）AC（A/G）GCC AGI GT（A/G）（A/T）AI CG（A/C）（A/G）C（C/T）TTG TA-3′，扩增 DNA 片段长度为 171bp。

3. 免疫荧光试验　检测腺病毒抗原。是将未冷冻的细胞标本洗涤后，重悬于磷酸盐缓冲液，用丙酮固定于载玻片上，与抗六邻体（或抗毒粒）血清及抗免疫球蛋白偶联物反应。致密的细胞核和细胞质的点状染色属于腺病毒的阳性反应。

4. 酶联免疫试验　检测腺病毒抗原。是将多克隆捕捉抗体吸附到板子上，然后依次加入抗原样本或样品、来自不同种动物的第二多克隆抗体（检测抗体）、酶偶联的抗种抗体以及底物、显色系统。检测抗体使用单克隆抗体，可提高灵敏度，如果捕捉抗体和检测抗体都是单克隆抗体，则灵敏度可进一步提高。

5. 抗体检测　可以用免疫荧光试验、酶联免疫试验检测患者腺病毒抗体。但由于腺病毒抗体检测需要双份血清抗体有 4 倍以上升高，所以用于临床诊断是非常滞后的。

（四）预防和治疗

腺病毒具有很强的传染性。很多 EKC 患者的手携带腺病毒，洗手并不能有效地去除手指上污染的腺病毒，因此对 EKC 患者进行检查时应戴手套。腺病毒在水槽中可以存活数周，擦手纸也可以作为传染源。可将患者和家庭成员强制性隔离。眼科医生办公室常常也是传播来源，因此对患者进行眼科检查时应按标准程序操作。酒精、去污剂、氯己定不能对眼科器具进行很好的消毒，1% 次氯酸钠浸泡 10 分钟或高压蒸汽消毒眼科器具是最有效的方法。游泳池氯化消毒不足时也可以导致腺病毒感染暴发。腺病毒可诱导有效、持久的免疫力。目前尚无有效疫苗和特别的抗病毒治疗方法，主要采取对症治疗。

二、狂犬病毒引起的眼部感染

狂犬病毒属于弹状病毒科狂犬病病毒属的一个成员，是一种嗜神经性病毒，可以引起犬、家猫和多种野生动物自然感染，并可通过动物咬伤或密切接触等途径在动物间或动物与人类间传播而引起疾病。狂犬病是一种人兽共患的自然疫源性疾病，是目前病死率最高的传染病，病死率近乎 100%。患者发病时可以表现有眼部症状。

（一）临床表现与标本采集

1. 临床表现　狂犬病（rabies）是由狂犬病病毒引起的以侵犯中枢神经系统为主的急性人兽共患传染病，主要由病犬咬伤所致，有时也可因猫、狼和其他带毒野生动物咬伤发病。人被动物咬伤后，病毒通过咬伤部位进入机体并在伤口局部组织增殖，潜伏期一般为 1~3 个月，也有短至 1 周或长达数年才出现症状者，主要依据咬伤部位距头部的远近或伤口内病毒的含量。4~6 天内病毒侵入周围神经沿传入神经轴索及其外间隙液上行，再经背根节和脊髓段扩散至中枢神经系统，病毒在中枢神经细胞内大量增殖导致以累及脑干和小脑为主的中枢神经系统损伤，而后沿传出神经纤维向全身扩散，主要分布到唾液腺、舌部味蕾、嗅神经上皮等处。因迷走神经核、舌咽神经核及舌下神经核受损，导致呼吸肌、舌咽肌的痉挛，出现呼吸困难、吞咽困难等症状。交感神经的刺激使唾液分泌增多。延髓和脊髓的损伤还可引起各种瘫痪。

患者早期症状主要有不安、发热、头痛、乏力、伤口周围感觉异常、流泪、流口水等，继而神经兴奋性增高，狂躁不安，吞咽及饮水时喉头肌痉挛，闻水声或其他轻微刺激或响动时异常敏感出现特有的痉挛症状，故又称恐水病（hydrophobia）。典型兴奋期症状持续 3~5 天后患者转入麻痹期，最后因昏迷、呼吸及循环衰竭而死亡，病死率几乎达 100%。

狂犬病毒引起的眼部症状包括畏光、角膜反射丧失、瞳孔不规则、视网膜出血、眼外肌麻痹瘫痪，病毒可通过角膜种植传播。

2. 标本采集　通常根据动物咬伤的部位或患者发病情况，可采集不同部位的标本。通常可采集唾液、脑脊液、皮肤、死亡患者的脑组织。眼部可进行角膜活检。待检标本的正确采集、保存及运输对获得正确的结果至关重要。由于狂犬病传染性极高，因此，采集标本应由专业人员和有经验者操作，并注意自我防护避免发生感染。采集标本和实验室技术人员应预先接种狂犬病疫苗。

（二）生物学和流行病学特征

1. 生物学特性

（1）形态与大小：狂犬病病毒形态呈子弹状或杆状，大小约为 180nm×75nm，不同的病毒株可能略有差别，在电子显微镜超薄切片中，因切面不同，病毒颗粒常呈圆形、椭圆形或长度不同的杆状。病毒中心为螺旋形对称的核衣壳，内有 40nm 的核心，含有单股负链病毒 RNA 和核蛋白、聚合酶蛋白、基质蛋白等。外面包被着病毒脂蛋白包膜，表面有许多病毒糖蛋白刺突，它们与病毒的感染性和毒力有关。

（2）病毒结构

1）病毒基因组：狂犬病病毒的基因组是一条单链、不分节段的负链 RNA，由 11 928~11 932 个核苷酸组成，分子量（Mr）为 4.6×10^3，含有 5 个开放读码框，编码 5 种结构蛋白，基因组从 3′ 端至 5′ 端的排列顺序为 *N*、*M1*、*M2*、*G* 和 *L* 基因，分别编码病毒核蛋白（NP）、衣壳基质蛋白（M1P）、膜基质蛋白（M2P）、糖蛋白（GP）和转录酶大蛋白（LP）。每个基因由 3′ 和 5′ 端非编码区及中间的非编码区构成。狂犬病病毒与其他弹状病毒最明显的区别在 N 基因的 3′ 端有一段 58 个核苷酸的不翻译的先导序列以及在每个结构基因间的大小与序列不同的不转录的间隔区。

N 基因片段长度为 1424 个核苷酸，编码病毒 NP，*N* 基因高度保守又高效表达，广泛用于狂犬病病毒感染的诊断与调查；*M1* 基因含 911 个核苷酸，编码病毒 M1P；*M2* 基因序列共含 805 个核苷酸，编码病毒 M2P，是狂犬病病毒基因组中最小的基因。*G* 基因片段由 1675 个核苷酸组成，从起始密码子 ATG 到终止密码子 TGA 共 524 个氨基酸，编码病毒 GP。*L* 基因是狂犬病病毒基因组中最大的基因，长 6475 个核苷酸左右，编码 LP。

2）病毒蛋白质

A. N 蛋白：由 450 个氨基酸组成，占狂犬病病毒蛋白总量的 36%，在病毒复制过程中 NP 与基因 RNA 紧密结合成核糖核蛋白（RNP），保护病毒基因组免受核酸酶降解，在弹状病毒中 NP 还与病毒转录与复制有关，在成熟病毒粒子中 NP 是构成病毒核衣壳螺旋对称结构的主要成分。

B. M1 蛋白：是高度亲水性的蛋白，长度为 297 或 303 个氨基酸，结构的重要特点是磷酸化，故又称其为磷蛋白。M1P 与 LP 相互作用构成了完整的转录酶。150 个 LP 分子，约 950 个 M1 分子与 RNP 共同组成了 30~35 圈螺旋对称结构的毒粒核心部分即核衣壳。核衣壳具有全部转录与复制功能，可独立完成基因组的转录与复制，因此核衣壳具有感染性。

C. M2 蛋白：是狂犬病病毒最小的结构蛋白。长度为 202 个氨基酸，是一种连接蛋白，在核衣壳与病毒包膜间起媒介作用，在病毒形态形成过程中起重要作用。

D. L 蛋白：是狂犬病病毒最大的结构蛋白，长度为 2142 个氨基酸，在狂犬病病毒基因转录与复制过程中发挥着重要的催化作用，由于在病毒粒子和感染细胞中含量较少，因此在生化和免疫水平上研究较少。

E. G 蛋白：是一种跨膜糖蛋白，构成病毒的表面突起（spike），是狂犬病病毒与细胞受体结合的结构，在狂犬病病毒的致病和免疫中起关键作用，全长 524 个氨基酸，不同毒株糖基化位点与数目不同，但其 319 位糖基化位点存在于所有的狂犬病病毒中。

3）病毒分型与变异

A. 病毒的分型：近年来应用单克隆抗体技术将狂犬病病毒及相关病毒分为 6 型，即经典狂犬病病毒（血清 1 型），其余 5 型为狂犬病相关病毒（RRV）：Lagos 蝙蝠病毒（血清 2 型）、Mokola 病毒（血清 3 型）、Duvenhage 病毒（血清 4 型）、Obodhiang 病毒原型株（血清 5 型）、Kotonkan 病毒原型株（血清 6 型）。

根据狂犬病病毒核蛋白、糖蛋白的遗传差异，又分为 6 种基因型。其中 1~4 基因型与 4 种血清型相当，EBL1 病毒株、EBL2 病毒株为基因 5、6 型，各型病毒基因核苷酸序列有明显差异。

B. 病毒的变异：狂犬病病毒也可发生变异，最早的人工变异是 1885 年由 Louis Pasteur 首创。他将从自然界野生动物体内分离到的病毒命名为街毒（street virus），将街毒接种到家兔或其他动物脑内,经过连续传代使病毒在上述动物体内潜伏期由原15~30天缩短并固定在3~6天,将此毒株命名为固定株(fixed virus),从街毒到固定株的过程实际上反映了病毒的变异。

4) 狂犬病病毒还存在以下几种变异情况。

A. ts性变异:将原型株在38.6℃高温环境下培养传代可选择出ts突变株,由于ts株的基因缺失导致其蛋白质一级结构及空间结构的改变,病毒ts变异后病毒的N、Ns或G蛋白可能有所改变,而以G蛋白变异更有实际应用意义。因G蛋白与病毒的侵入和毒力有关,故ts变异可作为选择减毒或无毒株的一种方法。

B. 抗原性变异:自然界的不同地区和不同的动物所分离的狂犬病病毒街毒株或固定毒株均可发生抗原性变异,G蛋白抗原性易发生变异,而N蛋白抗原性比较稳定和保守。

C. 毒力变异:狂犬病病毒G蛋白的第Ⅲ抗原位点333位精氨酸发生突变由甘氨酸、谷氨酸或异亮氨酸取代导致病毒毒力发生变异,以无毒或减毒的狂犬病病毒突变株分析,发现病毒G蛋白的上述位点发生了改变。

2. 流行病学特征　狂犬病是由狂犬病病毒导致的一种人、畜共患急性传染病,地理分布广泛,在全球60多个国家和地区人群中存在,其中90%发生在发展中国家。人类感染狂犬病多发生于动物多发区及大量动物没有被免疫的地区。我国是狂犬病流行较为严重的国家,狂犬病的流行几经起伏,1990年前狂犬病死亡人数一直位居25种法定报告的传染病之首,1991年开始有下降趋势,但近期狂犬病的发病有上升趋势。农村发病较高。

目前,狂犬病在东南亚、东欧、中东、北非、中非、中南美洲均有不同程度流行;而在西欧、北美国家和地区中,人狂犬病病例已很少见,但时有野生动物狂犬病的发生。

狂犬病自然贮存宿主和媒介主要是野生动物。而犬科动物对狂犬病病毒最为敏感,常成为人畜狂犬病的传染源和储存宿主,病犬是人畜狂犬病的主要传染源。绝大多数狂犬病死亡病例与狂犬病有关。猫科动物也是常见的传染源。野生动物狂犬病通过感染动物与动物之间的撕咬传播,自然界中对狂犬病病毒敏感的主要野生动物,在美洲常见的有狐、狼、臭鼬、浣熊、蝙蝠、野犬、猫鼬、豺等30余种野生动物。狐和狼是欧洲和亚洲一些地区狂犬病的主要贮存宿主和传播媒介。此外蝙蝠、家猫也可通过吸血、抓咬而传播狂犬病。

病毒的传播主要是通过人被患病动物咬伤而感染。其次通过损伤的皮肤、黏膜与病毒直接接触引起感染,包括眼结膜被带毒的唾液污染、抓伤、舔伤等。经消化道和呼吸道也可能感染狂犬病病毒,例如某些勘测人员因吸入感染蝙蝠聚集的洞穴内含病毒的气溶胶而发病。

人对狂犬病病毒普遍易感。是否发病除与疫苗的注射情况(是否及时、全程和足量)及疫苗的质量有关外,还与清创是否彻底、伤口与中枢神经的距离、伤口的深浅及多少有关。动物咬伤头面部、上肢、背部,伤口面积大而深,或多处受伤,未能及时、彻底清创者易发病。如及时、全程、足量地接种狂犬疫苗,发病率将低于1%。被野生动物咬伤者,其潜伏期短、临床表现重、病情进展快、预后更差。儿童因易感性强、保护能力差,被咬伤的机会较多,故潜伏期较短。

(三) 实验室检测

1. 病毒的分离培养

(1) 实验动物:许多实验动物对狂犬病病毒均较敏感,如小鼠、大鼠、地鼠、豚鼠、家兔、狗、猫、猴等,其中以小鼠最为敏感。经脑内途径接种狂犬病病毒株,动物皆患脑炎死亡。其他如腹腔、皮肤、皮下、肌内接种等途径,动物虽也可感染,但接种感染成功率不如脑内高。幼龄动物敏感性高于成年动物。

病毒对实验动物的致病性和毒力因毒株不同而异,差异较大。长期在鸡胚内传代的狂犬病病毒 Flury HEP 株,只经脑内接种 2~3 日龄的乳鼠才能成功,对成年小鼠无致病力,可制备成兽用活病毒疫苗。从臭鼬体内分离到的部分毒株对成年小鼠致病力很弱;感染吸血蝙蝠的毒株对狗的致病性较差。

（2）细胞培养:狂犬病病毒可在多种细胞如原代细胞、传代细胞和二倍体细胞内增殖。常用的原代细胞有地鼠肾细胞、猴肾细胞、猪肾细胞、兔肾细胞、狗肾细胞、人胚肾细胞及人胚肺、鸡胚成纤维细胞等;传代细胞有 BHK21(幼年金色地鼠肾细胞)、Vero(非洲绿猴肾细胞)及 BSC-1(猴肾细胞)等;二倍体细胞如人胚肺二倍体细胞。狂犬病病毒在细胞培养中需连续培养才能较好增殖,传代中病毒效价会逐渐降低,甚至消失。

狂犬病病毒固定毒株要比街毒株较易在细胞中培养成功。固定毒株由于存在株间差异,故对细胞培养适应性各异,在细胞内病毒的增殖效价也有较大差别。

狂犬病病毒在培养的细胞内增殖,除少数毒株外,绝大多数毒株一般不破坏细胞,也不出现细胞病变,只有经过长期传代培养适应后方可出现。因此,检测病毒在细胞内的增殖通常可采用免疫荧光染色、免疫酶技术检测病毒抗原或动物接种试验证实。

2. 病毒基因检测　可通过设计一对特异引物,对角膜活检组织及其他组织进行反转录 PCR(RT-PCR)检测。因 PCR 方法敏感性较高,存在一定的假阳性,因此操作时要注意防止污染。由于 PCR 的扩增产物可能存在非特异扩增带的掩盖作用,故其产物须经核酸序列比对加以确诊。

3. 狂犬病毒包涵体检测或病毒抗原检测　死亡患者脑组织病理切片或压片、角膜压片,用吉姆萨染色或直接荧光抗体检查内基小体。狂犬病患者生前诊断可取唾液沉渣涂片、发病后的皮肤活检组织用免疫荧光法直接检测病毒抗原。免疫荧光抗原检测具有快速、敏感性和特异性高的优点,比光学显微镜检测病毒包涵体的敏感性高,脑组织标本的阳性检出率达 90%。目前认为,免疫荧光法检测狂犬病毒抗原是快速诊断方法,也是诊断狂犬病的首选方法。有直接法和间接法两种,可在狂犬病发病前一周作出诊断,此法也优于病毒分离,只需 1~3 小时就可以出结果。ELISA 法无需特殊设备,检测具有简便、快速、可靠的特点,更适合基层单位和大规模抗体水平调查。

4. 病毒抗体检测　抗体检测主要用于流行病学的调查。疾病后期(8 日后)血清中方能检测出狂犬病病毒的特异抗体,限制了抗体检测的应用。抗体检测的方法很多,可采用中和试验、补体结合试验、血凝抑制试验、酶联免疫吸附试验、放射免疫法等进行检测。中和试验是测定狂犬病病毒中和抗体的经典方法,主要是用于疫苗免疫效力的评价,具有特异、稳定的特点,不足之处是费时、费力。对未接种过疫苗者,中和抗体的检出更有诊断价值。接种疫苗者的中和抗体效价尽管较高,但多低于患者的抗体效价。放射免疫法是检测狂犬病病毒抗体最敏感的方法,早期抗体滴度较低,中和试验等方法无法检测出病毒抗体时可采用该法,但其操作太复杂,限制了其临床的应用。

（四）预防与治疗

1. 预防　一旦狂犬病症状发作,几乎没有治愈的可能,病死率几乎达 100%,故狂犬病的预防非常关键。目前世界上每年约有数万人和数百万只动物死于狂犬病。如被病犬或其他感染动物咬伤后,除应彻底清洗和处理皮肤伤口外,可酌情注射狂犬病抗血清和狂犬疫苗,可疑病犬咬伤后在清洗和处理伤口的同时应将犬笼养观察10天,根据犬有无发病采取相应的措施。

（1）一般措施

1）管理传染源:以犬的管理为主,对家犬应接种狂犬疫苗,病死动物应焚烧或深埋处理。

2）及时清洗和处理伤口:不论被何种动物咬伤后均应及时（2小时内）清洗和处理伤口,可减低发病率。应尽快用20%的肥皂水、0.1%的苯扎溴铵或清水反复冲洗伤口至少半小时,挤出污血后用70%的酒精擦洗或5%浓碘酒反复涂拭消毒,伤口一般不做缝合或包扎。

3）预防接种:注射狂犬病抗血清,如被可疑病犬咬伤较重者应及时在伤口内滴入狂犬病免疫血清或免疫球蛋白,并在伤口周围组织内注射,因其能中和病毒,故越早使用越好,一般在咬伤后即刻使用。还可局部注射干扰素。

（2）疫苗:咬伤较严重者应及时注射狂犬疫苗,接种狂犬疫苗是预防和控制狂犬病的重要措施之一。现行疫苗主要为细胞培养疫苗,已在多数国家中使用。

1）细胞培养疫苗:随着细胞培养技术的发展,采用细胞培养法制备广泛应用的狂犬疫苗是目前制备狂犬疫苗的主要途径。人二倍体细胞狂犬疫苗是美国和欧洲许多国家使用的疫苗。该疫苗具有良好的保护力、不良反应很低,但主要缺点是产量低,成本高,价格昂贵不利于推广应用。

原代地鼠肾细胞狂犬疫苗（PHKCV）也是应用较为广泛的细胞培养疫苗,目前在许多国家中应用,该疫苗是病毒的固定毒株在原代地鼠肾细胞上传代,其适应毒株的感染细胞培养物经灭活而制成。我国自1981年开始应用PHKCV,应用效果较好,累积观察100例疫苗接种者,未发现神经系统并发症。

2）正处于研究开发的疫苗:有狂犬病基因工程重组疫苗、亚单位疫苗、抗独特型疫苗以及核酸疫苗等,其中以狂犬病病毒G蛋白基因工程疫苗研究最为深入、最有希望。抗独特型疫苗尚处于探索阶段,尚未取得突破性进展。最近有学者提出的核酸疫苗,是一个新的研究方向,但有许多理论和实际问题尚待研究解决。

2. 治疗　迄今狂犬病尚无特效的治疗方法。临床上使用多种新药如α-干扰素、阿糖腺苷、转移因子和大剂量人抗狂犬病球蛋白进行治疗,效果不明显。患者发病后主要以对症综合治疗为主。

三、疱疹病毒引起的眼部感染

疱疹病毒在全球广泛分布,人群中感染极为普遍,疱疹病毒常引起人类急性、慢性、潜伏和复发感染,潜伏和复发感染是疱疹病毒的突出特点,这一生物学行为可导致某些疱疹病毒的基因组整合于宿主的染色体而构成潜在的癌基因。患者和带毒者是该病的传染源。病毒可通过皮肤、黏膜的直接接触或性接触途径进入机体。

疱疹病毒生物分类归属于疱疹病毒科（herpesviridae）,又分α、β、γ三个亚科,分别称之α疱疹病毒、β疱疹病毒和γ疱疹病毒,存在于人和动物体内,与人类感染有关者包括:①α疱疹病毒（单纯疱疹病毒、水痘-带状疱疹病毒）,其宿主范围广,复制周期短,繁殖速度快,是一类溶细胞性感染的病毒,多潜伏在感觉神经节内;②β疱疹病毒（巨细胞病毒、人疱疹病毒6型和7型）,该亚科病毒的宿主范围窄,在细胞培养中复制缓慢,繁殖周期长,受感染细胞变大形成巨细胞,病毒在淋巴细胞内潜伏感染,也可潜伏于分泌腺、肾脏或其他组织;③γ

疱疹病毒（EB 病毒、人疱疹病毒 8 型），主要感染 B 淋巴细胞并长期潜伏，大多不引起溶细胞性病变。

疱疹病毒共同特点：①球形、二十面体立体对称衣壳，基因组为线性双股 DNA。核衣壳周围有一层厚薄不等的非对称性披膜。最外层是包膜，有糖蛋白刺突。有包膜的成熟病毒直径为 180~200nm，DNA 核心直径为 30~40nm。②除 EB 病毒外均能在二倍体细胞核内复制，产生明显的 CPE，核内出现嗜酸性包涵体。病毒可通过细胞间桥直接扩散。感染细胞可与邻近未感染的细胞融合成多核巨细胞。EB 病毒和疱疹病毒 6 型的培养则需人或灵长类动物淋巴细胞。③在某些刺激因素作用下又可转为增殖性感染。

已知的 8 种疱疹病毒中可以引起眼睛感染，分别是单纯疱疹病毒 I 型（HSV 1 型）、单纯疱疹病毒 II 型（HSV 2 型）、水痘 - 带状疱疹病毒（VZV）、EB 病毒（EBV）、巨细胞病毒（CMV）、卡波西肉瘤相关病毒（KSHV）/ 人疱疹病毒 VIII 型（HHV 8 型）。以下主要介绍单纯疱疹病毒和水痘 - 带状疱疹病毒（VZV）引起的眼部感染。

（一）单纯疱疹病毒

1. 临床表现　人 HSV-1 型病毒引起的原发感染表现为非特异性的上呼吸道感染，人 HSV-2 型病毒主要引起生殖器感染。这两型疱疹病毒都可以引起眼部症状。部分疱疹病毒原发感染可以表现为眼部症状，主要表现为皮肤和眼睑边缘小水疱和单侧滤泡性睑结膜炎和上皮角膜炎，基质性角膜炎和葡萄膜炎罕见。HSV 复发感染通常是因潜伏在感觉神经节的疱疹病毒被激活，沿着神经轴突传播到感觉神经末梢感染眼表面上皮细胞。HIV 感染可以增加眼部感染的复发，HSV 眼部感染 2 年内复发率为 25%~50%。HSV 复发感染可以影响到几乎所有的眼部组织，包括眼睑、结膜、角膜、虹膜、眼内小梁网状结构和视网膜。最常见的 HSV 复发感染是睑结膜炎、角膜上皮感染（角膜上皮炎）、角膜基质感染（角膜基质炎）、虹膜睫状体炎（或葡萄膜炎）。

HSV 睑结膜炎由眼睑水疱和结膜炎构成；HSV 角膜上皮炎引起异物感、畏光、视物模糊和红眼。HSV 感染人角膜上皮出现点状角膜上皮炎，由一个或多个肿胀的分枝状树枝样上皮细胞合并，肿胀的细胞中间伴有溃疡，其进一步合并形成更大的上皮溃疡。角膜基质炎表现为单病灶、多病灶基质模糊、变白、坏死、脓肿、水肿、变薄、角膜新血管形成、前房炎症形成、耀斑、角膜沉淀物（角膜后方炎症细胞沉淀物），可以是坏死性的也可以是非坏死性的，有不同的临床特征。有些特征是与病毒复制有关，有些特征则是与机体免疫状态有关。HSV 葡萄膜炎表现为眼前房炎症并伴有多种形式的基质和上皮角膜炎或独立的角膜疾病，也可有耀斑、增高的眼内压、虹膜透斑缺陷。某些患者的前房可以培养出 HSV。

2. HSV 实验室检测　HSV 眼病通常只做临床诊断。病毒分离培养对诊断有用，但病毒包膜易受损，采集的标本要仔细处理。水疱液可以被吸去或用无菌针头挑破水疱，用无菌棉棒擦拭病变处并将棉棒放入病毒培养液中。在合适的细胞系中 24~48 小时内出现典型的细胞病变。分离培养的敏感性取决于病程的阶段，早期水疱性病变阶段检测敏感性高于晚期的溃疡性病变阶段，原发感染检测敏感性高于复发感染、免疫抑制患者有更高的抗原和 DNA。细胞涂片检查，刮取病变部位细胞并涂片，用甲醇固定、吉姆萨或瑞士染色可见典型的多核巨细胞样的细胞病变，多核巨细胞的存在表明患处感染了 HSV 或 VZV。电镜、直接免疫荧光可以检测疱疹病毒，用特异性单克隆抗体可以鉴别 HSV-1 型、HSV-2 型和 VZV。DNA 聚合酶链反应常用于常规诊断。病毒中和试验、补体结合试验、被动血凝试验、ELISA、补体介导的细胞溶解试验、抗体依赖的细胞溶解实验、放射免疫实验这些血清学检测证明原发感染者抗体升高,但复发感染的患者抗体升高不能支持诊断,因为大多数成年人有 HSV 潜伏感染,抗体本身已为阳性。

3. 预防和治疗　疫苗不能完全预防 HSV 感染和潜伏感染,因此 HSV 感染的预防主要取决于减少传播和潜伏状态被激活。口服阿昔洛韦可以减少眼部疾病的复发。注意个人卫生可以减少人人传播,避免与复发感染的人接触。由于复发感染患者在症状出现前已经分泌感染性病毒,完全预防是困难的。呼吸道护理和牙科保健工作易与口腔分泌物接触而引起接触传播,所以工作人员都应戴手套、口罩。疱疹病毒极易被普通消毒剂在内的物理和化学消毒剂灭活。标准的消毒方法可以用于医疗设备的消毒。应用 0.1% 的疱疹净治疗疱疹性角膜炎有较好的疗效,对确诊由 HSV 引起的病毒性脑膜炎使用阿昔洛韦(aciclovir)及其衍生物脱氧鸟苷治疗,有一定疗效。

(二)水痘 - 带状疱疹病毒(VZV)

VZV 是 α 疱疹病毒亚科的一个成员,呈世界性分布,引起水痘和带状疱疹两种不同的症状。儿童初次感染引起水痘,主要为皮肤、黏膜水痘疱疹并伴有轻度发热和不适,其眼部病变通常是轻症、自限性的。感染水痘的患者康复后,水痘 - 带状疱疹病毒可潜伏在背根和脑神经感觉神经节,在人免疫力低下时,水痘 - 带状疱疹病毒被激活引起带状疱疹。

1. 临床表现　VZV 原发感染引起水痘眼病,包括眼睑和结膜水疱、结膜滤泡、眼内肌麻痹,树枝状眼角膜炎。孕期感染 VZV 对母亲和胎儿都会产生严重后果。先天性水痘综合征包括皮肤瘢痕、萎缩和植物性神经损害为特点的皮肤缺陷,先天性水痘综合征眼病包括脉络膜视网膜炎、小眼畸形和白内障。

VZV 复发感染形成带状疱疹,临床上以突然发生的、沿神经带状分布、单侧分布、密集成群的疱疹为特点,疼痛明显,除了免疫缺陷患者尤其是艾滋病患者,本病愈后极少复发。约 15% 带状疱疹病毒感染涉及三叉神经第一支支配的眼区,也可涉及上、下颌神经区。疱疹沿三叉神经第一支支配的区域分布,7 天内在相同区域出现新的带状疱疹皮损,之后形成斑丘疹,再形成脓疱是其典型的特征。带状疱疹皮炎可以留下明显的瘢痕。带状疱疹看似局限,但复发感染时 PCR 检测证明形成病毒血症。

Hutchinson(哈钦森)症状是患者鼻根、鼻尖和鼻侧的带状疱疹皮损,这种症状是带状疱疹眼病最有力的预测,约 76% 的患者可以出现眼部带状疱疹并发症。眼部带状疱疹被认为是水痘 - 带状疱疹病毒感染的最严重的并发症。

带状疱疹引起的眼部疾病包括眼睑瘢痕、眼睑边缘凹陷、纤毛损失、倒睫、瘢痕性睑内翻或外翻;眼结膜充血;结节状、带状、弥散状带状疱疹巩膜外层炎、巩膜炎;约 65% 带状疱疹眼病有角膜并发症,包括树状上皮病变、神经营养性角膜炎、串钱状角膜浸润、间质性基质角膜炎、椭圆形的角膜炎。慢性角膜基质炎可以导致角膜血管化、脂质角膜病、角膜混浊。有些眼带状疱疹患者可以有眼内压增高的前葡萄膜炎、视神经乳头炎、球后视神经炎。带状疱疹常见的神经系统并发症为急性神经痛和带状疱疹后神经痛,可以持续数月至数年。

疱疹病毒可引起急性视网膜坏死和进行性外层视网膜坏死两种临床病变。急性视网膜坏死通常发生在健康人、轻度免疫系统紊乱的艾滋病患者和 CD4 细胞增高的患者,表现为单侧视力散失、畏光、眼前漂浮物和疼痛。进行性外层视网膜坏死常常发生在严重免疫缺陷患者。进行性外层视网膜坏死最主要的原因是 VZV 感染,也可以有 HSV 感染。

2. 实验室检测　实验室诊断通常不需要。VZV 感染的最终诊断需要通过组织培养方法,如果不能立即进行接种培养,标本必须放 -70℃ 保存。最理想的是将水疱液收集在无肝素的毛细管里并立即接种到人胚肺的成纤维细胞,病毒繁殖产生典型的细胞核内包涵体。细胞学检测技术可以见病变部位组织细胞核内形成嗜酸性包涵体的多核巨细胞。直接免疫荧光方法检测病变部位组织细胞中 VZV 抗原成分。PCR 技术检测 VZV 核酸最敏感。间接免疫荧光、酶联免疫吸附试验可以检测 IgG 抗体。水痘皮疹刚开始出现时就能检测到低浓度的抗体。原发感染 VZV 后 IgG 抗体终身持有,四倍以上抗体升高就可以证实带状疱疹感染。

3. 预防和治疗　眼带状疱疹的严重程度随着年龄的增长和免疫缺陷而增加。除了急性视网膜坏死需要静脉注射治疗或口服大剂量万乃洛韦治疗外,急性系统性疾病口服阿昔洛韦即可。眼睛炎症时可在眼科医生指导下外用类固醇治疗。

水痘对没有感染过的人是高传染性的,传播途径为呼吸道传播和接触传播。在典型的出疹之前患者呼吸道分泌物就有病毒存在,所以很难避免和感染者接触。在没有使用疫苗之前,每年春季水痘都会在易感儿童中流行。水痘感染通常造成终身免疫。美国有两种减毒疫苗可以用来预防水痘,一种是单抗原水痘疫苗,另一种是麻疹、风疹、腮腺炎和水痘联合疫苗。最新疫苗接种规范包括儿童常规两剂疫苗免疫程序和对已经接种过疫苗者的加强免疫、所有 13 岁儿童及没有免疫学证据的成人的例行免疫。在 1995 年接种水痘疫苗后,水痘的发病率降低 90%。

带状疱疹感染可以发生在各个年龄,在成人约占 10%~20%,但以老年人及免疫缺陷者多见。年龄低于 50 岁的人持续出现带状疱疹应该考虑 HIV 感染的危险,对患者进行 HIV 检测。局部外伤、部分系统疾病和急、慢性传染病及中毒等为常见促发因素。

2006 年,美国 FDA 研究显示高滴度的 VZV 疫苗预防带状疱疹。在这个研究中,与对照组相比较,60 岁以上的人群显示可以减少 51% 的带状疱疹发生率,在感染过带状疱疹的人群中,带状疱疹后神经痛减少 39%。2008 年美国 CDC 推荐使用此疫苗。

第二节　心血管感染的病毒

很多病毒可以引起心血管感染,临床以病毒性心肌炎最为常见。引起病毒性心肌炎的病毒有腺病毒、细小病毒 B19、科萨奇病毒、埃可病毒、脊灰病毒,流感病毒 A、B、C 型,登革病毒、黄热病毒、HIV、2 型疱疹病毒、人疱疹病毒 6 型、CMV、HCV,但科萨奇病毒、埃可病毒、腺病毒和细小病毒 B19 是急性心肌炎最常见的病毒。病毒性心肌炎(viral myocarditis)是一种可以发生在儿童和成人,威胁生命的疾病。多数急性心肌炎患者会恢复,不留后遗症,部分患者会发展为慢性心肌炎症和扩张型心肌病(dilated cardiomyopathy)。

一、临床表现与标本采集

(一)临床表现

急性心肌炎的临床表现差异很大,大多数患者无症状或轻度症状而呈亚临床型或隐匿型,仅有心电图改变或因车祸死亡或死于其他疾病尸解时发现有心肌炎的病理改变。少数患者由于病变弥漫,出现大面积心肌坏死而呈暴发性发作,表现为急性心力衰竭、心源性休克或猝死。

50%~80% 的患者有过发热、倦怠、全身肌肉酸痛、流涕等上呼吸道感染引起的"感冒"样症状或恶心、呕吐、腹泻等消化道症状;部分患者因症状轻微而忽略,此时虽无明显的前驱症状，但并不能据此而排除病毒感染；亦有在其他病毒感染（如肝炎、腮腺炎等）之后而发病。心脏受累症状常在病毒感染前驱症状出现 1~3 周后逐渐出现。

在临床就诊的患者中，90% 左右以心律失常为主诉或首发症状，常诉心悸、乏力、胸闷、头晕等，严重者可出现晕厥或阿 - 斯综合征。部分患者可有程度不一的胸痛，其原因可能有：①伴发心包炎；②心肌坏死广泛；③心排血量下降引起相对性冠状动脉供血不足；④病毒感染引发闭塞性冠状动脉炎。

患者体征有：①心律失常：最常见，且常是引起患者注意的首发表现。各种心律失常都可出现，以期前收缩最常见，其次为房室传导阻滞。严重心律失常是造成猝死的主要原因；②心率改变：可见与体温不成比例的持续性窦性心动过速，最强心尖搏动点侧向移位；③心音改变：第一心音低沉，可闻及第三心音或第四心音，严重时可出现奔马律。心包炎时可闻及心包摩擦音；④杂音：心尖区可闻及收缩期吹风样杂音，与发热、贫血所致血流速度加快以及心腔扩大有关；亦可闻及舒张期杂音，为心腔扩大引起相对性二尖瓣狭窄所致。杂音强度多不超过 3 级，病情好转后多可消失；⑤心脏扩大：轻症患者心脏不扩大或扩大不明显，重者心脏明显扩大；⑥心力衰竭：重症患者可出现急性心力衰竭，甚至出现心源性休克。

（二）发病机制

病毒性心肌炎的发病机制主要由病毒和免疫反应介导。病毒性心肌炎的发展有三个不同的病理阶段。

第一阶段，病毒首先进入淋巴器官，可以在免疫细胞如淋巴细胞或巨噬细胞内增殖，病毒通过血管或淋巴管蔓延到达它们的靶器官繁殖，随后通过受体介导的内吞作用感染心肌细胞、成纤维细胞或内皮细胞。病毒感染可以直接导致心肌细胞裂解，病毒感染引起的固有免疫反应进一步使心肌细胞坏死，引起急性心脏衰竭或猝死。这种免疫反应包括巨噬细胞释放的细胞因子和活化的自然杀伤细胞，它们在杀死病毒感染的细胞的同时，导致心肌损伤和心功能损害。如果抗病毒免疫反应能够快速和有效建立起来，病毒一般在两个星期内被彻底清除，炎症反应迅速消失，对心肌的损害可能是轻微的，而未受损的心肌细胞足以补偿损失的心肌细胞。这些患者可能完全恢复，没有或只有轻微的临床体征。

第二阶段，在这一阶段对心肌的损害主要来自于抗病毒的特异免疫反应，包括 T 细胞和抗体与病毒和某些心肌抗原决定簇（例如肌球蛋白和 β_1 受体）反应，导致心肌损害。心肌的损害程度取决于细胞内病毒的含量和病毒的分散性。在这时期，大部分患者，病毒被清除，免疫反应受到抑制。在某些情况下，慢性免疫刺激与自身免疫病可能导致不完全的病毒清除，针对病毒抗原的免疫反应持续发生，心肌坏死和凋亡持续存在，导致"炎症性心肌病"（inflammatory cardiomyopathy）。

第三阶段，为心肌组织重塑阶段，这时病毒感染已被完全清除、抗病毒免疫反应也已经消失，但心肌损害持续存在。心肌细胞不能再生，在组织重塑的过程中，死亡的心肌细胞被没有收缩能力的组织细胞代替。这些患者的心肌功能会在几周到几个月内明显改善，但很少完全恢复。尽管经过常规心脏衰竭的药物治疗，但从长远来看，许多患者最终会发展成为心脏衰竭。这时活检心肌会发现扩张性心肌病。对于这类患者的病因诊断，只能根据感染病毒的历史来判断，如果感染历史不清楚，这类患者就被诊断为原因不明的扩张性心肌病。

（三）标本类型与采集

1. 标本类型 包括血液标本、心内膜心肌活检、尸检心脏标本。

2. 标本采集

（1）血液标本：可采集抗凝血和不抗凝血。

（2）心内膜心肌活检标本：在心血管磁共振成像指导下进行。目前在我国很少对患者进行心脏组织活检，在发达国家此类标本采集较多。

（3）尸检心脏标本：是较好的回顾性诊断方法。按照我国尸检的有关规则进行采样。

3. 个人防护　标本采集时做好个人生物安全防护。

二、心血管感染病毒的生物学和流行病学特征

（一）心脏感染病毒

引起心血管感染的病毒如上所述有很多种，很多病毒的特征在其他章节已有介绍，本节对细小病毒 B19 进行介绍。

人类细小 DNA 病毒是 1975 年由 Cossart 等人在利用对流免疫电泳进行献血员乙型肝炎病毒表面抗原分析时首次发现的。是属于细小病毒科，是一类具有单股 DNA 基因组、形态最小的 DNA 病毒。目前对人致病的细小 DNA 病毒有红病毒属的 B19 病毒（我们称其为细小病毒 B19）、博卡病毒属的人类博卡病毒和依赖病毒属的腺病毒伴随相关病毒。

细小病毒 B19 是直径为 18~26nm，二十面体对称结构，无包膜，对脂溶剂和热不敏感的病毒。56℃ 30 分钟仍可存活。病毒基因组为单链线状 DNA，全长约 5600 个核苷酸。病毒可在细胞核中自主复制。

含有两个大的开放读码框架（open-reading frames，ORFs）。第一个读码框架位于 5' 端，编码非结构蛋白 NS1。非结构蛋白 NS1 的分子量为 71kD，具有结合细胞 DNA、反向激活 P6 启动子、对哺乳类动物细胞产生细胞毒性作用等功能，同时也参与 B19 病毒 DNA 复制。第二个读码框架位于 3' 端，编码 VP1、VP2 衣壳蛋白。VP1、VP2 衣壳蛋白由相同的可读框编码，具有相同的氨基酸序列，其中 VP1 在 N 端多了 227 个氨基酸残基。VP1 的独特序列区伸向病毒衣壳外部，含有多个中和位点。在 VP2 区以及 VP1/VP2 结合部也有中和位点存在。

细小病毒 B19 在体内的宿主范围较为严格，病毒复制需要在有丝分裂活跃的细胞中才能进行，其易感靶细胞是人类原红细胞。B19 病毒的受体结合部位位于病毒蛋白 VP2 内，细胞受体 P 抗体不仅在成熟的红细胞和原红细胞表达，而且在巨核细胞、内皮细胞、胎盘、胎肝、心肌以及肾皮质细胞中也有表达。B19 病毒在细胞核内复制，形成核内嗜酸性或嗜碱性包涵体。由于病毒直接杀伤和所介导的免疫作用，使感染的细胞溶解，引起疾病。一般人群多表现急性感染，病毒血症发生后，机体迅速产生特异性 IgM 和 IgG 抗体，感染康复。机体免疫缺陷或病毒 DNA 整合到宿主细胞染色体，可导致慢性持续性感染。细小病毒 B19 所致疾病潜伏期长短不一，4~20 天，所致疾病主要有传染性红斑、一过性再生障碍性贫血、宫内感染、关节病。

（二）病毒性心肌炎流行病学特征

病毒性心肌炎发病隐匿，临床表现差异很大，统计数据不完整，心肌炎的真实发病率一直难以确定。其资料大多来源于尸检报告。在 20 世纪 90 年代，通过血清学和分子生物学显示肠道病毒，特别是柯萨奇病毒与急性心肌炎的流行有关。近年来其他病毒引起的急性心肌炎也在不断增多。引起心肌炎的最常见病毒是肠道病毒、腺病毒，其次是细小病毒 B19。柯萨奇 B 组六个病毒（CVB1-6）均可引起心肌炎，在急性心肌炎心内膜检测到细胞细小病毒 B19 的机会比在慢性心肌炎和正常人高 1000 倍，说明这种病毒与急性心肌炎的密切

相关性。在心肌炎患者的心肌活检样品检测到的其他病毒有：肝炎病毒 -C 型，人类单纯疱疹病毒 6 型（HHV-6），艾滋病毒（HIV），巨细胞病毒，单纯疱疹病毒 2 型，甲型流感病毒、呼吸道合胞病毒（RSV）和爱泼斯坦 - 巴尔病毒（EBV）。

1. 人群分布

（1）年龄：病毒性心肌炎可以发生在任何年龄，但以儿童和 40 岁以下成年人为主，35% 患者在 10~30 岁。成年人发生病毒性心肌炎的平均年龄在 31~35 岁。据日本统计，心肌炎的发生有两个年龄高峰即 10 岁以下和 60~69 岁。在原因不明心脏衰竭的患者中心肌炎的发病率是 9.6%。巨细胞心肌炎患者的平均年龄为 42 岁。急性心肌炎占心脏猝死原因的 12% 以上。

（2）性别：儿童中病毒性心肌炎发病的男女比例相差不大，成年人男性患急性病毒性心肌炎的比例高于女性。

2. 地区分布：病毒性心肌炎在我国各地均有发生，一般为散发，少数地区也可有暴发流行。

3. 时间分布：许多病毒感染具有明显的季节分布特点，如流感病毒的感染流行多在冬季，而肠道病毒感染流行则多在夏秋季。相应的病毒性心肌炎发病也具有季节分布。病毒性心肌炎的发病率一般以夏季最高，冬季最低。我国报道的几次病毒性心肌炎暴发流行都发生在夏季。这可能与病毒性心肌炎中柯萨奇病毒感染占多数有关，而柯萨奇病毒的流行多见于夏季和初秋。

三、实验室检测

（一）常规检测及血清酶学免疫学检查

1. 白细胞可轻度增高，但左移不明显。1/3~1/2 病例血沉降率轻至中度增快。

2. 急性期或慢性心肌炎活动期可有血清天门冬氨酸氨基转移酶（AST）、谷草转氨酶（GOT）、乳酸脱氢酶（LDH）、肌酸磷酸激酶（CK）及其同工酶（CK-MB）增高。

3. 血清心肌肌钙蛋白 I（cTnI）或肌钙蛋白 T（cTnT）增高（以定量测定为准）有较大价值。

4. 血浆肌红蛋白、心肌肌凝蛋白轻链亦可增高，表明心肌坏死，其增高程度常与病变严重性呈正相关。

5. 发现病毒性心肌炎者红细胞超氧化物歧化酶（superoxide dismutase，SOD）活性低下。

病毒性心肌炎白细胞免疫测定，常发现外周血中自然杀伤（NK）细胞活力降低，α 干扰素效价低下，而 γ 干扰素效价增高。E 花环及淋巴细胞转化率降低，血中总 T 细胞（OKT3）、T 辅助细胞（OKT4）及抑制 T 细胞（OKT8）低于正常，而 OKT4/OKT8 比率不变。补体 C3 及 CH50 降低，抗核因子、抗心肌抗体、类风湿因子、抗补体抗体阳性率高于正常人。

（二）心内膜心肌活检或尸检组织免疫组化检测

可在心血管磁共振成像（MRI）指导下进行心内膜心肌活检。心肌标本用以提供病理学依据、免疫组织化学检测和核酸检测等。有关病毒性心肌炎组织病理学诊断标准虽然迄今仍有争议，但多数学者赞同 1984 年在美国得克萨斯州达拉斯市会议确定的心肌炎分类指标，包括首次活检与随访活检的分类。

1. 病理学检查　病理组织切片做苏木素 - 伊红染色，可以观察心肌心内膜的病理变化。在病毒性心肌炎早期，因为炎症往往是局灶性，因此单点心内膜心肌活检很容易错过病灶部位。在慢性期,心肌活检能够发现纤维化显示病毒感染的可能性,但不能作出病原学诊断,只能定为原发扩张性心肌病。

2. 免疫组织化学染色法 可以检测标本中病毒抗原成分。

（三）病毒分离

血液标本、心内膜活检组织进行病毒分离。由于引起心脏感染的病毒种类多,应选用不同的细胞系进行培养,如选用对呼吸道、肠道病毒等敏感的细胞进行培养。粪便和咽拭子标本病毒分离阳性临床意义不大,难以确定是否为引起心肌炎的病毒。

（四）病毒核酸检测

核酸原位杂交的主要优点是能在细胞水平精确定位病毒基因组在心肌组织中的存在,缺点是程序复杂、耗时,不适用于常规临床检验。可用 PCR 和 real time PCR 法对病毒进行快速检测,其敏感性和特异性都很高。

（五）基因组测序鉴定病毒亚型

设计 PCR 引物时应考虑选择肠道病毒基因组的保守序列以便同时检测多种肠道病毒,PCR 扩增后,测序可以确定病毒亚型,并排除污染的 PCR 产物,提高诊断的准确性。

（六）抗体检测

应用较为广泛的是通过双份血清中特异性病毒抗体测定。常用的方法是中和抗体检测、血凝抑制试验。双份血清抗体效价升高四倍以上或单次血清抗体效价大于 1∶640 可作为阳性标准。

（七）其他检查

1. 超声心动图 超声心动图（echocardiography）是诊断心肌炎的重要组成部分,可以评价左心室的功能、排除心脏衰竭的其他原因,如瓣膜,先天性或心脏淀粉样变性。典型的超声心动图发现包括整个心脏运动功能减退伴随有或没有心包积液。有些病例表现类似心肌梗死,出现节段性室壁运动异常。虽然心肌炎超声心动图特征通常是非特异性的,仔细审查可能有助于提示诊断,指导患者管理和确定预后。暴发型心肌炎有接近正常的左心室舒张尺寸和增加的室间隔厚度,继发的急性心肌水肿,而急性心肌炎患者左心室舒张尺寸增加。发病 6 个月后,暴发性心肌炎患者的心室功能大幅改善,但急性心肌炎患者的改善比较差。右心室收缩功能障碍是死亡的预兆,预示患者需要进行心脏移植。

2. MRI 检查 心血管磁共振成像已经成为诊断心肌炎的高度敏感和特异的工具。MRI 能够观察组织变化,可以检测出心肌炎特征性变化,包括细胞内和细胞间质水肿,毛细血管渗漏,充血,细胞坏死和纤维化。组织水肿可以通过 T2 加权成像表现出来。MRI 也可以鉴别诊断心肌炎和心肌梗死。如果患者疑似心肌炎、有持续症状、或有显著心肌损伤的证据,就应做 MRI。MRI 还可用于指导心内膜心肌活检。

四、预防与治疗

预防的关键在于防止病毒感染的发生,目前对脊灰病毒、流感病毒等进行预防接种有较好的效果,但对如柯萨奇病毒、埃可病毒的感染目前尚无特异的预防疫苗。在病毒流行期间采取适当的隔离措施可以减少病毒性心肌炎的发生。

大多数急性心肌炎不需要治疗。患者左心功能不全或有症状的心脏故障应遵循目前的心脏衰竭治疗指南,包括应用利尿剂、血管紧张素转换酶抑制剂或血管紧张素受体阻滞剂。β 受体阻滞剂可在急性期谨慎使用。对于药物不能改善的暴发性心肌炎患者需要用机械辅助循环,如主动脉内球囊反搏、心室辅助装置或体外膜肺氧合器。急性心肌炎患者应在至少6个月内避免从事剧烈的体力活动。如果超声心动图显示左心室大小、功能都恢复正常,并没有显著心律失常,患者可以恢复正常活动。对于巨细胞心肌炎,免疫抑制剂泼尼松和环孢素有显著的治疗,可以延长患者寿命。

现代技术提高了病毒性心肌炎的诊断能力。磁共振成像是诊断心肌炎和指导心内膜心肌活检(endomyocardial biopsy)的重要工具。除了巨细胞心肌炎可以用免疫疗法治疗,急性心肌炎的治疗方法主要是支持性的。卧床休息是减轻心脏负荷的最好的方法,也是病毒性心肌炎急性期的重要治疗措施。休息可使心肌炎患者心率、血压等降低,一般常规全休3个月,半休3个月左右。重症心肌炎应严格卧床休息至体温正常、心电图及胸部X线变化恢复正常再逐步起床活动。

本 章 小 结

能引起眼睛感染的病毒非常多,既有DNA病毒又有RNA病毒。腺病毒眼病通过接触传播,大多数腺病毒感染的疾病是自限性的。腺病毒检测主要有腺病毒分离培养、聚合酶链反应(PCR)、免疫荧光试验、酶联免疫试验。

狂犬病(rabies)是由狂犬病病毒引起的以侵犯中枢神经系统为主的急性人兽共患传染病,主要由病犬咬伤所致,病死率近乎100%。患者发病时可表现有眼部症状。免疫荧光法检测狂犬病毒抗原是快速、简便的诊断方法,也是诊断狂犬病的首选方法。如被病犬或其他感染动物咬伤后,除应彻底清洗和处理皮肤伤口外,可酌情注射狂犬病抗血清和狂犬疫苗。

疱疹病毒在全球广泛分布,人群中感染极为普遍,潜伏和复发感染是疱疹病毒的突出特点,这一生物学行为可导致某些疱疹病毒的基因组整合于宿主的染色体而构成潜在的癌基因。患者和带毒者是该病的传染源。病毒可通过皮肤、黏膜的直接接触或性接触途径进入机体。共8种疱疹病毒可以引起眼睛感染。

很多病毒可以引起心脏感染,临床以病毒性心肌炎最为常见。科萨奇病毒、埃可病毒、腺病毒和细小病毒B19是急性心肌炎最常见的病毒。

思考题

1. 引起眼部感染的病毒有哪些?
2. 简述腺病毒眼病主要的实验室检测方法。
3. 引起病毒性心肌炎的病毒有哪些?
4. 狂犬病毒的快速诊断方法是什么?

(柳燕)

第十章　肝炎病毒及其检验

　　肝炎病毒是指一组主要侵犯肝脏引起病毒性肝炎的病原体,其中有些也可引起脑、肺和心脏的损害。目前公认的人类肝炎病毒主要有 5 种,包括甲型肝炎病毒(hepatitis A virus,HAV)、乙型肝炎病毒(hepatitis B virus,HBV)、丙型肝炎病毒(hepatitis C virus,HCV)、丁型肝炎病毒(hepatitis D virus,HDV)和戊型肝炎病毒(hepatitis E virus,HEV),分属于不同的病毒科和属。根据传播途径和致病特点可以分为两类:一类主要经粪 - 口途径传播,包括 HAV 与 HEV,引起急性肝炎,不发展成慢性肝炎或慢性病毒携带者;另一类主要通过血液暴露和性途径传播,包括 HBV、HCV 和 HDV,除可引起急性肝炎外,还可以慢性化发展成为肝硬化甚至肝癌。这些肝炎病毒的生物学特性各不相同,引起的疾病具有一定的相似性(表 10-1)。

表 10-1　常见的人类肝炎病毒的主要特征

名称	分类	大小	基因组	主要疾病	传播途径	疫苗预防
HAV	小 RNA 病毒科 嗜肝病毒属	27nm	ssRNA 7.5kb	急性甲型肝炎	粪 - 口传播	有
HBV	嗜肝 DNA 病毒科 正嗜肝 DNA 病毒属	42nm	dsDNA 3.2kb	急、慢性乙型肝炎,重型 肝炎,肝硬化,肝癌	血液传播 垂直传播	有
HCV	黄病毒科 丙型肝炎病毒属	55~65nm	ssRNA 9.4kb	急、慢性丙型肝炎,重型 肝炎,肝硬化,肝癌	血液传播 垂直传播	无
HDV	未确定 丁型肝炎病毒属	35nm	ssRNA 1.7kb	急、慢性丁型肝炎,重型 肝炎,肝硬化,肝癌	血液传播 垂直传播	有
HEV	肝炎病毒科 戊型肝炎病毒属	30~32nm	ssRNA 7.6kb	急性戊型肝炎	粪 - 口传播	无

　　除上述 5 种肝炎病毒外,目前尚有 10%~20% 的其他肝炎病毒的致病性尚不清楚,是否为新型人类肝炎病毒尚无定论,包括在输血后肝炎患者的血清中发现的庚型肝炎病毒(hepatitis G virus,HGV/GBV-C)、TT 病毒(torque teno virus,TTV)、SEN 病毒等。

第一节　临床表现与标本采集

一、临床表现类型

　　各种病毒性肝炎的临床表现和分型较为复杂,我国目前临床适用的诊断分型及主要临床表现如下。

（一）急性肝炎

分为急性黄疸型肝炎和急性无黄疸型肝炎，潜伏期为 15~60 天，总病程 2~4 个月。无黄疸型临床症状一般比黄疸型轻，典型急性黄疸型肝炎的临床经过一般分三期：

1. 黄疸前期 平均持续 5~7 天。有畏寒、发热、乏力、食欲缺乏、恶心、厌油、腹部不适、肝区痛、尿色逐渐加深等症状。

2. 黄疸期 一般持续 2~6 周。热退，巩膜、皮肤出现黄染，黄疸出现而自觉症状有所好转，肝大伴压痛、叩击痛，部分患者轻度脾大。

3. 恢复期 此期持续 2 周至 4 个月，平均 1 个月。自觉症状减轻以至消失，黄疸逐渐消退，肝脾逐渐恢复正常，肝功能逐渐恢复。

（二）慢性肝炎

既往有 HBV、HCV、HDV 感染史，又出现肝炎症状、体征及肝功能异常者，或急性肝炎病程超过 6 个月，可以诊断为慢性肝炎。常见症状为乏力、全身不适、食欲减退、肝区不适或疼痛、腹胀、低热，体征为面色晦暗、巩膜黄染，可有蜘蛛痣或肝掌、肝大、质地中等或充实感、有叩痛，脾大严重者可有黄疸加深、腹腔积液、下肢水肿、出血倾向等症状及肝性脑病。根据肝损害程度，临床上将慢性肝炎分为轻度、中度和重度。

1. 轻度 病情较轻、症状不明显或虽有症状体征，但生化指标仅 1~2 项轻度异常者。

2. 中度 症状和体征居于轻度和重度之间，生化指标有轻到中度异常改变，白蛋白 32~35g/L。

3. 重度 有明显或持续的肝炎症状，如乏力、食欲缺乏、腹胀、便溏等，伴有肝病面容、肝掌、蜘蛛痣或肝脾肿大，排除其他原因且无门脉高压症者。实验室检查血清谷丙转氨酶（ALT）反复或持续升高，白蛋白减低或白蛋白/球蛋白（A/G）比值异常，丙种球蛋白明显升高。凡白蛋白≤32g/L，胆红素 >85.5μmol/L，凝血酶原活动度降至 40%~60% 之间，这三项检测中符合任意一项者，结合以上症状和体征，即可诊断为重度慢性肝炎。

（三）重型肝炎

1. 急性重型肝炎 起病急，进展快，黄疸深。起病后 10 天内迅速出现神经精神症状，出血倾向明显，并可出现肝臭、腹腔积液、肝肾综合征，凝血酶原活动度低于 40%，胆固醇低，肝功能明显异常。

2. 亚急性重型肝炎 在起病 10 天以后，仍有极度乏力、食欲缺乏、重度黄疸（胆红素 >171μmol/L）、腹胀并腹腔积液形成，多有明显出血现象，一般肝缩小不突出，血清 ALT 升高或升高不明显，而总胆红素明显升高，即胆酶分离，A/G 比例倒置，丙种球蛋白升高，凝血酶原时间延长，凝血酶原活动度低于 40%，肝功能严重损害后期多见肝性脑病。

3. 慢性重型肝炎 有慢性肝炎、肝硬化或有 HBV 表面抗原携带史，影像学、腹腔镜检查或肝穿刺支持慢性肝炎表现者，并出现亚急性重症肝炎的临床表现以及实验室检查结果提示为慢性重型肝炎。

（四）淤胆型肝炎

HAV、HBV、HEV 感染后均可表现为淤胆型肝炎，多发生于急性肝炎发病数周之后。淤胆型肝炎的特点是临床症状较轻，与黄疸程度不平行。起病类似急性黄疸型肝炎，但自觉症状常较轻，有明显肝大，皮肤瘙痒，大便色浅，血清碱性磷酸酶、γ- 转肽酶、胆固醇均有明显增高，黄疸深，胆红素升高且以直接胆红素增高为主，转氨酶上升幅度小，凝血酶原时间和凝血酶原活动度正常。

（五）肝炎后肝硬化

HBV、HCV、HDV 感染后可引起肝硬化。早期肝硬化必须依靠病理学诊断、超声和 CT 检查等，腹腔镜检查最有参考价值。临床上慢性肝炎患者有门脉高压表现，如腹壁及食管静脉曲张，腹腔积液，肝脏缩小，脾大，门静脉和脾静脉内径增宽，且排除其他能引起门脉高压的原因者，可诊断为肝硬化，依肝炎活动程度分为活动性和静止性肝硬化。

二、标本类型与采集

（一）标本的采集

用于肝炎病毒检测的标本包括血液、肝脏组织、粪便和各种可能含有病毒的体液。其中血液标本用于各型肝炎病毒的血清中抗原抗体标志物和核酸的检测，无菌采集待检静脉血于干燥试管内，分离血清并置于 –4℃，24 小时内完成检测。粪便标本用于 HAV 和 HEV 感染者病毒颗粒的检测。检测时采集 20g 粪便置于采集瓶或塑料袋内，冷藏送检，或 –20℃保存待检。肝脏活检和尸检标本用于病毒的分离、核酸或抗原的检测。采集时用带盖无菌玻璃瓶留取组织，尸检标本应于死后 24 小时内尽早采集，用于病毒分离时应在死后 3~6 小时内采取。唾液标本用于病毒的分离或抗原及核酸检测。清晨用清水漱口后休息 10 分钟，采集唾液 5ml 于无菌试管内。乳汁标本用于 HBV 和 HCV 的病毒分离或抗原及核酸检测。孕妇产后 2~4 天，用无菌 0.9%NaCl 溶液清洗乳头后，用灭菌器皿或广口瓶留取乳汁 5~10ml。精液用于病毒分离或抗原及核酸检测，用清洁避孕套收集。咽拭子用于粪 - 口传播肝炎病毒的分离或核酸检测，采集方法同第 6 章呼吸道病毒。

环境中 HAV、HEV 的检测通常采集可能被污染的海产品（HAV）和污水（HEV）样本检测肝炎病毒核酸。

（二）采样的注意事项

1. 采样时间　血清学检测通常采用 24 小时内采集并分离的血清或血浆，若 24 小时内不能检测，样本可在 2~8℃储存 5 天，或置于 –70℃长期冻存，可保持抗体滴度稳定。粪便标本应于排毒高峰期（潜伏期末、急性期早期和黄疸前期）采集，检测特异性 IgG 应采集急性期和恢复期（发病后 2~4 周或更长时间）双份血清。

2. 采集要求　由于肝素会干扰血清学检测结果，收集血清学样本时必须使用不含肝素的非抗凝管。进行核酸检测（病毒核酸水平、基因型别、耐药性检测）的血检样本应该使用含有 EDTA（紫色管盖）或者枸橼酸葡萄糖（黄色管盖）的试管采集，整个操作应该于 6 小时内完成。血清样本采集后应该避免反复冻融，否则可能导致抗体滴度下降。注意在经期和阴道黏膜损伤时不可采集阴道分泌物标本，以免血液受到污染；所有标本均置于 –20℃保存。

3. 标本的包装与运送　标本运送过程中应该尽量保持低温。

第二节　常见肝炎病毒的生物学和流行病学特征

一、甲型肝炎病毒

甲型肝炎病毒（hepatitis A virus，HAV）属于小 RNA 病毒科嗜肝病毒属，为肠道病毒 72 型。1967 年，Deinhardt 等人用狨猴进行 HAV 的试验性感染获得成功。1973 年美国医生

Feinstone 采用免疫电镜技术,首次在实验感染的志愿者急性期粪便中发现 HAV 颗粒。

(一)生物学特性

1. 病毒形态与大小　HAV 病毒粒子直径为 27~32nm,无包膜,核衣壳光滑,呈二十面体立体对称。用低滴度抗血清与病毒形成的免疫复合物和晶格排列的病毒均可见壳粒样结构,表面有 32 个壳粒。

电镜下 HAV 呈实心和空心两种类型颗粒(图 10-1),实心颗粒为成熟的完整病毒颗粒,具有感染性,沉淀常数为 150~160S;空心颗粒为缺乏病毒核酸的空心衣壳,不具有感染性,但具有抗原性,沉淀常数为 75~90S。

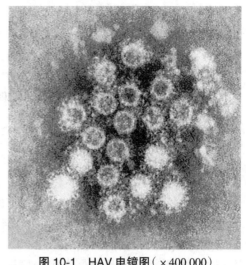

图 10-1　HAV 电镜图(×400 000)
图中可见实心颗粒和空心颗粒同时存在

2. 病毒的基因与蛋白　HAV 基因组为单股正链 RNA(+ssRNA),长约 7500 个核苷酸,分为 4 个区域,即 5' 末端的非编码区(5'-noncoding region,5'NCR)、编码区、3' 末端的非编码区(3'-noncoding region,3'NCR)和 poly(A)尾。5'NCR 是基因组中最保守的序列,对决定病毒感染的宿主细胞种类有着至关重要的作用。病毒编码区仅利用一个开放读码框架(open reading frame,ORF)编码多聚蛋白质大分子,多聚蛋白经进一步水解剪切产生病毒的结构蛋白和非结构蛋白。编码区分为 P1、P2 和 P3 3 个区,P1 区编码对应病毒蛋白(virus protein,VP)VP1、VP2、VP3 及 VP4 四种多肽,其中 VP1、VP2、VP3 为病毒衣壳蛋白的主要成分,包围并保护核酸,具有抗原性,可诱导机体产生中和抗体。HAV 不同毒株间氨基酸序列差异较小,在 0.1%~2% 之间,变异区主要发生在病毒结构蛋白的基因编码区,并在 VP1 5' 端的前半部。P2 和 P3 区为病毒非结构蛋白的编码区,位于 P1 区的下游,编码病毒 RNA 聚合酶、蛋白酶等非结构蛋白,在病毒 RNA 复制和蛋白的加工过程中起作用。P2 区根据其编码的蛋白分为 2A、2B、2C 3 个区,P3 区根据其编码的蛋白分为 3A、3B、3C、3D 4 个区。病毒基因组的 3'NCR 不同病毒株间差异较大,可达 20%,在 RNA 复制中所起的作用目前还不完全清楚。poly(A)尾与病毒的 RNA 的稳定性有关。poly(A)越短则感染性越低,若没有 poly(A)则失去感染性,切除 poly(A)可引起翻译抑制以及 RNA 降解。

3. 病毒分型与变异　HAV 只有一个血清型,从世界各地分离的 HAV 毒株抗原性稳定。主要抗原决定簇位于 VP1 中,根据 VP1 的序列差异,可将来自世界不同地区的 HAV 毒株分为 7 个基因型(Ⅰ~Ⅶ型),其中 Ⅰ~Ⅳ型可感染人(hHAV),Ⅲ、Ⅳ、Ⅴ、Ⅵ型可感染非人灵长类动物。Ⅰ 和 Ⅲ 型又各可分为两个亚型,即 Ⅰ A 和 Ⅰ B,Ⅲ A 和 Ⅲ B,我国流行的主要为 Ⅰ A 亚型。

4. 病毒理化特性　HAV 无脂蛋白外膜,对环境中的温度变化有较强的耐受性,在 60℃ 条件下可存活 4 小时,在淡水、海水、泥沙和毛蚶等水生贝类中可存活数天至数月。HAV 不耐冷冻干燥,80℃ 5 分钟可以完全灭活。HAV 对有机溶剂和理化因子的抵抗力也较其他小 RNA 肠道病毒成员强,可耐受乙醚、三氯甲烷等有机溶剂,HAV 耐酸、耐碱,能在 pH2~10 之间保持稳定。HAV 对紫外线敏感,5%~8% 的甲醛、70% 的乙醇可将其迅速灭活,1∶4000 的甲醛作用 72 小时可使其失去感染性而保持免疫原性。HAV 能抵抗 2%~5% 的来苏儿和

200ppm 的有效氯达 1 小时以上,因此使用常规饮水消毒药时应考虑氯的有效含量和作用时间。

（二）致病性与免疫性

HAV 经口侵入人体,首先在口咽部或唾液腺中初步增殖,然后到达肠黏膜及局部淋巴结中大量增殖,并侵入血流形成病毒血症,最终侵犯靶器官肝脏,在肝脏增殖后通过胆汁排入肠道并随粪便排出。病毒血症持续时间一般为 1~2 周,在此期间存在经血液传播的可能性,但由于病毒血症持续时间较短,血中病毒滴度较低,因此临床上经血传播的甲型肝炎罕见。显性感染者有明显的肝脏炎症,临床上表现为中等程度发热、全身乏力、食欲减退、恶心、呕吐、黄疸、肝脾肿大和血清转氨酶升高等。

甲型肝炎的潜伏期为 15~50 天,平均 30 天,在潜伏期末粪便就大量排出病毒,传染性强。发病 2 周以后,随着肠道中抗 HAV IgA 及血清中抗 HAV IgM 和 IgG 的产生,粪便中不再排出病毒。

甲型肝炎一般为自限性疾病,预后良好,病后可获得持久的免疫力,目前未发现二次感染,也不发展成慢性肝炎和慢性病毒携带者。HAV 的显性感染或隐性感染均可诱导机体产生持久的免疫力。抗 HAV IgM 在感染早期即出现,发病后一周达高峰,维持两个月左右逐渐下降。抗 HAV IgG 在急性期末或恢复期早期出现,并可维持多年,对 HAV 的再感染有免疫保护作用,是获得免疫力的标志。成人多因隐性感染而获得免疫力。

（三）流行病学特征

1. 流行三环节 传染源、传播途径和易感人群。

（1）传染源:HAV 的传染源为急性期患者和隐性感染者,急性患者排毒量大,尤其在黄疸出现之前传染性最强。无黄疸型甲肝患者容易漏诊或误诊,是重要的传染源。大多数感染者表现为隐性感染（亚临床感染）,不出现明显的症状和体征,但粪便中有病毒排出,也成为重要的传染源,具有重要的流行病学意义。

（2）传播途径:甲肝主要由粪 - 口途径传播,如经日常生活接触传播,通过污染水源、食物、海产品、食具等造成散发流行或暴发流行。1988 年春季上海市曾发生因食用被 HAV 污染的毛蚶所致的甲型肝炎暴发流行,患者多达数万例,死亡 47 例。

（3）易感人群:在多数国家,HAV 的易感者主要是儿童和青少年,抗甲型肝炎病毒抗体阳性率随年龄增加而增长。在甲型肝炎高发区塞内加尔,抗 HAV 阳性率在 19 岁左右达到 100%,49 岁以上降至 59%。发展中国家的大多数成年人都已经感染过甲型肝炎,我国成人血清抗 HAV 阳性率达 70%~90%,人群总体阳性率约为 71%,15 岁儿童中阳性率为 82%。总的来说,我国北方人群抗体阳性率较南方高,因此南方人群对 HAV 的免疫水平较低,当病毒污染食物时,比较容易引起流行。

2. 流行特征 HAV 感染呈世界性分布。HAV 感染的流行主要在温热地区且具有季节性,发病高峰期主要在秋末冬初。流行病学调查表明,甲型肝炎的流行每 7 年一个循环,其流行与社会经济条件有关,与职业无关。不同国家甲型肝炎病毒感染率不同,发展中国家高,发达国家低。

二、乙型肝炎病毒

乙型肝炎病毒（hepatitis B virus,HBV）是与人类关系密切的嗜肝 DNA 病毒,是病毒性肝炎的主要病原体之一,由 HBV 引起的乙型肝炎是危害最为严重的一种病毒性肝炎。乙肝呈世界范围流行,我国是高流行区,在我国急、慢性肝炎病例中,乙肝分别约占25%及80%~90%,HBV表面抗原(hepatitis B virus surface antigen,HBsAg)携带率达10%,慢性携带者中近1/3将发展为肝硬化和原发性肝癌,严重威胁我国人民的健康。因此,HBV是病毒学检验的重要内容之一。

(一)生物学特性

1. 病毒形态与大小　1963年,Blumberg在研究人类血清蛋白的多态性时首先发现了澳大利亚抗原,后来研究证明此抗原为HBsAg。在电镜下观察,乙肝患者血清中可见到HBV的三种不同形态的颗粒(图10-2)。

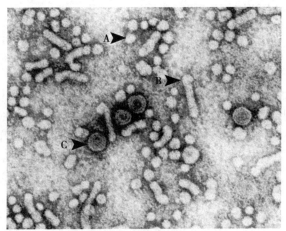

图10-2　HBV电镜图(×400 000)

图中可见三种病毒颗粒形式

(1)大球形颗粒:又称为Dane颗粒,1970年由Dane在乙肝患者血清中发现,为具有感染性的完整的HBV颗粒,直径42nm,有双层衣壳,外衣壳厚约7nm,由双层脂质和蛋白质组成,HBsAg及前S1和前S2抗原(PreS1和PreS2)即镶嵌于此脂质双层中(图10-3)。去除外衣壳,可暴露一直径约27nm的二十面体立体对称的、电子密度较大的病毒核心,核心表面为病毒内衣壳(核衣壳),即HBV核心抗原(hepatitis B virus core antigen,HBcAg),HBcAg经酶或去垢剂作用后,可暴露可溶性HBV e抗原(hepatitis B virus e antigen,HBeAg)。HBsAg和HBeAg可由肝细胞分泌至宿主的血清中,HBcAg仅存在于感染的肝细胞内。HBV核心内部含有HBV的双链DNA和DNA聚合酶等。

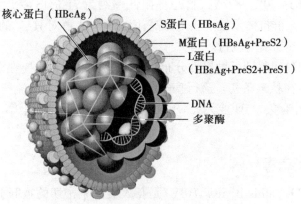

图10-3　HBV Dane颗粒结构模式图

（2）小球形颗粒：由 HBV 感染肝细胞后复制时产生的过剩病毒外衣壳装配而成。小球形颗粒大量存在于血循环中,直径约 22nm,成分为 HBsAg,可含有少量 PreS1 和 PreS2 抗原,具有抗原性。因不含 HBV DNA 和 DNA 聚合酶,小球形颗粒无感染性。

（3）管形颗粒：直径约 22nm,长 40~500nm,由小球形颗粒"串联"而成,其成分和性能与小球形颗粒相同。

2. 病毒的基因与蛋白　HBV 为不完全双链环状结构,利用重叠的 ORF 可编码多个蛋白质,所有调控序列均位于蛋白质编码区内,且基因序列具有多变性。

（1）病毒基因组：HBV 基因组具有特殊的结构,如图 10-4,为不完全双链环状 DNA。双链的长度不对称,长链与病毒 mRNA 互补,为负链,长约 3.2kb,短链为正链,长度可变,为长链的 50%~99%。HBV 基因组之所以能够维持环状结构是由于两条链的 5′末端固定,各有一段含有 224 个核苷酸的黏性末端,其两侧各以 11bp 序列构成直接重复序列（direct repeat,DR）。DR1 与 DR2 在病毒复制中起重要作用,两者间的相对同源性可维持基因组呈环状结构,而 DR1 是前基因组 RNA 和负链 DNA 合成的起点。

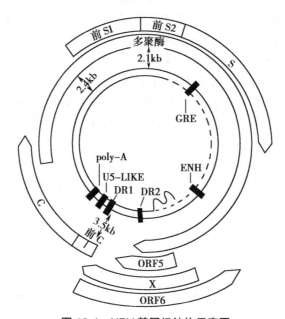

图 10-4　HBV 基因组结构示意图

大空心箭头表示基因转录方向;小实心箭头表示 2.1、2.4 和 3.5kb 主要转录物的 5′端

长链至少有 4 个 ORF,分别称为 S、C、P 和 X 区。S 区中有 S 基因、前 S1 和前 S2 基因,分别编码 HBV 的外衣壳蛋白 HBsAg 及 PreS1 和 PreS2 抗原。C 区中有 C 基因及前 C 基因,分别编码 HBcAg 及 HBeAg。P 区最长,编码 DNA 聚合酶。X 区编码的蛋白称为 HBV x 抗原（hepatitis B virus x antigen,HBxAg）,其功能还不十分清楚。目前认为 HBxAg 对 HBV 蛋白的表达起重要作用,可反式激活许多同种或异种细胞基因表达,与肝细胞癌的发生及发展有密切关系。

（2）病毒蛋白质：HBV 可合成 7 种病毒蛋白,即外膜蛋白（大、中、主蛋白）、核壳蛋白（前C 与 C 蛋白）、X 蛋白、P 基因产物（P 蛋白）。

1）外膜蛋白：HBV 的外膜蛋白是决定其吸附至易感细胞受体的成分,也是引起宿主产生保护性应答反应的具有免疫原性的决定簇。由 S 基因编码,包括 3 种外膜成分:主蛋白(即 HBsAg)、中蛋白(PreS2+HBsAg)和大蛋白(PreS1+PreS2+HBsAg)。

由于 HBV 外膜蛋白携带有 B、T 淋巴细胞识别表位,因而可刺激机体产生保护性免疫应答反应。此外,病毒外膜蛋白还在病毒与细胞表面受体的识别和结合、促进子代病毒颗粒的成熟和释放、阻断宿主的免疫反应等涉及病毒的繁殖和复制过程中发挥重要作用。

2) 核壳蛋白:HBV 基因组 C 基因编码核壳蛋白,包括 HBcAg 及 HBeAg,存在结构性(HBcAg)和分泌性(HBeAg)两种形式。HBcAg 有较强的免疫原性,几乎所有 HBV 感染者均产生 HBcAg 的抗体,即核心抗体(HBcAb)。HBeAg 是 PreC 蛋白翻译后加工的产物,它是病毒的非结构蛋白,为可溶性蛋白。HBeAg 在 HBV 感染中的确切功能仍不清楚,推测其可调节免疫发病机制,一般认为,HBeAg 可阻断细胞毒性 T 淋巴细胞,将免疫攻击从感染的肝细胞转移开。此外,HBeAg 的细胞免疫及抗 HBe 抗体所介导的依赖于抗体的细胞毒作用,在病毒的清除及乙型肝炎的免疫病理中可能起到一定的作用。分泌性 HBeAg 是 HBV 引起免疫耐受的原因,HBV 的母婴传播中 HBeAg 是保持母婴耐受状态的因素。HBeAg 引起的免疫耐受使 HBV 逃避免疫清除,得以在携带者体内长期存在。

3) P 蛋白:P 蛋白是一个含 816 个氨基酸的大蛋白,参与病毒基因组复制的全过程,不同结构域在基因组复制的不同环节上发挥作用。HBV RNA 的反转录过程中的几个关键步骤,包括 RNA 的包装、DNA 的合成、以 RNA 和 DNA 为模板合成 DNA 链以及 RNA-DNA 杂交中间体中 RNA 链的降解等,均涉及 P 蛋白的功能。

4) X 蛋白:X 蛋白由 X 基因编码,X 蛋白是含有 145~154 个氨基酸的多肽,其抗原性很弱。X 蛋白与感染期病毒复制有关,抗 X 蛋白抗体只出现在病毒持续复制和肝细胞炎症崩解的患者血清中,常见于慢性乙肝、肝硬化与肝癌患者。

(3) HBV 基因组的复制过程:HBV 的复制过程如下:① HBV 通过 PreS1 和 PreS2 与肝细胞受体特异吸附、结合并穿入肝细胞内,脱壳;② DNA 进入核内,形成超螺旋的共价闭合环状 DNA(covalently closed circular DNA,cccDNA);③在细胞 RNA 聚合酶 II 作用下,以负链 DNA 为模板转录合成亚基因组 RNA(0.8kb、2.1kb、2.4kb 三种 mRNA)及全基因组 RNA(3.5kb mRNA)。3.5kb mRNA 具有双相功能,既作为 mRNA 编码 HBV 蛋白,又作为合成子代 DNA 的模板(此时称为前基因组 RNA,pregenomicRNA,pgRNA);④在胞质中,0.8kb mRNA 编码 HBx,2.1kb mRNA 编码 PreS2+HBsAg(表面抗原中蛋白)及 HBsAg,2.4kb mRNA 编码 PreS1+PreS2+HBsAg(表面抗原大蛋白),3.5kb mRNA 编码 DNA 聚合酶、HBcAg 以及 HBeAg 前体蛋白;⑤ HBV DNA 聚合酶、3.5kb pgRNA 及 HBcAg 包装成核心颗粒。在核心颗粒内,HBV DNA 聚合酶将 3.5kb mRNA 反转录为全长 HBV 负链 DNA,同时在该酶作用下 RNA 链被水解,进而以负链 DNA 为模板合成互补的部分正链 DNA;⑥核心颗粒进入内质网,获得包膜蛋白(主要是 HBsAg)后形成完整的病毒颗粒,以芽生方式释放到肝细胞外,重新感染其他肝细胞。

3. 病毒的分型与变异

(1) 病毒分型:HBV 分型有血清型和基因型两种分型方法。血清型是根据 HBsAg 抗原性的差异划分。HBsAg 的抗原性主要取决于抗原决定簇 a,还有两对相互排斥的亚型决定簇 d/y 和 w/r,从而形成了 HBsAg 的四个主要亚型:adw、ayw、adr 和 ayr。后来又根据亚型 w 的变化及新发现的 q 决定簇,将 HBsAg 分为 9 个亚型:ayw1、ayw2、ayw3、ayw4、ayr、adw2、adw4、adrq⁺ 及 adrq⁻。除 ayr 亚型仅有个别报道外,另外 3 个主要亚型 adr、adw 和 ayw 在世界范围内分布广泛,但存在明显的地区差异。在我国,汉族以 adr 为主,adw 次之,少数民族多为 ayw。

不同基因型的判断标准为核苷酸全序列差异程度≥8.0%,按照此标准将 HBV 分为 A~H 8 个基因型。HBV 基因型的分布具有人种和地域性的特征,我国以 B 和 C 型两种基因型为主。不同基因型与血清型的对应关系及其地区分布的大致情况见表 10-2。近年的研究表明,HBV 基因型比血清型能更精确地提供 HBV 基因变异的信息。

表 10-2　HBV 不同基因型和血清型分布

基因型	血清型	主要地区
A	adw2,ayw1	北欧、西欧、非洲、美洲
B	adw2,ayw1	亚太地区、中东、非洲、地中海沿岸
C	adr,ayr,adw2	亚太地区、北美
D	ayw2,ayw3	中东、北非、西欧、南欧
E	ayw4	非洲
F~G	ayw2	少见,中美土著人中发现

(2)病毒变异:HBV 有反转录的复制过程,由于反转录酶不具备校正功能,不能纠正基因组复制过程中的错误,其基因变异率较一般 DNA 病毒为高。HBV 在宿主体内时,在各种因素的选择压力下可发生突变。突变是 HBV 适应宿主细胞环境和抵抗宿主免疫保护的一种自然选择,可发生于自然感染过程中,也可在乙肝免疫接种、特异性免疫治疗或干扰素治疗的刺激下发生。

在 HBV 的 4 个 ORF 区(S 区、P 区、C 区和 X 区)中均可发生变异,变异呈多样性。突变株可逃避免疫,使自然感染或疫苗诱导产生的抗 HBs 不能中和突变株,导致感染持续存在;突变株在体内复制时,常规检测方法不能检出,可逃避诊断;突变株对药物产生抵抗性,可逃避治疗。HBV 突变可能是病毒传播、致病和导致严重转归的重要因素,同时也增加了乙肝预防、诊断和治疗的复杂性。目前发现的 HBV 基因组变异主要表现在以下几个方面:

1)前 C/C 区变异:如前 C 区 1896 位核苷酸发生 G→A 的点突变,使原来编码色氨酸(TGG)的碱基序列变成终止密码,提前终止 HBeAg 的表达,故此时 HBeAg 阴性并不意味着 HBV 的清除或复制水平的减低,而是在临床上表现为 HBeAg 阴性但病情处于活动状态的慢性乙型肝炎。又如前 C 区 1862 位核苷酸发生 G→T 的点突变,使 17 位氨基酸由缬氨酸变为苯丙氨酸,其结果是 HBeAg 前体被信号酶裂解,在肝细胞内过量积聚,成为细胞毒性 T 细胞(CTL)的靶抗原而受过度的免疫攻击,使肝细胞大量坏死,导致重症肝炎。另外 C 区基因启动子 1762/1764 核苷酸发生变异,可使 HBeAg 表达受抑制。

2)前 S/S 区变异:S 区第 145 位氨基酸由甘氨酸变为精氨酸,可以引起 HBsAg"a"决定簇的抗原性发生改变,从而导致免疫逃逸及疫苗接种失败等现象,或者引起血清中同时出现 HBsAg 和抗 HBs。此外,在编码"a"决定簇的基因区前,在 S 基因编码的第 122~124 位氨基酸之间出现插入变异,则可发生 HBsAg 阴性的 HBV 变异株感染。

3)X 区与 P 区变异:HBV 基因组 P 区编码的 DNA 聚合酶含有高度保守的 YMDD 基序,应用核苷类似物拉米夫定抗病毒治疗过程中,可诱发耐药性的产生,常见 YIDD 和 YVDD 突变,导致临床上抗病毒疗效"反跳"。HBV X 基因不仅是病毒复制的调节蛋白,而且作为一种病毒癌基因,与肝细胞癌的发生密切相关,X区变异可能促进肝细胞癌的发生。

4. 病毒理化特性　HBV对外界环境的抵抗力较强,对低温、干燥、紫外线均有耐受性。在自然条件下可停留在物体如医疗器械、牙刷、剃刀、奶瓶、玩具、餐具等表面1周而不失去感染性。37℃下30天抗原性保持稳定,pH2.0 6小时、加热60℃ 10小时或100℃ 10分钟感染性消失,但仍保留其抗原性。不被70%乙醇灭活,因此这一常用的消毒方法不能用于HBV的消毒。煮沸30分钟、121℃高压20分钟、160℃干热2小时和环氧乙烷等可灭活HBV;0.1%高锰酸钾、2%戊二醛、0.5%过氧乙酸、5%次氯酸钠亦可用于消毒。

（二）致病性与免疫性

乙肝平均潜伏期为70天(30~180天)。临床类型有急性肝炎、慢性肝炎、重型肝炎和淤胆型肝炎。感染HBV后转归复杂,可有一过性亚临床感染、急性临床感染和无症状(慢性)携带。急性感染病例多有自限性,大部分可恢复,产生保护性抗HBs,抗HBc转阳,但有5%~10% HBsAg可持续阳性并转为无症状携带或慢性肝炎。无症状携带者作为传染源可长期存在,病理组织检查肝细胞均有不同程度的损害,随着携带时间延长,可发展成慢性肝炎,近1/3的无症状携带者经病情反复发作,甚至发展为肝硬化或肝癌。转归类型不仅与感染者年龄密切相关,还与机体免疫状态、病毒进入体内的途径和数量有关。感染年龄越小越容易成为HBV携带者,但急性临床病例少见;随着年龄增大,感染HBV后急性病例增多,但较少发展成为HBV携带者。

HBV的致病机制十分复杂,除了HBV对肝细胞直接损害外,主要是通过宿主的免疫应答以及病毒与宿主间的相互作用引起肝细胞的病理改变。

（三）流行病学特征

1. 流行三环节

（1）传染源:HBV主要传染源为乙型肝炎患者或HBsAg携带者,传染性强弱与HBV病毒载量有关。HBsAg携带者因无症状而不易被察觉,而且人数众多,是最主要的传染源。感染者的血液、羊水、阴道分泌物、精液、唾液、乳汁等多种体液均含有病毒,具有传染性,尤其是在潜伏期、急性期或慢性活动期,含有病毒的体液或血液直接或通过破损的皮肤和黏膜进入体内皆可造成传播。

（2）传播途径:HBV主要经过四种途径传播,即经血液传播、母婴传播、性接触传播和日常生活接触传播,其中经血液传播和母婴传播最为常见。

1）血液或血制品传播:HBV在血液循环中大量存在,微量的污染血进入人体即可导致感染,所以输血、注射、外科或牙科手术、针刺(文身)、共用剃刀或牙刷及皮肤黏膜的微小损伤等均可造成传播。医院内污染的器械(如内镜、牙科或妇产科器械等)可致医院内传播。

2）母婴传播:可经胎盘和产道感染,乙肝"大三阳"(HBsAg、HBeAg、HBcAb三项指标均为阳性)的母亲传播率可高达95%。其中宫内感染率为10%~15%,其余大部分为围生期感染,即分娩时新生儿经产道被感染。此外,HBV也可通过哺乳传播。

3）性传播及密切接触传播:HBV感染者的唾液、乳汁、精液及阴道分泌物等体液中均含有病毒,因此HBV可通过日常生活密切接触或性接触传播。HBsAg阳性者的配偶较其他家庭成员更易受感染,表明HBV可以经性途径传播。在我国等HBV高流行区,性传播不是HBV的主要传播方式;但在低流行区,HBV感染主要发生在性乱者和静脉药瘾者中,所以西方国家将乙型肝炎列为性传播疾病。

（3）易感人群:乙肝高发区各种人群均有较多的感染机会,患者主要集中在青少年和

30~40 岁的成人。乙肝低发区儿童感染较少见,多形成 20~29 岁年龄组发病高峰。

2. 流行特征　乙肝发病无明显季节性。乙肝疫苗的大面积接种已对一些国家和地区乙肝流行特征产生了一定的影响,人群乙肝发病率和 HBsAg 阳性率均呈明显下降。我国是乙肝高感染率的国家,1992 年全国大范围调查结果显示,全国 HBV 携带者约为 1.2 亿人,HBsAg 阳性率为 9.75%,城市为 8.08%,农村为 10.49%。普及接种乙肝疫苗后我国控制乙肝工作取得了非常显著的成效,2009 年我国人群 HBsAg 携带率为 7.18%,5 岁以下人群 HBsAg 携带率低于 1%,15 岁以下儿童表面抗原携带率为 2.08%,乙肝实际感染率已经下降到很低水平。从 1992 年到 2012 年期间,乙型肝炎病毒的感染者减少了 8000 万人,儿童的乙肝表面抗原携带者减少了近 1900 万人。

(1)地区分布:乙肝呈世界范围流行,但地区差异较大。WHO 按人群 HBsAg 阳性率将全球划分为高、中、低三个区域。在乙肝高发地区,HBsAg 阳性率在 8% 以上,非洲部分地区可高达 15% 以上;在一些低发地区,如西欧、北欧、北美和澳大利亚,HBsAg 阳性率仅0.2%~0.5%。我国 HBV 感染率南方高于北方,中南和华东部分省市 HBsAg 阳性率较高,华北地区较低。

(2)人群分布:人群无论年龄大小,对 HBV 均普遍易感,感染后抗 HBs 阳转者可在一定时期内维持免疫力。乙肝发病率和 HBsAg 阳性率均为男性高于女性,不同种族、不同民族间 HBsAg 阳性率有差别。我国的调查资料显示,有 60% 的少数民族 HBsAg 阳性率高于全国平均水平,最高为壮族和藏族,可达 15%,最低为撒拉族和维吾尔族,在 4% 左右。

在多数发达国家,HBV 感染与乙肝发病主要集中在有较多暴露机会的高危人群中,即HBsAg 阳性母亲所生的新生儿、血液透析患者、经注射吸毒者、同性恋者、医务人员等。

乙型肝炎病毒易感性与环境和遗传因素也有关系。HBsAg 携带有明显的家庭聚集性,在乙肝高发地区尤为明显。这种聚集性与母婴垂直传播和长期密切接触传播有关,但也不能排除与遗传因素的关系。

三、丙型肝炎病毒

1974 年,Feinstone 及 Alter 等人确认除甲乙型肝炎病毒外,还有一组能够通过血液及血制品传播的非甲非乙型肝炎病毒,当时称为"输血后非甲非乙型肝炎病毒或者肠道外传播的非甲非乙型肝炎病毒",后命名为丙型肝炎病毒(hepatitis C virus,HCV)。1989 年美国科学家 Michael Houghton 和他的同事们利用分子生物学方法,克隆出了 HCV。由于 HCV 基因组在结构和表型特征上与人黄病毒和瘟病毒相类似,将其归为黄病毒科。大约 40%~60% 的慢性肝病都是由 HCV 感染所致。

(一)生物学特性

1. 病毒形态与大小　成熟有感染性的 HCV 病毒颗粒迄今还没有在电镜下被直接、确切地证实,但在浓缩的感染者血清、感染 HCV 的黑猩猩肝细胞以及体外组织细胞培养中观察到了相似的 HCV 病毒样颗粒(virus-like particle,VLP),颗粒大致呈球形,直径约 60nm,有包膜和表面突起。

2. 病毒的基因与蛋白

(1)基因组:HCV 基因组为单正链 RNA(+ssRNA),约有 9500bp,由 5′ 端非编码区(NCR)、一个单一 ORF 和 3′ 端 NCR 组成。ORF 编码 3010~3033 个氨基酸的多聚蛋白前体,在宿主细胞信号酶和病毒蛋白酶共同作用下加工成病毒蛋白,包括病毒的结构蛋白核心蛋白（C）、包膜蛋白（E1 和 E2）及病毒的非结构蛋白 NS2~NS5。基因排列顺序依次为：5'NCR-C-E1-E2-NS2-NS3-NS4A-NS4B-NS5A-NS5B-NCR3'（图 10-5）。其中，NCR 对 HCV RNA 结构稳定性的维持及病毒蛋白的翻译有重要功能。5'NCR 极少变异，为保守的基因序列，参与蛋白翻译的启动，目前作为基因诊断的靶区域；3'NCR 核苷酸序列以及长度变异较大。

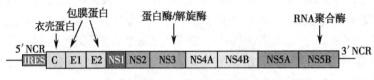

图 10-5 HCV 基因组结构模式图

（2）结构蛋白：包括核心蛋白 C、包膜蛋白（E1 和 E2）。

1）核心蛋白 C：加工成熟的 C 蛋白有 172~182 个残基，在病毒株间相对保守。C 蛋白构成病毒核衣壳蛋白，具有很强的抗原性，可诱发多数感染者在感染早期产生抗 HCV，且持续时间长。另外，C 蛋白还参与调控病毒基因转录、细胞增殖与死亡、脂类代谢等，并在病毒感染的免疫耐受和免疫抑制中起重要作用。

2）包膜蛋白 E1 和 E2：E1 和 E2 是位于病毒包膜上由病毒编码的糖蛋白，分子量分别为 33kD（gp33）和 70kD（gp70），两者可相互作用形成非共价的异源二聚体。E 蛋白变异性大，疏水性强，抗原性弱。E 蛋白与病毒的侵袭力有关，病毒感染时借助 E1 和 E2 与宿主细胞表面的受体相结合，侵入细胞。

（3）非结构蛋白：HCV 的 6 个非结构蛋白包括 NS2，NS3，NS4A，NS4B，NS5A 和 NS5B。其中，NS2 和 NS3 蛋白酶在 HCV 基因组的复制过程中起重要作用；NS3 基因在 HCV 不同型和亚型中的变异性较大，其编码的 NS3 蛋白具有很强的抗原性，在大多数 HCV 感染者体内都会产生较高滴度的特异性抗体；NS5A 存在干扰素敏感性决定位点，与干扰素治疗效果有关；NS5B 是 HCV 复制所必需的 RNA 依赖的 RNA 聚合酶，在 HCV 复制过程起着至关重要的作用。

3. 病毒的分型与变异　HCV 最大特点为基因组的高度变异性，不同 HCV 分离株的核苷酸及氨基酸同源性有较大的差异，因此对 HCV 进行分型有助于了解各地区 HCV 的流行及进化情况，为 HCV 的诊断、治疗、预防等提供理论基础。HCV 变异性主要表现在基因型、亚型、准种（quasispecies）及株等 4 个层面。HCV 基因分型是根据其核苷酸序列的同源性（homology）以及彼此间的进化关系（phylogenesis）确定的。用于分型的基因区域和方法有多种，但公认的为 1993 年 Simmonds 等建立的进化树（phylogenetic tree）分型法，该法基于 HCV NS5 区基因序列及进化关系将 HCV 分为 6 个基因型（用阿拉伯数字表示），型内再分亚型（以英文小写字母表示），即 1a，1b，1c，2a，2b，2c，3a，3b，4a，5a，6a 等 11 个基因亚型。欧美流行株以 1a，1b，2a，2b 和 3a 较为常见，中国大陆多见 1b 和 2a 两型，且以 1b 型为主，南方城市（南京、南宁、成都）1b 型占 90% 以上，北方城市（哈尔滨、沈阳、兰州）2a 型占 46%~70%。每型的生物学特性各异，各型之间是否具有交叉免疫目前尚不明确。

HCV 基因组中 E1 和 E2 区易发生变异，特别是 E2 区的变异性最大。E2 区内有两个高变区，与 HCV 的免疫逃逸机制有关。由于 E2 区不断变异形成许多核酸序列不同的 HCV 变异株，表现为同一感染者体内同时存在同一基因亚型的不同变异株的 HCV 感染，由此形成 HCV 同一基因亚型内的不同基因异质性群体，称为 HCV 准种。这种基因变异与丙型肝炎易发展成慢性肝炎、HCV 易形成免疫逃逸株以及疫苗研制困难等有密切的关系。

4. 病毒的理化特性 HCV 对一般理化消毒剂均敏感,10% 三氯甲烷、紫外线、煮沸均可使 HCV 灭活,血制品中的 HCV 经 60℃ 30 小时或 1∶1000 甲醛 37℃ 6 小时处理后可被灭活。

（二）致病性和免疫性

本病潜伏期 2~17 周,平均 10 周,但由输血或血制品引起的丙型肝炎潜伏期较短,大多数患者不出现症状或症状较轻,发病时已呈慢性过程,慢性率高达 50%~85%。20%~30% 出现急性肝炎症状,急性丙肝病程大约 7~8 周。慢性丙型肝炎症状轻重不一,约有 20% 的患者可逐渐发展为肝硬化,1%~2% 感染者有患肝细胞癌的潜在危险。

HCV 感染后,患者体内先后出现抗 HCV 的 IgM 型和 IgG 型抗体,但出现时间较晚,感染后平均 82 天才出现。在急性期只有 50%~70% 的患者抗 HCV 阳性,3 个月后 90% 患者抗 HCV 阳性。由于在同一个体内 HCV 感染存在并不断出现大量的 HCV 准种,即不断出现 HCV 的免疫逃逸株,故抗 HCV- 抗体的保护作用不强。在免疫力低下人群中,HBV 和 HCV 可同时感染,常导致疾病加重。

目前认为 HCV 的致病机制包括病毒对肝细胞的直接损害、宿主的免疫病理损伤以及细胞凋亡导致肝细胞破坏等三个方面。

（三）流行病学特征

HCV 主要经血液传播,因此丙型肝炎过去称为输血后肝炎。传染源主要是丙型肝炎患者和 HCV 阳性血制品。主要通过血液传播和垂直传播,性传播的概率很小。5%~10% 通过垂直传播,剖宫产可以降低母婴传播率,罕见宫内感染和母乳喂养传播。HCV 合并感染 HIV 的孕妇,母婴传播率可达 18.9%。危险因素包括静脉药瘾、使用被病毒污染的血液或生物制品、文身、不安全性行为、医源性感染等,病毒不通过虫媒传播。

地区分布和人群分布:丙型肝炎病毒感染遍布全球,但以印度次大陆、中亚及东南亚地区为主要流行区。世界约有 1.7 亿人感染 HCV,英国感染率仅 0.04%~0.09%,美国的感染率为 1.6%,埃及感染率可高达 20%~26%。高风险人群集中在 40~49 岁。在欧美,吸毒者共用污染注射针头的人群感染 HCV 的风险最大。我国人群抗 HCV 阳性率约为 1%~3%。

四、丁型肝炎病毒

丁型肝炎病毒（hepatitis D virus,HDV）是 1977 年意大利医生 Rizetto 在意大利南部地区的 HBsAg 携带者中发现的。HDV 是一种缺陷病毒（defective virus）,不能独立复制,必须在 HBV 或其他嗜肝 DNA 病毒的辅助下才能复制出完整病毒,1983 年被正式命名为丁型肝炎病毒。HDV 感染呈世界范围流行,常与 HBV 同时感染或重叠感染。

（一）生物学特性

HDV 颗粒呈球形,直径 35~37nm。HDV 具有完整的病毒结构,外部由乙型肝炎病毒编码产生的 HBsAg 构成包膜,内含 HDV RNA 以及与 RNA 结合的 HDV 抗原（HDAg）。HDAg 主要存在于肝细胞内,亦可存在于感染早期的血清中。若 HDAg 单独被 HBsAg 包装,可形成不含 HDV RNA 的"空壳颗粒"。HDAg 有 p24 和 p27 两种多肽形式,在病毒复制过程中起重要作用。

HDV 是单负链环状 RNA 病毒,由 1678 个核苷酸组成,为目前已知的动物病毒中最小的基因组,由多个 ORFs 组成。HDV 基因序列中含有 60% 的 G+C,能形成稳定的二级结构。在病毒感染的肝细胞核中还有与 HDV 基因组互补的 RNA,称为抗基因组（antigenome）,迄今只发现位于抗基因组上的 ORF 可编码 HDAg。

(二) 致病性和免疫性

HDV 感染有联合感染(coinfection)和重叠感染(superinfection)两种类型。联合感染是指从未感染过 HBV 的正常人同时发生 HBV 和 HDV 的感染;重叠感染是指已受 HBV 感染的乙型肝炎患者或无症状的 HBsAg 携带者又继发了 HDV 的感染。乙型肝炎患者如果重叠感染了 HDV,可使临床症状加重;HBsAg 携带者重叠感染 HDV 时,表现为肝炎急性发作;HBV 慢性肝病患者重叠感染 HDV 时,使 HBV 加速向慢性活动性肝炎和肝硬化发展。

HDAg 刺激机体产生的抗 HDV 无保护作用。抗 HDV 分为抗 HDV IgM 和抗 HDV IgG。

由于 HDV 与 HBV 有相同的传播途径,预防乙型肝炎的措施同样适用于丁型肝炎。由于 HDV 是缺陷病毒,如果抑制了 HBV 的增殖,则 HDV 亦不能复制,因此通过接种 HBV 疫苗可达到预防 HDV 感染的目的。目前 HDV 复制是否抑制 HBV 的复制尚难定论。

(三) 流行特征

HBV 和 HDV 重叠感染的流行特征和传播途径与 HBV 感染类似。传染源为急、慢性丁型肝炎患者和 HDV 携带者,传播途径与 HBV 基本相同,主要经输血或注射传播,也可经体液、性接触传播,粪 - 口传播的证据尚不足。与 HBV 相比,HDV 母婴垂直传播少见,而性传播相对重要。

HDV 感染呈世界性分布,但不同国家及地区流行的程度不同,意大利、地中海沿岸国家、非洲和中东地区等为 HDV 感染的高发区。我国各地 HBsAg 阳性者中 HDV 感染率为 0~32%,北方偏低,南方较高。

五、戊型肝炎病毒

戊型肝炎病毒(hepatitis E virus,HEV)是引起戊型肝炎的病原体。戊型肝炎曾经被称为消化道传播的非甲非乙型肝炎,约占临床散发型肝炎的 15%~20%。1989 年,美国学者 Reyes 等成功克隆出 HEV 基因组,并将其正式命名为 HEV。

(一) 生物学特征

1. 病毒形态与大小　HEV 颗粒呈球形,无包膜,病毒直径 32~34nm,表面有突起和刻缺,形如杯状。类似于 HAV,HEV 也有空心和实心两种颗粒:实心颗粒内部致密,为完整的 HEV 结构;空心颗粒内部呈电荷透亮区,为有缺陷的、含不完整 HEV 基因的病毒颗粒

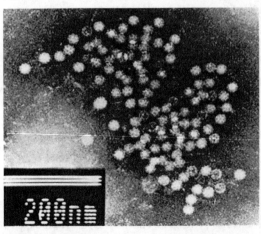

(图 10-6)。病毒结构分为核心及附膜两个区,核心直径为 27~34nm,浮力密度 12.9g/cm³,沉降系数为 183S。目前科学家已从患者的胆汁和粪便中成功分离到 HEV。

2. 病毒的基因与蛋白　HEV 的分子生物学结构已完全明确,其基因组为单股正链 RNA 病毒(+ssRNA),长约 7.5kb,含有 3 个 ORF,包括结构区、非结构区、5′ 末端、3′ 末端以及 Poly(A)尾。ORF1 主要编码与病毒 RNA 复制有关的非结构蛋白,ORF2 为 HEV 的主要结构基因编码区,编码病毒衣壳蛋白,ORF3 基因编码产物为磷蛋白。

图 10-6　HEV 透射电镜图(负染)

3. 病毒的分型与变异 HEV 只有一个血清型,但不同地区的 HEV 基因变异较大。目前认为 HEV 至少存在 8 个基因型,基因型 Ⅰ 和基因型 Ⅱ 分别以缅甸株(HEV-8)和墨西哥株(BING-M)为代表。我国流行的 HEV 为基因型 Ⅰ 和基因型 Ⅳ。

根据基因组大小、Poly(A)尾的长短、5′ 末端和 3′ 末端的长短、ORF 的大小、核苷酸数、表达的蛋白肽链的长度等可将 HEV 分为不同株,目前主要有 B1、M1、US1、US2、Cr1 等分型株,用于流行病学调查。

4. 病毒的理化特性 该病毒对多种理化因素及消毒剂均敏感,如高盐、氯化铯、三氯甲烷等;在 4℃或 –20℃易裂解,4~8℃下超过 3~5 天会自动降解,但在液氮中能稳定保存。在酸性和弱碱性环境中较稳定,可存在于肝内或胆囊内的胆汁中。

(二)致病性和免疫性

人感染 HEV 后,潜伏期 10~60 天,平均为 40 天。病毒经胃肠道进入血液,在肝内复制后释放到血液和胆汁中,并随粪便排出体外,污染水源、食物和周围环境而发生传播,特别是污染水源易造成暴发流行。

一般患者在发病前 15~75 天内存在不洁饮食史,或与患者直接接触也可感染,但感染概率及人群流行性均小于甲型肝炎。与甲肝类似,潜伏期末和急性期初的患者粪便排毒量大,传染性最强,是本病的主要传染源。戊型肝炎病后有一定免疫力,可获得保护性中和抗体,但免疫力持续时间较短。丙种球蛋白免疫无效。

人感染 HEV 后,由于病毒对肝细胞的直接损伤和免疫病理作用,引起肝细胞的炎症或坏死,可表现为临床型和亚临床型。其中临床型表现为急性戊型肝炎(包括黄疸型和无黄疸型)、重症肝炎以及胆汁淤积性肝炎。多数临床患者于病后 6 周即好转痊愈,不发展为慢性肝炎。成人感染以临床型多见,儿童则多为亚临床型。

(三)流行病学特征

HEV 传染源为戊型肝炎患者和亚临床感染者,猪、牛、羊以及啮齿类动物也可携带 HEV,成为散发性戊型肝炎的传染源。病毒经胃肠道进入血液,在肝内复制后释放到血液和胆汁中,并随粪便排出体外。病毒主要经粪 - 口途径传播,随粪便排出的病毒污染水源、食物和周围环境而造成暴发或流行。

人群分布:HEV 多侵犯青壮年,15~39 岁间人群发病率高于儿童和成年人。患者可发生黄疸,在所有病毒性肝炎中病死率最高,一般为 1%~2%,最高达 12%;孕妇的高感染率和高死亡率是此病不同于其他型病毒性肝炎的另一个特点,尤其在怀孕早期(3 个月)更易感染,孕妇病死率可高达 10%~20%。此外,HBV 感染者重叠感染 HEV 后,病情也较重。

地区分布:戊型肝炎在世界范围内传播,南亚和东南亚(包括印度、巴基斯坦、尼泊尔、不丹和中国)是其高流行区,其他高发流行区域集中在墨西哥、拉丁美洲和南美,以及大多数非洲国家。全世界每年均有戊型肝炎暴发流行(一般发病率 0.5%~4%),以印巴克什米尔及阿富汗一带最为严重,发病率每年约 0.2%~18.5%,通常可通过新疆的口岸传入我国。我国为地方性流行区,全国各地均有戊型肝炎发生,常有小流行及散发报道。1986 年,我国新疆南部发生戊型肝炎大流行,超过 11 万人发病,700 余人死亡,是迄今世界上最大的一次流行。

第三节 实验室检测

病原学来源不同的肝炎其实验室检测差异较大,病原学诊断主要涉及甲、乙、丙、丁、戊五型,包括各种肝炎病毒的核酸定性及定量、抗原组分及抗体等三个层次的检测,检查的目的是明确肝炎病因及病毒核酸复制的情况,以协助临床诊断和治疗、流行病学调查以及环境监测。

以 HAV 和 HBV 感染为例,HAV 感染的实验室检测主要包括三个方面:①在潜伏期或急性期检查粪便中的甲型肝炎病毒抗原,因为量少且持续时间短,实际很少应用;②检测发病早期和恢复期双份血清中的抗 HAV 抗体;③检测单份血清中抗 HAV IgM 抗体,以区别急性感染与既往感染。HBV 感染的实验室检测主要包括四个方面:生物化学检测、HBV 血清标志物检测、HBV 分子生物学诊断以及 HBV 临床药物疗效检测。HBV 病原学诊断主要依据 HBV 血清标志物作出判断,包括病毒的抗原抗体及病毒的核酸两方面。

肝炎病毒实验室检测的方法主要应用电子显微镜技术、免疫学技术和分子生物学技术和基因芯片技术。其中免疫学技术中的 ELISA 法利用酶催化底物反应的放大作用,因其实用性、简便性和经济性,敏感性很高,是检测肝炎病毒血清标志物的首选方法,被广泛用于临床及输血员的 HBV 筛查工作。

一、标本类型与处理

(一)标本类型

肝炎病毒的实验室检测所涉及的临床标本主要包括血液、肝组织、粪便等,唾液、乳汁、阴道分泌物、精液等体液样本主要用于流行病学调查。肝炎病毒在动物体内增殖后分离最常用肝组织样本,环境标本如贝类样品、污水或其他水源样品主要用于环境监测和流行病学调查等。

(二)标本的处理

1. 粪便标本　提纯粪便标本:取采集的粪便标本 5g,用 pH7.4 50mmol/L 的 Tris-HCl 缓冲液制成 10%~20% 的悬液。反复冻融 3 次,或超声波破碎(20 000Hz)3 次,每次 30 秒,4℃过夜;4000r/min 离心 15 分钟,取上清加入 PEG-6000,使其终浓度为 10%,再加入 NaCl,使其终浓度为 0.4mol/L,4℃过夜;次日在 10 000r/min、4℃离心 30 分钟取沉淀,用 Tris-HCl 缓冲液溶解至原体积;加入等体积三氯甲烷,置振荡器上振荡 30 分钟,取水相;在沉淀中加入 Tris-HCl 缓冲液,振荡 30 分钟,再经 3000r/min 离心 30 分钟,取水相;将两次水相合并,加入 PEG 和 NaCl,同前过夜、离心、沉淀,用 Tris-HCl 缓冲液溶解至原粪便悬液的 1/10 体积,备用。

2. 血液标本　分离血清:采集的全血样本室温放置 2 小时(不要超过 6 小时),待凝固后分离血清,或 2000~2500r/min 离心 5~10 分钟分离血清,24 小时内完成检测,或置于 –20℃保存(采集的血清样本可保存数年至数十年),或长期冻存于 –70℃,可保持抗体的滴度。检测抗原抗体时,被检血清 1∶4 稀释后 56℃灭活 30 分钟。检测病毒核酸时,核酸提取前先将标本中的病毒超速离心浓缩,加促沉剂糖原及 PEG 充分混匀,冰浴 0.5~1 小时或 4℃过夜,26 000r/min、4℃离心 1.5 小时,保留底层液体及沉淀物进行核酸提取。检测 HBV 抗原和核酸时采集全血标本后分离白细胞及外周血单核细胞;HBV 分离时采集抗凝血液标本后分离细胞于液氮或超低温冰箱保存。

3. 组织标本　如从猕猴肝组织中提取病毒时,将肝组织剪碎,研磨制成匀浆,低速离心除沉渣,上清液进一步用 CsCl 作等密度超速离心,取沉淀物进行检测。另外,用细胞培养收获的病毒,需用超声波破碎、冻融等使其与细胞成分分离。

4. 贝类样本　HAV 通过感染者粪便可污染水源及贝类等海产品,因此病毒学检测中需检测贝类样品如牡蛎中的 HAV。肝炎病毒在环境中存在浓度极低,而且其核酸在环境中极易降解,采集的样本需经过浓缩富集病毒,可大大提高核酸检出率。具体方法:采集贝类样品(可取整只贝去壳或仅取贝的胃肠组织)后匀浆,使用缓冲液和 PEG 将病毒从贝类样品中洗脱并沉降下来,用苏氨酸缓冲液重新洗涤,离心后,将上清与第一次洗涤的上清混合,再进行 PEG 沉降,可增加 HAV 病毒的回收率。这一方法可将病毒与贝类组织初步分离并使病毒得到富集,富集后的病毒浓度可提高几十甚至百倍。

其他样本中,采集的乳汁 4000r/min 离心 10 分钟,弃上层脂肪,取中间乳清进行抗原抗体或核酸检测,或置于 –70℃保存备用。采集的唾液样本 4000r/min 离心 10 分钟后,取上清液进行检测。

二、直接检测病毒

(一)免疫电镜检测病毒颗粒

采用固相免疫电镜技术:取患者潜伏期后期或发病早期的粪便上清液,采用单克隆抗体技术使 HAV 病毒颗粒聚集,病毒 - 抗体聚集物通过 A 蛋白或抗免疫球蛋白结合到铜网上。该技术较为敏感,但因其耗时、烦琐、昂贵且需要专业电镜人员,不适于大量标本的检测。

(二)检测抗原

HAV 具有很强的抗原性,并且只有一个抗原型别,对于检测 HAV 抗原十分有利。但由于粪便中排出 HAV 多出现于甲肝潜伏期末及发病早期,量少且持续时间短,因此不宜将检测 HAV 抗原作为诊断的主要病原学依据。

三、病毒分离与鉴定

(一)病毒分离培养

肝炎病毒体外培养十分困难。尽管 HBV 可以在健康成人或人胚胎干细胞中生长,这一培养系统不能用于感染性病毒颗粒的增殖。因此,该系统不能用于实验室的诊断检测。HCV 病毒培养还处于研究阶段。肝炎病毒的细胞培养模型应用性不强,而且因为病毒往往生长缓慢,目前仅用于实验室研究。

目前动物模型主要用于肝炎病毒的病原学研究、疫苗免疫效果评价及药物筛选等。

1. 实验动物　HAV 的主要自然宿主为人类及灵长类动物。黑猩猩、猕猴、狨猴、恒河猴等均对 HAV 易感,我国学者毛江森等还最早建立了短尾猴 HAV 感染动物模型。口服或静脉注射病毒均可使这些动物感染 HAV,并有肝炎症状的表现,粪便中出现完整的有感染性的病毒颗粒,同时被感染动物血液中可查出抗 HAV 的抗体。

对 HBV 敏感的动物有树鼩以及黑猩猩、长臂猿和绒毛猴等高等灵长类动物,其中黑猩猩是研究 HBV 的最佳动物模型,但由于道德、经济及饲养操作不方便等原因,使高等灵长类动物模型的使用受到了限制。人 HBV 感染树鼩出现各种临床表现和病毒复制的特征,肝细胞可出现病毒复制并分泌 HBsAg 和 HBeAg,并可发展肝细胞癌。嗜肝 DNA 病毒科的其他成员如鸭乙型肝炎病毒(duck hepatitis B virus,DHBV)、土拨鼠肝炎病毒(wood chuck hepatitis virus,WHV)及地松鼠肝炎病毒(ground squirrel hepatitis virus,GSHV)等可在其相应的天然宿主中形成类似人类乙型肝炎的感染,因此可用这些动物作为实验动物模型。家鸭有很高的 DHBV 感染率,已广泛用作嗜肝 DNA 病毒的动物模型,我国常用 DHBV 感染模型进行抗病毒药物筛选以及免疫耐受机制的研究;WHV 在宿主土拨鼠体内引起的病毒生物学效应与

HBV 类似,因而土拨鼠是适于进行病毒复制、细胞感染及癌变机制、抗病毒治疗等研究的实验动物模型。另外,HBsAg 和 HBeAg 转基因小鼠是用 HBsAg 和 HBeAg 编码相应基因制备的转基因小鼠,可为研究 HBV 疫苗及肝细胞癌的病毒性起源提供手段。

HCV 最理想的动物模型是黑猩猩,病毒可在其体内连续传代,但症状较轻。对 HDV 敏感的动物有黑猩猩、土拨鼠和北京鸭,可作为 HDV 研究的动物模型。黑猩猩对 HEV 也很敏感。

2. 细胞培养　HAV 可在多种原代及传代细胞中增殖,包括原代猕猴肝细胞、传代恒河猴胚肾细胞(FRhk4、FRhk6)、非洲绿猴肾细胞(Vero)、人成纤维细胞(2BS)、人胚肺二倍体细胞(MRC5 或 KMB17)及人肝癌细胞(PLC/PRF/S)等。1979 年 Provost 首次利用传代恒河猴肾细胞(FRhk6)成功培养出 HAV。在 HAV 感染的潜伏期末期和急性期早期,可以采取咽拭子或粪便上清液接种敏感细胞进行病毒分离培养和鉴定。目前用于 HAV 分离培养的细胞株主要有 FRhk4 和 2BS,HAV 在培养细胞中增殖速度非常缓慢且不引起细胞病变,病毒经若干代培养后,可逐渐适应细胞,但仍需 20 天才能收获到最大量病毒。因此,从临床标本中分离 HAV 常需数周甚至数月,并且需要用免疫学方法检测病毒的抗原成分才能确定是否有病毒在细胞中增殖。

HBV 体外细胞分离培养尚未成功,目前主要采用全基因组、1.2 倍体或 1.3 倍体 HBV DNA 转染肝癌细胞进行 HBV 扩增,被转染的肝癌细胞可表达所有的 HBV 抗原并可进行病毒复制。目前应用较多的人肝癌细胞系有 PLC/PRF/5 细胞系、Hep3B 细胞系、HepG2 细胞系、HepG2.2.15 细胞系。所获得的体系主要用于 HBV 感染机制和药物疗效评价等研究,检验价值不高。

HCV 体外复制细胞培养系统 JFH-1/HCVcc 由 2a 型 HCV RNA(JFH-1 株)构建而成,能自我复制并具感染性。HDV 的基因克隆和表达在原核细胞及真核细胞也已获成功,但 HEV 体外细胞培养困难,迄今仍不能在细胞中大量培养。

(二)病毒的鉴定与分型

1. 免疫电镜检查　经消化道传播的病毒性肝炎可采用免疫电镜检测患者潜伏期末期和急性期早期粪便、胆汁的 HAV 和 HEV 颗粒,还可用 RIA 或 ELISA 法检测肝组织中的相应病毒抗原。但这些方法操作较复杂,需特殊设备和技术,且由于病毒在肝组织、胆汁和粪便中存在时间往往较短,阳性率较低,不宜作为常规检查。

检测方法:将含 HAV 或 HEV 的细胞提取液 10 000r/min 离心 30 分钟,取上清,然后 38 000r/min 离心 4 小时,沉淀重悬加 1∶20 稀释的抗 HAV 特异血清,37℃中和 1 小时,28℃过夜,2500r/min 离心 2 小时,沉淀重悬后滴网,磷钨酸负染后镜检。结果判定:可观察到成堆实心和空心颗粒,颗粒间有抗体桥形成,根据颗粒的直径大小,判断 HAV 或 HEV 的感染。

2. 中和试验　中和试验可用于 HAV 分离株的鉴定。试验方法:用已知含 320~1000log TCID$_{50}$/ml 病毒悬液与等量的 1∶10 稀释的抗 HAV 特异血清混合,37℃中和 1 小时,接种单层细胞,培养 28~32 天收样,抽提病毒液,用酶标法检测 HAV 抗原。同时用 HAV 抗体阴性血清作对照,并设不加血清的病毒对照。结果判定:若分离株能被抗 HAV 血清中和,HAV 抗原检测为阴性,而抗 HAV 阴性血清对照和病毒对照结果一致,表明分离株为 HAV。

3. 基于核酸检测的方法

(1) HAV RNA 的检测:HAV 核酸检测应用 cDNA-RNA 核酸杂交技术及 RT-PCR 技术检测标本中 HAV RNA。PCR 引物主要是依据 5′ NCR 中的保守序列设计合成。利用 RT-PCR 检测 HAV RNA,敏感、快速,一般 4~12 小时即可得出结果,可以早期诊断 HAV,以便采取有效预防措施,尽早隔离传染源,在防止甲肝流行方面有着重要意义。

由于 HAV-cDNA 克隆成功,应用分子杂交技术检测感染细胞和患者粪便中的 HAV RNA,用 ^{32}P 标记 HAV-cDNA 片段作探针,与载体上被检标本中的 HAV RNA 杂交,可用于 HAV RNA 的检测。

对于牡蛎等贝类产品中富集的 HAV 可使用硅胶膜柱法提取 RNA,然后进行 RT-PCR,并结合 Southern 杂交法进行 HAV 检测和鉴定。

(2) HBV DNA 的检测

1) 用于 HBV DNA 检测的 PCR 主要有巢式 PCR、半巢式 PCR、多重 PCR、原位 PCR 及近年发展的实时荧光定量 PCR 等。这些类型的 PCR 灵敏度和特异性高,可用于检测无血清学标志甚至常规 PCR 检查阴性的 HBV 感染者。但由于检测条件要求较严格,应在具备条件的实验室根据需要选用。PCR 检测 HBV DNA 是一种敏感度很高的方法,因此,实验过程中控制污染是检测中的重要问题,应予以足够重视。

2) 核酸杂交检测 HBV DNA 的方法有斑点杂交法、原位杂交法、核酸印迹杂交法等。①斑点杂交法:本法简便、微量,特异性和敏感性均较高,已被广泛用作药物疗效考核和人群筛检,适用于大量标本的检测。②核酸印迹杂交:即用标记探针与经琼脂糖电泳分离并转印到硝酸纤维素膜上的标本进行杂交的方法。如检测 HBV 的 DNA 杂交法,该法较斑点杂交法敏感度高,可将特异性 DNA 片段集中于一条区带上,起到浓缩和纯化作用,可检测肝组织等样本中的 HBV DNA,特异性高。结果判定:杂交带的分子量在 3.2kb 的,为游离型 HBV DNA;大于 3.2kb 者为整合型 HBV DNA。若出现许多弥散状小于 3.2kb 的杂交带,可认为 HBV DNA 为复制状态;出现单一或几个大于 3.2kb 的杂交带,证明为非复制型。对同一标本,整合型与非整合型、复制型与非复制型的 DNA 可同时存在。③原位杂交法:具有高度的敏感性和特异性,而且由于不经核酸提取,其特异核酸不会因稀释而导致阴性结果,更重要的是该法能在不破坏组织细胞结构的情况下精细地对待测 HBV DNA 进行定位和定量。肝组织的原位杂交可在冰冻切片或石蜡切片上进行,切片经一定处理后再与探针杂交,后显影观察结果。结果判定:在细胞核、胞质、胞膜及细胞间隙出现颗粒状显色者为 HBV DNA 阳性。

3) HBV DNA 检测的意义:① HBV DNA 检测可了解 HBV 的复制状况,作为确诊病情的主要依据。如 HBV DNA 测定值 >1000 copies/ml,提示 HBV 有复制,而且病毒 DNA 拷贝数的高低与病毒复制的程度成正相关。拷贝数越高,提示病毒复制越活跃,传染性越强;若结果阴性,则表明病毒处于不活跃阶段,病情比较平稳。② HBV DNA 是目前判断乙肝抗病毒药物用药指征及判断药物疗效最敏感的指标。乙肝抗病毒治疗的标准就是 HBV DNA>1000 copies/ml,且患者转氨酶超过正常值两倍,此时是肝病患者抗病毒治疗的最佳时机。HBV DNA 阳性者,即使肝功能正常,必要时也应考虑进行抗病毒治疗。HBV DNA 检查结果还可以在一定程度上辅助判断 HBV 是否产生了变异,如在治疗过程中 HBV DNA 检测结果由阴性转为阳性时,提示病毒已发生变异,应结合具体病情重新选择抗病毒药物。

4) HBV 基因分型检测:常用 HBV 基因分型方法如下:①序列测定法:最直接,可信度高,但烦琐费时而且价格昂贵,对混合型感染检测能力差,不适于大样本检测。②聚合酶链反应 - 限制性片段长度多态性分析法(PCR-RFLP):较测序法简便,适于大样本检测,但由于需要进行酶切,所以操作仍较为烦琐,成本较高,并存在酶切不彻底等问题。③ PreS2 单克隆抗体酶联免疫测定(mAbs EIA 法):简单、快速,已商品化,适于大样本检测,但检测费用较高,并不能有效鉴别有些混合型感染和 HBsAg 低表达及某些表位表达不充分的标本。④分子探针杂交法:简单、快速,对混合型检测非常敏感,目前已经商品化。适于大样本检测,但检测费用较高而且灵敏度和特异度还有待提高。⑤型特异性引物 PCR 法:简单、快速,成本低,具有较高的灵敏度,适于流行病学研究和临床大样本检测,但特异性还有待提高。

（3）HCV RNA 的检测:主要包括 HCV RNA 检测和基因分型。

1）HCV RNA 检测:检测肝组织内 HCV RNA 可采用原位斑点核酸杂交法,而血清中 HCV RNA 含量较低,多采用较灵敏的荧光 PCR 和 PCR-ELISA 方法,PCR 引物多选用最保守的 5'NCR 序列。荧光定量 PCR 仪定量检测标本中的 RNA 拷贝数,可对丙型肝炎患者干扰素治疗的疗效进行评估。

患者感染 HCV 后 1~3 周,外周血清中即可检测出 HCV RNA,HCV RNA 出现早于 HCV 抗体,HCV RNA 持续 6 个月以上阳性即为慢性感染。

2）HCV 的基因分型:基因分型对于丙型肝炎流行病学的研究具有重要作用,同时有助于对治疗应答情况的预测和疗程的优化。目前对 HCV 的基因分型可通过核苷酸测序分析、PCR-RFLP 和型特异探针杂交等方法对 HCV 5'NCR 和其相邻的核心区进行分析。PCR 检测也用于评价和分析 HCV RNA 基因变异的程度。5'NCR 的分析主要用于型的鉴别,核心区的分析主要用于亚型的鉴别。HCV 核心区同源率若大于 94%,为同一亚型;介于 89% 和 94% 之间为同一型的不同亚型;同源率小于 89% 为不同型。

（4）HDV RNA 的检测:HDV RNA 检测主要通过斑点杂交和 PCR 法进行。

（5）HEV RNA 的检测:应用 RT-PCR 可在患者暴露于病原后第 3~7 周时血清中查到 HEV RNA 的存在,也可检测粪便或胆汁中的 HEV RNA,有助于确诊戊型肝炎。

四、血清学诊断

肝炎病毒的血清学检测结果是临床诊断的主要依据。HAV、HDV 和 HEV 的血清学诊断主要是依据血清中的 IgM 和(或)IgG 抗体的检出。HBV 的血清学诊断需检测血清中的三大抗原抗体系统和 DNA,检测结果对临床诊断、判断预后和抗病毒治疗疗效评价均有重要的意义。抗 HCV 抗体的检测是诊断 HCV 感染最常用的实验室方法,用于筛选输血员、诊断丙型肝炎以及评价治疗效果;HCV RNA 的检测可以进行基因分型以协助临床抗病毒药物及其疗程的选择。核酸检测如前所述,这里重点介绍血清中的抗原抗体检测。

（一）HAV 的血清学诊断

1. 检测抗 HAV IgM　抗 HAV IgM 单份血清即可作出诊断,是目前甲肝病原学诊断最常用和可靠的方法,在临床和流行病学上均具有重要意义。抗 HAV IgM 在亚临床期即已出现,且滴度在感染后 3 个月内维持在 1:1000 以上,可用作甲肝的早期诊断,也是近期感染的标志,同时还是区别急性感染和既往感染的有力证据之一。目前常用双抗体夹心 ELISA 和 IgM 抗体捕获(IgM antibody capture)ELISA 检测抗 HAV IgM,敏感性和特异性均较高。但应用 ELISA 检测抗 HAV IgM 抗体易出现假阳性,特别是易受类风湿因子的干扰,在操作过程中,应尽量避免受类风湿因子的影响。

2. 检测抗 HAV IgG　当急性甲型肝炎患者出现症状时,应用竞争抑制 ELISA 即可在血清中检出抗 HAV IgG,初期滴度低,以后逐渐升高,病后 3 个月达高峰,1 年内维持较高水平,以后持续低水平在血中可维持数十年甚至终身。如双份血清的抗 HAV IgG 滴度,恢复期血清比早期血清有 4 倍以上增高,可诊断甲型肝炎。抗 HAV IgG 检测主要用于监测人群免疫水平的流行病学调查。

（二）HBV 的血清学诊断

1. 检测方法　主要检测血清中的 HBsAg、抗 HBs、抗 HBc IgM、抗 HBc IgG、HBeAg 及抗 HBe 等 HBV 血清标志物（HBV markers，HBV-Ms）和 HBV DNA。DNA 的检测如前所述，抗原抗体的检测最常用的方法是酶联免疫吸附试验（ELISA）和固相放射免疫试验（SPRIA 或 RIA），是检测乙型肝炎病毒血清标志物的首选方法。

（1）ELISA：主要包括双抗体夹心法、双抗原夹心法和竞争法。ELISA 灵敏性高，成本低，适用于普通患者筛查。试验中要尽量避免各种因素的干扰，如加酶结合物后的洗涤一定要彻底，避免假阳性；孵育温度和时间要准确；不同批号的试剂不能混用。为避免各种因素影响，结果测定最好选用全自动酶标仪；底物液一定要临用前配制并避光，加底物前检查颜色是否变黄，变黄则应重新配制。

（2）SPRIA：原理与 ELISA 法相同，只是标记物为放射性物质。固相放射免疫试验以放射性碘 -125 为标记物，要严格按照有关规定进行操作和废物处理。

近年来新发展的微粒子酶免疫分析（MEIA）检测 HBsAg 是目前世界上检测乙型肝炎病毒标志物的金标准，采用顺磁性微粒作为固相载体，用稳定的 4- 甲基磷酸伞形酮（MUP）测出荧光发光的强度来检测被测物的浓度，对 HBsAg 检测不但灵敏度高且抗干扰能力强，重复性好，并可单份检测，可检出人群中低浓度和自然感染获得的乙型肝炎病毒核心抗体。化学发光法定量检测价格昂贵，可用于 HBV-Ms 为临界值的患者的确证，并可间接反映宿主 HBV 的复制水平，在评价抗病毒治疗的病毒学应答、疗效和判断预后方面有重要意义。胶体金免疫层析实验（GICA）以胶体金作为标志物，利用层析作用来检测抗原或抗体。与 ELISA 检测表面抗体相比，胶体金层析试纸条可测末梢全血和血清，即时采即时测，操作简单，可最大限度地避免检测过程中各种因素对结果的影响。GICA 检测 HBsAg 具有简便快速、不需要仪器设备等优点，但灵敏度较低，对部分弱阳性标本易漏检。GICA 适用于大规模人群普查 HBsAg 的感染，以及临床急诊标本和义务献血现场筛查等快速检测。

2. 各项 HBV-Ms 的意义

（1）HBsAg：HBsAg 是 HBV 在肝细胞表达的产物，是机体感染 HBV 后最早出现的血清学标志之一，感染后 4~7 周血清中出现 HBsAg，之后可能出现 ALT 异常和临床症状。

HBsAg 的检测是 HBV 感染最为常用及非常重要的指标，在 HBsAg 阳性的各类人群中，为数最多的是无症状 HBsAg 携带者，我国约有 1.2 亿人。无症状 HBsAg 携带者是指肝功能正常，无任何临床症状和体征，在体检或献血时才发现 HBsAg 阳性。《全国病毒性肝炎防治方案》规定：HBsAg 携带者除不能献血（含组织、器官）及从事接触直接入口的食品、餐饮和保育员工作外，可以正常工作和学习，但应加强医学观察和随访，确有病理改变者应进行治疗。

HBsAg 阳性的意义：①急性乙型肝炎的潜伏期和急性期（大多数短期阳性）；②慢性乙型肝炎；③无症状 HBV 携带者；④无症状 HBsAg 携带者；⑤与 HBV 感染有关的肝硬化和原发性肝细胞癌等。

另外，HBsAg 阴性并不能完全排除 HBV 感染，因为 S 基因突变或低水平表达可使常规检测方法难于检出，应引起注意。S 基因变异可导致隐匿性 HBV 感染（occult HBV infection），表现为血清 HBsAg 阴性，但仍可有 HBV 低水平复制。

（2）抗 HBs：抗 HBs 是 HBsAg 刺激机体产生的特异性中和抗体，是保护性抗体。一般在初次感染 HBV 后 6~23 周出现，表明机体已产生免疫力。抗 HBs 阳性可见于：①乙型肝炎恢复期，在 HBsAg 消失后间隔一定时间出现抗 HBs；②隐性感染的健康人，自身产生了免疫力;③注射乙肝疫苗或乙肝高效价免疫球蛋白(HBIG)后,产生主动或被动免疫。

PreS1、PreS2 及其相应抗体:HBV 的外膜蛋白 PreS1 抗原和 PreS2 抗原均与病毒的复制有关,其含量变化与外周血中 HBV DNA 的含量成正比,出现早,消失快,因此,PreS 抗原的检出可作为 HBV 复制的指标。抗 PreS 存在时间短暂,为 6~12 个月。多数报道认为抗 PreS 的出现与乙肝的恢复有密切关系,若抗 PreS 出现于急性乙肝恢复期的早期,表示病毒正在或已经被清除,预后好;若抗 PreS 迟迟不出现,则预后较差。另一些研究则认为抗 PreS 同时反映病变的活动和病毒的清除。

(3) 抗 HBc:是 HBV 核心抗原刺激机体产生的相应抗体,HBcAg 仅存在于感染的肝细胞内,不释放到血清中,因而 HBV 血清学检测不包括 HBcAg。抗 HBc 分 IgM 和 IgG 两型,均无保护性。感染 HBV 后首先出现抗 HBc IgM,通常在出现症状时即可检出,一般持续约 6 个月,提示 HBV 处于复制状态,是 HBV 急性感染的重要指标,也是慢性活动性肝炎的重要标志。抗 HBc IgG 在抗 HBc IgM 下降及消失后出现,可伴随感染者终生存在。抗 HBc 阳性主要见于乙肝恢复期、慢性感染和既往感染。母传抗 HBc 在婴儿体内可持续 1 年以上。

(4) HBeAg:HBeAg 为可溶性蛋白质,几乎与 HBsAg 平行出现,但较 HBsAg 消失早。HBeAg 阳性主要见于 HBsAg 阳性的乙肝患者和 HBsAg 携带者,其中大多数伴 HBV DNA 和 HBV DNA 聚合酶(HBV DNA-P)阳性。检测 HBeAg 的意义如下:①急性乙型肝炎的辅助诊断,HBeAg 在急性乙型肝炎潜伏期的后期出现,表示处于感染早期,可辅助诊断急性乙肝;② HBeAg 阳性是体内 HBV 复制、传染性强的标志;③ HBeAg 也是判断预后的指标。急性乙型肝炎发病 3~4 个月 HBeAg 转阴,表示 HBV 停止复制,预后良好;若 HBeAg 持续阳性,则预后不良,易转为慢性;④ HBV 前 C 区基因突变形成的 HBV 变异株不分泌 HBeAg,HBeAg 虽阴性,但病情反复活动、迁延,预后不良,应结合 HBV DNA 等指标作出判断。

(5) 抗 HBe:抗 HBe 只有一种 IgG 抗体,抗 HBe 一般存在于无症状 HBV 携带者及非活动期慢性肝炎患者中。一般在 HBeAg 消失后出现,此时表示 HBV 在体内复制减少或终止,传染性减弱或消失,病情开始恢复。但有些 HBV 感染者 HBeAg 消失后不出现抗 HBe,表现为 HBeAg 和抗 HBe 均阴性,可见于:①病毒已清除,但无抗 HBe 应答;②病毒复制一时减少,HBeAg 消失后可再重现;③ HBV 前 C 变异,不能合成 HBeAg。

HBV 抗原、抗体在感染机体内消长情况见图 10-7。

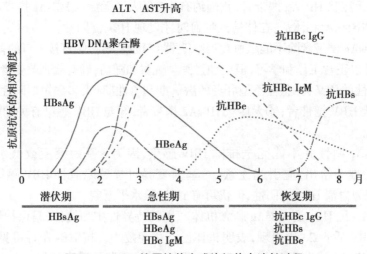

图 10-7 HBV 抗原抗体在感染机体内消长过程

3. HBV-Ms 检测结果的综合判断　三大抗原抗体系统是判断 HBV 感染状态主要的、常用的指标。但是,由于这些指标与 HBV 感染后转归的关系较为复杂,无论是临床诊断还是从事研究,在对患者或研究对象做出准确诊断时,均应对几项指标同时分析,并结合临床表现、肝功能的改变及其他 HBV 感染标志进行综合评判,必要时进行动态观察。常见 HBV-Ms 出现模式及其意义见表 10-3。

表 10-3　常见 HBV-Ms 检测结果的意义

HBsAg	HBsAb	HBeAg	HBeAb	HBcAb	意义
+	−	−	−	−	HBV 感染,孕妇阳性可致婴儿感染
+	−	+	−	−	HBV 感染,传染性强,母婴传播率很高
+	−	+	−	+	急、慢性乙肝,病毒复制活跃,传染性强(大三阳),应检测 HBV DNA
+	−	−	−	+	急、慢性乙肝
+	−	−	+	+	急、慢性乙肝,传染性弱(小三阳);若 PreS1 阳性仍提示病毒复制活跃,应检测 HBV DNA
−	−	−	−	+	HBV 既往或现症感染,应检测 HBV DNA
−	−	−	+	+	急性 HBV 感染恢复期/既往感染,少数人有传染性
−	+	−	+	+	乙肝恢复期,有免疫力
−	+	−	−	−	接种乙肝疫苗后/HBV 感染后康复,有免疫力
+	−	+	+	+	急慢性乙肝,趋向恢复

(三) HCV 的血清学诊断

一般抗 HCV IgM 或 IgG 阳性者血中含有 HCV RNA,其血液有传染性,因此所有供血者均应通过 HCV 血清学检测进行筛选。若抗 HCV IgM 阳性可对 HCV 感染进行早期诊断,但 HCV IgM 抗体存在与否不能提示病毒复制状态;HCV IgG 抗体则是筛选慢性丙型肝炎主要指标。由于抗 HCV 出现较晚,急性肝炎患者即使抗 HCV 阴性也不能完全排除 HCV 感染。HCV IgM 抗体检出率较低,如只检测此项容易造成漏检,因此,需同时检测 HCV RNA,后者是反映病毒复制的可靠指标。

HCV 抗体检测方法:分为筛选试验和确认试验,筛选试验主要采用 ELISA 方法,确认试验采用重组免疫印迹试验(recombinant immunoblot assay,RIBA)。

筛选试验(ELISA):由于 HCV 感染人体后机体所处的免疫状态和感染阶段不同,机体针对病毒特定蛋白产生的特异性抗体出现的时间也不同,HCV 结构区和非结构区的每一片段抗原都有不同的血清学诊断意义。目前广泛使用的抗 HCV IgG ELISA 第三代试剂,是将 HCV 的 C、NS3、NS4 和 NS5 作为抗原,检测患者血清或血浆中的抗 HCV IgG。这种方法有较好的敏感性,检出率可达 90% 以上,但可能会出现假阳性。对测定比值不高的阳性结果应做确认实验加以证实。

确认试验(RIBA):选用重组抗原 cl00p,c33c,c22p,NS5,以及两个质控对照超氧化物歧化酶(SOD)和 IgG。包被在硝酸纤维素膜上,加入待检血清和酶标记的第二反应系统,根据底物显色来判断结果(表 10-4)。

表 10-4　HCV 重组免疫印迹试验的抗原种类及结果判断

硝酸纤维素膜的包被物	抗原来源	结果及意义
IgG	人源	高水平 IgG 对照带,显色,反应强度≥3+
NS5	NS5	质控对照带结果正常情况下,至少两个或两个以上不同基因
c100p	NS4	区抗原阳性,且强度大于等于低水平 IgG 对照带,为结果阳性
c33c	NS3	
c22p	C	
SOD	人源	不显色,为阴性对照带
IgG	人源	低水平 IgG 对照带,显色,反应强度≥1+

注:检测标本中需设阳性对照

(四) HDV 的血清学诊断

HDV 感染的血清学诊断主要通过测定血液的 HDV Ag、抗 HDV IgM 和抗 HDV IgG,同时结合 HBV 的血清学检测协助诊断。HDV Ag 刺激机体产生的抗 HDV 无保护作用,抗体阳性并不表示病情恢复。抗 HDV IgM 和 IgG 的检测可区分 HDV 新近感染和既往感染,抗 HDV IgM 的波动还与肝损伤的程度相关。

HDV Ag 主要存在于肝细胞内,亦可存在于感染早期的血清中,应用抗 HDV 可以检测肝组织中的 HDV Ag。血清 HDV Ag 出现早,临床症状出现即可查到,滴度高,时间短,平均存在时间为 6 天,很快消失,故不易检出。

(五) HEV 的血清检测

1. 抗 HEV 检测　包括 IgM 和 IgG 检测。

(1) 抗 HEV IgG 检测:特异性血清学检测采用的已知抗原多为来源于 HEV 第 I、II 基因型的重组蛋白或合成肽。

方法:一般采用 ELISA 法。

原理:将化学合成的 HEV 多肽或基因工程表达的 HEV 抗原固定于微量反应板中,加入待检血清共同孵育,样本中如有特异抗体将与 HEV 结合为免疫复合物,它将与酶标记的抗人 IgG 抗体结合,加入底物显色,据其深浅可判断血清中是否存在抗 HEV IgG。

结果判断:根据试剂盒内说明书设置一定阴性、阳性对照以及质控,并计算 Cut-off 值决定临界值。样品 A 值小于临界值为阴性,否则为阳性。在疫区的标本应重复检测。

临床意义:抗 HEV IgG 阳性时可认为有 HEV 感染,但需排除甲、乙、丙型肝炎后才能确诊。

(2) 抗 HEV IgM 检测:其方法为 ELISA 法,原理将抗 HEV IgG 检测中酶标记抗体换为抗人 IgM 即可,结果判断如抗 HEV IgG 检测。

临床意义:抗 HEV IgM 在 HEV 感染早期出现,是 HEV 近期感染的标志物,一般在发病 6 周达高峰后下降,12 周消失。如果试剂盒不采用抗人 μ 链酶标时,结果会受风湿因子(RF)等其他因素干扰。

2. HEV Ag 检测　HEV 结构蛋白 ORF2 的 E2 片段可以自发形成二聚体,对戊肝恢复期血清有极强的反应性,这一反应性随着二聚体的解聚而消失,因此可利用此反应对 HEV Ag 进行检测。戊肝急性期血清和多年后的恢复期血清 E2 抗原反应性明显,恢复期血清的反应性集中在二聚体上。

目前肝炎病毒的抗原抗体系统通常用的酶联免疫吸附试验与放射免疫法,有经卫生部门批准的各型肝炎病毒感染指标的检测试剂盒出售,不同试剂盒的 Cut-off 值确定及阳性标准可能有所不同,应依所用试剂盒说明书为准。病毒核酸的检测用斑点法、杂交法和 PCR,近年多用荧光实时定量 PCR 进行核酸的定性和定量,其敏感度及特异度优于普通 PCR。

五、抗病毒药物的疗效检测

HAV、HEV 引起的肝炎为自限性疾病,一般不做抗病毒治疗。目前病毒性肝炎的抗病毒治疗主要针对 HBV 和 HCV 感染,对 HDV 感染尚无特效的抗病毒疗法。

HBV 的抗病毒治疗:核酸类似物(NA)治疗 HBV 失败最重要的原因是病毒产生耐药性,因此,HBV 的耐药性检测是乙肝抗病毒治疗中疗效监测的关键。由于治疗不够规范,造成我国目前大量的乙肝患者发生病毒变异和耐药,因此病毒变异的检测十分重要。HBV 对不同核苷类似物的耐药变异位点一般相对较稳定,可以筛查感染者体内病毒耐药株和耐药位点,从而指导临床用药。如反转录酶(RT)区某些位点变异与耐药相关,可以通过对血清样本进行 PCR 扩增全长 RT 区后,产物直接测序,接着进行生物信息学分析。另外最好对耐药变异、HBsAg 变异、基因型、血清型同时进行分析。

HCV 的抗病毒治疗:不同基因型 HCV 对抗病毒药物的应答不同,因此应采取不同的治疗方案。治疗过程中严密监控药物疗效,一般每 3 个月复查一次 RNA,对于抗病毒药物治疗中未取得早期病毒学应答的患者应及时调整药物方案。

六、肝炎病毒感染的实验室诊断

肝炎病毒感染的实验室诊断主要根据血清学标志物作出诊断,包括抗原抗体和病毒核酸的检测。

(一)HAV 感染的诊断标准

抗 HAV IgM 单份血清阳性即可作出 HAV 近期感染的诊断,是目前甲肝病原学诊断最常用的特异性诊断方法。另外检查粪便中的抗 HAV SIgA 也有助于本病的诊断。检测抗 HAV IgG 有助于流行病学调查。病毒的直接分离鉴定及其抗原检测一般不作为常规诊断方法。

(二)HBV 感染的诊断标准

具备急、慢性肝炎的临床表现,而血清标志物 HBsAg、HBeAg、HBV DNA-P 或抗 HBc IgM 中有一项阳性时,可确诊为乙型肝炎。单独抗 HBe 或抗 HBc IgG 阳性时,需同时伴有上述血清标志物中的一项阳性才能确诊。抗 HBs 单独阳性,而其血清浓度大于 10mIU/ml 时,可基本排除乙型肝炎。

缺乏临床表现而 HBsAg 阳性,伴有或不伴有其他血清标志物时,可诊断为无症状 HBsAg 携带者。

(三)HCV 感染的诊断标准

临床 HCV 感染的早期诊断可大大提高抗病毒药物的治愈率。

1. 急性丙型肝炎感染的诊断

(1)HCV RNA 阳性,抗 HCV 阴性,提示患有急性丙型肝炎。

(2)HCV RNA 和抗 HCV 均阴性,可排除急性丙型肝炎。

（3）HCV RNA 阴性，抗 HCV 阳性，可排除急性丙型肝炎。

（4）HCV RNA 和抗 HCV 均阳性，应注意鉴别急性丙型肝炎与慢性丙型肝炎的急性发作。

2. 慢性丙型肝炎感染的诊断

（1）HCV RNA 和抗 HCV 均阳性，可确诊为丙型肝炎。

（2）HCV RNA 阳性，抗 HCV 阴性，可见于免疫抑制治疗患者、严重免疫缺陷患者。

（3）健康普查中抗 HCV 阳性者，可检测 HCV RNA 来确定是否为慢性丙型肝炎感染。

3. 婴儿丙型肝炎垂直感染的诊断

（1）婴儿出生后 18 个月仍能检测到抗 HCV。

（2）婴儿出生后 36 个月可检测到 HCV RNA，并且需两次阳性。

（3）婴儿血清 ALT 升高。

（4）母亲和婴儿病毒基因型一致。

4. HCV 感染患者漏诊和误诊可能的原因

（1）病程处于窗口期。

（2）患者免疫系统受到抑制、免疫功能低下。

（3）病毒株的变异。

（4）受检测的血清中病毒拷贝数过低。

（5）血清的交叉反应。

（四）HDV 感染的诊断标准

主要通过测定血液和组织的 HDV Ag、抗 HDV IgM 和抗 HDV IgG 检测来进行，肝细胞中 HDV Ag 阳性或 HDV RNA 阳性也可确诊。可同时检测血液和组织的 HBV 协助诊断。

（五）HEV 感染的诊断标准

依据戊型病毒性肝炎诊疗规范，抗 HEV IgM 抗体阳性、抗 HEV IgG 抗体阳转或者浓度 4 倍以上升高以及 HEV RNA 阳性这三个指标中符合其一即可作为戊肝诊断的指标，同时满足两项即可确诊，个别情况需动态观察。免疫电镜在粪便中见到 30~32nm 病毒颗粒亦可确诊，但不作为常规诊断方法。

第四节　预防与治疗

病毒性肝炎的预防主要通过以下三方面：管理传染源、切断传播途径和保护易感人群。从病毒学检验的角度讲，应特别注意样品的处理及接触样本的工作人员的安全防护，样品应严格管理，对已明确诊断的患者样本应专设采血区及其他标本（尿、粪便等）收集区，专设采样设备及人员，对废弃标本应先高压消毒再集中处理，对拟诊或不明标本应按有传染性对待。对接触标本的医护及检验人员，应按国家生物安全法规要求配置个人防护，防止病毒播散。

肝炎的治疗原则分为一般处理和药物治疗。前者包括休息和营养，后者以抗病毒治疗为核心，可辅以保肝、降酶及增强免疫药物。抗病毒药物治疗针对 HBV、HCV 感染。

一、HAV 和 HEV

HAV 和 HEV 主要通过粪便污染食品和水源经口传播，因此做好卫生宣教工作，加强食品、水源和粪便管理是预防甲型肝炎的主要环节。患者的排泄物、食具、物品和床单衣物等要严格消毒处理。

主动免疫：目前能够成功预防甲型肝炎的疫苗主要有灭活疫苗和减毒活疫苗。灭活疫苗已应用于高危人群甲肝的预防，其安全性高，具有高度免疫原性，抗体滴度能迅速达到足以预防感染的水平。减毒活疫苗能诱导产生保护性抗体，毒副作用小。我国研制成功的HAV减毒活疫苗H2株和LA-1株，是将从患者粪便中分离到的HAV经人胚肺二倍体细胞株连续传代减毒而成，免疫效果良好，接种后可获得持久的免疫力，目前已在我国大规模使用。基因工程疫苗和多表位疫苗等新型HAV疫苗正在研制中。HEV感染目前尚无有效疫苗。

被动免疫：人血丙种球蛋白和人胎盘球蛋白对甲型肝炎接触者的早期应用具有一定的保护作用，主要适用于接触甲型肝炎患者的易感儿童。

HAV和HEV感染均属于自限性疾病，甲型肝炎患者一般不需特异性抗病毒治疗，主要的治疗措施为对症支持治疗。HEV感染尚无特异性抗病毒药物可供防治，戊型肝炎患者多于发病后6周左右即好转并痊愈，不发展为慢性肝炎或病毒携带者。抗HEV IgG常于发病后4周左右转为阳性，多数患者于5~6个月后逐渐消失。因此即使儿童期曾感染过HEV，青壮年后仍可再次感染。

二、HBV和其他肝炎病毒

（一）预防

目前对HBV、HCV和HDV的预防策略与措施是保护易感人群、管理传染源、切断传播途径、进行健康教育的综合预防措施。

1. 特异性免疫预防保护易感人群　目前全球范围内绝大多数国家应用重组基因疫苗预防乙型肝炎及HBV感染。乙肝疫苗常规三针接种后保护率各地报道在90%左右，正常应答者（抗体应答高峰期抗HBs大于10mU/ml）保护期限目前一般认为可达5~15年。新生儿和高危人群是乙肝疫苗接种的首选对象。在一些国家和地区，接种对象已扩大到未接种过乙肝疫苗的青少年。在高流行区，乙肝疫苗接种对象应扩大到一般人群。

HBIG可以提供迅速、特异性的被动免疫预防，但其保护作用只能维持3~6个月，主要用于阻断母婴传播和意外暴露后的应急预防。

HCV免疫原性不强，极易变异，导致疫苗预防困难，疫苗目前尚处于研制阶段。

HDV与HBV具有共同的传播途径，且HDV与HBV具有共同的包膜蛋白，通过接种HBV疫苗可达到预防HDV感染的目的。

2. 管理传染源　乙肝患者和无症状HBsAg携带者是重要的传染源，通过水平传播和垂直传播形成我国众多的HBV感染者，是预防的重点。按《中华人民共和国传染病防治法》进行管理，包括乙肝患者管理、HBsAg携带者管理及献血员管理。

3. 切断传播途径　防止医源性传播，各级医疗卫生单位应加强消毒防护措施，加强血透析病房的卫生管理及血液制品的管理。对献血员和血制品进行HBV、HCV的相关检测，可以大大减少其感染和传播。为阻断母婴传播，将HBsAg作为产前的常规检查项目，在分娩过程中应慎防胎儿的损伤，以防母血传染。应用HBIG和乙肝疫苗联合免疫预防HBV传播。

4. 健康教育　应利用各种途径加强传染源、高危人群和一般人群的健康教育，特别是针对贫困地区、流动人口、吸毒和卖淫人员。健康教育不仅可使大众增强个人预防和控制病毒传播的能力,而且对提高乙肝疫苗接种率十分重要。

(二)治疗

目前慢性乙肝治疗主要包括抗病毒、免疫调节、抗炎和抗氧化、抗纤维化和对症治疗,其中抗病毒治疗是关键,只要有适应证,且条件允许,就应进行规范的抗病毒治疗。为规范慢性乙型肝炎的预防、诊断和治疗,中华医学会肝病学分会和感染病学分会于2005年组织国内有关专家制订了《慢性乙型肝炎防治指南》,其总体目标是:最大限度地长期抑制HBV,减轻肝细胞炎症坏死及肝纤维化,延缓和减少肝脏失代偿、肝硬化、肝细胞癌及其并发症的发生,从而改善生活质量和延长存活时间。

目前美国FDA已经允许临床应用的五种口服抗HBV核苷(酸)类似物药物(拉米夫定、阿德福韦酯、替比夫定、替诺福韦酯和恩替卡韦)和两种注射剂(普通干扰素和聚乙二醇化干扰素),我国已上市前面四种核苷类似物和两种干扰素。但是抗病毒治疗耐药发生率非常高,是慢性乙肝感染抗病毒治疗失败的主要原因,应注意监测。

对于HCV,抗病毒治疗可以使部分患者痊愈,不能痊愈者可以延缓肝纤维化的发生。IFN-α对早期慢性HCV感染有效率较高,目前慢性丙型肝炎的推荐治疗方法为联合应用聚乙二醇化IFN-α与利巴韦林。不同基因型抗病毒治疗药物和疗程不同,因此患者在进行以干扰素为基础的治疗之前必须进行HCV基因分型,以协助制定个性化治疗方案,选择合适的药物剂量和疗程并评估预后。

目前对丁型肝炎病毒感染尚无特效的疗法。

本 章 小 结

肝炎病毒是一组主要侵犯肝脏并引起病毒性肝炎的病毒。目前公认的有甲、乙、丙、丁、戊型肝炎病毒,其中甲型肝炎病毒和戊型肝炎病毒经消化道传播,而乙型、丙型、丁型肝炎病毒主要经血液传播。各型肝炎病毒的生物学特性各异,但是相同临床类型的病毒性肝炎引起的临床症状相似。各型肝炎病毒的流行病学特征因它们的传播方式不同而各异。

肝炎病毒实验室检测的临床标本主要包括粪便、血液、肝组织、唾液、乳汁、阴道分泌物、精液、羊水、咽拭子,环境标本则包括感染者相关体液接触物和污染的食物、水源等。肝炎病毒的血清学检测结果是临床诊断的主要依据。病毒的分离与鉴定主要用于环境检测和实验室研究,实验室诊断主要根据血清学标志物(包括抗原抗体)和病毒核酸的检测,并需通过序列测定对基因型分型,以协助临床抗病毒治疗用药。抗原抗体的血清学诊断最常用ELISA和RIA法,核酸和基因分型检测主要通过PCR和荧光定量PCR。

HAV、HDV和HEV的血清学诊断主要是检测血清中的IgM和(或)IgG抗体。HBV的血清学诊断依据血清中的三大抗原抗体系统的检测和HBV DNA的定性和定量检测。抗HCV抗体的检测是诊断HCV感染的最常用的实验室方法,HCV RNA基因分型检测是临床抗病毒治疗的重要依据。

思考题

1. HAV与HEV在生物学性状、致病性和免疫性方面的异同点有哪些?
2. 简述各型肝炎病毒血清学检测的指标。

3. 试述 HBV 血清标志物检测的意义。

4. 简述各型肝炎病毒的传播途径。

5. 简述 Dane 颗粒的结构。

6. 试述各型肝炎病毒的实验室诊断标准。

（周俊）

第十一章　出血热病毒及其检验

病毒性出血热(viral hemorrhagic fevers)是一类严重的疾病,其典型特征是发热、出血、高死亡率和高度传染性。出血热均为自然疫源性疾病,我国为有些病毒性出血热的主要疫源地,如肾病综合征出血热和发热伴血小板减少综合征;对于埃博拉和拉萨热等出血热,我国虽不是其主要疫源地,但这些病毒可以随旅行者带入。2014年,西非等地埃博拉病毒的流行,促使公共卫生和疾病预防控制人员对暴发流行的出血热,尤其是传入性的出血热迅速作出诊断和控制、防止大规模流行的重视。

引起人类出血热的病毒均为有包膜的单链 RNA 病毒,分属于四个病毒家族,包括布尼亚病毒科(bunyaviridae)、黄病毒科(flaviviridae)、丝状病毒科(filoviridae)和沙粒病毒科(arenaviridae)。本章将主要介绍布尼亚病毒科、丝状病毒科和沙粒病毒科的病毒。黄病毒科在第 12 章介绍。

布尼亚病毒科是目前所知成员最多的病毒科,共 350 多种病毒。除植物病毒属的番茄斑萎病毒不感染人外,其他布尼亚病毒属均能感染人,其中几种病毒可以引起人类严重疾病,如肾综合征出血热、汉坦病毒肺综合征、发热伴血小板减少综合征、克里米亚 - 刚果出血热和裂谷热等。布尼亚病毒自然宿主包括节肢动物和哺乳动物。

丝状病毒科的埃博拉病毒和马尔堡病毒引起人类和非人灵长类动物的严重出血热,病死率高达 30%~90%。而沙粒病毒科的病毒则引起拉沙血热、卢萨卡 - 约堡出血热或阿根廷出血热等。

第一节　临床表现与标本采集

一、临床表现类型

出血热是由病毒复制破坏毛细血管内皮细胞,导致毛细血管通透性增高和凝血功能异常而发生出血症状。尽管有出血,但出血热患者几乎从来没有因为严重出血导致低血容量危及生命,往往死于异常的固有免疫反应。树突状细胞可能是大部分病毒的初期靶细胞,在病毒感染早期迅速受损,淋巴细胞经历大规模细胞凋亡,被感染的巨噬细胞和其他细胞释放大量细胞因子,这些事件导致免疫反应下降,血管通透性增加,凝血功能障碍,常造成器官局灶性坏死,最终患者因多器官衰竭引起死亡。现分别介绍不同病毒的临床表现。

(一)布尼亚病毒科

1. 汉坦病毒　汉坦病毒引起肾综合征出血热(hemorrhagic fever with renal syndrome,HFRS)和肺综合征(hantavirus pulmonary syndrome,HPS)。分别由肾综合征出血热病毒和辛诺柏病毒(Sin Nombre virus,SNV)引起。由于病毒感染的靶器官(分别为肾和肺)不同,肾综合征出血热和汉坦病毒肺综合征的临床症状也各异,但两种病毒都感染血管内皮细胞。

（1）肾综合征出血热病毒:HFRS 曾称流行性出血热（epidemic hemorrhagic fever,EHF），是由肾综合征出血热病毒引起的自然疫源性传染病。临床上以发热、出血、低血压及肾脏损害为主要表现。

潜伏期为 8~39 天,一般为 1~2 周。患者起病急、剧烈头痛、腹背痛、发热、寒战、恶心、视力模糊。患者可以有面部潮红、眼睛红肿或皮疹。晚期症状包括低血压、出血、肾脏衰竭。典型病例有 3 类症状（发热、出血和肾脏损害）及 5 期经过（发热期、低血压期、少尿期、多尿期和恢复期）。非典型及轻型病例症状不典型,5 期经过不明显。疾病严重程度和病毒株有关,汉滩病毒引起的疾病严重,病死率为 5%~15%,汉城病毒引起的疾病相对较轻,病死率约 1%。

（2）辛诺柏病毒:辛诺柏病毒（Sin Nombre virus,SNV）引起汉坦病毒肺综合征（hantavirus pulmonary syndrome,HPS）。

潜伏期不明确,一般认为 1~5 周,早期症状包括乏力、发热、肌肉痛,尤其是大的肌肉群,如臀部和腰部肌肉疼痛。所有患者都有前述症状,50% 的患者有头痛、头晕、寒战和消化道症状如恶心、呕吐、腹痛、腹泻。发病 4~10 天后,肺充血患者出现咳嗽和呼吸急促,重者死亡,病死率 38%。

2. 发热伴血小板减少综合征病毒　发热伴血小板减少综合征（severe fever with thrombocytopenia syndrome,SFTS）是一种以发热、血小板减少为主要临床症状的出血热,是一种新发传染病。发热伴血小板减少综合征所有病例均有发热,且发热为首发症状,大部分病例有乏力、食欲减退、头晕、头痛、肌痛、畏寒、恶心、呕吐、腹痛、腹泻和区域淋巴结肿大。

3. 克里米亚 - 刚果出血热病毒　克里米亚 - 刚果出血热（Crimean-Congo hemorrhagic fever,CCHF）由克里米亚 - 刚果出血热病毒（Crimean-Congo hemorrhagic fever virus,CCHFV）引起。

克里米亚 - 刚果出血热分成 4 期,包括潜伏期、出血前期、出血期和恢复期。蜱叮咬后的潜伏期 1~9 天,接触患者或感染动物血液的潜伏期为 5~9 天。出血前期起病急骤,症状非特异,包括发热、寒战、头晕、头痛、腰痛、全身痛、恶心呕吐、腹泻腹痛。大部分患者在这一时期恢复,而且往往不会被诊断为克里米亚 - 刚果出血热。少部分患者发病 5~7 天后进入出血阶段,克里米亚 - 刚果出血热出血比较严重,患者面与胸部皮肤潮红、球结膜水肿、软腭和颊黏膜出血点、上胸、腋下、背部有出血点和出血斑、有鼻出血,常见大的血肿,也可发生胃肠道出血、脑出血、呕血、咯血、月经过多、黑便、血尿。患者常有肝脾肿大,热程约 1 周,病程为 10~14 天,出血发生在病程第 5 天,死亡发生在发病后 5~14 天,病死率 9%~50%。

4. 裂谷热病毒　裂谷热（Rift Valley fever,RVF）是由裂谷热病毒（Rift Valley fever virus）引起。

裂谷热患者的潜伏期为 2~6 天,大部分人感染裂谷热病毒后没有症状或症状较轻。患者会感到发热、乏力、背痛、头痛、头晕,一般会在 2~7 天内恢复。小部分患者会出现下述三种综合征中的一种或多种症状:眼部疾病（0.5%~2% 的患者）、脑膜炎（<1%）或出血热（<1%）。裂谷热的病死率约为 1%。

（1）眼部疾病:通常在发病后 1~3 周,患者出现视物模糊或视力下降,症状可能在 10~12 周内自愈,不产生任何长期的影响。不过,如果黄斑发生病变,50% 的患者将会永久性失明。

（2）脑膜炎症状:脑膜炎症状往往出现在发病后 14 周。临床特点包括剧烈头痛、失去记忆、出现幻觉、思维混乱、定向障碍、眩晕、惊厥、嗜睡和昏迷。随后可能出现神经系统并发症（>60天）。此种病症患者的神经功能缺损很常见，病情可能会很严重，但死亡率不高。

（3）出血热：出血热症状在发病2~4天后出现，先有黄疸等严重肝损伤的症状，然后有出血症状，如呕血、便血、紫癜皮疹或瘀斑（皮肤出血所致）、鼻孔或牙龈出血、月经过多以及静脉穿刺部位出血。有出血热症状的裂谷热患者的病死率很高，约为50%。死亡往往发生在出现出血热症状3~6天后。

（二）丝状病毒

马尔堡出血热和埃博拉出血热症状相似，疾病分为两个时期。第一时期，经过3~7天潜伏期，患者首先出现流感样症状，包括发热、厌食、乏力（asthenia）、恶心、呕吐、腹泻、腹痛、头痛、关节痛（arthralgia）、背痛、肌肉痛和淋巴结肿大。发病7天后可在脸部、臀部、背部或者上肢见到斑丘疹。随着发病时间延长，斑丘疹可遍布全身。这时患者可以痊愈，或发展成为第二期。痊愈的患者往往伴发后遗症，常见脱发（alopecia）、长期体重下降、关节痛、结膜炎、视力或听力丧失、腮腺炎、精神异常、睾丸炎、心包炎或感觉迟钝。第二期病程的特点是无尿、呃逆、呼吸急促和出血表现，如牙龈出血、吐血、咯血、黑便或血尿。如神经系统受累可能会有精神错乱、抽搐、脑膜炎、耳鸣（tinnitus）、听力下降、突然双目失明或感觉迟钝（dysesthesias）。常见细菌和真菌继发感染。发病后8~16天，患者多死于多器官衰竭。

（三）沙粒病毒

拉沙病毒感染引起的疾病严重程度差别很大，从隐性感染到致命的感染。拉沙出血热的潜伏期为2~16天。初期症状是非特异性的，类似流感。患者往往突然发热、寒战、关节痛、头痛、肌痛、乏力。随着病情发展，患者出现结膜炎、咽喉痛、咳嗽、胸痛、肺炎、上腹部疼痛、恶心、呕吐和腹泻，30%的患者会出现腭、咽、扁桃体红斑。重症患者会出现面部和躯干潮红、瘀斑、紫癜、鼻出血、胃肠道和泌尿生殖道出血。中枢神经系统症状罕见，包括视力模糊、定向力障碍、头晕、抽搐、惊厥和昏迷。出现中枢神经系统症状者预后不良。典型的拉沙热的后遗症包括脱发、疲劳、耳鸣、部分或全聋，耳聋通常是永久性的。患者死亡的原因包括休克、心动过缓、低血压、呼吸功能不全和心脏骤停。临床实验室检查显示CPK、LDH、SGOT水平升高。

各种新世界沙粒病毒出血热的症状相似，病情严重，隐性感染罕见。潜伏期一般1~2周，主要临床症状为发热、全身乏力、头痛、肌肉痛、上腹部疼痛、食欲减退。数天后患者出现腰酸背痛，眶后痛伴有畏光、头晕、咳嗽、便秘或轻度腹泻。在疾病的第2周，15%~30%的患者有出血性和（或）神经系统症状，包括黏膜出血、瘀斑、穿刺部位出血、黑便、呕血、烦躁、嗜睡、手和舌震颤、抽搐、谵妄和昏迷。患者死亡发生于发病后7~12天。恢复期可以持续几周，期间患者有疲劳、乏力、头晕、耳聋和脱发症状。实验室检查血液学异常，包括白细胞减少、血小板减少，有时有弥散性血管内凝血的迹象。

二、标本类型与采集

采集样品的目的是分离病毒，检测病毒核酸和抗体。样品包括人、媒介动物和媒介昆虫。

（一）患者样品

1. 血液　分离病毒和检测核酸的血液样品要在发病的急性期内采集，检测抗体要采用急性期和恢复期双份血清。样品要在干冰、液氮中运输，没有干冰和液氮时可以用冰运输。血液抗凝剂的选择要根据实验的方法决定。EDTA干扰ELISA，肝素能抑制PCR反应，枸橼酸盐抗凝剂干扰免疫荧光,枸橼酸盐和草酸盐在细胞培养时形成非特异病变影响病毒病变的观察。

2. 咽喉冲洗液及其他体液　沙粒病毒如 LASV 和 MACV 可以从发病后数周的患者咽喉冲洗物分离到,但很少从尿液分离到。丝状病毒也可以从患者发病后几周的咽喉冲洗物、唾液、尿液和精液中分离到。冻存前咽喉冲洗液和尿液应该和 10% 的牛血清缓冲液混合。

3. 组织　组织可以用甲醛固定,以便作组织化学染色。组织切片可以用丙酮固定作免疫荧光或 ELISA 检测。

(二) 媒介动物样品

出血热病毒多致人兽共患病,大动物如牛羊可以采血分离和检测病毒。小的野生动物,尤其是啮齿类动物可以采用布夹捕获或用笼子诱捕。死亡的小动物可以取其脾脏和肺脏检测病毒,心血检测病毒抗体。

1. 蜱的收集　在有动物活动的草地采集未吸血的蜱,如放羊的草地或野生动物活动的地区。用 1m² 的白布旗子在草地上扫动几次,检查旗子并用镊子收集旗上的蜱,将蜱放在试管或小玻璃瓶中带回实验室,在容器内放入滤纸片滴入微量水保持湿度。也可用拖旗法,在草地上拖着旗子走动收集蜱。在草地采集蜱要避开雨后和早晨的潮湿时间及中午高温的时候。要穿防护衣或白色袜子及白色长腿裤子,将裤子扎入袜子中,以防蜱钻入裤子中。

蜱有二氧化碳感受器,在动物或者人接近时,因能感受到空气中二氧化碳浓度的微弱变化,蜱会作好攻击的准备。利用蜱对二氧化碳敏感的特性,我们可以用干冰吸引来捕捉蜱。这一方法主要用于不适于旗子收集蜱的地方,如丛林地区。

亦可在动物身上采集吸血的蜱。

将蜱根据形态学或分子生物学分类、分组。我们可以从蜱分离细菌和病毒或用其核酸检测细菌或病毒。蜱可以用来分离和检测发热伴血小板减少病毒和新疆出血热病毒。

2. 蚊子的收集　蚊子是靠人体发出的二氧化碳和汗液中的丙酮气息找到人的。当它们感觉到二氧化碳气体流时立刻向这股气流飞去。根据蚊子对二氧化碳敏感的特性我们可以用二氧化碳诱蚊灯收集蚊子。二氧化碳诱蚊灯能释放出二氧化碳气流,模拟人体发出的二氧化碳潮湿气息,诱使蚊子飞来,风机搅动周围空气形成涡流,使习惯随气流而飞的蚊子随风被吸进捕捉窗。收集蚊子要根据蚊子的种类和活动时间在其活动地区,用二氧化碳诱蚊灯收集。对收集的蚊子进行形态学或分子生物学分类,进行病毒分离和检测。

第二节　常见出血热病毒的生物学和流行病学特征

绝大部分出血热病毒分布于特定的地理位置,这与它们的储存宿主如节肢动物、啮齿动物、食虫动物或蝙蝠的分布相关。人类感染出血热病毒的途径包括:①被媒介昆虫叮咬;②吸入或直接接触宿主动物的分泌物或排泄物;③被动物咬伤或抓伤;④接触或食用未煮熟的动物肉类;⑤接触患者。人间传播出血热病毒通常发生直接接触或共享医疗器具时,但通过气溶胶传播是罕见的,所以要隔离患者和采取适当的消毒方案。因为传染性极强,死亡率很高,大部分出血热病毒被世界卫生组织列为Ⅲ和Ⅳ类危险因子,受各国政府严格控制,操作患者样品和病毒时需要严格遵守操作规程,防止感染。

一、布尼亚病毒

布尼亚病毒科是有包膜的单股负链 RNA 病毒，根据遗传学、形态学、生物化学和免疫学的特征，布尼亚病毒科分为 5 个属：

1. 正布尼亚病毒属（*orthobunyavirus*） 包括 19 个血清群，至少 170 种病毒，其中 30 多种病毒对人和（或）动物致病。全球分布，主要由蚋（simuliidae，成虫形似蝇而小，黑色，俗称"黑蝇"）等昆虫叮咬传播。正布尼亚病毒属主要感染牛类，偶尔感染人类引起脑炎。

2. 汉坦病毒属（*hantavirus*） 全球分布，各地血清型不同，共有 22 种病毒，主要在啮齿动物之间传播，人接触了感染病毒的啮齿动物的尿、粪或唾液后可发病。肾综合征出血热和汉坦病毒肺综合征等疾病的病原体都是该病毒属的成员。

3. 白蛉病毒属（*phlebovirus*） 有 3 个血清型，至少 50 种病毒。本属病毒由白蛉、蜱或蚊传播，主要的致病病毒有裂谷热病毒、发热伴血小板减少综合征病毒和白蛉热病毒等。

4. 内罗病毒属（*nairovirus*） 含 7 个血清型，至少 33 种病毒，几乎都是以蜱为媒介传播，主要的病毒有克里米亚 - 刚果出血病毒、杜贝病毒、休斯病毒等。

5. 番茄斑萎病毒属（*tospovirus*） 为植物病毒属。

（一）生物学特征

1. 形态与大小 布尼亚病毒科病毒种类繁多，各病毒间的形态和大小也各异，但病毒的基本形态一般为球形或多形性（图 11-1），直径 80~120nm，表面有 5~10nm 的糖蛋白纤突，并埋在厚度约 5nm 的双层脂质囊膜中。核衣壳直径为 2~2.5nm，呈螺旋对称形状，病毒的颗粒通过高尔基复合体侧面内质网进入小泡出芽和成熟。

2. 基因组结构和蛋白组成 布尼亚病毒是有包膜的单股负链分节段 RNA 病毒，基因组由大（L）、中（M）、小（S）三个片段组成（图 11-2），每种病毒的基因组大小不一，为 10.5~22.7kb。每个片段的 5′ 末端和 3′ 末端的序列互补形成锅柄状发卡结构。L 片段编码 RNA 依赖的 RNA 聚合酶（RdRP），RdRP 复制病毒 RNA。M 片段编码囊膜糖蛋白前体，经修饰后形成 N 端糖蛋白（Gn）和 C 端糖蛋白（Gc）。糖蛋白形成病毒囊膜，由病毒表面伸出，其功能是保护病毒遗传物质和吸附宿主细胞受体。糖蛋白上面有中和抗原位点，是中和抗体的靶点。S 片段编码核衣壳蛋白（NP），NP 的主要功能是包裹病毒 RNA 片段。L 和 M 片段的编码序列为反义（negative sense）。白蛉和番茄斑萎病毒属病毒中，S 片段是双义（ambisense），即 S 片段在反义方向编码 NP，在正义方向编码非结构蛋白（NS）。NSs 不参与病毒的结构组成，其功能是阻止宿主产生 I 型干扰素，逃逸宿主的抗病毒免疫。除了 S 片段

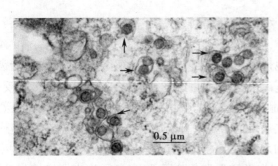

图 11-1 SFTSV 电镜照片，箭头所指为在高尔基体内的病毒颗粒

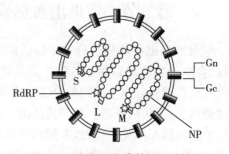

图 11-2 布尼亚病毒基因组结构和蛋白组成图

外,有些布尼亚病毒 M 片段也编码非结构蛋白,但汉坦病毒的 S 片段不编码非结构蛋白。

（二）流行病学特征

1. 汉坦病毒　汉坦病毒引起人们的注意是在朝鲜战争期间,美国有 3000 名士兵患上一种疾病,当时称为朝鲜出血热（Korean hemorrhagic fever）。战争结束后美国和韩国科学家对病毒进行了研究,并于 1976 年在韩国汉滩江的黑线姬鼠首次分离到病毒,因而病毒得名汉滩病毒（Hantaan virus,HTN）。随后于 1980 年在欧洲发现普马拉病毒（Puumala virus,PUUV）,同年在汉城发现了汉城病毒（Seoul virus,SEO）。这些病毒都引起肾病,现在称为肾综合征出血热（hemorrhagic fever with renal syndrome,HFRS）。1993 年在美国发现了一种新的汉坦病毒,起初这个病毒是用发现地命名的,但因为当地居民的反对,后来这个病毒被用西班牙语命名为"无名病毒"（Sin Nombre virus,SNV）,我国将其译为辛诺柏病毒。

（1）肾综合征出血热病毒:我国是肾综合征出血热疫区分布最广、发病人数最多的国家,每年病例数占全世界总发病人数的 90% 以上。肾综合征出血热病毒首先由韩国李镐汪等在 1976 年从该国疫区捕获的黑线姬鼠肺组织中分离得到。

1）地区分布:肾综合征出血热分布于全世界,主要分布在亚洲的东部、北部和中部地区。在我国肾综合征出血热主要由两个血清型病毒引起,汉滩病毒和汉城病毒。HTN 主要由黑线姬鼠传播,又称野鼠型出血热,分布于我国、朝鲜、日本和俄国远东地区;SEO 主要由大鼠传播,又称家鼠型出血热,分布于全世界。野鼠型出血热病情严重、死亡率高,家鼠型出血热病情比较轻,死亡率低。PUUV 主要分布在欧洲,引起的疾病病死率为 0.5%。在我国东北、韩国和日本也有棕背鼾携带普马拉病毒的报道。

2）发病季节:该病全年散发,野鼠型发病高峰多在秋季,从 10 月~次年 1 月,少数地区春夏间有一发病小高峰。家鼠型主要发生在春季和夏初,从 3 月~6 月。其季节性表现与鼠类繁殖、活动及与人的接触机会有关。本病流行有一定的地区性,如河湖低洼地、林间湿草地和水网稻田等处,病例多呈散发性;也有局部地区暴发,多发生在集体居住的工棚及野营帐篷中。流行季节有双峰和单峰两种类型。双峰者春夏季（5~6 月）有一小峰,秋冬季（10~12 月）有一流行高峰;单峰型只有秋冬季流行高峰。野鼠型主要分布在农村,家鼠型主要分布在城镇。

3）宿主动物和传染源:宿主动物主要是小型啮齿动物,包括姬鼠属（主要为黑线姬鼠）、大鼠属（主要为褐家鼠、大白鼠）、田鼠属（主要为东方田鼠）、仓鼠属（主要为黑线仓鼠）和小鼠属（小家鼠、小白鼠）等。我国已查出 30 种以上的动物可携带该病毒,除啮齿动物外,一些家畜也携带肾综合征出血热病毒,包括家猫、家兔、狗、猪等,证明该病毒有多宿主性。这些动物多是偶然性携带该病毒,只有少数几个鼠种为本病重要的传染源,在我国黑线姬鼠为野鼠型出血热的主要宿主和传染源,褐家鼠为家鼠型出血热的主要传染源,大林姬鼠是我国林区出血热的主要传染源。

4）传播途径:目前普遍认为汉坦病毒感染的主要途径是气溶胶,即呼吸道吸入鼠排泄物尘埃形成的气溶胶,其次是接触感染含有汉坦病毒的动物尿液、粪便或唾液。我国的研究还证明恙螨和革螨可经卵传播汉坦病毒,但螨能否将汉坦病毒传播给人,需要进一步研究。

5）易感人群:一般认为人群对肾综合征出血热普遍易感,隐性感染率较低,野鼠型隐性感染率多为 3%~4% 以下;但家鼠型疫区隐性感染率较高,有报告为 15% 以上,一般发病人群多是青壮年,二次感染发病罕见。病后在发热期即可检出血清特异性抗体,1~2 周可达较高水平,抗体持续时间长,甚至终生。

（2）辛诺柏病毒:汉坦病毒肺综合征并不是一种新的疾病,其历史可以追溯到 1959 年,但一直没有被人们认识,1993 年在美国南部出现了与肺有关的病毒传染后,人们才开始对它进行了深入的研究。

1)分布:HPS 广泛分布于南北美洲,其他洲尚未发现。

2)宿主动物和传染源:鼠类是该型致病性汉坦病毒的宿主,病毒可随这些宿主的唾液、尿液、粪便排出体外,排出病毒期可达数月甚至终生。常见的宿主动物为鹿鼠、棉鼠和其他鼠种。调查表明,HPS 病例的增加与当地汉坦病毒宿主动物数量的增加有关,HPS 发病与接触鼠类的机会有关。

3)传播途径:人类感染本病的主要途径是吸入带病毒的鼠类排泄物污染的气溶胶。目前没有人传人的证据。

4)易感人群:人群对 HPS 相关病毒普遍易感。

2. 发热伴血小板减少综合征病毒 自 2005 年以来,在我国多省份发现了不明原因传染病并导致医院内感染,该病在 2006 年被定性为人粒细胞无形体病。然而,于学杰研究组在疑似人粒细胞无形体病例的血液标本中没有检测到嗜吞噬细胞无形体特异性核酸,并于 2009 年在河南 1 例患者血标本中分离到 1 株病毒,测序证明为一种新的布尼亚病毒。这是继衣原体后由我国科学家在世界上首次发现的第二个病原体。2010 年 5 月,中国疾病预防控制中心通过序列非依赖核酸扩增技术在湖北、山东 3 名患者血清中同时发现新病毒基因序列,从湖北、山东、河南、江苏、安徽、辽宁 6 省送检的疑似该类疾病血标本中分离到 20 株同种病毒,证实了这种新病毒在中国广泛存在。该病毒属于布尼亚病毒科(bunyaviridae)白蛉病毒属(*phlebovirus*),最初命名为"大别山病毒",后统一命名为发热伴血小板减少综合征布尼亚病毒(severe fever with thrombocytopenia syndrome bunyavirus,SFTSV)。

(1)地区分布:目前世界上有发热伴血小板减少综合征病例报道的国家有中国、日本和韩国。中国报告病例主要分布在中国东部 16 个省份的山区和丘陵地带的农村地区,病例高度散发,多为一村一例。报告病例数最多的省份为河南省、湖北省和山东省。

(2)发病季节:发热伴血小板减少综合征季节分布明显,病例主要报告在 3~11 月,5~8 月为全年发病高峰。

(3)人群分布:2011~2012 年,我国共报告 2047 例 SFTS 病例,死亡 129 例,其中男性占 47%,女性占 53%。年龄从 1~90 岁不等,中位数为 58 岁,81% 的病例为农民,主要来自农村地区从事农业生产的农民和林木工人。湖北省报告病例主要为在田地、山坡树林、茶园、草地等处从事农业生产相关劳作的农民,比如种粮、种菜、采茶、采伐、锄(割)草、放牧、打猎、种植香菇、山上养蚕、打板栗等。死亡病例 38~86 岁不等,年龄中位数 64 岁,随着年龄增长,病死率增高。

(4)易感人群:人群普遍易感,在丘陵、山区、森林等地区从事生产、生活的居民、劳动者以及赴该类地区旅游、户外活动的人群感染风险比较高。血清流行病学调查显示,江苏调查健康人群 1922 人,SFTSV 抗体阳性率 0.94%,山东沂源县调查健康人群 237 人,SFTSV 抗体阳性率 0.8%。发病人群主要为中老年人,死亡病例中以老年人居多,部分病例合并有慢性基础性疾病。死亡病例发病年龄较高,神经系统症状出现早,且进行性加重,出血症状重,特别是肺出血,病毒载量高,病毒血症期长,肌酸激酶增高 >1000U/L 者,是可能的死亡危险因素。中老年人是该病主要发病人群,可能与中老年人机体免疫力降低有关,是否存在基因易感性差异尚待进一步开展相关研究。

(5)传染源:国内对动物的研究也已经发现新布尼亚病毒可感染牛、羊、狗等家畜,牛、羊、狗等动物血清中 SFTS 特异性新布尼亚病毒抗体检出率高,可能为储存宿主。羊、牛、狗和鸡的抗体阳性率非常高,在山东和江苏的调查显示这些动物的抗体阳性率可达到 90% 以上,各地虽然报告动物感染率有差异,均证实羊、牛、狗等动物可感染新布尼亚病毒,体内可产生 SFTSV 抗体。家鼠和野鼠 SFTSV 抗体阳性率也很高,说明它们也可能是 SFTSV 的宿主。

目前在对 SFTSV 媒介研究中,已经对蜱、牛虻、螨等媒介昆虫进行了研究,发现这些媒介昆虫均可携带 SFTSV,蜱叮咬被认为是感染新布尼亚病毒主要的途径。我国蜱类遍及所有省区,记载的种类多达 100 余种,其中硬蜱 90 余种,软蜱 10 余种。从家养动物体表寄生的长角血蜱中检测到 SFTSV RNA 阳性,也分离到 SFTSV。检测 5900 只蚊子,未检测到 SFTSV。有研究者从发病地区采集的 60 只毒棘厉螨和 100 只小盾纤恙螨体内检测到 SFTSV,基因测序显示,NP 基因与 SFTSV 江苏分离株 JS4 株同源性在 99%~100%,提示小盾纤恙螨和毒棘厉螨均可携带 SFTSV。蜱、螨和牛虻能否传播 SFTSV 需要进一步研究。

(6)传播途径

1)蜱叮咬:已从病例发现地区的蜱中分离到该病毒,主要为长角血蜱,序列比较分析表明蜱分离病毒株基因组各个片段与已知人源病毒高度一致。部分病例发病前有明确的蜱叮咬史。

2)血液或黏膜接触传播:江苏、安徽、山东、河南、湖北等地均报告了 SFTS 可通过人-人传播,人传人的机制不清楚,很可能由于直接接触患者血液或通过黏膜接触方式造成人与人的传播。报告的发热伴血小板减少综合征聚集性疫情中,首发病例均死亡,继发 3~9 例病例,多为其亲属、帮助处理后事的亲戚、邻居或与其密切接触无防护的医护人员,多在接触病例后 7~14 天发病,除湖北报道一起聚集性疫情中有两例续发病例死亡外,其余报道聚集疫情中继发病例均痊愈。人传人疫情表明急性期患者及尸体血液和血性分泌物具有传染性,直接接触患者血液或血性分泌物可导致感染。提示在护理患者时应做好个人防护。

3. 克里米亚-刚果出血热病毒　克里米亚出血热病毒首先于 1944 年由苏联研究者在克里米亚死亡的士兵身上发现,1956 年在刚果的一个儿童病例中发现了刚果出血热病毒,后来发现这两种病毒一样,所以合用两地地名来命名这一疾病和其病原体。在我国,1965 年首次于新疆南部发现该病,后在新疆其他地区亦发现该病,故我国又称新疆出血热。

(1)发病地区:克里米亚-刚果出血热分布于我国新疆、中亚国家、东欧、南欧国家、地中海地区、中东、印度次大陆和非洲。在我国云南和东北地区发现新疆出血热病毒抗体阳性的患者,但没有病例,这些阳性抗体是由抗原有交叉的病毒刺激产生,还是由克里米亚-刚果出血热类似病毒引起尚不清楚。

(2)发病季节:流行季节为 3~6 月,4~5 月为高峰,呈散发流行。

(3)易感人群:人群普遍易感,但以青壮年为多,发病与放牧有关。疫区人群有隐性感染,发病后第 6 天出现中和抗体,两周达高峰,病后可获得持久免疫力。流行地区的放牧人员、屠宰厂工人、医护人员是新疆出血热的高危人群。

(4)传染源:传染源主要是疫区的绵羊和塔里木兔,此外,山羊、牛、马、骆驼、野兔、狐狸也可能为本病的传染源,急性期患者也是传染源。

(5)传播途径:亚洲璃眼蜱(*hyalomma asiaticum*)是本病的主要传播媒介,蜱主要存在于胡杨树下的树枝落叶内,通过叮咬传播给人和动物,病毒可经蜱卵传代,故亚洲璃眼蜱也是本病毒的储存宿主。接触带毒的动物或患者的血液和体液可通过皮肤伤口感染人,摄入病毒污染的食物也可感染。

4. 裂谷热病毒　裂谷热是一种急性病毒性人兽共患病,除了引起人类疾病,主要感染家畜包括牛、羊和骆驼,裂谷热感染造成牲畜死亡和流产会造成重大经济损失。

(1)发病地区:1931年对肯尼亚里夫特山谷一农庄羊群中的一种流行病进行调查发现了裂谷热病毒。裂谷热主要发生在饲养牛羊的非洲东部和南部,但存在于撒哈拉以南非洲和北非。2000年9月,在沙特和也门亦出现了裂谷热病例,标志着在非洲大陆以外的地区首次报道发生此种疾病,人们日益担心该疾病有可能传播到亚洲和欧洲的其他地区。裂谷热发生在农村,没有证据显示在城市地区暴发裂谷热。

(2)发病季节:裂谷热的发生与雨季相关,通常发生在大雨或持续雨季。雨季来临,形成积水为蚊子繁殖提供了机会,大量蚊子孵化后叮咬动物和人导致裂谷热传播。在东部非洲雨季通常发生于10月。在肯尼亚,索马里,苏丹地区每年裂谷热流行发生于11月到3月的雨季。

(3)动物宿主:裂谷热病毒能够感染许多家养动物,包括牛、羊、骆驼。羊感染裂谷热病毒后90%出现死亡,而成年绵羊的死亡率则低于10%。裂谷热感染怀孕母羊几乎100%引起流产,当成批牲畜出现原因不明的流产时,表明可能是裂谷热流行的开始。

(4)传播途径:人类感染裂谷热的主要途径是通过直接或间接接触受感染动物的血液或器官所造成的。病毒可通过在宰杀、接生、或处理畜体的过程中而传染给人。实验室工作人员也可通过操作病毒的过程产生的气溶胶感染裂谷热病毒。人类感染裂谷热病毒的次要途径是通过受感染蚊子叮咬,食血苍蝇也有可能传播裂谷热病毒,迄今尚未证明有裂谷热在人间传播的病例。有证据显示,人若摄入未经高温消毒或未煮过的感染动物的奶,也可能感染裂谷热。数种蚊子可以传播裂谷热,但伊蚊是最主要的。裂谷热病毒可以在蚊中经卵传代(垂直传播),在蚊子卵中,裂谷热病毒可以存活几个干旱季节。在大雨期间,幼虫栖息地通常会被水淹没,从而有利于蚊卵孵化,蚊子数量剧增,将病毒传播给其吸食过的动物。

(5)易感人群:在流行地区农村户外过夜并暴露于蚊子是发病的高风险因子。高危人群包括牧人,屠宰工人,兽医等与动物接触的人。

二、丝状病毒

丝状病毒科(filoviridae)属于单股负链病毒目(mononegavirales),这个病毒目还包括副黏病毒科(paramyxoviridae)、棒状病毒科(rhabdoviridae)和波纳病毒科(bornaviridae)。丝状病毒科为单股负链 RNA 病毒,包括埃博拉病毒属(*Ebolavirus*)、马尔堡病毒属(*Marburgvirus*)和新近发现的洞穴病毒属(*cuevavirus*)。埃博拉病毒和马尔堡病毒引起人类和非人灵长类严重出血热,病死率高达30%~90%。第一起丝状病毒出血热发生于1967年,德国和前南斯拉夫的37名实验室工作人员因接触来自于乌干达的非洲长尾绿猴发生出血热,7人死亡。因疾病发生于德国马尔堡,这种出血热被命名为马尔堡出血热,引起这次流行的病毒被命名为马尔堡病毒。电镜下观察马尔堡病毒呈线状,由此出现了一个新的病毒科——丝状病毒科。1976年在苏丹和刚果民主共和国(曾称扎伊尔)同时暴发出血热,其病毒分别在两国的患者体内分离到,被命名为苏丹病毒和扎伊尔病毒,后来人们认识到苏丹病毒和扎伊尔病毒都是丝状病毒,用刚果境内的一条河流的名字把它们命名为埃博拉病毒。埃博拉出血热和马尔堡出血热在非洲散发,偶尔引起大规模流行。埃博拉病毒和马尔堡病毒都源于非洲,可能由蝙蝠携带,由于其病死率高和传染性强,埃博拉出血热和马尔堡出血热是非洲大陆所面临的致命瘟疫,控制埃博拉出血热和马尔堡出血热的扩散也是世界各国的任务。

（一）生物学特征

1. 形态和结构 电镜下观察丝状病毒为多形态,包括长条线状或分枝状,6 字形、U 字形或环状(图 11-3)。病毒丝长约 1400nm,直径约 80nm,由螺旋状核蛋白复合体和一个相互接近的双层包膜(来自宿主细胞质膜)组成,包膜表面布满了 10nm 长的棘突。核衣壳直径为 50nm,具有一个直径 20nm 的中轴空间和一个周期约为 5nm 的螺旋。病毒颗粒经酒石酸钾梯度离心测得其密度为 1.14g/ml。

2. 病毒基因组 每个病毒颗粒包含一个单股负链 RNA(约 19kb),有 7 个连续排列的基因,从 3′ 末端到 5′ 末端排列为 *NP*、*VP35*、*VP40*、*GP*、*VP30*、*VP24*、*L*(图 11-4,图 11-5)。

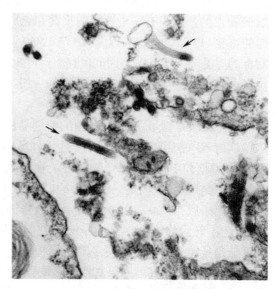

图 11-3 丝状病毒电镜图片

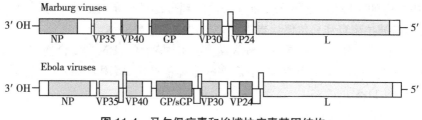

图 11-4 马尔堡病毒和埃博拉病毒基因结构

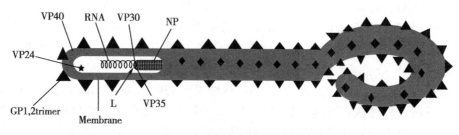

图 11-5 埃博拉病毒结构图

这些基因编码核蛋白(NP),聚合酶辅助因子(VP35),基质蛋白 VP40,糖蛋白(GP),转录激活因子(VP30),基质蛋白(VP24),聚合酶(L)。基因组 3′ 末端和 5′ 末端的非编码区(3′-UTR 和 5′-UTR)具有保守性,且高度互补,能形成锅柄样的茎环结构。到目前为止人们发现丝状病毒的转录信号均含有一个共有序列 3′-UAAUU,它位于起始位点的 5′ 末端和终止位点的 3′ 末端,是丝状病毒的独特之处,此外,丝状病毒的基因倾向于在 3′ 和(或)5′ 末端形成长的非编码区,形成稳定保守的茎-环结构,有利于增加基因组长度,影响其与核糖体结合的能力及稳定性,并有可能增加转录产物的稳定性。

丝状病毒的另一特征是其邻位基因的定位类似于副粘病毒和棒状病毒。但副黏病毒和棒状病毒的基因通常被一个或多个短小的核苷酸间区隔断,而丝状病毒的基因则彼此重叠。这些重叠较短,一般为保守的转录信号,多集中于前述的 3′-UAAUU 五核苷酸共有序列。马尔堡病毒的基因组有一个这样的重叠(VP30 与 VP24),而埃博拉病毒扎伊尔种则有两个这样的重叠(VP35 与 VP40,以及 GP 与 VP30)。与埃博拉病毒扎伊尔种的基因组相比,马尔堡病毒的重叠和一段长的基因间区(位于 VP30 基因之前)有一个基因似乎发生了变化。埃博拉病毒其他种(苏丹种和 Reston 种)的一级结构分析表明重叠是这一科病毒的共性,但这些重叠的功能目前仍然未知。

埃博拉病毒糖蛋白(GP)基因的特别结构,是马尔堡病毒和埃博拉病毒的重要差别。马尔堡病毒 GP 基因位于传统的开放读码框,编码一个糖蛋白。而埃博拉病毒则有两个开放读码框(0 框和 1 框),转录产物经转录修饰后生成糖蛋白。埃博拉病毒 GP 基因的初级转录产物并不是糖蛋白,而是一种更小的、非结构性分泌型糖蛋白(SGP)。SGP 从感染细胞中大量释放出来后,有 20%~25% 在转录后被修饰。转录修饰发生在基因组 RNA 模板中一连串的 U7 上。转录修饰后会插入一个 A,它的作用是连接糖蛋白开放读码框。A 插入的机制很有可能是从转录时聚合酶在多聚 U 模板上进行反复复制发展过来的。但是,修饰位点单一核苷酸的插入具有高度的保真性。除单分子负链 RNA 病毒,某些副粘病毒的 P 基因也能发生类似的转录修饰。但埃博拉病毒 GP 基因的转录产物是迄今为止唯一一种通过这一类型机制表达的病毒糖蛋白。马尔堡病毒 GP 基因的序列分析表明,其缺乏与埃博拉病毒 GP 基因修饰区相对应的一段核苷酸序列,而且未检测到分泌型糖蛋白。丝状病毒中 GP 基因结构的不同,为埃博拉病毒和马尔堡病毒进化差异提供了重要证据。

3. 病毒蛋白质 丝状病毒蛋白可分为两类:形成核蛋白(RNP)复合物的蛋白和包膜相关蛋白,前者参与基因组复制和转录,后者在病毒体的装配、吸附及穿入中发挥作用。埃博拉病毒结构见图 11-5。

(1)形成 RNP 复合物的蛋白

1)核蛋白:核蛋白(NP)是丝状病毒核衣壳的主要结构蛋白,核衣壳的另外两个蛋白成分是病毒蛋白 35(virion protein 35,VP35)和 VP24。SDS-PAGE 检测蛋白大小在 115kD,核苷酸序列分析推测其质量约为 85kD,NP 的迁移率增加是因为其被磷酸化。NP 分为疏水 N末端(含有所有半胱氨酸残基)部分和含有多数脯氨酸残基的亲水酸性 C 末端部分。在细胞内表达时,NP 自身能够形成埃博拉病毒核衣壳的丝状结构。这一结构的形成依赖于 NP蛋白 N-端的两个位置(氨基酸 439~492 和氨基酸 589~739)。这两个位点与 VP40,VP35 和VP24 共表达时可以使核衣壳进入病毒样颗粒。说明核蛋白的 N 末端具有与 RNA 基因组结合的功能,在核衣壳的组装上有决定性作用。亲水酸性 C 末端和磷酸化使其与带负电荷的 SDS 分子的结合减少,是 SDS-PAGE 出现反常迁移率的原因。比较马尔堡病毒与埃博拉病毒扎伊尔种的预测氨基酸序列,其 N 末端的 400 个氨基酸残基具有高度的同源性,而 C末端氨基酸残基则没有高度的同源性。而 C 末端可变区可与病毒其他蛋白(如基质蛋白)作用。

2)VP30:VP30 是一种次要核蛋白。与 NP 一样,VP30 已发生磷酸化并紧密地存在于核壳体内。其富含碱性氨基酸(特别是精氨酸)的 N 末端,可能具有结合病毒 RNA 或 NP 酸性 C 末端的功能。

3）聚合酶：与其他负链 RNA 病毒相比，丝状病毒的依赖 RNA 的 RNA 聚合酶，又称 L（大）蛋白，无论在病毒还是感染细胞中，都是最大、含量最少的病毒蛋白。丝状病毒 L 蛋白的预测氨基酸序列中，在 N 末端有三个区和 C 末端的一个区（ATP 结合位点），在副黏病毒和棒状病毒中都是保守的。

4）VP35：VP35 在基因组中的位置相当于副黏病毒和棒状病毒中的磷蛋白基因，不过目前并没有证据表明 VP35 已磷酸化。然而，这种蛋白作为辅助因子，可能在转录和复制中起关键性作用。VP35 是埃博拉病毒的毒力决定因子，其主要生物学功能是抑制机体产生 I 型干扰素。

（2）膜相关病毒蛋白

1）糖蛋白：糖蛋白（GP）是唯一组成病毒表面棘突（由 GP 蛋白三聚体组成）的一种结构蛋白，它与受体结合后介导病毒穿入易感宿主细胞，无神经氨酸酶活性，能诱导机体产生保护性抗体，是开发疫苗的首选目标。

丝状病毒 GP 蛋白的 N 末端和 C 末端有相当高的同源性，而中间三分之一的区段则具有高度的变异性（甚至在埃博拉病毒的种间）。所有的丝状病毒前体 GP_0 蛋白翻译后被弗林蛋白酶（furin，一种蛋白酶，亦称泛转换酶）裂解生成由一个二硫键相连的 GP_1 和 GP_2，尽管这种裂解不是病毒穿入宿主细胞所必需的，但与病毒在天然宿主中保持有效活性有关。GP_1-GP_2 杂二聚体形成的三聚体可能在内质网内完成组装，形成病毒表面棘突。GP_1 蛋白分子高度糖基化的亲水性 C 末端突出于膜表面，可能含有识别和结合受体的主要抗原决定簇。

2）VP40：VP40 在病毒颗粒中含量最大，具有一定的疏水性，在低盐条件下通过使用非离子性表面活性剂能够使其从纯化的病毒衣壳中释放出来，提示 VP40 具有基质蛋白的功能。VP40 自身可以组装成丝状病毒样结构并完成出芽。VP40 可以形成不同结构，发挥不同功能。VP40 二聚体转移到细胞膜，在细胞膜形成线状六聚体，这些六聚体形成一个丝状结构，这种丝状结构是病毒颗粒组装和出芽的基础。另外，在细胞内 VP40 还可以和病毒 RNA 结合调节 RNA 转录。

3）VP24：VP24 是第三种膜相关病毒蛋白，可能作为较小的基质蛋白或在病毒脱壳中发挥作用。

（3）分泌型糖蛋白和 δ 肽（非结构性蛋白）

埃博拉病毒分泌型糖蛋白（SGP）N 末端含有约 300 个氨基酸，和 GP 蛋白一样，但 C 末端不同（含有 29 个氨基酸）。分泌型糖蛋白的前体，在 C 末端附近经泛素酶裂解后释放出一个含有 O- 连接型多糖的短肽，称为 δ 肽。SGP 的功能尚不清楚，但有证据表明其可与人中性粒细胞结合并抑制其活化。由于急性感染的患者血液中存在大量的 SGP，因此 SGP 可能与重症患者缺乏炎症反应有关。

4. 分类

（1）埃博拉病毒属：埃博拉病毒属包括 5 种病毒：

1）扎伊尔埃博拉病毒（Zaire ebolavirus，ZEBOV）：简称扎伊尔病毒，1976 年首次发现，病死率非常高，平均 83%，最高达 90%。

2）苏丹埃博拉病毒（Sudan ebolavirus，SUDV）：1976 年在苏丹发现，平均病死率 50%~60%。

3）本迪布焦埃博拉病毒（Bundibugyo ebolavirus，BDBV）：2007 年在乌干达发现，引起 116 人感染，病死率为 34%。2012 年，本迪布焦埃博拉病毒在刚果民主共和国引起流行，15 人感染，10 人死亡。

4）雷斯顿埃博拉病毒（Reston ebolavirus，RESTV）：1989 年在美国弗吉尼亚州雷斯顿的一个实验室饲养的食蟹猕猴（也称长尾猕猴）身上发现，后来又在德克萨斯、宾夕法尼亚和意大利饲养的猴子中发现该病毒，这些猴子均由菲律宾引进。除了猴子，猪也感染雷斯顿埃博拉病毒，但至今没有发现人感染雷斯顿埃博拉病毒。

5）塔伊森林埃博拉病毒（Taï Forest ebolavirus，TAFV）：1994 年在科特迪瓦国的塔伊森林中的大猩猩中分离到该病毒，引起猩猩死亡。唯一一例塔伊森林埃博拉病毒感染病例是一位科学家，其在解剖死亡的猩猩后染病，经治疗恢复。

（2）马尔堡病毒属：马尔堡病毒属包括两种病毒，马尔堡病毒（Marburg virus，MARV）和拉文病毒（Ravn virus，RAVV）。马尔堡病毒引起人和非人灵长动物严重出血热。自 1967 年发现马尔堡病毒引起实验室人员出血热，后来在非洲多国引起散发流行，1998~2000 年间在刚果暴发了一次最大的流行，154 人发病，128 例死亡，病死率达 83%。拉文病毒是从一个丹麦患者中分离得到，并以患者的名字（Ravn）命名。以前在流行病学上从来没有区分过哪些病例是马尔堡病毒引起，哪些病例由拉文病毒引起。

（3）洞穴病毒属：洞穴病毒属只包括一种病毒，分离自西班牙洞穴中死亡的蝙蝠，但不能证明蝙蝠是死于这种病毒感染，目前没有发现这种病毒对人致病。丝状病毒及其发现时间见表 11-1。

表 11-1　丝状病毒及其发现时间

病毒属	病毒种	英文名和缩写	发现年	致病种类
埃博拉病毒属	扎伊尔埃博拉病毒	Zaire virus，EBOV	1976	人
	苏丹埃博拉病毒	Sudan virus，SUDV	1976	人
	本迪布焦埃博拉病毒	Bundibugyo virus，BDBV	2007	人
	雷斯顿埃博拉病毒	Reston virus，	1989	猴子
	塔伊森林埃博拉病毒	Taï Forest virus，TAFV	1994	猩猩，人
马尔堡病毒属	马尔堡病毒	Marburg virus，MARV	1967	人
	拉文病毒	Ravn virus，RAVV	1996	人
洞穴病毒属	Lloviu cuevavirus	Lloviu cuevavirus，LLOV	2010	不详

对丝状病毒 GP 基因进行系统发生分析表明，埃博拉病毒和马尔堡病毒大约在几千年前分化为两种病毒。用全基因作进化分析（图 11-6）表明：①马尔堡病毒和埃博拉病毒分别代表丝状病毒的两个独特谱系；②埃博拉病毒的 5 个种代表 5 种不同的谱系；③在埃博拉病毒谱系中存在异乎寻常的基因停滞现象。马尔堡病毒和埃博拉病毒的核苷酸及氨基酸序列差异大约在 55%，但埃博拉病毒核苷酸及氨基酸序列的种间差异则在 37%~41% 之间。丝状病毒其他基因的序列变异水平与此相当。埃博拉病毒种间的基因序列非常稳定（19 年变异不超过 2%），这提示该病毒的各个种已经适应了各自相应的生态位，达到了高度的适合度。

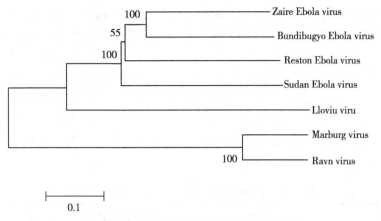

图 11-6 埃博拉病毒和马尔堡病毒进化树

（二）流行病学特征

1. 宿主动物和传播方式 自从发现了丝状病毒,人们一直试图找到丝状病毒的宿主动物和传播途径。丝状病毒从动物传给人的方式不清楚。一般认为人通过处理感染的猩猩的肉或尸体获得埃博拉病毒。丝状病毒对人和非人灵长类动物致病性强,猩猩和猴子不太可能是丝状病毒的自然宿主。丝状病毒自然宿主可能是小型哺乳动物,这些动物携带病毒但不发病。近来研究认为狐蝠科蝙蝠是马尔堡病毒和扎伊尔埃博拉病毒的宿主,这些蝙蝠食用水果所以又称果蝠。雷斯顿埃博拉病毒是唯一不引起人疾病的丝状病毒。雷斯顿埃博拉病毒主要感染菲律宾的食蟹猕猴,最近在菲律宾发现也感染家养猪类,说明丝状病毒可能感染很多宿主动物。埃博拉病毒一旦传给了人,很容易在人间传播。人传人的方式包括接触患者和体液。在自然状态下,没有证实埃博拉病毒可以通过气溶胶传播。

2. 埃博拉病毒流行病学特征 埃博拉出血热主要发生在非洲中部和西部靠近热带雨林的边远山区村庄(表 11-2,图 11-7)。埃博拉病毒从野生动物传播给人,在人群中通过人传人的方式传播。非人灵长类动物有可能作为传染源,但不是宿主。在过去几十年,埃博拉出血热在猩猩中流行导致几千只动物死亡。在蝙蝠中发现埃博拉病毒,所以蝙蝠等可能作为储存宿主。本病的重要传染源是患者,病毒血症可持续 13 天,血清学调查证明,本病有亚临床感染,正常人血清中埃博拉病毒抗体阳性率为 2%~21%,因此轻型患者和带毒者亦可作为传染源。本病传播途径以密切接触传播为主,通过与患者的血液、排泄物直接或间接接触感染。使用或反复使用污染的未经消毒或消毒不合格的注射器、输液器、针头等用具也可传播本病。对恒河猴、猕猴的实验研究表明,本病可通过空气传播,但埃博拉病毒气溶胶在人间传播中的作用未得到证实。埃博拉出血热患者的精液中可检测到该病毒,患者康复后 7 周内精液仍带病毒,因此有性传播的可能。人群对埃博拉病毒普遍易感,与本病患者、感染动物接触较多的人容易受感染,发病机会也较多。

埃博拉出血热流行无明显的季节性,已发生流行的时间覆盖全年各季。各年龄组均可发病,从出生 3 天的新生儿到 70 岁的老年人均有病例报告,但以 15~29 岁年龄组发病率最高。这可能与接触机会多有关。流行形式上主要为暴发,短时间内突然出现大批患者,流行高峰突出,一旦采取措施,发病很快停止。自 1976 在刚果发现埃博拉以来,埃博拉在非洲已经引起 19 次大的流行,其中 2013 年到 2014 年的流行规模最大。流行病学调查追踪 2014 年埃博拉流行,发现原始病例可能是一个两岁的几内亚男孩,他于 2013 年 12 月死于埃博拉,他的母亲、姐姐和祖母也相继死于埃博拉,后来导致埃博拉在几内亚、利比里亚和塞拉利昂流行,截至 2015 年 2 月 8 日上述国家报告埃博拉病例 22859 例,实验室确诊埃博拉病例 13955 例,死亡 9162 人。此次埃博拉在西非流行的主要原因是:①西非的医务和防疫人员缺乏诊治和预防埃博拉的知识,不仅不能有效控制埃博拉,反而导致医护人员感染埃博拉,医护人员感染埃博拉的人数占感染埃博拉总人数的 10%;②人们对政府和医院不信任,甚至认为是医院引起埃博拉扩散,患者逃离医院,导致埃博拉扩散;③当地生活贫困,缺乏自来水和肥皂,人们无法通过洗手预防埃博拉病毒;④当地人有洗涤尸体的习惯,进一步引起埃博拉病毒扩散。

表 11-2　埃博拉病毒主要流行的时间、国家和人数

时间	国家	埃博拉病毒种类	病例数*	死亡数(%)
1976	刚果(扎伊尔)	Ebola virus	318	280(88)
1976	南苏丹	Sudan virus	284	151(53)
1979	南苏丹	Sudan virus	34	22(65)
1994	加蓬	Ebola virus	52	31(60)
1995	刚果	Ebola virus	315	250(81)
1996.1~4	加蓬	Ebola virus	37	21(57)
1996.7~1997.1	加蓬	Ebola virus	60	45(74)
2000~2001	乌干达	Sudan virus	425	224(53)
2001.10~2002.3	加蓬	Ebola virus	65	53(82)
2001.10~2002.3	刚果	Ebola virus	57	43(75)
2002.12~2003.4	刚果	Ebola virus	143	128(89)
2003.11~12	刚果	Ebola virus	35	29(83)
2004	南苏丹	Sudan virus	17	7(41)
2007	刚果	Ebola virus	264	187(71)
2007.12~2008.1	乌干达	Bundibugyo virus	149	37(25)
2008.12~2009.2	刚果	Ebola virus	32	15(47)
2012.6~10	乌干达	Sudan virus	11	4(36)
2012.6~11	刚果	Bundibugyo virus	36	13(36)
2014.3~2015.2	几内亚、利比里亚、塞拉利昂	Zaire virus	13955	9162(66)

*不包括发病患者数少于 10 例的报道

3. 马尔堡病毒流行病学特征　马尔堡病毒感染迄今已发生过多次流行(表 11-3,图 11-8)。第一次发生于 1967 年,最初是在德国和南斯拉夫处理从乌干达输入的非洲绿猴的实验室工作人员中发现的,暴发涉及 25 例原发性感染,有 7 例死亡,以及 6 例继发性病例(无 1 例死亡)。以后数年有一些小流行。该病在自然条件下的首次大暴发发生在 1998~2000 年的刚果民主共和国,患病 154 例,128 例死亡,病死率为 83%。从 2004 年 10 月起到 2005 年 4 月 2 日止,在安哥拉累计发生病例 252 例,其中有 227 例死亡,病死率高达 90%。

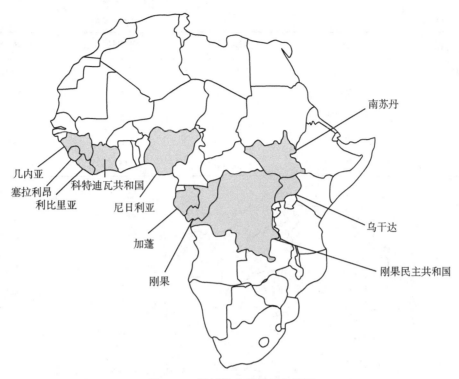

图 11-7 埃博拉出血热流行地区

果蝠可携带马尔堡病毒,大部分马尔堡病患者发病前去过洞穴或矿区,所以人有可能吸入蝙蝠的排泄物感染。非洲灵长类动物也可能是本病的传染源,在 1967 年本病暴发时,在南斯拉夫观察到从非洲进口的绿猴死亡率很高,猴子感染本病毒后,出现高滴度病毒血症,在发热期,病猴的血液、小便和唾液均有传染性。患者是本病的重要传染源,病毒广泛分布于各脏器、血液、尿液和一些分泌物中。病毒血症处于整个发热期间,病毒滴度很高,在第 80 个病日的恢复期,还可以从患者的眼房水和精液中分离出病毒。本病的传播途径尚不十分清楚,推测可能主要通过接触传播,继发病例是在医院中出现或同患者密切接触的人,通常由血液、尿液、组织、分泌物或患者用过的针等传播。动物实验表明可以通过气溶胶经呼吸道传播。

人群对病毒普遍易感,不同人群的感染和发病机会取决于与动物宿主和感染的患者接触的机会。流行特征上,本病有一定的地区性分布,其自然疫源地在非洲,无明显的季节性。流行形式以暴发为主,也有散发病例。

表 11-3 马尔堡病毒流行的时间、国家和人数

时间	国家	病毒来源	病例数	死亡数(率)
1967	德国和南斯拉夫	乌干达	31	7(23%)
1975	南非	津巴布韦	3	1(33%)
1980	肯尼亚	肯尼亚	2	1(50%)
1987	肯尼亚	肯尼亚	1	1(100%)
1998~2000	刚果	刚果	154	128(83%)

续表

时间	国家	病毒来源	病例数	死亡数（率）
2004~2005	安哥拉	安哥拉	252	227（90%）
2007	乌干达	乌干达	4	1（25%）
2008	美国	乌干达	1	0（0）
2008	荷兰	乌干达	1	1（100%）
2012	乌干达	Kabale	15	4（27%）

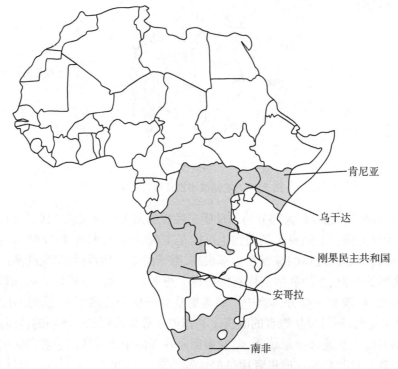

图11-8 马尔堡出血热的地理分布

三、沙粒病毒

沙粒病毒科是一种会造成人类严重出血热的病毒,其宿主为啮齿类动物,尤其是鼠。本科病毒对人致害性非常强,死亡率非常高,因此所有沙粒病毒感染均列为P4级的疾病。在电子显微镜下观察时,病毒颗粒表面呈沙粒状,故称沙粒病毒。病毒的名字来源于拉丁语字根 *arena*,意思为沙子。因为其形态特殊,沙粒病毒很容易与其他病毒区分。

（一）生物学特征

1. 形态和结构 电子显微镜观察时,所有的沙粒病毒的形态相似,圆形或多形性,直径为50~300nm。沙粒病毒表面呈沙粒状,沙粒（颗粒）状结构是因为病毒从宿主细胞获得的核糖体所致,这些核糖体被认为和病毒的复制无关。沙粒病毒的包膜对脂溶剂敏感,包膜上有10nm长棍棒状突起。病毒含有一个珠状的核壳体（nucleocapsid）,核壳体是病毒的基本结构,中间由核酸组成核心,其外围包绕蛋白质。

2. 病毒基因组和蛋白组　沙粒病毒核壳体包括两个单链的病毒 RNA 节段,分别被称为小(S)和大(L)片段,同时含有宿主细胞的核糖体及蛋白质。沙粒病毒的核酸为双义 RNA(ambisense),也就是可以同时以正链与负链 RNA 编码蛋白质。沙粒病毒基因组的有义 RNA 被指定为负链 RNA,必须首先被复制到一个正义 mRNA,才能产生病毒蛋白质,所以沙粒病毒 RNA 本身没有感染性。沙粒病毒的大、小 RNA 片段在相反方向各自编码 2 个蛋白,两种病毒蛋白的编码序列之间由一段非编码区域分隔,非编码区域被预测可折叠成稳定的发夹结构。每个 RNA 末端有 19 个非常保守的碱基序列,这段序列对招募病毒复制有关的酶、mRNA 的转录和基因组的复制起决定性作用。5′ 和 3′ 末端的序列互补,形成双链互补 RNA 环状锅柄结构。末端环状结构有利于病毒 RNA 的有效合成。但在其他位置形成的 RNA 环状结构会妨碍病毒 RNA 聚合酶的结合,在病毒复制时必须解链。RNA 小片段大约 3.5kb,编码核衣壳蛋白(NP)和糖蛋白(GP)。RNA 大片段约 7.2kb,编码 RNA 聚合酶和基质蛋白(Z)。蛋白 Z 是一个 15kD 的锌指蛋白(RING zinc-finger domain),Z 蛋白形成同源寡聚体(homo oligomers),是病毒的组成部分。这些寡聚体的形成是颗粒组装和出芽的必要步骤。只有 Z 蛋白和病毒包膜糖蛋白复合物结合,病毒体才具有感染性。Z 蛋白还和 L 及 NP 蛋白结合,聚合酶活性是由聚合酶和 Z 蛋白之间的关联调节,Z 蛋白和 NP 蛋白之间的相互作用对基因组的包装至关重要。

3. 分类　根据血清学和分子生物学可以将沙粒病毒分为二个病毒亚属,分别为旧世界病毒亚属(old world subgenus)及新世界病毒亚属(new world subgenus)。旧世界病毒发现于亚洲、非洲和欧洲,新世界病毒发现于美洲。沙粒病毒依其性状可分为 3 类,即淋巴球性脉络丛脑膜炎病毒(lymphocytic choriomeningitis virus,LCMV)、拉沙出血热病毒和 tacaribe 群,前两类为旧世界病毒亚属,第三类为新世界病毒亚属。tacaribe 群包括阿根廷出血热(Argentine fever)、玻利维亚出血热(machupo),amapari,tacaribe,picninde,parana,latino 及 tamiami 病毒等。沙粒病毒具有某些共同的抗原但不具互相中和的能力。淋巴球性脉络丛脑膜炎病毒是唯一存在于新世界和旧世界的沙粒病毒,但分类上属于旧世界病毒。

(二)流行病学特征

沙粒病毒可造成鼠类慢性感染,感染的鼠无明显症状。每一种沙粒病毒有其特异鼠类宿主,所以其分布就和其宿主的分布相关。沙粒病毒出血热的暴发流行和人类对生态系统的干扰有关,主要是人类接触了鼠类或其排泄物,患者以农民为主。

1. 旧世界沙粒病毒出血热

(1)拉沙出血热(Lassa hemorrhagic fever):由拉沙出血热病毒(Lassa virus,LASV)引起。拉沙出血热于 1969 年发现,一个传教士护士在尼日利亚的拉沙患病,并在非洲引起医院内感染和在美国引起实验室人员感染。后来拉沙出血热遍及西非(利比里亚、几内亚和塞拉利昂等)。拉沙出血热病毒的宿主是非洲软毛的老鼠(*praomys natalensis*)。每年大约 10 万 ~50 万人感染拉沙出血热,3 万人有后遗症,如耳聋。拉沙出血热曾经通过旅游者传播到加拿大、美国、欧洲和日本。

(2)卢萨卡 - 约堡出血热(LuJo hemorrhagic fever):卢萨卡 - 约堡出血热病毒(LuJo virus,LUJV)于 2008 年在南非一起医院内感染发现的。一个患者在赞比亚得病,用直升机运往南非,住院期间 4 个医务人员感染,5 个患者有 4 个死亡。这一疾病的病死率高达 80%。病毒的名字 LuJo 是用赞比亚首都和南非首都英文名字的前两位字母命名(Lusaka 和 Johannesburg)。

2. 新世界沙粒病毒出血热

（1）阿根廷出血热（Argentinian hemorrhagic fever，AHF）：该病于 1955 年在阿根廷发现。其病原体为胡宁病毒（Junin virus，JUNV），由暮鼠（vesper mouse，*calomys musculinus*）传播。AHF 是一个季节性流行病，收获玉米的季节发病率最高。在收获季节，啮齿动物会被收割机吸入并绞碎产生血液气溶胶，工作人员因吸入血液气溶胶感染阿根廷出血热，人间传播比较少见。以前每年大约有 3 万人感染阿根廷出血热，但自从使用一种减毒疫苗以后，发病率明显下降，目前每年发病不到 100 例。AHF 的病死率约为 20%。

（2）玻利维亚出血热（Bolivian hemorrhagic fever，BHF）：也称为马秋博出血热（Machupo），于 1959 年发现于玻利维亚，其病原体是马秋博病毒（Machupo virus，MACV）。暮鼠是该病毒的宿主，控制暮鼠后，玻利维亚出血热发病率下降。在 1962~1964 年间，玻利维亚出血热发病人数每月 1000 例，死亡 180 例。主要发生在收获季节，传播途径是食用啮齿动物排泄物污染的食物或水。人间传播罕见。

（3）委内瑞拉出血热：由瓜纳瑞托病毒（guanarito virus，GTOV）引起，1989 年首次在委内瑞拉发现。在 1989~2006 年间有 600 多例病例，病死率约 23.1%。苏里南棉鼠（Sigmodon alstoni）是瓜纳瑞托病毒的宿主。瓜纳瑞托病毒主要感染农民，发病高峰在收获季节。

第三节　实验室检测

一、安全问题

本章中讨论的所有病毒均为传染性强、病死率高的病毒，在操作这些病毒的样品时，使用个人防护设施（如帽、衣、一次性手套、口罩与防毒面具），且在相应的生物安全实验室进行，尽量避免使用锐器（尤其是注射器针头）以免误扎注入病毒，减少所有能够产生气溶胶的操作如离心和尸体解剖。只要有可能，应使用灭活病毒。

本章中所谈及的所有病毒均为有包膜病毒，它们对下述化学物质敏感：0.25% 的 TritonX-10、三氯甲烷、乙醚、脱氧胆酸钠、SDS、3% 乙酸（pH 为 2.5）和 β- 丙内酯（β-propiolactone），可以用这些物质灭活病毒。物理灭活的方法有加热和射线照射。各类病毒对热的敏感度不一样，灭活的时间和温度有差异。汉坦病毒 56℃，15 分钟；克里米亚 - 刚果出血热病毒 56℃，30 分钟或 60℃，15 分钟；丝状病毒的埃博拉和马尔堡病毒 60℃，30~60 分钟，或煮沸 5 分钟；胡宁病毒和马秋博病毒 56℃，30 分钟；拉沙病毒比较耐热，需要 60℃，1 小时。射线照射灭活病毒可用 γ 射线（1.2×10^6 拉德至 1.27×10^6 拉德）或紫外线照射。

二、实验室病原学检测

（一）病毒分离

1. 细胞培养　分离到病毒是诊断各种出血热的"最高境界"，尤其是对那些未知的传染病。绝大部分出血热患者在入院时处于病毒血症期，有利于病毒分离。患者的样品（血清或研碎组织）应该做系列稀释，然后接种细胞。

接种后的细胞要每天观察病变，定期用 IFA 和 ELISA 检测病毒抗原，用 RT-PCR 检测病毒 RNA。感染 1 周后，如果细胞培养病毒阴性，把细胞培养液上清盲传 1~2 代，每代用免疫荧光法或 RT-PCR 检测病毒。

实验室分离汉坦病毒、辛诺柏病毒常用非洲绿猴肾细胞(Vero-E6)、人肺癌传代细胞(A549)等,病毒在细胞内一般不引起可见的细胞病变,通常需采用免疫学方法检测证实。

检测 SFTSV 用 DH82 细胞和绿猴肾细胞(Vero-E6)均可,SFTSV 感染 DH82 产生病变易于观察,在绿猴肾细胞一般不形成明显病变。在首次发现 SFTSV 时,使用了 6 种不同细胞,其中只有 DH82 细胞形成病变。DH82 细胞从未用于培养病毒,而是用来培养埃立克体(ehrlichia)。所以在病毒分离培养时,要多用几种细胞,增加敏感性。用于新疆出血热病毒分离的细胞系为 LLC-MK2 或 Vero E6 细胞。

丝状病毒可在多种组织细胞中生长,包括绿猴肾细胞、人羊膜细胞、鸡胚成纤维细胞等原代细胞、人宫颈癌细胞系细胞(HeLa 细胞)、Vero、幼地鼠肾异倍体细胞、人肝 L 细胞系细胞等传代细胞,其中 Vero 细胞最常用。

2. 动物接种　在没有细胞培养条件时,可以用患者血液或组织接种动物。各种病毒的宿主不同,实验动物也有区别。

汉坦病毒具有多宿主性,每一个血清型的汉坦病毒都有各自的宿主动物,哺乳动物、鸟类、爬行动物和两栖动物大约 200 种动物可以感染汉坦病毒,但具有流行病学意义的宿主动物和传染源主要是啮齿动物。易感动物有多种,如黑线姬鼠、长爪沙鼠、小白鼠、大白鼠等,但除了小白鼠、乳鼠感染后可发病及致死外,其余均无明显症状,实验室中常人工感染小白鼠,特别是对其乳鼠进行脑内接种汉坦病毒,增加病毒的毒力。鼠类是辛诺柏病毒的宿主,不同鼠种携带病毒的血清型／基因型不同,包括鹿鼠、棉鼠、白足鼠和其他鼠种。

新疆出血热病毒用于初代病毒分离的动物以出生后 24~48 小时内乳鼠最佳,每份标本接种 1 窝小鼠。敏感的鼠种包括瑞士种或昆明种的小白鼠。初代分离以脑内和腹腔接种为好,接种后观察 2~3 周。初代分离时,有时症状不典型或没有症状,需要传 2~3 代后才能有典型发病。病毒鉴定可用 ELISA、免疫荧光法、RT-PCR 和序列分析。

丝状病毒的最佳动物模型是猕猴,其在吸入或注射病毒后出现的感染症状与人十分接近。在猴子模型中,丝状病毒的毒力有相当大的可变性,这与人类对病毒感染的差异性相似。在埃博拉病毒中,扎伊尔种的毒力最强,Reston 种的毒力最弱。猴子感染马尔堡病毒后也能存活,其毒力与埃博拉病毒苏丹种相当。其他猴子以及豚鼠也是非常好的实验模型。已有埃博拉病毒(扎伊尔种)的小鼠模型,用于细胞生物学和免疫学研究,但是小鼠模型与人类感染情况相差较远,从这些研究中获得的实验数据不能直接应用到人身上。

MACV 和 JUNV 病毒最常用的动物是新生鼠或田鼠,沙粒病毒也可以用小的豚鼠,一般 7~18 天引起死亡。豚鼠也可用于丝状病毒的分离培养,但丝状病毒初代培养只引起豚鼠发热,传代后才引起死亡。小鼠对 ZEBOV 敏感,但对其他丝状病毒不敏感。乳鼠是分离 CCHFV 的经典动物。

(二)电子显微镜

电子显微镜可以用来观察病毒的超微结构,丝状病毒科是感染人类的唯一丝状病毒,所以电镜可以直接将其与其他病毒区分。丝状病毒感染的患者的抗凝血液、尿液和组织均可用电子显微镜观察到病毒。沙粒病毒细胞培养样品呈沙粒状,电镜下也可与其他病毒区分。但电子显微镜观察不能作为鉴定病毒的方法。

(三)检测抗原

1. 酶联免疫吸附试验检测(ELISA)病毒抗原　ELISA 是诊断各种出血热的敏感和特异的方法,可以用来检测 γ- 射线照射过的或经 β- 丙内酯(β-propionolactone)灭活过的血清、组织培养上清液、尿液、咽喉清洗液。酶标板用抗体包被,检测患者血清中的病毒抗原,第二抗体采用标记的多抗比单抗更敏感。如果样品的 A_{410} 超出阴性对照 A_{410} "均数 +3 倍标准差"可判定为阳性。检测的敏感度一般为 $(1.3\sim3.2)\times10^2$ PFU/ml。

2. 免疫组织化学(immunohistochemistry,IHC)　免疫组织化学染色经常用来检测沙粒病毒和丝状病毒。甲醛固定的组织经过切片固定到硅烷(silane)包被的玻片上,再经过脱蜡、与抗体和抗抗体反应后进行病毒的检测。IHC 对于检测皮肤等组织中的丝状病毒非常有效。

(四)检测病毒特异性抗体

1. 间接免疫荧光法(indirect immunofluorescence assay,IFA)　间接免疫荧光法是检测患者血液中病毒抗体的常用方法,可以用来检测所有出血热病毒感染。IFA 简单,但结果判定比较主观,另外大部分出血热病毒没有商业化的抗原片,所以越来越被 ELISA 所取代。患者血清需要从 1∶4 或 1∶8 开始,对倍稀释。阳性是指在 1∶64 或更高稀释度的血清能够出现清晰典型荧光。

2. 酶联免疫吸附试验(ELISA)　随着商品化的 ELISA 试剂盒的应用,ELISA 已被广泛用于检测各种出血热病毒感染。ELISA 可以分别检测 IgM 和 IgG 抗体。IgM 阳性说明患者有近期感染。如果样品的 A_{410} 超出"阴性对照 A_{410} 均数 +3 倍标准差"可判定为阳性。在我国肾病综合征出血热和发热伴血小板减少综合征均有 ELISA 抗体检测试剂盒。在国外,沙粒病毒的 LASV、JUNV 和 MACV,还有 CCHFV 的抗体均可用 ELISA 检测。因为 NP 是出血热病毒的主要抗原,所以肾病综合征出血热、发热伴血小板减少综合征、CCHFV 和 LASV 的 ELISA 试剂盒都用 NP 的重组蛋白作为 ELISA 试剂盒的抗原。

3. 空斑减少中和试验(plaque-reduction neutralization tests,PNRT)　空斑减少中和试验检测血清中中和抗体。中和抗体与病毒结合可以阻止病毒与受体结合,阻止病毒被细胞吞噬,或阻止病毒脱壳。有包膜的病毒与中和抗体结合后激活补体,可以使病毒裂解。通过这些效应,中和抗体能够阻止病毒感染细胞,使病毒的感染率下降。人血清中中和抗体的产生需要几个星期,一旦产生中和抗体可以持续几年。空斑减少中和试验既可以用于检测患者血清中抗体的消长情况,也可用来鉴定未知病毒或对病毒进行半定量。检测抗体时,一般稀释含有中和抗体的血清,检测病毒时,一般需稀释病毒。血清稀释液中需要含有补体,因此常在稀释液中加入 10% 的豚鼠血清作为补体来源,然后把中和抗体与待检测病毒混合,再感染细胞,观察空斑数量。中和抗体的滴度用中和指数表示。

(五)核酸检测

1. 反转录 PCR(RT-PCR)　RT-PCR 方法简单、敏感、特异,可以对灭活的病毒进行检测,特别适用于无法进行病毒分离的标本。现在 RNA 提取和 RT-PCR 都用试剂盒,所以 RT-PCR 非常方便。RNA 抽提液一般含有硫氰酸胍(guanidinium thiocyanate),其足以灭活各种出血热病毒,但做 RNA 抽提要在生物安全柜中进行。

每种病毒的 RT-PCR 都有特异引物,这些引物往往选自于同一种病毒比较保守的区域。单纯用一对引物 RT-PCR 阳性作为诊断某个病毒感染是不够的,需要有病毒分离或血清学阳性的证据。如果没有病毒分离或血清学证据,至少要用扩增不同部位的第 2 对引物证实病毒感染。RT-PCR 的灵敏度为检测 10^5 RNA 模板 /ml,实时 RT-PCR 比 RT-PCR 的灵敏度高,能够检测到 1500~3000 个病毒 RNA 模板 /ml。

2. 原位杂交(in situ hybridization)　用与病毒 RNA 序列匹配的探针与活检的组织样品中的 RNA 杂交可以检测埃博拉和克里米亚 - 刚果出血热,但其他病毒未见报道。

三、临床实验室检测

（一）布尼亚病毒

1. 汉坦病毒

（1）肾综合征出血热病毒

1）常规检查：①血常规和血液生化检查：早期白细胞总数正常或偏低，3~4 日后即明显增高，多在（15~30）× 10^9/L，中性粒细胞明显左移，并可出现幼稚细胞，重型、危重型可出现晚幼粒、中幼粒，甚至早幼粒细胞，呈现类白血病反应。在 1~2 个病日即可出现异型淋巴细胞，且逐日增多，一般为 10%~20%，部分达 30% 以上。一般血小板减少，血沉轻度至中度升高，C- 反应蛋白升高。尿素氮及肌酐增高，少尿期至多尿期达高峰，以后逐渐下降，升高程度及幅度与病情成正比。②尿常规：显著的尿蛋白是本病的重要特点，也是肾损害的最早表现。其主要特征为：出现早、进展快、时间长。多在 2~3 病日尿中即开始出现蛋白，并发展迅速，可在 1 天内由"+"突然增至"+++"或"++++"，少尿期达高峰，以后逐渐下降，尿中还可有红细胞、管型或膜状物（即凝血块、蛋白质与坏死脱落上皮细胞的混合凝聚物），故必须强调多次检查尿以准确诊断。

2）凝血功能检查：有弥散性血管内凝血者，开始为高凝阶段，凝血时间缩短，但为时较短，不易观察；其后转为低凝血阶段和继发性纤溶亢进。低凝阶段，表现为凝血因子大量消耗，血小板下降，凝血酶原和部分凝血活酶时间延长，纤维蛋白原降低。继发性纤溶亢进表现为凝血酶凝固时间延长，纤维蛋白降解物增加。使用血浆鱼精蛋白副凝试验（3P 试验）检测纤维蛋白单体，阳性证明有较多凝血酶及纤溶存在。

（2）辛诺柏病毒

1）血常规和血液生化检查：出现血液浓缩、红细胞和血红蛋白升高。多数患者白细胞计数升高，中性粒细胞明显升高，核左移。可以出现免疫母细胞型细胞、晚幼粒细胞和（或）髓细胞、异型淋巴细胞。多数患者血小板明显减少。肝功能异常，谷丙转氨酶、谷草转氨酶升高，肌苷激酶常明显升高，有肾损害者尿素氮升高。少数患者有代谢性酸中毒，二氧化碳结合率降低，阴离子间隙（anion gap）增大，乳酸盐增高，碳酸盐降低。

2）尿常规：有肾损害者可出现尿蛋白和显微镜血尿，尿蛋白一般为"++"。

3）血气分析：动脉血氧分压低于 7.98kPa。

4）凝血功能检查：可以出现活性部分凝血酶时间和凝血酶原时间延长。少数患者纤维蛋白降解物升高，但纤维蛋白正常。

5）X 线胸片检查：可见双肺间质浸润影或间质和肺泡均出现浸润影。部分患者能看到胸腔积液和心包积液。

2. 发热伴血小板减少综合征病毒　血液化验呈血小板减少、白细胞减少、血清丙氨酸氨基转移酶、天冬氨酸氨基转移酶、肌酸激酶、乳酸脱氢酶水平升高，也可观察到蛋白尿和血尿。最后患者因多器官衰竭死亡，该病病死率较高，12% 左右。

（二）丝状病毒

血液检测谷丙转氨酶（ALT）、谷草转氨酶（AST）、谷氨酸脱氢酶、山梨醇脱氢酶和 γ- 谷氨酰转肽酶（γ-GT）水平升高，提示肝损害。

肌酐和尿素水平增高，肾衰竭，因为腹泻和呕吐常见低钾血症。从发病的第一天就会有白细胞减少症与中性粒细胞核左移以及严重的血小板减少症。第二个临床阶段的特点是白细胞增多和凝血因子减少及凝血酶和脑磷脂凝固时间延长,发生弥散性血管内凝血(disseminated intravascular coagulation,DIC)。

第四节 预防与治疗

一、布尼亚病毒

(一)汉坦病毒

1. 肾综合征出血热病毒

(1)预防

疫情监测及灭鼠是卫生部门防治疾病的重要措施。

1)人疫情监测:包括及时掌握疫情,分析疫情动态和发展趋势,为及时采取预防措施提供依据;疫情登记要详细,必要时应进行个案调查和采血检查抗体,以核实疫情。

2)鼠疫情监测:逐步查清疫区和非疫区宿主动物的种类、分布、密度和带毒率。宿主动物带毒率的动态调查:①监测地区:重要城市、港口和交通要道等;②监测时间:在本病高峰前进行;③监测对象和数量:家鼠、野鼠各100只以上,实验用大白鼠等也要定期检查。

3)灭鼠、防鼠:①灭鼠:以药物毒杀为主,应在鼠类繁殖季节(3~5月)与本病流行季节前进行。②防鼠:保存好粮食及食物;整顿环境,打扫久未居住的房屋时,要戴手套、口罩或面罩,以防通过呼吸道感染病毒;应尽量避免野外露宿。③灭螨、防螨:在秋季灭鼠同时可用杀虫剂进行灭螨。④疫苗应用:目前我国疫区普遍接种有3种单价灭活疫苗。

(2)治疗

目前尚无特效疗法,常采用以支持治疗为主的综合治疗法。抓好"三早一就"(早发现、早休息、早治疗,就近治疗),把好三关(休克、少尿及出血关)对减轻病情、缩短病程和降低病死率具有重要意义。

2. 辛诺柏病毒

(1)预防

HPS是因为人们接触感染病毒的鼠或其排泄物所致,因此预防本病的首要原则是在居住区内防鼠和灭鼠。

(2)治疗

HPS临床治疗主要采取对症和支持疗法,鉴于本病起病后病情进展迅速,病死率极高(38%),因此对临床疑似病例,应仔细监护,认真观察呼吸、心率和血压等情况,特别是对外周血象中白细胞核左移、杆状核细胞和晚幼粒细胞及血小板减少(三联征)的患者应劝其住院,防止病情突然加重。由于尚未排除人与人之间的传播,因此患者应严密隔离。

(二)发热伴血小板减少综合征病毒

灭蜱是预防本病的主要措施。在疫区野外工作的人员可以将裤腿扎入袜子内,定时检查和移除衣服上的蜱,防止蜱进入身体。使用含有避蚊胺(N,N-diethyl-m-toluamide,DEET)的驱蜱剂。隔离患者,做好个人防护工作。避免接触患者或感染动物的血液和体液。

治疗SFTS主要是支持性的,发热早期患者给予静脉输液,补充足量液体和电解质,应用肾上腺皮质激素可能有一定疗效。利巴韦林被广泛用于治疗该病,但报告效果不佳。因为患者白细胞减少,应防止细菌继发感染。

（三）克里米亚 - 刚果出血热病毒

防蜱、灭蜱是预防本病的主要措施。隔离患者,做好个人防护工作,避免接触患者或感染动物的血液和体液。

治疗 CCHF 主要是支持疗法,发热早期患者给予静脉输液,补充足量液体和电解质,应用肾上腺皮质激素有一定疗效,治疗继发感染。因该病毒在体外对利巴韦林敏感,故常用利巴韦林治疗 CCHF 患者。此外,利用被感染的羊血清制备成冻干治疗血清在早期治疗中有良好的效果。

（四）裂谷热病毒

1. 预防

（1）裂谷热预测:在非洲,以监测动物携带裂谷热病毒来预警裂谷热的流行。监测的方法是在流行地区收集易感动物的血液,检测裂谷热病毒。收集动物血液的时间是从雨季开始到雨季结束,每隔 4~6 周收集一次。某一地区动物感染率高预示着后续裂谷热会在当地人间流行,需要采取预防措施。

因为裂谷热的流行和雨季密切相关,预测气候变化能够预知裂谷热暴发,使用卫星图像和天气 / 气候预报数据来成功地发展裂谷热预测模型和早期预警系统。早期预警系统可用于发现暴发初期阶段的动物病例,使当局能够实施有关措施来避免即将发生的流行病。

（2）减少与感染动物接触:在裂谷热暴发时,要减少与动物的直接接触,所有动物产品(血液、肉和奶)在食用之前均应彻底煮熟灭活病毒。限制疫区动物转运到非疫区,减少疾病的扩散范围。

（3）灭蚊防蚊:蚊子滋生的水源应该放干或使用药物杀死蚊子幼虫,常用甲氧普烯(methoprene)喷洒灭蚊,或限制性烧荒灭蚊。个人防蚊采用浸渍蚊帐,穿浅颜色长袖衫和长裤,在蚊子叮咬高峰期间避免户外活动,使用驱蚊剂等。

（4）疫苗控制裂谷热在动物中的传播:有供动物使用的减毒活疫苗和灭活疫苗。减毒活病毒疫苗能引起流产或死产,灭活病毒疫苗没有此种副作用,但需要免疫多次才能达到保护作用。这些缺陷限制了疫苗在动物的使用。

2. 治疗 由于大多数裂谷热患者症状相对较轻且持续期短,不需要任何特定的治疗。对于较为严重的病例,主要的治疗方法是一般支持性疗法。

二、丝状病毒

（一）预防

1. 加强检疫 大规模疫情主要发生在非洲贫困,偏远地区,因为交通不便,不易向外界传播,但随着非洲经济水平的提高,现代化交通工具有可能将埃博拉病毒和马尔堡病毒传播到更远的地方。我国出国旅游、经商和工作的人越来越多,要注意防止非洲的旅行者感染后带入埃博拉病毒和马尔堡病毒,对来自疫区的旅客和动物(尤其是猴)应严格检疫。从疫区返回的人员应留意自己 10 天内的健康情况,如有任何不适(发热、腹泻、异常疲倦、肌肉疼痛、呕吐)应马上就医,并告知最近的旅游记录。实验猴群一旦发生疑似病例,应全部捕杀和焚毁,有关房舍及用具必须彻底消毒。

2. 及时隔离 丝状病毒具有高度感染性和传染性,一旦发生病例,政府和预防人员需要快速作出反应,隔离患者,封锁现场。埃博拉病毒容易在人间传播,传播的主要途径是接触患者的体液,包括腹泻物、呕吐物和皮肤黏膜出血。因此要避免接触患者的分泌物和血液或被其污染的物体。遵守严格的隔离、护理程序,使用一次性面罩、手套、护目镜以及长隔离服。加强流行病学调查,对接触者和传染源的调查,找出在患者起病后 3 周内与其有密切接触的所有人,并对其进行密切监测。

3. 注意防护 医务人员在接触患者时要采取呼吸防护,防止因接触污染的血液、分泌物或医疗器械而发生感染。饲养和解剖可疑猴时,也要同样采取严密的预防措施。一般人员应注重个人卫生,勤洗手;避免与发高烧的患者亲密接触;绝不可接触任何患病或已死亡的动物、不要进食野味,特别是非人灵长类动物。这些病毒的自然宿主不清楚,在疫区要注意避免接触蝙蝠和非人灵长类动物,不要去洞穴旅游。

(二)治疗

目前针对丝状病毒感染尚无特效治疗药物,主要依靠早期发现、早期隔离、对症治疗以及积极的支持治疗:①对症治疗:包括退热、镇静、氧疗、止血、保护重要脏器的功能等。②支持治疗:液体疗法、营养支持、补充凝血因子、补充新鲜血浆和白蛋白、维持血压,治疗各种并发症。③抗病毒治疗:人们已经使用一种抗丝状病毒药物:细胞 S- 腺苷 -L- 高半胱氨酸水解酶抑制剂,这种药物在体外以及小鼠和非人类灵长类动物模型中均有活性,它通过 S- 腺苷 -L- 高半胱氨酸的蓄积以选择性抑制病毒甲基化反应而起作用。某些抗病毒药物在病程的前 6 天内使用效果最好,例如利巴韦林静脉给药,首剂 30mg/kg,以后按每 6 小时 15mg/kg 用药 4 天,再按每 8 小时 8mg/kg 继续用药 6 天。应注意干扰素(IFN)-α 对该病毒的预防和治疗无效。④有人主张使用恢复期患者血清及动物免疫血清球蛋白治疗早期患者,但目前争议较多。

三、沙粒病毒

我国没有旧世界的拉沙热和卢萨卡 - 约堡出血热,也没有新世界的各种沙粒病毒出血热,但我们必须预防旅行者带入这些疾病。我国医务人员没有接触过这类患者,一旦遇到患者也容易误诊。对于从南美和非洲回来且有类似临床症状者,要获取详细的旅游史,了解患者是否有野外啮齿动物接触史,对患者血液及时进行病毒抗体或病毒 RNA 检测,必要时对患者进行隔离治疗。

本 章 小 结

病毒性出血热是一类严重的疾病,这些疾病的典型特征是发热、出血、高死亡率和高度传染性。出血热均为自然疫源性疾病,其发病有地区性分布,早期诊断和隔离患者可以有效预防出血热的传播。但是出血热往往发生在农村和林业地区,这些地方医疗设施不足,医护人员对疾病缺乏认识,使患者误诊得不到及时治疗,更重要的是导致疾病扩散,如 2014 年在西非的埃博拉大流行最初可能来源于一个或几个患者,却导致 13955 人感染,9162 人死亡(截至 2015 年 2 月 8 日)。有些病毒性出血热以我国为主要疫源地,如肾病综合征出血热和发热伴血小板减少综合征;有些出血热我国不是疫源地,但可以随旅行者带入,如埃博拉和拉沙热。我国传染病预防控制人员必须提高对这些疾病的认识,在流行地区对医务人员进行培训,掌握诊断这些疾病的手段,在预防单位要配备这些疾病的诊断试剂,在某种出血热发生时,需要迅速作出诊断和控制,防止大规模流行。

思考题

1. 引起出血热的病毒有哪些及它们的分布？
2. 主要出热病毒的传播途径和媒介。
3. 如何诊断出血热病毒感染？

（于学杰）

第十二章　虫媒病毒及其检验

虫媒病毒(arbovirus)是指一些通过吸血节肢动物叮咬敏感脊椎动物而引起的自然疫源性疾病及人兽共患病的一群病毒,包括不同基因组的许多病毒家族,如黄病毒科(flaviviridae)黄病毒属(*Flavivirus*)、披膜病毒科(togaviridae)甲病毒属(*Alphavirus*)、布尼亚病毒科(bunyaviridae)、呼肠孤病毒科(reoviridae)以及正黏病毒科(orthomyxoviridae)。作为节肢动物传播的病毒,其共同特征是能在节肢动物体内繁殖,经过一定的外潜伏期,通过叮咬吸血又将病毒传给新的宿主。常见的节肢动物媒介有蚊、蜱、白蛉、蠓、虻、蚋、螨,尤以蚊和蜱最为重要。鸟类、蝙蝠、灵长类和家畜是最重要的脊椎动物宿主。

目前已知有一百多种虫媒病毒可引起人、畜疾病,主要引起关节炎、出血热和脑炎三种临床类型。由于这些病毒感染可导致人类严重的疾病,甚至死亡,且造成巨大的经济损失,仍是目前全球重要公共卫生问题之一。本章主要介绍对公众健康影响较大的虫媒病毒,包括黄病毒科中黄病毒属的乙型脑炎病毒(Japanese encephalitis virus,JEV)、黄热病毒(yellow fever virus,YFV)、登革病毒(dengue virus)、蜱传脑炎病毒(tick-borne encephalitis virus,TBEV)、西尼罗病毒(West Nile virus,WNV),以及披膜病毒科中甲病毒属的基孔肯雅病毒(chikungunya virus,CHIKV)。

流行性乙型脑炎(Japanese encephalitis,JE)是由乙脑病毒经蚊子传播而引起的一种严重的中枢神经系统、人畜共患的自然疫源性疾病,在人或动物间传播,该病病原体于1934年在日本被发现,因此命名。黄热病(yellow fever,YF)是一种由黄热病毒引起,经蚊传播的急性传染病,属于国际检疫的传染病之一,主要在中南美洲和非洲的热带地区流行,在蚊和非人灵长类动物之间周期性地发生自然感染循环。登革热(dengue fever,DF)是登革病毒经蚊媒传播引起的急性虫媒传染病,传播媒介主要为伊蚊,发生在全球热带和亚热带地区。森林脑炎(tick-borne encephalitis,TBE)是由蜱传脑炎病毒(森林脑炎病毒)感染引起的,以中枢神经系统病变为特征的自然疫源性疾病,我国称为蜱传脑炎,在国外又称俄罗斯春夏季脑炎、中欧脑炎等,蜱是其主要传播媒介。西尼罗热(West Nile fever,WNF)是由西尼罗病毒引起的传染病,因最早于1937年从乌干达的西尼罗地区的一位发热患者血液中分离到而得名,该病属人兽共患病。基孔肯雅热(chikungunya fever,CHIK)是由基孔肯雅病毒感染引起,经伊蚊叮咬传播,以发热、皮疹及剧烈关节疼痛为主要特征的病毒性急性传染病。"基孔肯雅"音译自坦桑尼亚的Swahili土语,由于患者剧烈关节疼痛,被迫采取弯曲体位,当地人形容这种姿势的土语为"基孔肯雅"。主要流行于非洲和东南亚地区,是一种人兽共患病。该病临床症状与登革热类似,容易误诊。虽然病死率很低,但在蚊媒密度较高地区易形成大规模暴发和流行。

我国主要流行的虫媒病毒病为流行性乙型脑炎、登革热和蜱传脑炎。乙脑是中国分布最广,发病最多,危害最大的虫媒病毒病,除新疆维吾尔自治区、西藏自治区和青海省外,均有乙脑病例发生。登革热在我国主要流行于南方和沿海地区,近几年广东、福建、浙江、江苏和云南省常发生输入性病例及其引起的本地流行,登革 1~4 血清型病毒均在我国发生过流行,防控登革热仍面临巨大挑战。蜱传脑炎又名森林脑炎,流行于我国东北林区,虽然流行地区较为局限,但随着自然环境的改变和媒介生物分布区的扩大,对这种蜱传疾病的监测和防控仍需加强。黄热病和西尼罗热目前暂未传入我国。

第一节　临床表现与标本采集

一、临床表现类型

大多数虫媒病毒感染是不显性的和轻型的,1~2 周可自愈,但有些病毒可引起严重的症状。一般来讲,虫媒病毒感染后的临床症状分为三类:发热、皮疹、关节炎;发热、脑炎;发热、出血。一般一种病毒只引起一类症状,如引起脑炎的病毒一般不再引起出血的症状,同样,引起出血的病毒也一般不再引起脑炎。但是,有些病毒可同时引起多种症状,如甲病毒属的基孔肯雅病毒和黄病毒属的登革病毒,不但可引起发热、皮疹、关节炎,还可以引起出血等严重症状。从虫媒病毒引起的三类症状可以看出,发热是虫媒病毒感染的最常见症状,也是病毒感染首先出现的症状,无论病毒是否引起脑炎或出血热均首先表现为发热。不同虫媒病毒引起的临床表现及标本类型见表 12-1。

表 12-1　虫媒病毒引起的临床表现

虫媒病毒	分类地位	临床症状	标本类型
乙型脑炎病毒	黄病毒属	发热,脑炎	血液、脑脊液、脑组织、蚊虫
黄热病毒	黄病毒属	发热,出血	血液、尸检脏器、蚊虫
登革病毒	黄病毒属	发热,皮疹,关节炎;发热,出血	血液、尸检脏器、蚊虫
蜱传脑炎病毒	黄病毒属	发热,脑炎	血液、脑脊液、脑组织、蜱
西尼罗病毒	黄病毒属	发热,皮疹,关节炎;发热,脑炎	血液、脑脊液、脑组织、哺乳动物及鸟类、蚊虫
基孔肯雅病毒	甲病毒属	发热,皮疹,关节炎;发热,出血	血液、蚊虫

(一)流行性乙型脑炎

潜伏期 10~15 天,可短至 4 天,长至 21 天。大多数患者症状较轻或呈无症状的隐性感染,仅少数出现中枢神经系统症状,表现为急性起病、高热、头痛、喷射性呕吐,发热 2~3 天后出现不同程度的意识障碍,重症患者可出现全身抽搐、强直性痉挛或瘫痪等中枢神经症状。典型病例的病程可分以下 4 个阶段:

1. 初期　起病急,体温急剧上升至 39~40℃,伴头痛、恶心和呕吐,部分患者有嗜睡或精神倦怠,并有颈项轻度强直,病程 1~3 天。

2. 极期　体温持续上升,可达 40℃以上。初期症状逐渐加重,意识明显障碍,出现嗜睡、昏睡乃至昏迷。昏迷越深,持续时间越长,病情越严重。神志不清最早可发生在病程第 1~2 天,但多见于 3~8 天。重症患者可出现全身抽搐、强直性痉挛或强直性瘫痪,少数也可软瘫。严重患者可因脑实质类(尤其是脑干)病变、缺氧、脑水肿、脑疝、颅内高压、低血钠性脑病等病变而出现中枢性呼吸衰竭,表现为呼吸节律不规则、双吸气、叹息样呼吸、呼吸暂停、潮式呼吸和下颌呼吸等,最后呼吸停止。体检可发现脑膜刺激征,瞳孔对光反应迟钝、消失或瞳孔散大,腹壁及提睾反射消失,深反射亢进,病理性锥体束征,如巴氏征等可呈阳性。

3. 恢复期　极期过后体温逐渐下降,精神、神经系统症状逐日好转。重症患者仍神志迟钝、痴呆、失语、吞咽困难、颜面瘫痪、四肢强直性痉挛或扭转痉挛等,少数患者也可有软瘫。经过积极治疗大多数症状可在半年内恢复。

4. 后遗症期　少数重症患者半年后仍有精神神经症状,为后遗症,主要有意识障碍、痴呆、失语及肢体瘫痪、癫痫等,如予积极治疗可有不同程度的恢复。癫痫后遗症可持续终生。

(二)黄热病

潜伏期一般为 3~6 天,临床表现差异很大,病情可从轻度自限性到致死性感染。临床主要表现为发热、黄染、出血等,在某些暴发疫情中病死率可高达 20%~40%。典型临床过程可分为以下 4 期:

1. 病毒血症期　急性起病,寒战、发热,可达 39~40℃,相对缓脉。剧烈头痛、背痛、全身肌肉痛,恶心、呕吐。结膜和面部充血,鼻出血。可有蛋白尿。症状持续 3~5 天。

2. 缓解期　发病 3~5 天后出现 12~24 小时的缓解期,表现为体温下降,头痛消失,全身基本状况改善。此期体内病毒被清除,血中可以查到非感染性免疫复合物。轻度患者在此期可以痊愈。

3. 肝肾损伤期　此期持续 3~8 天,15%~25% 患者自缓解期后进入此期。体温再次升高,全身症状重新出现,频繁呕吐,上腹痛等。出现黄疸并逐渐加深,出血表现如瘀点、瘀斑、鼻出血、黏膜广泛出血,甚至腔道大出血。肾功能异常,尿量减少,蛋白尿。心脏损害心电图可见 ST-T 段异常,少数可出现急性心肌扩张。可出现脑水肿,脑脊液蛋白升高但白细胞不高。高血压,心动过速,休克,顽固性呃逆提示预后不良。此期患者有 20%~50% 在发病后的 7~10 天死亡。

4. 恢复期　此期患者极度疲乏虚弱,可持续 2~4 周。也有报道患者在恢复期死亡,部分是由于心律失常。转氨酶升高可持续至恢复后数月。一般无后遗症。

(三)登革热

潜伏期 2~15 天,平均为 6 天左右。临床表现为高热、头痛、肌肉、骨关节剧烈酸痛、皮疹、出血倾向、淋巴结肿大、白细胞计数减少、血小板减少等。

1. 登革热

(1)发热:起病大多突然,体温迅速达 39℃ 以上,一般持续 2~7 天,热型多不规则,部分病例于第 3~5 天体温降至正常,1 天后又再升高,呈双峰热或鞍型热。儿童病例起病较缓、热度也较低。发病时伴有头痛、背痛和肌肉关节疼痛,眼眶痛,眼球后痛等全身症状。可有感觉过敏、恶心、呕吐、腹痛、食欲差、腹泻和便秘等消化道症状。颜面和眼结膜充血,颈及上胸皮肤潮红。发热期可出现相对缓脉。

(2)皮疹:于病后 2~5 天出现,初见掌心、脚底或躯干及腹部,渐次延及颈和四肢,部分患者见于面部,可为斑丘疹、麻疹样皮疹、猩红热样皮疹、红斑疹,稍有刺痒,也有在发热最后 1 天或在热退后,于脚、腿背后、踝部、手腕背面、腋窝等处出现细小瘀斑,1~3 天内消退,短暂遗留棕色斑,一般与体温同时消退。

(3)出血:于病后 5~8 天,约半数病例可出现不同部位、不同程度的出血,如鼻出血、皮肤淤点、胃肠道出血、咯血、血尿、阴道出血等。

（4）淋巴结肿大：全身淋巴结可有轻度肿大，伴轻触痛。

（5）其他：可有肝大。病后患者常感虚弱无力，完全恢复常需数周。重型登革热于病程第 3~5 天，出现头痛、恶心、呕吐、意识障碍，呈脑膜脑炎表现或有些表现为消化道大出血和出血性休克。本型常因病情发展迅速，因中枢性呼吸衰竭和出血性休克而死亡。

2. 登革出血热

（1）休克：一般发生于病程第 2~5 天，持续 12~24 小时，患者烦躁不安，四肢厥冷，面色苍白，皮肤出现花纹，体温下降，呼吸快而不规则，脉搏微弱，脉压进行性缩小，血压下降甚至测不出，病程中还可出现脑水肿，偶有昏迷。若不及时抢救，4~10 小时死亡。

（2）出血：出血倾向严重，有鼻出血、皮肤出现大批血瘀斑，呕血、便血、咯血、血尿、阴道出血，甚至颅内出血等。

（四）蜱传脑炎

潜伏期平均为 7~14 天（1~30 天或更长），潜伏期越短，病情越重。急性期为 2~3 周，随着疾病的进程，可发展为慢性蜱传脑炎。本病以高热、神经系统症状（瘫痪、病理反射、意识障碍、脑膜刺激征）及呼吸循环系统障碍为主征。

1. 发热　为本病的必备症状，一般在 38.5~41.5℃之间，多为稽留热，部分为弛张热或不规则热，持续 5~12 天，重症患者温度骤降预示死亡将临。

2. 神经系统症状　多在病后 1~2 天开始出现。包括以下几个方面：

（1）意识障碍表现：常在病后 1~2 天出现昏睡、谵妄、狂躁，重症病例多呈昏迷状态，若出现抽风惊厥现象则标志预后不良，90% 病例随体温下降意识逐渐恢复。

（2）脑膜刺激征表现：出现头痛、恶心、呕吐及颈项强直。

（3）局部病灶症状和脑神经受损症状：主要表现为瘫痪，多为肌肉弛缓性瘫痪，其部位主要是颈肌，其次上肢，少数病例会出现吞咽困难、构音困难和言语障碍。蜱传脑炎病的后遗症特点是颈部和上肢肌肉的萎缩性麻痹。

（4）反射功能异常：绝大部分患者出现深反射减弱或消失，也有少数出现手足抽搐、耳聋、咀嚼肌瘫痪等症状。

3. 呼吸循环系统障碍　部分患者有呼吸循环系统功能失常，可出现心肌炎、周围循环衰竭、血压下降、脉搏频数改变，甚至呼吸衰竭，重症患者在发病后 3~6 天（或发病后 1 天内）因出现延髓性麻痹或心肌方面的改变，而引起并发症导致死亡。大部分患者急性期可并发支气管炎，进一步引发支气管肺炎，这也是重要的致死因素之一。

（五）西尼罗热

人感染西尼罗病毒后的潜伏期为 2~15 天（通常为 2~6 天），通常主要表现为西尼罗热、西尼罗病毒性脑炎，极少数病例还可表现为严重的胰腺炎、肝炎、心肌炎，最近报道有类似脊髓灰质炎样疾病。人感染西尼罗河病毒后，病毒首先在外周血中复制增殖，有一个短暂的病毒血症过程，然后病毒侵入外周淋巴结及中枢神经系统等靶器官、组织，导致疾病产生。

1. 西尼罗热　西尼罗病毒感染者典型的症状表现为西尼罗热，大约占感染者的 1/3。潜伏期一般在 1~6 天，临床上表现为发热、头痛、倦怠、乏力、嗜睡、疲劳感加重，有或无前驱症状突然发病，1/3 以上的患者体温可达到 38.3~40℃。部分患者还可出现严重的眼痛、结膜水肿、充血和肌肉酸痛等症状；80% 左右的患者呈自限性，持续 3~5 天。在西尼罗地区，人群感染率很高，青壮年的西尼罗病毒抗体阳性率达到 61%，儿童大约在 22%。儿童期患者普遍出现不明显的发热或不明原因的发热。有研究表明亚历山大地区的发热儿童住院病例中有14.6%为西尼罗病毒感染所致,病后可产生终生免疫力。

2. 西尼罗病毒性脑炎 有1/300~1/150西尼罗病毒感染者可发展为无菌性脑膜炎、脑炎或脑膜脑炎,一般统称为西尼罗病毒性脑炎;西尼罗病毒性脑炎潜伏期为2~14天,临床上表现为发热、头痛、抽搐、意识障碍和脑膜刺激征等脑炎或脑膜脑炎症状;严重的神经系统症状较少见,病变主要集中于丘脑、中脑和脑干等部位,西尼罗脑炎患者多发于老年人和免疫力低下者或者免疫损害以及心脑血管疾病、糖尿病等患者。愈后良好,几乎完全恢复,残余的乏力以及记忆损失可以在几周内恢复正常。儿童恢复迅速,年龄越大愈后越差。西尼罗病毒性脑炎病死率在3%~15%,主要为老年患者或者免疫抑制患者。

3. 脊髓灰质炎样综合征 Jonathan D.Glass、A. Arturo Leis等于2002年分别报道数例脊髓灰质炎样综合征病例,经实验室检测确定为西尼罗病毒感染所致。临床上表现为:高热39℃以上,前期表现为头痛、倦怠、亦有寒战、盗汗、肌痛以及意识混乱等;严重的肌无力也是常见症状,双侧或单侧上肢肌无力呈渐进性发展,下肢无力甚至瘫痪;膀胱功能失调,急性呼吸窘迫亦有报道。物理检查发现:深部腱反射迟缓或消失,肌神经呈现脱髓鞘样改变;脊髓灰质部分是西尼罗病毒感染的靶位点,在人与动物中症状相似。脑脊液检测可以发现急性期、恢复期抗西尼罗病毒抗体4倍以上增高。

(六) 基孔肯雅热

以发热、皮疹及剧烈关节疼痛为主要特征。潜伏期为2~12天,通常为3~7天。

1. 急性期

(1) 发热:患者常突然起病,寒战、发热,体温可达39℃,伴有头痛、恶心、呕吐、食欲减退,表浅淋巴结肿大。一般发热1~7天即可退热,有的患者约3天后再次出现较轻微发热(双峰热),持续3~5天恢复正常。有些患者可有咳嗽、咽炎等上呼吸道炎症表现和结膜充血、轻度畏光的结膜炎表现。

(2) 关节疼痛及僵硬:发热同时,多个关节和脊椎出现疼痛、关节肿胀,可伴有全身性肌痛。关节痛多为游走性,随运动加剧,晨间较重。病情发展迅速,往往在数分钟或数小时内关节功能丧失,不能活动。主要累及小关节,如手、腕、踝和趾关节等,也可能涉及膝和肩等大关节,腕关节受压引起的剧烈疼痛和僵硬是本病的特点。关节积液少见。X线检查正常。疼痛通常持续数周至数月,约有12%的感染者最终可发展成慢性疼痛。

(3) 皮疹:患者感染后通常还会出现皮肤症状。80%的患者在发病后2~5天,躯干、四肢的伸展侧、手掌和足底出现皮疹,为斑疹、丘疹或紫癜,疹间皮肤多为正常,部分患者伴有瘙痒感,数天后消退,可伴有轻微脱屑。躯干和四肢是斑丘疹出现的常见部位,脸部、手掌以及脚掌也是好发部位。

(4) 其他:极少数患者可出现脑膜脑炎、肝功能损伤、心肌炎及皮肤黏膜出血。在印度及东南亚国家,单纯基孔肯雅热在发热后可伴出血症状,为不伴休克的出血热(主要见于儿童)。

2. 恢复期 急性期后,绝大多数患者的关节疼痛及僵硬状态可完全恢复。部分患者持续性关节疼痛和僵硬可达数周至数月,甚至3年以上。

恢复期患者根据症状可被分为以下四种:①关节疼痛及僵硬状态完全恢复;②远端关节间歇性僵硬和不适,随运动而加重,但X线拍片检查正常;③遗留持续性关节僵硬;④少数患者关节持续性疼痛和僵硬,或伴肿胀,约有90%恢复期患者表现为①。尽管绝大多数患者的关节损害最终可以恢复,但恢复缓慢。

3. 预后 基孔肯雅热的病死率不高,约 0.4%。婴儿患病常病情严重,偶因循环衰竭而死亡。成人感染者几乎未发生死亡,但剧烈疼痛和恢复缓慢的特点明显影响感染者的正常生活和工作。近期有学者报道,该病与登革热/登革出血热重叠感染会严重影响预后,临床上出血热伴休克重叠感染儿童的病死率高达 20%。

二、标本类型与采集

病毒检测成功与否很大程度上取决于采集标本的类型、时间、质量、保存、运输与标本处理等环节。根据患者感染虫媒传染病的类型,采集对应的标本(表 12-1)。在采集标本过程中要遵守生物安全法规,并做好个人防护。

1. 血液 在流行的早期和发病的早期(即病毒血症阶段),无菌操作采集 2~10ml 静脉血,不加抗凝剂。尽可能使用带有螺纹帽的试管或玻璃瓶,并用封口膜、蜡或其他材料将螺纹帽边缘密封,以防止运输过程中标本泄漏。将采集的血液置室温 1 小时后,4℃放置 2 小时,凝固血液。室温 3000r/min 离心,用无菌吸管吸出血清,装入无菌小管中,-80℃保存备用,注意污染的血清需作无菌处理。

此外,还可在患者急性期和恢复期采集血样,但需注意采集时间,例如应尽快采集患者的急性期血样,最迟不晚于发病后 7 天;而对于患者恢复期血样,则应在发病后 3~4 周采集。分离后的血清应保存在低温条件下并在 24 小时内运送至实验室,血清标本可在 4℃存放 1 周,长期保存置 -20℃或以下。

2. 脑脊液 在流行的早期和发病的早期(即病毒血症阶段),无菌操作采集脑脊液,脑脊液的病毒分离率低于血液,不适用于诊断。

3. 组织标本

(1)乙型脑炎和西尼罗热:采取脑组织(选大脑皮层、脑干、中脑、海马回及脑桥)数小块放于灭菌玻璃瓶,置冰箱内在患者死亡后 3 小时内尽快送检。脑组织不能立即送检者,应放 -25~-30℃冰箱,或加 50% 甘油生理盐水,4℃保存等待送检。

(2)黄热病:取死亡患者或猴子的肝脏标本,放入无菌试管,密封,置于 -80℃冰箱保存备用。

(3)登革热:患者在死亡后 24 小时内,尽快取脑、肝脏、脾脏、淋巴结等组织,置于干净的容器内,于 -80℃冰箱冷冻保存,立即送相关实验室进行处理。

(4)蜱传脑炎:在第 10 病天内死亡的患者均有可能从其脑组织中分离到病毒,随着病程延长,分离率越来越低。为了提高分离率,应争取在死亡之后 12 小时内解剖患者脑部,取脑干部的脑组织用于病毒分离。所采取的标本要尽快送实验室接种和做其他检测,若不能立即送检,应将标本于 -70℃冷冻保存。

4. 媒介标本

(1)蚊虫:根据虫媒传染病传播媒介的种类,采集吸过血的可疑蚊种,用 0.50mol/L(10%)葡萄糖液喂养,至胃血完全消化后将其置 -20℃,待死后按蚊种及捕获地点分组,以 20~30 只为一组,装入灭菌小瓶或试管中,液氮或超低温冰箱冷冻保存。

常见的蚊虫采集方法如下:

1)电动吸蚊器人工诱捕法:选择各种蚊虫栖息的场所,如库蚊以人房、牛棚、猪舍作为捕捉点于日落后 1~1.5 小时开始捕捉,伊蚊以竹林、香蕉园等半家栖环境为主,于上午和近黄昏时段用电动吸蚊器捕捉。

2）捕蚊磁场自动诱捕法：选择各种蚊虫栖息的场所，放置一台捕蚊磁场，以液化石油气为气源和动力源，按说明连续开启捕蚊磁场自动诱捕蚊虫，诱捕 2~4 小时或一夜。

3）人帐法：在蚊虫孳生地附近，挂一大型蚊帐（规格：帐 80cm×80cm 顶角到下沿角 150cm，下沿两角相距 150cm），将帐顶支平，四角拉开，下缘离地面 30~40cm，人在帐内诱蚊入帐，以吸蚊器连续捕蚊。

4）灯诱法：将诱蚊灯悬挂于蚊虫孳生地、猪场、牛棚、居民点周围的空地上，离地 1~1.5m，傍晚开启电源进行自动诱捕，诱捕 2~4 小时或一夜。

5）网捕法：操作时，采集者手持网柄，伸直胳膊作"∞"形挥网，每次以 55 次／分的频率采集。

6）勺捞法：选择各种蚊虫孳生的场所（池塘、溪流、沟渠、水潭、稻田等）用金属制的标准捞勺（容积约 400ml）或水网（粗铁线缝上纱布制成），丁幼虫孳生的水体，在离岸 1 米以内，随机采集水样，如有各龄幼虫或蛹，用粗口吸管吸入广口瓶内。

（2）蜱：蜱的收集：采集未吸血的蜱要在动物活动草地，如放羊的草地或野生动物活动的地区。用 1m² 的白布旗子在草地上扫动几次或拖着旗子在草地上走动（拖旗法），检查并用镊子收集旗上的蜱，将蜱放在试管或小玻璃瓶中（容器内放入滴有微量水的滤纸片，以保持滤纸湿度）带回实验室。在草地采集蜱要避开雨后和早晨的潮湿地及中午高温的时候。要穿防护衣或白色袜子及白色长腿裤子，将裤子扎入袜子中，以防蜱钻入裤子中。此外，还可在动物身上采集吸血的蜱。

所捕获的蜱送入实验室后首先应进行分类编组，每 10~50 只为一组，装入灭菌小瓶或试管中，液氮或超低温冰箱冷冻保存。

第二节　常见虫媒病毒的生物学和流行病学特征

一、生物学特征

（一）黄病毒属

1. 病毒分类　乙型脑炎病毒、黄热病毒、登革病毒、蜱传脑炎病毒和西尼罗病毒属黄病毒科黄病毒属，其中乙型脑炎病毒、黄热病毒和西尼罗病毒只有一个血清型，登革病毒有四个血清型，蜱传脑炎病毒有两个血清型，黄病毒属内不同病毒的抗原血清有交叉免疫反应。

2. 形态结构　黄病毒属的病毒颗粒呈球形，外有脂蛋白包膜包绕，包膜表面有刺突（图 12-1）。病毒颗粒直径 37~70nm，包膜内有一致密的核衣壳，核衣壳直径 25~35nm，是二十面体结构（表 12-2）。病毒包膜表面的糖基化蛋白 E 是其主要的抗原成分，能刺激机体产生特异性中和抗体和血细胞凝集抑制（HI）抗体。

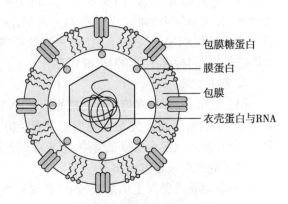

包膜糖蛋白
膜蛋白
包膜
衣壳蛋白与RNA

图 12-1　黄病毒的形态结构

表 12-2　黄病毒属病毒颗粒结构

病毒名称	病毒颗粒直径（nm）	核衣壳直径（nm）	基因组大小（kb）
乙型脑炎病毒	40	30	11
黄热病毒	37~50	30	11
登革病毒	45~55	25~30	10
蜱传脑炎病毒	40~70	25~35	11
西尼罗病毒	40~60	30	11

3. 基因组结构　病毒基因组为单股正链 RNA，基因组全长 10~11kb，病毒 RNA 的 5′端和 3′端各有 1 段非编码区，中间是一个长的开放读码框架（ORF），ORF 分为 2 部分，5′端 1/4 序列编码病毒 3 种结构蛋白，核心蛋白 C、膜结合蛋白前体 PrM 和包膜蛋白 E；3′端 3/4 的序列编码病毒的 7 种非结构蛋白 NSl-NS5。基因组的 5′端有帽子结构，3′末端为羧基，没有 poly（A）结构。编码结构蛋白与非结构蛋白的基因序列为：

$$5'\text{-C-PrM-E-NS1-NS2a-NS2b-NS3-NS4a-NS4b-NS5-}3'$$

E 蛋白是主要的包膜糖蛋白，含有病毒血凝素和中和抗原决定簇，可能是某些宿主细胞表面受体的配体，当它与受体结合，可对细胞产生感染。E 蛋白还可能是一种膜融合蛋白，可诱导病毒颗粒的包膜与细胞膜融合，促使病毒颗粒进入细胞而引起感染。M 蛋白能导致病毒的感染性增加，并形成病毒颗粒的表面结构。非结构蛋白至少有 7 种，即 NS1，NS2a，NS2b，NS3，NS4a，NS4b 和 NS5。其中 NS1 位于细胞表面，可诱导产生细胞免疫的作用，但不能诱导产生中和抗体。NS3 可能为一多功能蛋白，该蛋白位于感染细胞膜表面，显示有结合 RNA 和 ATP 酶的活性，具有蛋白酶和解旋酶功能。NS5 为聚合酶。其余非结构蛋白的功能尚不清楚。

4. 病毒型别

（1）乙型脑炎病毒分型：乙型脑炎病毒只有一个血清型。1990 年，Chen 等首先报道了 JEV 基因分型的研究结果，根据来自不同国家和地区分离的 JEV C/PrM 基因区段的核酸序列同源性进行基因分型，将基因分型的界值（cut off）定为 12%，结果获得进化关系较为明显的 4 个基因型。此后，印度学者又用 E 基因对 JEV 进行基因分型，将 JEV 分为 I~V 型，柬埔寨及泰国北部地区分离的病毒株属于 I 型；泰国南部、印度尼西亚、马来西亚的病毒株为 II 型；中国、印度、菲律宾、斯里兰卡、日本、越南地区的病毒株属于基因 III 型；部分印度尼西亚的毒株为基因 IV 型。1952 年在马来西亚患者中分离到新的基因型，确定为基因 V 型，2009 年、2010 年在中国和韩国也发现该型病毒。该法使 JEV 基因型的分布更具地域性，并且避免了因应用较短的核苷酸序列进行生物进化分析可能导致的结果不准确性，受到广泛应用。JEV 5 个基因型之间具有较强的交叉保护作用，在血清学和免疫学试验中也有较强的交叉反应，用血清学试验难以区分 JEV 的型别。虽然该病毒各基因型在地理分布上有不同，但都属同一血清型，在毒力、免疫性和宿主偏好性方面具有相似性。

（2）黄热病毒分型：黄热病毒只有一个血清型，分为 7 种基因型（图 12-2）；人们普遍认为 YFV 传播到南美洲之前在非洲发生了演变，核酸序列分析证实了这个假设。就遗传角度而言，非洲 YFV 比南美 YFV 更具差异性，提示黄热病起源于非洲。相比东非或中非病毒株而言，西非病毒株的系统发展更加接近南美病毒株，提示南美病毒株由西非病毒株演变而来。在遗传物质上，东非和中非 YFV 比西非 YFV 的基因差异性更大，提示病毒可能起源于东非和中非的丛林地区。总的来说,根据核酸序列和系统发育分析,YFV 可能起源于东非和中非,蔓延至西非后逐渐传播到南美洲。

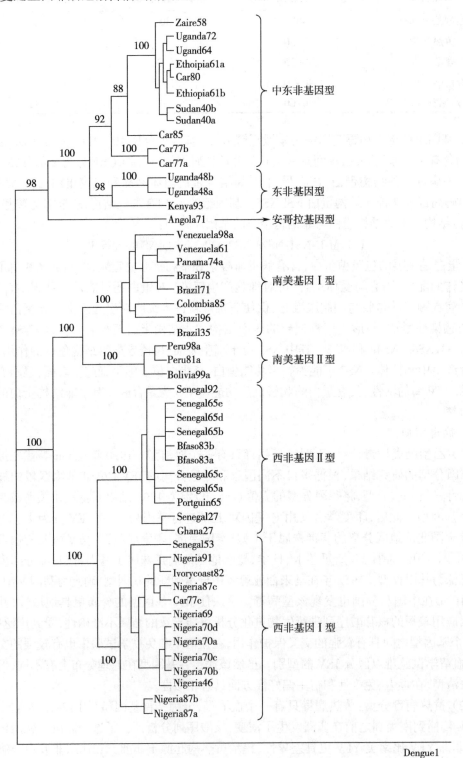

图 12-2　7 种典型 YFV 基因型系谱树,近亲系谱树根据 PrM/E 位点核苷酸序列构建

（3）登革病毒分型：登革病毒根据其抗原性的不同分为4个血清型,组成了黄病毒科的一个抗原群,与黄病毒科的其他抗原群无群特异交叉反应性。而在登革病毒每个血清型之内也存在着不同程度的变异,通过对同一血清型内不同毒株进行系统发育分析,可以将它们分成不同的基因型。基因型与毒株的地理分布有关,而且同一血清型内不同的基因型可能具有不同的毒力。因此,登革病毒的基因型分析,对于探讨病毒的毒力,分子流行病学及进化具有重要的意义。

（4）蜱传脑炎病毒分型：根据流行病学、传播媒介、临床症状及抗原性的差异可将蜱传脑炎病毒分为两种亚型:远东亚型和欧洲亚型蜱传脑炎病毒。两种亚型病毒的包膜蛋白E的氨基酸同源性约为95%,可经E蛋白特异性单克隆抗体区分开来。

有学者选取了来自全世界范围的25株蜱传脑炎病毒分离株的E蛋白基因序列进行了系统发生分析,发现可分为3个遗传谱系,分别组成欧洲、远东和西伯利亚3个基因亚型。同一个谱系的基因亚型中不同来源毒株的氨基酸水平差异较小,而不同谱系的基因亚型中不同来源毒株间的氨基酸水平差异较大,西伯利亚新亚型与远东亚型更为接近。

（5）西尼罗病毒分型：西尼罗病毒的PrM、E、NS5等基因片段的分子进化树分析结果显示,西尼罗病毒可以分为2个基因型,其中澳大利亚的Kunjin病毒属于西尼罗病毒的一个亚型,属于基因Ⅰ型。基因Ⅰ型分布于自西非至中东、东欧、北美及澳大利亚的广大地区,主要与人的疾病流行有关;基因Ⅱ型仅局限于非洲,主要引起动物感染。

（二）甲病毒属的基孔肯雅病毒

1. 病毒分类 基孔肯雅病毒属披膜病毒科甲病毒属,根据血清学试验结果甲病毒分为7个亚组,亚组间存在血清交叉反应。目前,CHIKV只有一个血清型。

2. 形态结构 基孔肯雅病毒颗粒呈圆球形或稍具多角形,平均直径为50~70nm。它由糖蛋白外壳、双层类脂酸和包含RNA的核心三个基本成分构成（图12-3）。病毒颗粒表面的糖蛋白由E1、E2和E3蛋白构成,其外膜类脂含量很高;病毒基因组为不分节段的单股正链RNA,分子量4.3×10^6Da,沉降系数为46S,病毒RNA 5′端有帽状结构,3′末端有多聚腺苷酸（polyA）尾巴序列,RNA具有感染性和信使mRNA的功能,并有翻译蛋白的活性。

3. 基因组结构 CHIKV基因组是不分节段的单链线性正股RNA,长约12kb,其5′端有帽状结构,3′末端有多聚腺苷酸尾巴序列,病毒基因组编码顺序为5′caps—nsP1—nsP2—nsP3—nsP4—（连接区域）—C—E3—E2—6K—E1—poly（A）3′（图12-4）。基因组RNA单独即可引起完整的复制周期。基因组可分为两个不同的区段,5′端前2/3部分编码4种非结构蛋白,称为非结构区;基因组3′末端后1/3编码数种结构蛋白,称为结构区。

4. 病毒型别 CHIKV E1基因序列分析的系统发生树表明,系统进化树分为明显的两个进化支（三个基因型）,一个进化支为西非的CHIKV所在的基因型,另一个进化支包括所有的南非、中非和东非病毒株以及亚洲病毒株,在后者中,亚洲病毒株和非洲病

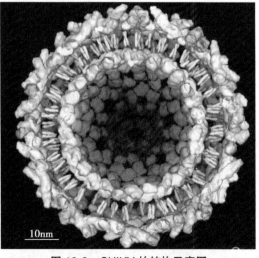
图12-3 CHIKV的结构示意图

毒株分别聚类为两个不同的基因型。目前学者普遍认为基孔肯雅病毒最初起源于非洲,后通过某种循环方式传入亚洲。

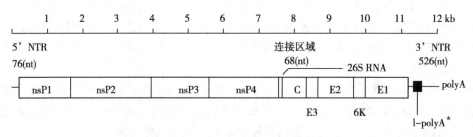

图 12-4 CHIKV 的基因组结构

刻度以 kb 表示。方框表明非结构蛋白和结构蛋白质的编码区。26S RNA 表示亚基因组 RNA 的位置。
两端的水平线表明非编码区。*I-poly(A),内部 poly(A)站点

不同基因型的基孔肯雅病毒的传播循环不同。在亚洲,病毒以城市型方式循环,埃及伊蚊(*Ae.aegypti*)是主要的传播媒介;然而在非洲,病毒以丛林型方式循环,带叉 - 泰式伊蚊和非洲伊蚊(*Ae.africanus*)是主要的传播媒介。

二、流行病学特征

(一)流行性乙型脑炎

1. 流行三环节 传染源、传播途径和易感人群

(1)传染源:乙脑的传染源是受感染的动物和人,其中猪是导致人感染最主要的传染源,其次为家鼠、猴、马、牛、羊、兔、田鼠、仓鼠、鸡、鸭以及鸟类等。猪作为主要传染源,是由于猪的乙脑感染率高,成幼猪均可感染,更新换代快、数量多,与人的关系密切,且多种蚊虫有兼吸猪和人血的习性,因此是乙脑病毒最主要的扩散宿主和传染源。猪感染乙脑病毒后3~5 天内出现病毒血症,此时蚊虫吸血后可带毒,人被携带乙脑病毒的蚊子叮咬而感染。

蚊虫感染后,病毒在蚊体内增殖,可终身带毒,甚至随蚊越冬或经卵传代,因此除作为传播媒介外,也是病毒的储存宿主。此外野生动物和野鸟也可作为自然疫源地的储存宿主。

(2)传播途径:乙型脑炎病毒通过虫媒传播。已经证实多种蚊虫均能在体内繁殖乙脑病毒,包括库蚊属、伊蚊属、按蚊属中的许多种,其中最为主要的是三带喙库蚊,它对乙脑病毒的感染阈值低,感染率高,有兼吸动物(主要是猪)和人血的习性,且该种蚊分布普遍。另外,国内分离到乙脑病毒的台湾蠛蠓和库蠓,亦可为传播媒介。

(3)易感人群:人群对乙脑病毒普遍易感,但感染后出现典型乙脑症状的只占少数,多数人通过隐性或亚临床轻型感染获得免疫力。成人多因隐性感染而免疫。通常流行区以10 岁以下的儿童发病较多,但因儿童计划免疫的实施,近来报道发病年龄有增高趋势。病后免疫力强而持久,罕有二次发病者。

2. 流行特征

(1)地区分布:乙脑流行地区广泛,在热带、亚热带、温带和中温带地区均有发病,主要分布于亚洲及西太平洋地区,北起俄罗斯西伯利亚、日本北海道,南到澳大利亚,西到印度西海岸,东到美国关岛,流行区域呈明显扩大趋势,以中国、印度和东南亚地区流行较为严重。在我国,疫区分布在兰州 - 长春连线以南的广大地区,仅东北北部、青海、新疆及西藏等地未见本病报告,其他各省、市均有乙脑发生或不同程度流行。其流行的程度与当地的地理、气

候条件有密切关系。平原发病高于山丘,郊区比市区高,农村又高于城市。

（2）季节分布:本病有严格的季节性,80%~90%的病例都集中在 7、8、9 三个月内。但随地理环境的不同,流行季节略有上下,华南地区的流行高峰在 6~7 月,华北地区为 7~8 月,而东北地区则为 8~9 月,均与蚊虫密度曲线相一致。气温和雨量与本病的流行也有密切关系。

（3）人群分布:老少均可发病,10 岁以下儿童占发病总数的 80% 以上。乙脑呈高度散发性,罕见同一家庭同时有两个患者的情况。

（二）黄热病

黄热病可分为城市型和丛林型两种。

1. 流行三环节　传染源、传播途径和易感人群。

（1）传染源:感染黄热病毒的人和猴是本病的主要传染源。城市型的主要传染源为患者及隐性感染者,特别是发病 4 天以内的患者。丛林型的主要传染源为猴及其他非人灵长类。蚊吮吸患者或病猴血液后经 9~12 天即具传染性。受感染的蚊可终生带毒,并可经卵传递。

黄热病的隐性感染和轻型病例远较重症患者为多,这些病例对本病的传播起着极为重要的作用。

（2）传播途径:本病通过蚊叮咬传播。埃及伊蚊是城市型黄热病唯一传播媒介,以人-埃及伊蚊-人的方式循环。丛林型的媒介蚊种比较复杂,包括非洲伊蚊、辛普森伊蚊、趋血蚊属（*Hemagogus*）、煞蚊属（*Sabethes*）等,以猴-非洲伊蚊或趋血蚊属等-猴的方式循环,人因进入丛林中被蚊叮咬而感染。

（3）易感人群:在城市型中无论男女老少均易感,但成年人大多已获得免疫,故患者以儿童为多。在丛林型中则患者多数为成年男性。感染后可获得持久免疫力,未发现有再感染者。

2. 流行特征

（1）暴发情况:西非有记录的最早黄热病流行于 1764 年的塞拉利昂;1815 年至 1885 年,塞拉利昂暴发一系列的黄热病流行疫情;1926 年在现今加纳南部的小镇阿萨曼凯斯,黄热病侵袭了 1000 名居民。这是黄热病流行史上首次在西非的大流行并对非洲人民的生命构成了严重威胁。1940 年,苏丹努巴（Nuba）山区暴发更为严重的黄热病流行疫情;东非的埃塞俄比亚于 1960 年至 1962 年暴发了黄热病疫情,可谓非洲历史上最严重的一次黄热病大流行。20 世纪末,西非的尼日利亚暴发了一场有记录的伤害最为严重、持续最为长久的黄热病大流行疫情。2000 年,黄热病再次在非洲暴发,流行于几内亚的黄热病造成近 200 人死亡。2001 年,巴西四个州八个县受到黄热病侵袭;2004 年 3 月,利比里亚暴发黄热病。

（2）三间分布

1）地区分布:历史上黄热病虽曾传播到欧洲南部及北美洲,但自 20 世纪以来,它仅局限于中、南美洲及非洲。1950 年以来,在非洲约从南纬 100° 至北纬 150° 的范围内,在美洲约由南纬 300° 至北纬 150° 的范围内。一般可认为南北纬 150° 之间是黄热病的地方性流行区。黄热病主要流行于非洲和中、南美洲 44 个热带国家,其中非洲 33 个国家（贝宁、乍得、刚果、几内亚、赤道几内亚、埃塞俄比亚、加纳、象牙海岸、尼日利亚、塞拉利昂、苏丹、乌干达、刚果（金）、佛得角、布隆迪、厄立特立亚、冈比亚、几内亚（比绍）、卢旺达、圣多美和普林比西、索马里、坦桑尼亚、喀麦隆、肯尼亚、利比里亚、马里、安哥拉、布基纳法索、加蓬、毛里塔尼亚、塞内加尔、多哥、中非共和国）,南美 11 个国家（巴西、玻利维亚、英属圭亚那、哥伦比亚、厄瓜多尔、法属圭亚那、巴拿马、秘鲁、苏里南、巴拉圭和委内瑞拉）。包括我国在内的亚洲地区，虽在地理、气候、蚊、猴等条件与上述地区相似，大部分地区亦有埃及伊蚊，但至今尚无本病流行或确诊病例的报道。

2）季节分布：经埃及伊蚊传播的黄热病的季节性与埃及伊蚊的繁殖季节相符合。蚊繁殖的最适宜温度为30℃。在南美及非洲，一般流行季节在1~4月份，这时雨多，温度高，湿度大，既利于埃及伊蚊孳生，又利于病毒在其体内繁殖；本病在赤道地区无季节性，赤道南北夏季为流行高峰，离赤道越远，季节性越明显。

3）人群分布：城市型黄热病患者无明显的年龄、性别和职业差别，开始呈散发，随着传染源的增加和媒介蚊的大量感染，在人群中呈暴发性流行，发病率非常高，具有家庭内灶性分布的特点；丛林型黄热病因人类进入丛林而感染，几乎全部发生于成年男子，一般呈散发。自然疫源地内受到感染的猴进入森林边缘的居民点觅食时，就可能使居民点附近的蚊受感染。当这些蚊进入居民点叮咬人时可使人受感染。发病地点多在森林边缘的居民点中，各种年龄、性别的人均可被感染。

（三）登革热

1. 流行三环节　传染源、传播途径和易感人群

（1）传染源：人和非人灵长类动物是登革病毒感染的自然宿主。非人灵长类动物感染登革病毒后出现与人类相似的病毒血症，持续时间为1~2天，感染的病毒滴度很高，但感染后没有明显的临床症状。在丛林性疫源地地区，猴类动物是主要的传染源和宿主，调查发现在马来西亚、越南、柬埔寨、印尼和菲律宾的猴有很高的中和抗体阳性率，在我国的广东和云南也发现猴类携带有登革病毒抗体，证明猴类在保存和扩散登革病毒中起着重要作用。猴类动物感染了登革病毒后产生病毒血症，蚊虫叮咬了感染的猴，再把病毒传染给其他猴，这样就形成了"猴-蚊-猴"循环。在城市疫源地内隐性感染者和患者是主要的传染源和宿主，患者在发病前1天和发病后5天内为病毒血症期，传染性最强，此时期从患者血中可分离到病毒。人的病毒血症可持续6~12天。如果蚊虫叮咬了患者后再叮咬其他人，即可把病毒传播开来，形成非丛林地区的"人-蚊-人"循环。值得注意的是隐性感染占登革病毒感染者的90%左右，他们在登革热的传播中具有更为重要的意义。

（2）传播途径：埃及伊蚊是登革病毒的主要传播媒介。埃及伊蚊生活在城市栖息地，主要在人造容器中繁殖。与其他蚊子不同，埃及伊蚊在白天进食，其叮咬高峰是在早上或黄昏前。雌性伊蚊每次进食会叮咬多人。病毒通过已感染的雌蚊的叮咬而传染给人类。蚊子通常在吸食被感染人血液时获得病毒，经过4~10天体内繁殖后，被感染的蚊子终生可传播病毒。被感染人员是病毒主要携带者和增殖者，是未受感染蚊子的病毒源。感染登革病毒的患者在出现最初症状后，也能通过伊蚊传播病毒（通常4~5天，最长12天）。

白纹伊蚊是亚洲登革热的次要传播媒介，白纹伊蚊的世界分布范围很广，目前已经传播到北美和欧洲，这很大程度上是由于国际废旧轮胎（伊蚊的繁殖场所）贸易和货物（如幸运竹）流动造成的，且适应性极强，即使在欧洲较冷的温带地区也可生存，因为其能够适应低于冰点的温度、冬眠和在微生境中找到隐蔽处。

（3）易感人群：人群对登革病毒普遍易感。感染后可获得对同一血清型病毒的较持久的免疫力，一般为1~4年，对异型病毒则仅有短暂的免疫力。因此受过某一型病毒感染的人并不能保护不受异型病毒感染，而且在发生第二次感染时还可能引起登革出血热和登革休克综合征。登革出血热和登革休克综合征的发病率低，但病死率高。登革热在任何年龄均

可发病,但不同地区稍有差异。我国从婴儿到老人均可发病,以儿童和青壮年患病率最高。性别分布无明显差异。而危害较大的登革出血热则多见于儿童,最敏感的年龄为 8~10 岁。可能的原因是儿童更容易形成细胞因子介导的血管通透性增高而加重出血。

　　2. 流行特征

　　1) 地区分布:登革热是一种地区性流行病。最早有记录的登革热发生在 1779 年,在印尼的雅加达和埃及开罗暴发。登革热在除欧洲之外的所有大陆都有流行,登革出血热则在亚洲、美洲和一些太平洋的岛屿上发生,其中亚洲国家病例数比其他地区多得多。

　　20 世纪 40 年代初期,登革热在我国东南沿海多个省份和台湾全岛流行,并蔓延到内地的南昌、汉口等地。此后经过 30 多年静息期,1978 年突然在广东省佛山地区发生暴发,迄今我国发生登革热暴发或流行以及本地感染病例的地区有广东、海南、广西、台湾、福建、澳门、香港以及浙江、江苏、云南边境等地区,特别是广东省,自 1978 年以来,基本每年均有登革热疫情报道。云南省毗邻登革热高发的东南亚疫区,近年来也报道了多起登革热疫情。

　　2) 季节分布:由于登革热的传播媒介主要是伊蚊,因此在大多数地区,登革热的流行似乎具有明显的季节性,多发于气温高、雨量多的季节,偶见干旱季节暴发,主要集中在 5~10月。一般雨后 2~3 周随着伊蚊密度上升,登革热发病高峰出现。在热带地区,往往发生在湿季和雨季,雨量增加,温度升高,可缩短病毒在媒介中的潜伏期,加速病毒的传播。在亚热带地区主要发生在多雨季节,雨季过后的几个干旱的月份,登革热发病率明显下降。在东南亚地区全年均有病例发生,大多数地区高峰期与雨季相一致。我国海南和广东主要流行季节为 3~11 月,海南最高峰为 4~6 月,广东为 8~10 月。统计我国 1990~2006 年登革热报告病例发现,全年 1~12 月均有疫情报告,其中 8~10 月为高峰期。

　　3) 人群分布:登革热在任何年龄阶段皆可发病,但不同地区存在一定差异。不同年龄阶段,登革热的临床表现、严重程度等不尽相同。东南亚地区发病多数为 15 岁以下儿童,泰国出血热多发于 5~8 岁儿童,古巴则以成年人居多。初次暴发登革热时,一般以青少年和成人为主。有学者通过对 1996 年巴西某地登革热流行情况进行统计学分析后,认为年龄与临床登革热密切相关,儿童初次感染登革病毒后出现临床症状的概率较低,随着年龄的增加,青少年及成年人初次感染更易出现临床症状。我国从婴儿到老人均有发病,其中以儿童和青壮年患病率最高。性别分布未见明显差异,男女几乎各占一半。我国广东省约有 1 万余例登革热病例,其中男性与女性病例数相差不大。各年龄组均有发病,其中 15~50 岁的病例最多。

　　登革出血热和登革休克综合征多局限于儿童,最敏感的年龄是 8~10 岁。儿童比成年人更容易发生登革出血热的原因可能是儿童更容易形成细胞因子介导的血管通透性增高。登革出血热在局部流行时,男性和女性的感染率基本相同。但疾病严重程度上,似乎与性别存在一定关联。在温和的登革出血热病例中,男性稍多于女性;但严重的登革出血热和登革休克综合征病例中女性患者较多。

　　4) 流行特点:本病常呈明显的家族聚集性。一旦受感染的蚊虫进入家中,或某家庭成员受感染,很容易发展为全家感染。家庭成员越多,受感染概率越大。登革热可以呈地方性流行,也可呈散发状态。当本病侵入新地区时,由于当地居民无免疫力,发病率可突然上升,常呈暴发形式,短期内引起大量人群发病,发病率可达 75%,感染率可达 95% 以上。当一个地区流行时,可通过病毒血症期的患者和感染的蚊虫将病毒传播到其他地区,引起疫情的扩散蔓延。一般从原发疫区向周围城镇、农村蔓延,然后沿水、陆、空等交通工具迅速向外地传播。在某一国内通常沿交通路线传播;国与国之间总是首先流行在港口城市和机场城市。

（四）蜱传脑炎

1. 流行三环节　传染源、传播途径和易感人群。

（1）传染源:主要传染源包括蜱、小型野生动物、鸟类等。

蜱是蜱传脑炎病毒最重要的传染源。一般情况下,蜱的幼虫可以保存病毒1年,成虫可以保存2年以上。研究表明,在蜱的各器官中,其唾液和卵巢中病毒浓度最高,十分有利于其水平传播和垂直传播。

森林中众多的小型野生动物均是蜱的寄生宿主,因此也是蜱传脑炎病毒主要的传染源。其中已经发现病毒血症并分离出病毒的动物有:狼、獐、鹿和大多数的啮齿类动物等。

除小型啮齿类动物外,森林中的鸟类是蜱最活跃的宿主,带病毒率也很高。某些鸟类感染蜱传脑炎病毒后,可出现明显的与人类患者类似的临床症状。

另外,自然疫源地中的家禽、家畜也有可能作为贮存宿主,如被感染的山羊可从奶中长期排出病毒,人饮用此奶后常可引起感染。

（2）传播途径:本病的流行主要是由于携带有蜱传脑炎病毒的蜱在叮咬人的过程中,伴随唾液将病毒注入人体,导致人被感染。研究表明,远东亚型的主要媒介蜱种为全沟硬蜱,其次为森林革蜱、嗜群血蜱及日本血蜱;欧洲亚型的主要媒介蜱种为蓖籽硬蜱,其次是边缘革蜱、网纹革蜱、刻点血蜱、缺角血蜱、嗜群血蜱和六角硬蜱等。

有极少部分患者是经消化道和呼吸道造成感染,如欧洲常见饮用含病毒的生山羊奶造成感染,以及实验室研究人员由感染性气溶胶引起感染。

（3）易感人群:人类不分年龄、性别对蜱传脑炎病毒均普遍易感,但实际发病以与森林作业关系密切者为高。

2. 流行特征

（1）地区分布:蜱传脑炎分布相当广泛,横跨欧亚两洲的广阔地带,东起北太平洋岸及附近岛屿,西至大西洋岸,向北可至斯堪的纳维亚及濒临北冰洋的北极圈,南到巴尔干及中亚南部地区。其蔓延的国家有:前苏联的大部分国家、中国、捷克斯洛伐克、奥地利、波兰、保加利亚、匈牙利、前南斯拉夫、德国、瑞士、芬兰、瑞典、丹麦、法国和罗马尼亚等。

（2）季节分布:本病的发生有严格的季节性,一般于4月中下旬开始出现病例,5月份患者显著增加,5月下旬至6月上旬达最高峰,约占发病总数的80%,8月以后流行基本终止。这种季节性发病主要与蜱活动的季节消长呈正相关,成蜱一般在3月末或4月初出现,4月下旬蜱的数量急剧上升,5~6月活动达最高峰,以后逐渐下降,到8月便很少见了。人的发病在9月还有一个小高峰,主要是当年的幼蜱或稚虫的侵袭所致。

（3）人群分布:人对蜱传脑炎病毒普遍易感,但自然状态下本病毒仅存在于自然疫源地,只有进入该地带的人才会感染。发病率以与森林作业关系密切者为高,男性发病较多,年龄组以20~30岁多见。

（五）西尼罗热

1. 流行三环节　传染源、传播途径和易感人群。

（1）传染源:西尼罗热的传染源主要为处于病毒血症期的带毒动物和该病毒的自然贮藏宿主(主要为鸟类)。病毒可以在鸟类体内以高浓度循环数天。鸟类一般在感染7天后播散病毒的能力逐渐增强,14天时达到峰值。一些家禽家畜如鸡、鹅、马、猪也可感染该病毒,但只产生低水平的病毒血症,不是主要的传染源。病死动物的内脏器官也含有大量病毒,其他动物可能因猎食病死动物的尸体而感染,应予以重视。

(2)传播媒介:西尼罗病毒在鸟的血液系统中大量繁殖,形成高水平病毒血症,蚊在叮咬病鸟时可感染病毒并通过再叮咬而传给其他动物和人。病毒可在鸟与鸟之间直接传播。病鸟的口腔和泄殖腔的分泌物中均含有大量病毒,病毒可通过唾液、粪便和接触直接传播。此外,西尼罗病毒也可经输血、器官移植传播和母婴传播。

(3)易感人群:人对西尼罗病毒普遍易感。各类禽、畜、兽等对西尼罗病毒均易感,如鸟(主要是乌鸦)、蚊(库蚊、伊蚊和曼蚊)、夜猴、马、狗、猫、猪、骆驼、鸡、鸭、鹅、鸽子、牛、蝙蝠、蓝鸟、松鼠和家兔。虽然尚无两栖类和爬行类动物感染西尼罗病毒后发病的报道,但已从青蛙体内分离到了西尼罗病毒。另外在一种湿地蛇(草蛇)体内检测到了西尼罗病毒的血凝抑制抗体。可感染西尼罗病毒的两栖类动物有青蛙和蟾蜍,爬行类动物主要为鳞爬虫目。

2. 流行特征

(1)地区分布:1937 年首次从乌干达西尼罗地区的一位女性发热患者体内分离出该病毒,在其后的近 30 年里,西尼罗病毒感染导致的以发热为主要症状的传染性疾病——西尼罗热在非洲广为流行,但未引起关注。最初,人们认为西尼罗病毒感染是非洲的一种地方病,直到 1957 年以色列发生西尼罗病毒性脑膜脑炎暴发后,人类才真正认识到该病的危害。此后,法国、南非也相继发生了该病的流行。20 世纪 90 年代以后,西尼罗病毒感染的流行地区扩大,阿尔及利亚(1994 年)、罗马尼亚(1996~1997 年)、捷克(1997 年)、刚果(1998 年)、俄罗斯(1999 年)、以色列(1999 年)和美国(1999 年)等先后发生西尼罗热疫情流行,波及非洲、欧洲、中东、西亚、中亚、大洋洲和北美洲等广大地区,流行呈扩大趋势。暴发流行初期,临床仅表现为轻度的发热性疾病。20 世纪 90 年代中末期,以色列、罗马尼亚和俄罗斯的几次大暴发发病人数增多,并表现出严重的脑膜脑炎,特别是在 1996~1997 年罗马尼亚布加勒斯特及其附近暴发西尼罗河热,临床病例 500 人,病死率高达 100%,成为欧洲最严重的虫媒病毒病事件。1999 年 11 月,以色列也报告暴发一起西尼罗河热。

1999 年以前该病主要在东半球出现,感染者一般无明显的临床症状,对人体健康影响很小。1999 年,美国纽约发生西尼罗热感染大流行,随后几年在北美和中美洲迅速传播,其发生之突然、感染患者之多、散播速度之快、波及范围之广、持续时间之长和疫情之严重都是前所未有的。1999 年夏天,美国报道了纽约 62 例西尼罗热感染引起的脑炎,其中有 7 例死亡,从此以后,美国每年均有一定数量的西尼罗热疫情暴发,至今已累计发病 39575 人,死亡 1669 人,死亡率平均为 4%。

在地理分布上,西尼罗病毒已经从纽约扩散至美国全境和加拿大、墨西哥。美国密西西比河沿岸的发病率较高,其中伊利诺伊州 2002 年报道了全美 21% 的病例,886 名患者中有 66 人死亡。推测病毒的扩散可能与候鸟的迁徙和当地的生态环境有关。近年来,在中美洲的萨尔瓦多,通过噬斑减少中和试验在马的血清中发现了西尼罗病毒的中和抗体,说明西尼罗热疫情已传播至中美洲。

迄今为止,我国尚未发现西尼罗热感染的临床病例,但是已有从鸟类等媒介中分离到该病毒的报道,且我国的气候、地理环境复杂,蚊虫种类繁多,具备传播条件,随着国际交流的日益频繁,西尼罗热传入我国境内的可能性非常大。目前我国每年都有相当数量病因不明的病毒性脑炎临床病例,由于国内目前对西尼罗热的研究还不够深入系统,因此,也不能完全排除已存在西尼罗热感染病例的可能性,对西尼罗热应提高警惕。

(2)季节分布:由于该病以蚊媒作为传播宿主,发病数与蚊虫密度曲线相一致,因此夏秋季节发病较多。但随地理环境的不同,流行季节略有上下;热带地区发病数与季节无明显联系。气温和雨量与本病的流行有密切关系。

（3）人群分布:老少均可发病,老年人及部分儿童、青少年感染后可引起脑炎、脑膜炎,此时病情较重,需引起高度重视。

（六）基孔肯雅热

1. 流行三环节　传染源、传播途径和易感人群。

（1）传染源:人和非人灵长类动物是基孔肯雅病毒的主要宿主。急性期患者、隐性感染者和感染病毒的非人灵长类动物是本病的主要传染源。

1）患者:在城市型基孔肯雅病毒感染循环中,急性期患者是主要传染源。人患该病时,在发病后 2~5 天内可产生高滴度病毒血症,有较强的传染性,足以引起媒介蚊的感染并传播。在非洲和亚洲曾从患者血液中分离到该病毒。因此,感染者可将基孔肯雅病毒从流行或地方性流行的地区带到其他地区。2005 年以来印度洋岛屿、非洲及印度的流行与感染者远距离的传播有关。国际航空旅行增多,病毒在国家之间、地区之间通过旅行者而传播,导致了流行的显著增加。

2）隐性感染者:隐性感染者是基孔肯雅病毒的重要传染源。在本病流行期间,大量的隐性感染者也可作为疫源地内的传染源。在地方性流行期间,非典型病例及亚临床感染者具有更重要的传染源作用。

3）非人灵长类动物:在丛林型疫源地内,非人灵长类动物是本病的主要传染源。已证实非洲绿猴、狒狒、红尾猴、黑猩猩、长臂猿、猕猴可自然或实验感染基孔肯雅病毒,并能产生病毒血症,其滴度足以感染蚊虫。血清抗体调查也证实非人灵长类动物存在自然感染。

4）蝙蝠:在非洲和亚洲,曾多次从蝙蝠中分离出基孔肯雅病毒,因此蝙蝠也可作为该病毒的自然宿主。

（2）传播途径:基孔肯雅病毒的自然宿主有人和灵长类动物,主要传播媒介有埃及伊蚊（*Aedes aegypti*）、白纹伊蚊（*Ae.albopictus*）、非洲伊蚊（*Ae.africana*）和带叉 - 泰氏伊蚊（*Ae. fuycifer-taylori*）,不同蚊种在传播中的重要性不同。埃及伊蚊分布于全世界热带地区,在我国主要分布于台湾南部、海南岛以及福建、广东和广西部分沿海地区,近年来云南瑞丽市等边境热带地区也发现该蚊。该蚊是一种家栖蚊种,主要孳生在室内或住房周围的容器积水中,一般在白天叮咬人,日出后 2 小时和日落前 2 小时内为其活动高峰,与人关系密切,在本病流行时,这种蚊的带病毒率很高,是传播基孔肯雅病毒能力最强的蚊种。白纹伊蚊广泛分布于亚洲、美洲和太平洋岛屿,近 20 年来,该蚊分布区不断扩大。最近印度洋岛屿的基孔肯雅热流行的主要媒介就是白纹伊蚊。白纹伊蚊在我国分布较广,对其媒介作用应引起高度重视。非洲伊蚊和带叉 - 泰氏伊蚊均为非洲野栖树冠蚊种,这两种伊蚊的基孔肯雅病毒自然感染率较高,它们选择灵长类等野生动物吸血,在丛林型疫源地病毒循环中起着重要作用。

基孔肯雅热的流行分为城市型和丛林型。在城市型疫源地中,患者和隐性感染者为主要传染源,病毒主要以人 - 蚊 - 人的方式循环,其流行以不定期出现的暴发为主;在丛林型疫源地中,受感染的灵长类和其他野生动物是主要传染源,病毒主要以灵长类 - 蚊 - 灵长类的方式循环,其流行可长期循环存在。

人通过被带基孔肯雅病毒的伊蚊叮咬而感染;目前尚无直接人传人的报道。伊蚊在叮咬有病毒血症的人或动物后,病毒在蚊虫体内繁殖并到达唾液腺内增殖,经 8~12 天的外潜伏期再传播病毒。病毒在蚊体内存活时间较长,甚至终生具有传染性。蚊虫在吸血时,如受到干扰更换宿主,可立即机械传播该病毒。基孔肯雅病毒还可通过母婴垂直传播。

（3）易感人群:人对基孔肯雅病毒普遍易感,但感染后并非人人发病,有的为隐性感染。人群感染病毒后可获得一定的免疫力,但一段时间后抗体滴度下降,一般可持续数年。

2. 流行特征

（1）地区分布:基孔肯雅热的分布与媒介伊蚊的分布相关。本病在整个非洲呈地方性分布,并由此扩散到东南亚和其他热带亚热带地区,在非洲主要流行的国家为坦桑尼亚、南非、津巴布韦、刚果（金）、塞内加尔、安哥拉、尼日利亚、乌干达、罗得西亚、科摩罗、毛里求斯、马达加斯加、马约特岛、塞舌尔及法属留尼旺岛等。在亚洲主要流行的国家为印度、斯里兰卡、印度尼西亚、马来西亚、缅甸、越南、泰国、老挝、柬埔寨、菲律宾等。近10多年来,本病在东非海岸、印度洋岛屿、印度及东南亚地区流行,导致超过200万人感染发病,且流行地区不断扩大,发病数不断上升,成为以上地区重要的公共卫生问题。2005年3月东非科摩罗出现基孔肯雅热流行,随后位于印度洋的法属留尼旺岛也发现本病,12月该岛感染发病数迅速增加并逐步波及全岛。据WHO报道,2006年,印度洋岛屿国家马尔代夫、毛里求斯、马达加斯加、塞舌尔和法属留尼旺岛以及印度沿海地区均有基孔肯雅热暴发。2006年印度报告的基孔肯雅热疑似病例超过139万,部分地区的发病率超过45%。2006年,美国CDC报告全年共有37例输入性病例,其中大部分来自印度洋地区。2007年,印度尼西亚、印度、中非国家加蓬、意大利等国都发生过多起基孔肯雅热疫情;新加坡发现了10例输入性基孔肯雅热病例。2008年1月,新加坡发现了首个本地传播的基孔肯雅热病例。

20世纪80年代有文献报道在云南人群中发现存在基孔肯雅病毒感染。2008年3月广东检验检疫局在赴斯里兰卡务工回国人员中检出2例基孔肯雅热病例,是我国内地首次发现的输入性基孔肯雅热病例;随后几年,广东检验检疫局在入境人员中发现了多起输入性基孔肯雅热病例。2010年10月,广东东莞市发生我国首次基孔肯雅热社区暴发事件,确诊基孔肯雅热感染者200多例。

（2）季节分布:季节分布主要与媒介的活动有关。基孔肯雅热一般发生在雨季伊蚊孳生的季节,因雨季时气温高、湿度大,既利于伊蚊的繁殖孳生,也利于病毒在蚊体内繁殖。主要流行季节为夏、秋季,但在一些热带地区因蚊虫媒介常年均有分布,一年四季均可发生流行。对非洲疫情的分析发现,基孔肯雅热的流行高峰一般呈循环性出现,经常间歇3~4年或更长时间后又反复发生疫情,这种情况可能与自然宿主灵长类动物间的病毒传播及动物的免疫状况有关。

（3）人群分布:各年龄组和不同性别人群均可感染基孔肯雅病毒,在非洲和东南亚老疫区或地方性流行区,发病人群多数为儿童。

第三节　实验室检测

常用的虫媒病毒检测方法包括直接检测法、血清学检测法、病毒分离和鉴定。

一、标本类型与处理

（一）标本类型

根据病例感染虫媒传染病的类型,采集对应的标本,包括人体样本(血液、脑脊液、脑组织、各种脏器)、媒介动物(哺乳动物及鸟类)和媒介蚊虫的样本,具体见本章第一节中标本采集的介绍。

（二）标本处理

1. 血液标本　离心分离血清，可直接用于病毒分离、核酸检测和血清学检测。

2. 脑脊液　脑脊液可以直接接种进行细胞培养。

3. 组织标本　取相应组织约 1g，于冷冻的研磨器中研磨，加入 2ml 稀释液，将组织研磨成匀浆，4℃ 5000r/min 离心 15 分钟，吸取上清液，即可进行病毒特异抗原或核酸检测；也可将上清液用一次性小滤器过滤除菌或加入 10 万单位 /ml 青霉素和链霉素 0.2ml（终浓度 1 万单位 /ml），4℃放置 3 小时灭菌，悬液用于接种乳鼠或细胞，余下的组织 –80℃保存。

4. 媒介标本　媒介标本用无菌生理盐水或 Hank's 液洗 2 次后，加入 1~2ml 稀释液研磨成匀浆，3000r/min 离心 20 分钟，吸取上清液，可用于病毒特异抗原或核酸检测，也可向上清液中加入 10 万单位 /ml 青霉素和链霉素灭菌处理，然后研磨制成悬液，低速离心后取上清用于病毒分离。因媒介死后体内的病毒浓度迅速下降，应争取尽快接种。

二、检测方法

（一）直接检测法

通过显微镜观察或者检测病毒的抗原和核酸，可以直接显示病毒的存在。

1. 显微镜观察　电子显微镜可以用来观察病毒的超微结构，所以利用电镜可以根据虫媒病毒的特征将其与其他病毒做出鉴别。

2. 病毒抗原检测　登革病毒等虫媒病毒抗原可以从感染病例的外周血中检测到，特别是处于发热期的患者，从相关标本中检测到病毒抗原，说明患者最近感染过该病毒，具有重要的临床意义。检测病毒抗原的方法很多，应用最广泛的是免疫荧光试验（IFA）和酶联免疫吸附试验（ELISA）。

（1）免疫荧光试验：以登革病毒为例，结合登革病毒单克隆抗体的免疫荧光试验是鉴定登革病毒最常用的方法。通常是用登革病毒血清型特异的鼠源单克隆抗体结合组织培养细胞、鼠脑、蚊虫或人体组织等待检标本中的登革病毒，并与随后加入的荧光素标记抗鼠 IgG 荧光抗体结合，通过荧光显微镜观察结果。

（2）酶联免疫吸附试验：同样以登革病毒为例，NS1 蛋白是登革病毒的一种非结构糖蛋白，研究表明，无论是初次或再次感染登革病毒，人体内都会出现一种 NS1 抗原的病毒代谢物，NS1 抗原在整个临床症状期间和恢复期的前几天内，血循环中含有高浓度的 NS1 抗原，但抗 NS1-IgG 抗体一旦产生即检测不到。NS1 抗原的出现早于 IgM 抗体，甚至在检测不到登革病毒 RNA 或已有登革病毒 IgM 抗体存在的情况下，也可检测到 NS1 抗原，对登革病毒感染的早期诊断和疫情的早期控制具有重要的意义。

3. 病毒核酸检测　目前常用的核酸检测方法为常规反转录 PCR（RT-PCR）、巢氏 RT-PCR、实时荧光 RT-PCR 等核酸扩增技术直接检测虫媒病毒的 RNA，这些方法的敏感性及特异性均高于病毒抗原的检测，可用于早期诊断。

（1）常规 RT-PCR

1）设计属内通用引物和种间特异性引物：根据黄病毒属病毒基因的保守性，设计并合成黄病毒属的通用引物和病毒种间特异性引物；或者根据甲病毒属病毒基因的保守性，设计并合成甲病毒属的通用引物和病毒种间特异性引物。

2）提取病毒 RNA：使用 RNA 提取试剂盒或者 Trizol 提取患者血清、脑脊液、组织标本和媒介标本的 RNA。

3）RT-PCR 扩增：使用一步 RT-PCR 试剂，对标本的 RNA 进行黄病毒和甲病毒通用引物扩增，同时设立阴性和阳性对照。用琼脂糖凝胶电泳判断扩增片段的大小。若待测样本的黄病毒和甲病毒通用引物扩增结果为阳性，则用病毒种间特异性引物进行虫媒病毒具体种类鉴定，目前常使用乙脑病毒的 *PrM* 基因、黄热病毒的 *NS1* 基因、登革病毒的 *E* 基因、蜱传脑炎病毒的 *NS5* 基因以及基孔肯雅病毒非结构蛋白区的基因作为靶标用于 RT-PCR 种间和型别特异性鉴定。

4）序列分析：序列测定结果其中一个重要用途是可借助 GenBank 中的海量资源对所测序列进行同源性分析，并以此鉴定未知序列。如广东出入境检验检疫局在发现我国首例输入性基孔肯雅热病例的过程中，就是以 PCR 扩增片段的序列测定分析作为核实鉴定的重要手段。测出的 521 个碱基序列 BLAST 比对结果显示，与基孔肯雅病毒核酸序列的同源性高达 99%，说明 PCR 扩增产物是基孔肯雅病毒核酸。

（2）实时荧光 RT-PCR：目前，已有公司生产的商品化黄病毒和甲病毒通用核酸实时荧光 PCR 检测试剂盒，也有各类虫媒病毒核酸实时荧光 PCR 检测试剂盒和登革病毒四种血清型分型的试剂盒出售。实验人员也可自行合成虫媒病毒特异性引物和探针，探针用 FAM、VIC、CY5 等荧光进行标记，对待检标本提取的 RNA 进行检测。

（二）血清学检测

虫媒病毒血清学抗体检测方法包括免疫层析法、免疫荧光法、酶联免疫吸附法（ELISA）、免疫杂交法、血凝抑制法（HI）、中和试验等。目前使用较多的是免疫层析法、免疫荧光法和酶联免疫吸附法。值得注意的是，由于黄病毒之间存在抗原性交叉，在进行血清学实验时应设立合适的对照，对实验结果的解释要慎重。

1. 酶联免疫吸附试验（ELISA） 病毒血清学检测方法中最常见的方法为 ELISA 法，已有 ELISA 法检测登革病毒和乙脑病毒 IgM 和 IgG 抗体的商品化试剂盒。应用虫媒病毒单克隆抗体的 IgM 抗体捕捉 ELISA 法（Mac-ELISA）是 WHO 推荐的一种用于检测虫媒病毒的血清学方法，因其操作简便、快速，比其他方法能提供更多信息，因此目前广泛应用于登革热、乙型脑炎、黄热病、西尼罗热等虫媒传染病的诊断。但必须注意的是，由于黄病毒间抗体的广泛交叉反应，一份可疑标本必须结合临床表现、流行病学资料、其他方法检测结果等才能作出准确诊断；另外，对于登革热而言，由于 IgM 抗体可在体内维持几个月时间，阳性的 IgM 检测结果并不能说明是登革病毒近期感染，也可能是几个月前感染时残留下来的。

2. 间接免疫荧光试验（IFA） 应用鼠单克隆抗体（McAb）进行 IFA 分析是一种有效、快速、经济的黄病毒诊断方法。检测登革病毒 IgG 抗体，一般认为发病一周采血，如抗体效价达 1∶80 以上，对诊断为登革病毒感染有参考意义。

3. 胶体金免疫层析快速试验（ICT） 胶体金免疫层析试验用于检测登革病毒和基孔肯雅病毒抗体的技术日趋成熟。胶体金免疫层析技术是根据 ELISA 改良的简单、快速的方法。胶体金免疫层析法检测一份标本通常只需 10~15 分钟，操作简便，无需特殊实验设备，特别适合在流行病学调查的现场快速检测，但从检测抗体 IgM 和 IgG 的灵敏度和特异性来看，胶体金免疫层析法与 ELISA 法相比，结果稍差。

4. 微量中和试验 利用中和试验可检测急性期和恢复期双份标本抗体效价的变化，以确定虫媒病毒感染的存在。该技术费用昂贵，技术要求高，但该技术在鉴别 2 种抗原性相关病毒的感染中非常有用。西尼罗病毒病与乙型脑炎、圣路易脑炎等有交叉反应,最好采取患者急性期和恢复期双份血清,两份血清同时进行检测,以恢复期血清较急性期 IgG 抗体滴度升高 4 倍以上为阳性。判定结果时要注意和乙脑的交叉,最好同时用西尼罗病毒和乙脑病毒两种抗原进行 ELISA 或空斑减少抑制试验,观察双份血清对哪一种抗原的反应滴度更高。如果双份血清对西尼罗病毒抗原的滴度有 8 倍升高,而对乙脑抗原仅 4 倍升高,则可诊断为西尼罗病毒感染;相反,如果双份血清对西尼罗病毒抗原的滴度为 4 倍升高,而对乙脑抗原为 8 倍升高,则可诊断为乙脑。该方法不仅可作为临床确诊的依据,还可用于流行病学回顾性调查。

5. 血凝抑制试验 蜱传脑炎血凝素可从病毒感染鼠脑中提取。血凝试验可检测病毒浓度。血凝抑制抗体的消长与中和抗体呈正相关。蜱传脑炎病毒对鸽红细胞的凝集效果优于鹅红细胞。血凝抑制试验中,蜱传脑炎病毒与同一复合群的其他病毒均有交叉反应。

6. 补体结合抗体测定 感染蜱传脑炎病毒后,补体结合抗体只能维持半年左右。故补体结合抗体的存在说明半年内曾感染该病毒,尽管双份血清效价差 4 倍以上时最有价值,但单份血清阳性时也有诊断意义。

(三) 病毒分离与鉴定

病毒分离是判定虫媒病毒感染的金标准,但是否能分离到虫媒病毒与标本采集的时间密切相关,发病后 5 天以内采集的标本的病毒分离率远远高于 5 天以后采集的标本。尽管病毒分离是确诊病原最可靠的方法,但因至少需要 1 周时间才能出结果,相对费时、烦琐,因此不适宜作为虫媒病毒感染的早期诊断方法。

已有四种方法应用于虫媒病毒的分离:乳鼠分离、蚊虫分离、鸡胚分离、细胞分离。

1. 乳鼠分离 乳鼠脑内或脑腹内联合接种分离是古老的登革病毒分离方法,分离过程中需多次传代才能使乳鼠发病。该法实验成本高、耗时长、分离阳性率低、需特殊的生物安全设备,现已极少使用。

2. 蚊虫分离 蚊幼虫脑内接种或成蚊胸腔接种是最敏感的登革病毒分离方法,敏感的蚊种主要有埃及伊蚊、白纹伊蚊、华丽伊蚊等,一般接种后 4~5 天即可分离到登革病毒。用蚊虫作病毒分离,即使血清中含有一定效价的抗体,也能分离出病毒,雄蚊和雌蚊均具有较高的敏感性。

3. 鸡胚分离 蜱传脑炎病毒在鸡胚中发育良好,一般可选择 7 日龄前后的鸡胚分离病毒。

4. 细胞分离 ①登革病毒等蚊媒病毒:细胞分离包括哺乳动物细胞分离和蚊虫细胞分离。哺乳动物细胞主要有恒河猴细胞(LLC-MK2)、非洲绿猴肾细胞(Vero)和金黄地鼠肾细胞(BHK21),其中以 LLC-MK2 细胞较为敏感;蚊虫细胞主要有白纹伊蚊细胞(C6/36)、伪盾纹伊蚊细胞(AP61)和安汉巨蚊细胞(TRA-284),其中以 TRA-284 细胞较为敏感,但以白纹伊蚊传代细胞 C6/36 细胞最常用。与其他方法相比,细胞分离比乳鼠分离有更高的分离率,操作更简便、成本更低,虽然分离的敏感性不如蚊虫分离,但细胞的维持相对容易,细胞病变易于观察、可产生大量的病毒等,因此,细胞分离法特别是蚊源的 C6/36 细胞在目前虫媒病毒的分离上应用最广泛。②蜱传脑炎病毒:鸡胚成纤维细胞和猪肾细胞接种病毒能产生病变及空斑,且比小白鼠脑内接种更敏感。羊肾细胞与小白鼠的敏感性大体相同,也可用于分离病毒。

（四）检测方法选择与结果报告

虫媒传染病首发病例的结果报告,应遵循相关的规定原则。一般来说,如果首次检测出某病毒感染阳性病例,应及时进行相应的核实检测,如至少应重复实验,让不同的实验室人员操作,到另一实验场所操作,如仍为阳性结果,可采取不同原理的方法,进一步采集可疑病例不同病程、多部位的多种标本,如不同时间采集的血清、脑脊液等,用不同的方法,可在不同的实验室,包括在平行实验室进行检测,同时要合理的分装和保存好相关的标本。如结果仍为阳性或多份标本仍为阳性,应按国家传染病报告的相关规定,将标本逐级上送到上级主管部门实验室进行核实。

虫媒传染病的诊断依据和诊断标准分别依据《流行性乙型脑炎诊断标准》(WS 214-2008)、《黄热病预防控制技术指南与诊疗方案》(卫办应急发〔2008〕140 号)、《登革热诊断标准》(WS216-2008)、《职业性森林脑炎诊断标准》(GBZ 88-2002)、《西尼罗热诊断和治疗方案》(卫办应急发〔2008〕140 号）和《基孔肯雅热诊断和治疗方案》(卫办医发〔2008〕99 号）进行。

基本原则为:根据流行病学资料和临床表现以及实验室检查结果,综合分析后做出诊断。

1. 乙型脑炎的诊断依据和诊断标准

（1）流行病学资料:居住在乙脑流行地区且在蚊虫孳生季节发病,或发病前 25 天内在蚊虫孳生季节曾去过乙脑流行地区。

（2）临床症状:急性起病、高热、头痛、喷射性呕吐,发热 2~3 天后出现不同程度的意识障碍,重症患者可出现全身抽搐、强制性痉挛或瘫痪等中枢神经症状,严重病例出现中枢性呼吸衰竭。

（3）体征:浅表灶消失、深反射亢进。脑膜刺激征和病例反射阳性、痉挛性瘫痪或去大脑强直。可伴有瞳孔大小改变、血压升高、心率减慢等颅内压升高体征。

（4）实验室检查　①血象:白细胞总数多在(10~20)×10⁹/L,中性粒细胞可达 80% 以上;②脑脊液:压力增高,外观清亮,白细胞计数增高,多在(50~500)×10⁶/L,早期以多核细胞增高为主,后期以单核细胞增高为主,蛋白轻度增高,糖与氯化物正常;③血清学检查:1 个月内未接种乙脑疫苗,血液或脑脊液中抗乙脑病毒 IgM 抗体阳性;恢复期血清中抗乙脑病毒 IgG 抗体阳转或乙脑病毒中和抗体滴度比急性期有 4 倍或 4 倍以上升高;急性期抗乙脑病毒 IgG 抗体阴性,恢复期阳性;④病原学检查:早期感染者脑脊液或血液中分离出乙脑病毒;检测出乙脑病毒的特异性核酸。

（5）诊断标准　①疑似病例:符合流行病学史、临床症状、体征和血象项者;②临床诊断病例:疑似病例同时符合脑脊液项者;③确诊病例:临床诊断病例、同时符合血清学检查任一项者;或临床诊断病例、同时符合病原学检查任一项者。

2. 黄热病的诊断依据和诊断标准

（1）流行病学资料:生活在流行地区或一周内有疫区旅行史,蚊虫叮咬史。

（2）临床表现:重症者颜面充血,相对缓脉,出血,蛋白尿,黄染均有重要参考价值。轻度患者症状不典型。

（3）实验室检查:①病毒抗原检测阳性;②血清特异性 IgM 抗体阳性;③恢复期血清特异性 IgG 抗体滴度比急性期有 4 倍以上增高;④从患者标本中检出黄热病毒 RNA;⑤从患者标本中分离到黄热病毒。

（4）诊断标准：①疑似病例：具有流行病学史和临床表现。②确诊病例：疑似病例基础上具备诊断依据中实验室检查任一项检查阳性者。

3. 登革热的诊断依据和诊断标准

（1）流行病学资料：生活在登革热流行地区或 15 天内去过流行区，发病前 5~9 天曾有被蚊虫叮咬史。

（2）临床表现：①突然起病，畏寒、发热（24~36 小时内达 39~40℃，少数患者表现为双峰热），伴疲乏、恶心、呕吐等症状；②伴有较剧烈的头痛、眼眶痛以及肌肉、关节和骨骼痛；③伴面部、颈部、胸部潮红，结膜充血；④表浅淋巴结肿大；⑤皮疹：于病程 5~7 天出现为多样性皮疹（麻疹样皮疹、猩红热样疹）、皮下出血点等，皮疹分布于四肢躯干或头面部，多有痒感，不脱屑，持续 3~5 天；⑥少数患者可表现为脑炎样脑病症状和体征；⑦有出血倾向（束臂试验阳性），一般在病程 5~8 天出现牙龈出血、鼻出血、消化道出血、皮下出血、咯血、血尿、阴道出血或胸腹腔出血；⑧多器官大量出血；⑨肝大；⑩伴有休克。

（3）实验室检查：①末梢血检查：血小板减少（低于 $100 \times 10^9/L$），白细胞总数减少，淋巴细胞和单核细胞分类计数相对增多；②血红细胞容积增加 20% 以上；③单份血清特异性 IgG 抗体阳性；④血清特异性 IgM 抗体阳性；⑤恢复期血清特异性 IgG 抗体比急性期有 4 倍及以上增长；⑥从急性期患者血清、血浆、血细胞层或尸解脏器中分离到 DV 或检测到 DV 抗原。

（4）诊断标准：①疑似病例：具备流行病学史、临床表现①，②，以及③ ~ ⑦之一以上者。②临床诊断病例：疑似病例加实验室检查①（登革热流行已确定）或再加③（散发病例或流行尚未确定）。③确诊病例：登革热：临床诊断病例加实验室检查④、⑤、⑥中的任一项。登革出血热：登革热确诊病例加临床表现⑧、⑨、实验室检查②。登革休克综合征：登革出血热加临床表现⑩。

4. 森林脑炎的诊断依据和诊断标准

（1）诊断原则：根据职业人群春夏季节在森林地区工作且有蜱的叮咬史、突然发热、典型急性中枢神经系统损伤的临床表现、特异性血清学检查阳性，参考现场森林脑炎流行病学调查结果，综合分析，并排除其他病因所致的类似疾病方可诊断。

（2）诊断及分级标准

1）轻度森林脑炎：突然起病，发热，伴头痛、恶心、呕吐等症状，体温多在一周内恢复正常；血清特异性抗体 IgM 或 IgG 阳性。

2）中度森林脑炎：前述表现加重，开出现颈项强直及阳性 Kernig 征、Brudzinski 征等脑膜刺激征。

3）重度森林脑炎：上述表现加重，并具有下列情况之一者：①颈肩部或肢体肌肉弛缓性瘫痪；②吞咽困难；③语言障碍；④意识障碍或惊厥；⑤呼吸衰竭。

5. 西尼罗热的诊断依据和诊断标准

（1）流行病学资料：居住在西尼罗病毒病流行地区且在蚊虫孳生季节发病，或发病前 25 天内在蚊虫孳生季节曾去过西尼罗病毒病流行地区。

（2）临床症状：符合西尼罗病毒病临床特征的患者，特别是有脑炎、脑膜炎等中枢神经病变的病例。

（3）体征：符合西尼罗病毒病体征。

（4）实验室检查：患者或患病动物体内检出西尼罗病毒抗原。

（5）诊断标准：①疑似病例：符合流行病学史、临床症状、体征和血象项者；②临床诊断病例:疑似病例同时符合脑脊液项者;③确诊病例:临床诊断病例、同时符合血清学检查任一项者;或临床诊断病例、同时符合病原学检查任一项者。

第四节 预防与治疗

一、预防

(一)控制传染源

虫媒传染病流行期间的传染源主要是患者,因此早期发现并及时隔离患者十分重要。患者发病前数小时到病后数日传染性最强,此时应在有良好防蚊设备的房间进行治疗。

各部门发现疑似病例后要及时报告,以便有关部门尽早掌握疫情并采取必要的防控措施。疾病控制和检验检疫人员发现病例或接到病例报告后要立即对疑似患者进行流行病学调查,包括调查疑似病例在发病期间的旅行史、蚊虫叮咬史等,调查密切接触者和共同暴露者、寻找感染来源和可疑的感染地点,以确定疫区或疫点,加强对来自疫区的旅客的监控工作,指导疫点紧急喷药、清除孳生地等后续工作。

(二)切断传播途径

1. 防蚊、灭蚊 防蚊、灭蚊是预防蚊媒传染病的根本措施。搞好环境卫生,填平周围坑洼,及时清除粪便污水和积水,管理好水源,消除蚊虫滋生地。扑打、烟熏或药杀室内成蚊。加强个人的防蚊意识也有助于疾病的预防,在蚊虫活动高峰时间尽量减少外出,外出时应着长袖衣裤等,在蚊子多的地方,睡觉应尽量用蚊帐。

2. 防蜱、灭蜱 预防蜱的侵袭是控制蜱传脑炎的重要环节之一,也是最简单可行的预防方法。加强防蜱灭蜱措施,可分为两方面工作:

(1)环境防护:造成不利于蜱类活动的环境以达防蜱的目的。例如开阔通路,清除路边杂草,减少往来人畜受蜱侵袭的机会。消灭携带有蜱幼虫或蜱稚虫的啮齿动物。

(2)个体防护:进入林区作业的工作者,应穿防护服、戴防虫罩,将领口、袖口及裤脚扎紧,在身体裸露部分可涂擦硫化钾溶液或优质防虫油,也可用防虫油涂擦工作服。野外归来避免把蜱带回驻地。

(三)保护易感人群

1. 提高人群抗病力 注意饮食均衡营养,劳逸结合,适当锻炼,增强体质。

2. 对前往疫区的人员开展旅游卫生知识宣教 各部门要重视做好日常公众健康宣教工作,向公众传播普及有关防治知识,指导公众采取正确的预防行为,提高个人和群体的预防保护能力。教育前往疫区的旅游者提高防范意识,采取驱蚊剂、长袖衣物等防蚊措施,防止在境外感染并输入黄热病或西尼罗热,一旦出现可疑症状,应主动就诊并将旅游史告知医生。

3. 疫苗接种 接种疫苗是预防感染虫媒传染病的手段之一。

(1)目前注射乙脑疫苗效果明显,保护率高。流行地区接种对象一般为6个月以上、10岁以下的儿童。乙脑灭活疫苗第一年需注射2次,间隔7~10天,以后每年加强一次;减毒活疫苗不分初免,每年一针至6岁,可获得持久免疫力。

(2)接种减毒黄热病毒株17D制备的疫苗,可以有效地预防黄热病毒感染。抗体于接种后7~10天出现,持续至少30~35年。建议对所有到疫区居住或旅行的有真正暴露危险的

9 月龄及以上人群实行主动免疫。

（3）对蜱传脑炎疫区的易感者普遍接种疫苗是预防蜱传脑炎的主要措施。疫苗接种后应加强免疫效果的评价，确保能有效预防病毒感染。此后每年复种加强免疫。

（4）目前尚没有预防登革热、基孔肯雅热和西尼罗热的成熟疫苗。特异性疫苗研制正处于实验研究阶段，一旦研制成功，将成为控制这些虫媒传染病的有效手段。

（四）加强国境卫生检疫，严防疾病输入

对来自流行地区的入境人员要加强卫生检疫，来自黄热病疫区的人员必须出示有效的预防接种证明书。口岸检疫部门一旦发现疑似病例，要及时通报卫生部门做好疫情调查和处理。有条件的检验检疫部门和疾控中心应建立虫媒传染病的实验室检测技术和方法，做好技术和试剂储备，提高输入性虫媒传染病发现和应对能力。

二、治疗

虫媒病毒感染无特效药物治疗，主要为对症支持治疗。患者应住院治疗，病室应有防蚊、降温设备，应密切观察病情，细心护理，防止并发症和后遗症，对提高疗效具有重要意义。

1. 一般治疗 注意饮食和营养，供应足够水分，饮食以流质或半流质为宜，发生频繁呕吐时禁食，并于静脉内适量补液，给予 5%~10% 葡萄糖盐水或血浆，但需注意水、电解质和酸碱平衡。

2. 对症治疗

（1）高热的处理：室温争取降至 30℃ 以下。高温患者可采用物理降温或药物降温，使体温保持在 38~39℃（肛温）之间。高热一般可肌注安乃近，幼儿可用安乃近肛塞，避免用过量的退热药，以免因大量出汗而引起虚脱。肾上腺糖皮质激素可抑制体温中枢对致热源的反应，从而使体温下降，可考虑适量使用。预防和治疗出血、低血压休克；预防和治疗肝、肾衰竭和继发感染等各种并发症。剧烈头痛可采用小量解热镇痛剂，但忌用可导致出血的阿司匹林、吲哚美辛（消炎痛）等。止吐可用甲氧氯普胺（胃复安）5~10mg 口服或肌注，呃逆严重可肌注或静注哌甲酯（利他林）10~20mg 等。肾上腺皮质激素可试用于有心肌损害者，同时给氧吸入。有继发细菌感染或并发疟疾者，给予合适抗菌药物或抗疟疾药。休克、DIC、尿毒症、心力衰竭等应作相应处理。

（2）惊厥的处理：可使用镇静止痉剂，如地西泮、水合氯醛、苯妥英钠、阿米妥钠等。应对发生惊厥的原因采取相应的措施：①因脑水肿所致者，应以脱水药物治疗为主，可用 20% 甘露醇，在 20~30 分钟内静脉滴完，必要时 4~6 小时重复使用。同时可合用呋塞米、肾上腺皮质激素等，以防止应用脱水剂后的反跳。②因呼吸道分泌物堵塞、换气困难致脑细胞缺氧者，则应给氧，保持呼吸道通畅，必要时行气管切开，加压呼吸。③因高温所致者，应以降温为主。

（3）呼吸障碍和呼吸衰竭的处理：深昏迷患者喉部痰鸣音增多而影响呼吸时，可经口腔或鼻腔吸引分泌物、采用体位引流、雾化吸入等，以保持呼吸道通畅。因脑水肿、脑疝而致呼吸衰竭者，可给予脱水剂、肾上腺皮质激素等。因惊厥发生的屏气，可按惊厥处理。如因假性延髓麻痹或延脑麻痹而自主呼吸停止者，应立即作气管切开或插管，使用加压人工呼吸器。如自主呼吸存在，但呼吸浅弱者，可使用呼吸兴奋剂如山梗菜碱、尼可刹米、哌甲酯、回苏林等（可交替使用）。

（4）循环衰竭的处理：因脑水肿、脑疝等脑部病变而引起的循环衰竭，表现为面色苍白、四肢冰凉、脉压小、中枢性呼吸衰竭,宜用脱水剂降低颅内压。如为心源性心力衰竭,则应加用强心药物,如毛花苷丙等。如因高热、昏迷、失水过多造成血容量不足,致循环衰竭,则应以扩容为主。

(5)发热伴出血患者的治疗:发热伴出血患者以止血、补液和消除脑水肿为治疗的要点。通用的止血剂如酚磺乙胺、卡巴克络或维生素 K 肌注,并给予大量维生素 C 静滴,加云南白药或白药口服。局部出血者可用局部止血剂或局部栓塞法止血。失血过多时应给予输全血,但如患者有血液浓缩情况,输血前(时)应补给等渗液,以防止促发心衰、休克及 DIC。因高热、食欲不佳、呕吐引起的失水应根据患者的需要量补充液体。并发脑水肿的患者可采用人工冬眠、脱水疗法,或应用激素等加以治疗。

(6)休克综合征的治疗:出现登革休克综合征时应及时给予抗休克治疗,注意维持水电解质平衡。高热患者需用解热镇痛剂,但禁忌使用水杨酸钠,该药可能导致出血和酸中毒。应密切观察病情,尽早发现休克体征。测定患者的血细胞比容对于了解患者的血浆外渗程度十分重要。持续高热及血液浓缩指标阳性时应注意静脉给液,酸中毒时应注意纠正水、电解质紊乱。出现休克时应注意快速补充液体,用等渗或半等渗盐溶液增加血浆量,必要时给予输血。

3. 肾上腺皮质激素及其他治疗 肾上腺皮质激素有抗炎、退热、降低毛细血管通透性、保护血脑屏障、减轻脑水肿、抑制免疫复合物的形成、保护细胞溶酶体膜等作用,对重症和早期确诊的患者即可应用。待体温降至 38℃以上,持续 2 天即可逐渐减量,一般不宜超过 5~7 天。过早停药症状可有反复,如使用时间过长,则易产生并发症。

本 章 小 结

虫媒病毒是指一些通过吸血节肢动物叮咬敏感脊椎动物而引起的自然疫源性疾病及人兽共患病的一群病毒,包括不同基因组的许多病毒家族。本章重点介绍对公众健康影响较大的虫媒传染病病毒,包括黄病毒属的流行性乙型脑炎病毒、黄热病病毒、登革病毒、蜱传脑炎病毒、西尼罗病毒,甲病毒属的基孔肯雅病毒等临床表现及标本采集、生物学特征、流行病学特征、实验室检测、预防与治疗方法。

思考题

1. 常见的虫媒传染病及其病原体有哪些?重要虫媒传染病有哪些临床症状?
2. 虫媒病毒的实验室检测方法有哪些?各有什么优缺点?
3. 简述虫媒传染病的主要传播途径及防控措施。

(黄吉城)

第十三章　反转录病毒及其检验

反转录病毒科（retroviridae）是指一类含有反转录酶（reverse transcriptase，RT）的 RNA 病毒。此类病毒的一个重要特点是病毒颗粒中含有反转录酶，故命名为反转录病毒（retrovirus）。反转录病毒的复制需经反转录、整合过程，整合于宿主细胞染色体的病毒 DNA 称为前病毒（provirus）。

根据国际病毒分类委员会的分类，反转录病毒科分为 2 个亚科 7 个属：正反转录病毒亚科（orthoretrovirinae）包括 5 个（α、β、γ、δ、ε）反转录病毒属和慢病毒属；泡沫反转录病毒亚科（spumaretrovirinae）包括泡沫病毒属。对人致病的反转录病毒主要有：①人类免疫缺陷病毒（human immunodeficiency virus，HIV），属于慢病毒属，能使感染细胞发生变性、死亡；②人类嗜 T 细胞病毒（human T-lymphotropic virus，HTLV），属于 δ 反转录病毒属，能使感染细胞增殖。

反转录病毒具有以下主要共同特性：

1. 病毒颗粒呈球形，直径为 80~120nm，有包膜，表面有刺突。

2. 病毒基因组由两条相同的单正链线状 RNA 组成。

3. 病毒颗粒内均含有反转录酶、整合酶（integrase）及 RNA 酶 H（RNase H）等。

4. 病毒基因组的组成相似，都含有序列及功能相似的 3 个结构基因 *gag*、*pol*、*env* 及多个调节基因。

5. 病毒复制时的突出特征是反转录和整合过程，先以病毒基因组 RNA 为模板，在反转录酶的作用下合成 cDNA，形成 RNA：DNA 中间体，中间体中 RNA 被病毒 RNase H 水解，再以负链 DNA 为模板复制成双链 DNA，双链 DNA 进入细胞核，在病毒整合酶的作用下，作为前病毒整合于宿主细胞的基因组。

6. 成熟病毒以出芽方式释放。

第一节　人类免疫缺陷病毒

人类免疫缺陷病毒（HIV）是人类获得性免疫缺陷综合征（acquired immunodeficiency syndrome，AIDS）即艾滋病的病原体。AIDS 是美国 Gottlieb 于 1981 年在同性恋患者中首次发现。1983 年法国巴斯德研究所 Luc Montaginer 等首先从 1 例慢性淋巴结病的男性同性恋患者血中分离并鉴定出 HIV-1。现在 AIDS 已在全世界范围内流行，全球约有数千万人感染 HIV，严重危害着人类的健康，由于尚无有效疫苗和治疗手段，AIDS 已经成为全球最重要的公共卫生问题之一。

1984 年 HIV 经血制品传入我国，1985 年发现首例外籍艾滋病患者。目前，HIV 感染者（HIV infected person，感染 HIV 后尚未发展到艾滋病阶段的患者）数量在我国呈较快增长趋势，形势严峻。截至 2013 年 9 月 30 日，全国共报告现存活 HIV 感染者和艾滋病患者（AIDS patient,感染 HIV 后发展到艾滋病阶段的患者)约 43.4 万例。2013 年 1~9 月份新发现 HIV 感染者约 7.0 万例。

一、临床表现与标本采集

HIV 感染是一个慢性过程,一旦感染 HIV,将终生携带病毒,如不经治疗,大多数感染者在 10 年内发生因免疫缺陷引发的致死性机会感染或恶性肿瘤等,一般在出现典型 AIDS 症状后 1~3 年内死亡。HIV 感染的诊断是以实验室检查为基础,结合临床表现和参考流行病学资料综合进行。实验室检查需根据检测目的和检测项目不同,采集不同标本种类。

(一)临床表现类型

HIV 感染的主要特点是病毒侵入人体后,选择性地侵犯表达 CD4 分子的细胞,从而引起以 CD4$^+$ T 淋巴细胞减少为特征的进行性免疫功能缺陷,继发各种机会性感染、恶性肿瘤和中枢神经系统病变的综合性疾患,即艾滋病(AIDS)。未经治疗的典型 HIV 感染过程通常分为原发感染期、早期、中期、晚期 4 个阶段,不同时期具有不同的临床表现。

1. 原发感染期(primary infection) 初次接触 HIV 后 1~6 周内,病毒进入机体后大量增殖和释放,形成病毒血症,临床上表现出类似流感样以及单核细胞增多症样的非特异性症状,超过半数感染者可出现发热、咽痛、皮疹、肌肉关节痛、淋巴结肿大、头痛、腹泻、恶心、呕吐等一系列临床表现,即急性 HIV 感染综合征(acute HIV infection syndrome)。此阶段出现的临床症状多为自限性,一般持续 1~3 周后症状自行消退,此后病毒以前病毒的形式整合于宿主细胞基因组,进入长期的、无症状的潜伏感染期。在感染 2 周后从血清和脑脊液中可检测到 HIV 抗原 p24,并持续数周至数月,但 HIV 抗体可能还未转阳,这段时间称为窗口期(window period),即从 HIV 侵入机体到血清 HIV 抗体转为阳性的时间。窗口期患者具有传染性,但检测不出 HIV 抗体,通常 HIV 抗体在感染 4~8 周之后才能在血液中检出。

2. 早期即无症状潜伏期(latency infection) 从 HIV 感染到出现艾滋病临床症状和体征的时间。原发感染期数周后转入无症状潜伏期,此期持续时间较长,平均潜伏期为 7~8 年。潜伏期的长短与感染病毒的数量、感染途径、机体免疫状况、营养条件以及生活习惯有关。期间,感染者一般无临床症状,或症状轻微。血中 HIV 的数量下降至较低的水平,外周血一般不能或很少检测到 HIV 抗原。此期虽然没有临床症状,但 HIV 在淋巴结中持续存在,并大量复制,每天有大量病毒产生及 CD4$^+$ T 淋巴细胞死亡,且不断有少量病毒释放入血,患者的血液和体液均具有传染性。血清中 HIV 抗体持续显示阳性。

3. 中期也称艾滋病前期 随着感染时间的延长,体内 HIV 大量增加,CD4$^+$ T 细胞不断减少,造成机体免疫系统进行性损伤,临床上出现轻度或中度的免疫功能失调的 AIDS 相关综合征(AIDS-related complex,ARC),如持续性低热、盗汗、全身倦怠、皮疹、体重下降、慢性腹泻,并出现舌上白斑等口腔损害及持续性全身性淋巴腺病(persistent generalized lymphadenopthy,PGL),即不明原因的腹股沟以外两处或两处以上的淋巴结肿大,直径大于 1cm,持续 3 个月以上。症状逐渐加重。

4. 晚期即典型 AIDS 期 是 HIV 感染的最终阶段,患者出现严重 HIV 消耗综合征(HIV wasting syndrome),即艾滋病患者在半年内出现体重减少超过 10%,伴有持续发热超过 1 个月,或者持续腹泻超过 1 个月(一天最少两次),食欲差,体虚无力等症状和体征。同时,患者血中 CD4/CD8 T 细胞数倒置,CD4$^+$ T 细胞计数 <200 细胞 /µl。由于免疫功能严重破坏,抗感染能力显著下降,临床上常出现严重的机会性感染(在免疫功能低下时发生的感染性疾病)、

恶性肿瘤和中枢神经系统病变:

(1)严重的机会性感染:一些对正常机体无明显致病作用的病原体常可造成致死性感染,如结核分枝杆菌及鸟型分枝杆菌、李斯特菌、某些沙门菌和链球菌等细菌感染;白假丝酵母菌、肺孢子菌、新型隐球菌、念珠菌和组织胞浆菌等真菌感染;巨细胞病毒、EB病毒、单纯疱疹病毒、水痘-带状疱疹病毒等病毒感染;以及卡氏肺孢子菌肺炎,弓形体病及隐孢子虫腹泻等原虫感染。

(2)恶性肿瘤:如人疱疹病毒8型引起的Kaposi肉瘤、多克隆B细胞恶变产生的恶性淋巴瘤、EB病毒所致的Burkitt淋巴瘤、HPV感染所致的肛门癌和宫颈癌等。

(3)中枢神经系统病变:40%~90%的感染者会出现不同程度的中枢神经系统疾病,包括HIV脑病、外周神经病变、AIDS痴呆综合征等。

新生儿对HIV感染的反应与成人不同,由于免疫系统仍不完善,新生儿对HIV的破坏作用尤为敏感,围生期感染HIV的婴幼儿如不经治疗,一般在2岁左右出现症状,并于2年内死亡。

(二)标本类型与采集

1. 标本类型与采集　艾滋病检测最常用的标本是血液,包括血清、血浆和全血。唾液或尿液有时也可作为测试样品。标本采集和处理参照《全国艾滋病检测技术规范(2009年版)》。

(1)血液:①静脉血:消毒局部皮肤,用加有抗凝剂(或未加抗凝剂)的真空采血管抽取适量静脉血,或用一次性注射器抽取静脉血,转移至加有抗凝剂(或未加抗凝剂)的试管中,轻轻颠倒混匀6~8次,备用;②末梢血(通常为指尖血):消毒局部皮肤(成人和1岁以上儿童可选择耳垂、中指、无名指或示指。1岁以下儿童采用足跟部)。用采血针刺破皮肤,用无菌棉签擦掉第一滴血。收集滴出的血液,备用。

(2)尿液:使用清洁的容器收集尿液。女性应避开月经期。尿液样品可以在2~8℃存放。

(3)唾液:使用检测试剂盒提供的容器收集唾液样品。

2. 采样的注意事项

(1)采样时间:采集抗凝全血用于CD4$^+$T淋巴细胞测定时,由于CD4$^+$T淋巴细胞数存在日间自然变化的个体差异,每一患者采样时间应尽可能集中在某个相同的时段。如:每次采样时间均在上午或均在下午。

(2)采集要求:采样前要检查所需物品是否已备齐,是否在有效期内,有无破损,是否足量,特别应检查受检者信息与样品容器表面的标记是否一致,并注明样品采集时间。

抽取静脉血液(或以其他方式收集血液样品)时要注意安全,应使用一次性注射器或一次性真空采血管,采血部位要严格消毒,戴手套,谨慎操作,防止刺伤皮肤和造成外界环境污染。不在现场检测的样品,通常采集5ml静脉血,现场分离血清或血浆后直接送到相关的检测点或筛查实验室。

采血完成后的穿刺针头必须丢弃于尖锐危险品容器里,妥善处理,防止发生职业暴露,遵守生物安全要求。

(3)样品的保存:①用于抗体检测的血清或血浆样品,应存放于-20℃以下,短期(1周)内进行检测的样品可存放于2~8℃;②用于抗原和核酸检测的血浆和血细胞样品应冻存于-20℃以下,进行病毒RNA检测的样品如需保存3个月以上应置于-80℃;③用于CD4$^+$/CD8$^+$T淋巴细胞测定的样品不能长期保存,样品采集时间超过48小时则不可检测。

(4)标本的包装与运送:实验室间传递的样品应为血清或血浆,除特殊情况外一般不运送全血。标本运送时应采用三层容器进行包装,随样品应附有与样品唯一性编码相对应的送检单。送检单应标明受检者姓名、样品种类等信息,并应放置在第二层和第三层容器之间。

样品的运送应符合生物安全要求,要获得相应部门批准并由具有资质的人员专程护送。

二、生物学和流行病学特征

(一)生物学特征

1. 病毒形态与大小　HIV 呈球形,直径为 100~120nm,电子显微镜下观察病毒切片时,纵切面可见病毒内部有一致密的圆锥形结构,由于切片位置不同,横切面或斜切面时可见处于偏心位置的一致密的圆形结构(图 13-1a)。

病毒颗粒的核心包括两条完全相同的单正链 RNA 基因组和包绕其外的核衣壳蛋白p7、反转录酶、整合酶、蛋白酶和 RNA 酶 H 等;包裹其外的是由衣壳蛋白 p24 组成的衣壳,核心和衣壳共同构成圆柱状核衣壳;核衣壳外面是由两层膜结构包裹,内层为内膜蛋白p17 组成的内膜,外层为双层脂质蛋白包膜;包膜上嵌有 gp120 和 gp41 两种病毒特异的包膜糖蛋白组成的大约 72 个棒样三聚体形成的突起,gp120 与 gp41 通过非共价作用结合,gp120 构成病毒表面的刺突,gp41 为跨膜蛋白。HIV 的形态结构示意图见图 13-1b。

gp120 可与易感细胞表面的 CD4 受体结合,决定病毒的亲嗜性,同时也携带中和抗原决定簇,可被体内中和抗体识别。在慢性感染中,gp120 易发生变异,有利于病毒逃避免疫清除。gp41 为跨膜蛋白,介导病毒包膜与宿主细胞膜的融合。

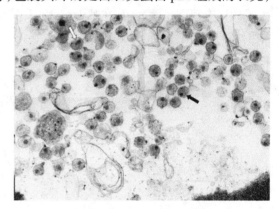

图 13-1a　HIV 电镜照片

位于细胞外的成熟 HIV 颗粒,可见病毒内部有一个圆锥形
结构(白色箭头所示)或处于偏心位置的圆形结构
(黑色箭头所示)

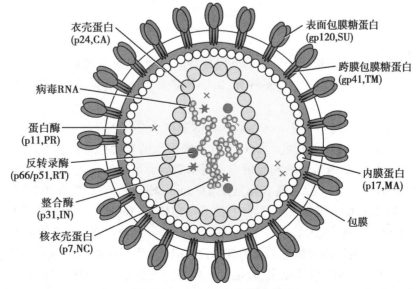

图 13-1b　HIV 形态结构示意图

2. 病毒的基因与蛋白　HIV 的基因组是以两条相同的单正链 RNA,在 5′ 端通过部分碱基互补配对形成二聚体的形式存在。HIV-1 基因组单条 RNA 链长约为 9.2kb,HIV-2 基因组单条 RNA 链长约为 9.7kb。HIV 基因组结构包含 3 个结构基因 *gag*(group specific antigen,群特异性抗原基因)、*pol*(polymerase,聚合酶基因)、*env*(envelope glycoprotein,包膜糖蛋白基因)和 6 个调节基因 *tat*(trans-activator of transcription,反式激活转录因子)、*rev*(regulator of virion protein expression,病毒颗粒蛋白表达调节子)、*nef*(negative regulatory factor,负调控因子)、*vif*(virion infectivity factor,病毒颗粒感染性因子)、*vpu*(viral protein U,病毒蛋白 U)/*vpx*(viral protein X,病毒蛋白 X)、*vpr*(viral protein R,病毒蛋白 R),并在基因组的 5′ 和 3′ 端均有一段重复的核苷酸序列,称为长末端重复序列(long terminal repeat,LTR)(图 13-2)。HIV-2 没有 *vpu* 基因,由 *vpx* 替代。*gag*、*pol*、*env*、*vpr*、*vpu*、*vif* 等编码的 mRNA 需要 Rev 蛋白帮助胞质定位和表达,为晚期基因,而 *tat*、*rev*、*nef* 等的表达不依赖 Rev 蛋白,为早期基因。HIV-1 基因编码区有很多重叠,尤其在基因组 3′ 端,其部分基因如 *tat* 和 *rev* 是不连续的,被插入的内含子分割成 2 个外显子。

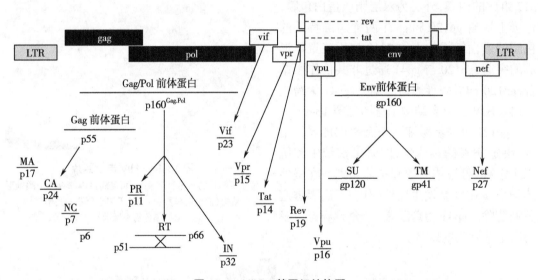

图 13-2　HIV-1 基因组结构图

(1) LTR:是病毒基因组两端重复的一段核苷酸序列,是转录起始位点,含有启动子、增强子以及其他与转录调控因子结合的序列,对病毒基因组转录的调控起关键作用,控制前病毒基因的表达。

(2) 结构基因:包括 *gag*、*pol*、*env*,编码病毒的基本结构成分。

1) *gag*:长约 1.5kb,编码长度约 500 个氨基酸组成的聚合前体蛋白 Gag(p55),分子量约 55kD。经 HIV *pol* 基因编码的病毒蛋白水解酶裂解而形成病毒的衣壳蛋白 p24(capsid,CA)、内膜蛋白 p17(matrix,MA)、核衣壳蛋白 p7(nucleocapsid,NC)和 p6 四个结构蛋白。其中衣壳蛋白 p24 是在病毒颗粒成熟过程中,由 Gag 前体蛋白的中段被蛋白酶切开而来,构成病毒衣壳的主要结构蛋白,大量存在于病毒颗粒中,特异性最高,除了与 HIV-2 的 p24 有轻度交叉反应外,与其他反转录病毒无交叉抗原性。p17 位于 Gag 前体蛋白的 N 段,在出芽及成熟后的病毒颗粒中,p17 形成三聚体,定位在包膜内面的内膜,在确定病毒出芽位置时起重要作用。p7 为核衣壳蛋白,位于 Gag 前体蛋白的 C 段,富含碱性氨基酸,在病毒的装配过程中,将 HIV RNA 带入病毒颗粒,同时促进 HIV RNA 二聚体的形成和稳定;促进 tRNA 与 HIV RNA 结合;在反转录中起 RNA 分子伴侣作用。

2) *pol*:长约 3.0kb,有一小段与 *gag* 3′ 端的核苷酸序列重叠,核苷酸序列分析表明 HIV *pol* 基因的核苷酸与其他反转录病毒有明显的同源性,故认为 *pol* 基因是反转录病毒中最保守的基因。通常由全长 mRNA 翻译合成 Gag-Pol 前体蛋白 p160,病毒成熟时由病毒蛋白酶从 Gag-Pol 切下 Pol 多肽,再进一步切割为蛋白酶 p11(protease,PR)、整合酶 p32、RNA 酶 Hp15 和反转录酶 p51。由于裂解不彻底,约有 50% 的反转录酶和 RNA 酶 H 仍连在一起,形成 p66,也称为 p66/p51,同时具有此两种酶的活性。蛋白酶 p11 负责裂解 Gag 和 Gag-Pol 融合蛋白,是病毒复制必不可少的关键酶。整合酶 p32 帮助 HIV 前病毒 DNA 插入到感染细胞的基因组中。RNA 酶 Hp15 水解 HIV 中间体 RNA:DNA 中的 RNA,促进双链 DNA 的合成。反转录酶 p51 负责 HIV RNA 反转录成 cDNA。

3) *env*:长约 2.6kb,编码分子量约 160kD 的包膜前体蛋白 gp160,依次编码信号肽(约 111bp)、外膜蛋白 gp120(约 1443bp)和跨膜蛋白 gp41(约 1035bp)。在病毒包膜成熟过程中,信号肽先与包膜蛋白前体分离,然后包膜蛋白前体裂解为外膜蛋白 gp120 和跨膜蛋白 gp41 两种糖蛋白。gp41 和 gp120 聚合为三聚体,以非共价键相连,形成病毒包膜表面的刺突。gp120 与宿主细胞表面的 CD4 分子具有很强的亲和力。gp120 的肽链有些区域(V1~V5)的氨基酸序列呈高度易变性,研究证明其高变区的 V3 肽段是重要功能区,含有中和抗原表位,是病毒与中和抗体结合的位点,在病毒与细胞融合中起重要作用。恒定区包括 C1~C4,其中 C4 肽段是病毒颗粒与宿主细胞表面的 CD4 分子结合的部位。gp41 的疏水性氨基末端,具有介导病毒包膜与宿主细胞膜的融合的作用,促进病毒进入靶细胞内。gp120 及 gp41 分子均具有高度免疫原性,在血清学诊断中极为重要。HIV-1 型和 HIV-2 型与其他病毒蛋白抗原的交叉很少,但 HIV-1 型与 HIV-2 型之间则约一半以上感染 HIV-1 型的感染者具有能与 HIV-2 型反应的抗体。

(3)调节基因:包括 *tat*、*rev*、*nef*、*vif*、*vpr*、*vpu*、*vpx*,其中 *vpu* 仅存在于 HIV-1 型,*vpx* 仅存在于 HIV-2 型。调节基因的表达产物对 HIV 表达的正、负调控及维持 HIV 在细胞中复制的平衡均具有重要意义,在致病中起重要作用。

1) *tat*:编码 Tat 蛋白(p14),是 RNA 结合蛋白,是 HIV 复制必需的反式激活转录因子,与 LTR 结合后能增强病毒所有基因的转录,并能促进病毒 mRNA 的翻译。

2) *rev*:是由两段分隔的核苷酸序列组成,是在转录时拼接而表达的调节基因,*rev* 编码区的一部分核苷酸序列与 *tat* 重叠,编码产物是 Rev 蛋白(p19),一种顺式激活因子。Tat 蛋白对 HIV 的基因表达均有调节作用,但 Rev 蛋白则仅影响病毒结构蛋白的合成,对各调节基因如 *tat*、*nef* 则无影响。*rev* 基因编码的 Rev 蛋白能增强 *gag*、*pol* 和 *env* 的表达,以合成相应的病毒结构蛋白,是病毒复制的基础;同时,Rev 蛋白可促进病毒 mRNA 从细胞核转运至细胞质中,也是 HIV 结构蛋白表达所必需。

3) *nef*:其产物是 Nef 蛋白(p27),为负调控转录因子,*nef* 阴性的缺失突变株可以比野毒株复制增强 2~10 倍,因此认为编码的 Nef 蛋白为负调控转录因子。该蛋白作用于 HIV cDNA 的 LTR,抑制整合的病毒基因转录,以推迟病毒复制,是 HIV 在体内维持持续感染所必需的,可以增强病毒感染性,在 AIDS 的发病中起重要作用。HIV 感染者中有一半产生 Nef 蛋白抗体。

4) *vif*:编码产物为 Vif 蛋白(p23),Vif 蛋白在细胞质中高水平表达,能被组装到同源或异源的病毒颗粒中。Vif 蛋白能通过抑制宿主抗病毒因子的活性,增强病毒的感染性。

5)*vpr*:编码产物为 Vpr 蛋白(p15),存在于病毒颗粒及感染细胞内,增强病毒的复制。大约一半 HIV 感染者产生针对此蛋白的抗体。

6)*vpu*:编码产物为 Vpu 蛋白(p16),是一类膜蛋白,能增强病毒的复制。出现 Vpu 蛋白抗体是产生 HIV-1 型感染的证据,在 HIV-2 型感染者中则不会出现。

7)*vpx*:编码产物为 Vpx 蛋白(p15),只存在于 HIV-2 型病毒中,促进病毒 DNA 转运至细胞核,增强病毒的复制。

3. 病毒的分型与变异

(1)病毒的分型:HIV 分为 HIV-1 型和 HIV-2 型,两型病毒核苷酸序列差异超过 40%。HIV-1 型是从欧洲和美洲分离毒株的总称,HIV-2 型是从中非性工作者中分离的毒株。HIV-1 型和 HIV-2 在传播和疾病进展方面显著不同,HIV-1 型是引起人类的 AIDS 的主要病原体,呈全球性流行。HIV-2 型感染者相对较少,主要分布在西非,呈地域性流行,毒力较弱,潜伏期较长,症状较轻。

HIV-1 型根据基因 *env* 序列差异分为三个组:M(main,即主要组)、O(outlier,即外围组)和 N(new,即新组,非 M 非 O)组。90% 以上 HIV 感染属于 M 组。M 组内分为 9 个亚型(clades)即 A~D、F~H、J、K 以及许多重组亚型(图 13-3)。各亚型的分布因地区、流行时间和人群传播情况而异。美国、欧洲和澳大利亚最常见的是 B 亚型,亚洲(包括中国)最常见的是 C、E、B 亚型。

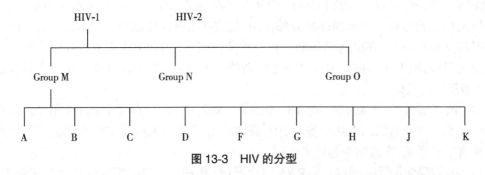

图 13-3 HIV 的分型

(2)病毒的变异:HIV 是一种高度易变异的病毒,基因组最易发生变异的是基因 *env* 和调节基因 *nef*,估计基因 *env* 核苷酸变异概率每年每个位点突变率约为 1‰,与流感病毒的突变率相似。因高度变异性,从同一个体可以分离到基因组不完全相同的 HIV 毒株。高频复制、反转录酶较高的错配率和缺乏校正功能是导致 HIV 基因频繁变异的重要因素。基因核苷酸序列的变异导致编码氨基酸的改变,使病毒抗原性发生变异,有利于病毒逃避宿主免疫系统的清除和药物的选择压力,形成持续感染,这是病毒难以清除的重要原因和疫苗研制面临的主要困难。

(3)病毒的培养特性:HIV 感染宿主范围和细胞范围均比较窄,只感染表面有 CD4 分子的细胞。实验室中培养 HIV 常用新鲜分离的正常人 T 淋巴细胞或患者自身分离的 T 淋巴细胞经植物血凝素(PHA)刺激后培养 1~2 周,病毒增殖可释放到细胞外,并使细胞融合成多核巨细胞,最后细胞破溃死亡,在培养液中可检测到反转录酶活性,在培养细胞中可查到病毒抗原。

目前还缺乏能如实反映人类 AIDS 的动物模型。黑猩猩和长臂猿可作为 HIV 感染的动物模型,一般多用黑猩猩做实验,但其感染过程与产生的症状都与人类不同,无论黑猩猩还是长臂猿,HIV感染后只产生病毒血症和抗体,可以在血液和淋巴液中分离到HIV,在3~5周或以后可以查出HIV特异性抗体,并维持一定的水平,但是都不发生免疫缺陷的症状,给疫苗评价和致病机制的研究造成困难。

(二)流行病学特征

艾滋病是现代医学史上最受人类关注的疾病之一。自1981年6月首次报道以来,该疾病迅速蔓延,而且至今尚无治愈的方法。HIV-1型呈全球性流行,是引起人类AIDS的主要病原体,HIV-2呈地域性流行,主要分布在西非,感染者也相对较少。

该病预后恶劣,病死率很高,并很快震撼了世界。世界各国相继动员起来,投入了大量人力物力来防治艾滋病。目前,对艾滋病的研究已取得了很大的进展,艾滋病迅速流行的趋势在一些发达国家已初步得到遏制,但是在很多发展中国家,艾滋病蔓延的速度仍在继续增加。如果不采取有效的防治措施,将有越来越多的青壮年失去劳动力或死于艾滋病,越来越多的因父母死于艾滋病的孤儿成为社会的负担,越来越多的新生儿HIV感染者在青春期以前死亡,有些种族将面临着灭绝的危险。艾滋病的流行超越一切国界,威胁着整个人类世界。

目前,我国艾滋病的流行特点:①HIV感染人数仍逐年上升,但上升速度有所减缓;②经性接触传播已成为我国主要的传播途径,以异性传播为主,预防控制工作难度加大;③HIV流行正从高危人群向一般人群扩散;④全国艾滋病总体呈低流行态势,但局部地区和特定人群疫情严重;⑤HIV感染者陆续进入发病期,艾滋病死亡人数增加。

其流行三环节:传染源、传播途径和易感人群的特征如下。

1. 传染源 HIV的传染源是HIV携带者和艾滋病患者。从其血液、精液、阴道分泌物、唾液、泪液、乳汁、脑脊髓液、骨髓、皮肤以及中枢神经组织等标本中,均可分离到HIV,其中血液和精液中的病毒含量最高,在泪液和唾液中的病毒含量很低。

2. 传播途径 主要有性传播、血液传播和母婴传播三种传播途径。

1)性传播:是HIV的主要传播方式,通过异性或同性间的性接触传播,危险性随性伴侣的数目成比例增高。如果存在其他性传播疾病如梅毒、淋病或单纯疱疹病毒2型感染等,可增加性传播HIV的危险性高达100倍,因为这些感染造成的炎症、溃疡便于HIV突破黏膜屏障。

2)血液传播:HIV可以通过多种方式经血液传播,如输入被HIV污染的血液或血液制品;使用被HIV污染的注射器和针头;与静脉毒品成瘾者共用注射器;日常生活中共用生活用具,如与感染者共用牙刷、剃刀,也可能经破损处传染,但很少见;使用被污染的医疗器械而被感染如牙科器械和手术器械等;或使用文身、文眉等美容器械;医务人员可因针头刺伤或黏膜被污染的血液溅污而接触病毒,已有因被含有HIV的血液针头刺伤医务工作者而感染的报道;救护出血的伤员时,救护者本身破损的皮肤接触伤员的血液;器官或骨髓移植、人工授精也是很重要的传播途径。

3)母婴传播:经胎盘、产道或经母乳喂养等方式,感染HIV的母亲将病毒传播给胎儿及婴儿,其中胎儿经胎盘感染最多见。没有干预措施的HIV感染的母亲,其母婴传播的概率为15%~45%。哺乳也是HIV传播的重要危险因素,几乎1/3的母婴传播是由于母乳喂养造成的,并随着哺乳期的延长,其危险性也增加。

3. 易感人群 人群普遍易感。高危人群包括男性同性恋者、静脉毒品成瘾者、与HIV携带者经常有性接触者、经常输血及血制品者和HIV感染母亲所生的婴儿。

三、实验室检测

HIV 感染诊断必须要以实验室检查为基础,根据检测目的和检测项目的具体要求采集不同的标本种类及进行标本处理。HIV 感染的实验室诊断方法有两大类:一类是直接检测病毒,包括抗原检测、核酸检测、病毒分离培养等,在一些特殊情况下,当抗体检测无法满足HIV 感染诊断的需要时,作为辅助诊断手段。如:处于窗口期的 HIV 感染者,机体尚未产生抗体,可以通过测定血清中 p24 抗原进行辅助诊断。病毒分离培养一般不作为常规诊断。另一类是抗体检测,是目前最常用的方法。HIV 抗体检测方法分筛查试验和确证试验,后者阳性时才能确定为 HIV 感染。

(一)标本类型与处理

1. 标本类型

(1)HIV 抗原检测可采用血清、血浆或病毒培养上清液。

(2)HIV 核酸的定性检测可采用全血、血浆、淋巴细胞富集液、外周血淋巴细胞(peripheral blood mononuclear cell,PBMC)及干血点(dried blood spot,DBS)样品。

(3)HIV-1 病毒载量测定用血浆。

(4)HIV-1 基因型及耐药检测可用血浆和 DBS 样品。

(5)HIV 抗体检测可采用全血、血清、血浆、唾液、尿液以及干血点。

(6)HIV-1 分离培养可用 PBMC、全血和淋巴细胞富集液等。

(7)$CD4^+$ 和 $CD8^+$T 淋巴细胞测定用抗凝全血。

2. 标本处理　用于核酸定性检测时,采集的抗凝全血应在 4~8 小时内分离 PBMC 和血浆,否则应在 24~48 小时内分离血浆和血细胞。

(1)血浆:将采集的抗凝全血 1500~3000r/min 离心 15 分钟,上层即为血浆,吸出置于合适的容器中,备用。

(2)血清:根据需要,用一次性注射器(或真空采血管)抽取 5~10ml 静脉血,室温下自然放置 1~2 小时,待血液凝固、血块收缩后再用 1500~3000r/min 离心 15 分钟,吸出血清,置于合适的容器中,备用。

(3)淋巴细胞富集液:将采集的抗凝全血 1500~3000r/min 离心 15 分钟,吸取血浆层下的淋巴细胞富集液,置于合适的容器中,备用。

(4)PBMC:使用淋巴细胞分离液,进行密度梯度离心,吸出 PBMC 层,备用。

(二)直接检测病毒

通过测定病毒及其组分,包括抗原检测、核酸检测等,直接检测病毒的存在。

1. HIV-1 抗原检测

(1)HIV-1 p24 抗原检测的意义:HIV p24 抗原出现时间较 HIV 抗体早,因此 HIV p24 抗原检测可以用于 HIV 早期感染的诊断;在进行 HIV 抗体检测时,同时进行 HIV p24 抗原的检测可以减少假阴性。除此之外,HIV p24 抗原检测也可以用于体外 HIV 在细胞培养液中浓度的测定和体外药物试验的效果评价等方面。

HIV p24 抗原在感染之后很快就可在血浆中检测到,一旦抗体产生,因为 p24 抗原和抗p24 抗体形成了复合物,p24 抗原通常就不能检出,因此在潜伏期中 p24 抗原常为阴性,这个转换称为血清转换(seroconversion),从 HIV 感染到血清转换的平均时间是 3~4 周。待感染进展,艾滋病症状出现后,p24 抗原含量又可再检出,这意味着预后不良。

（2）检测方法：通常采用夹心法 EIA（enzyme immunoassay，EIA），即将纯化的已知抗体包被在固相反应板孔底，当加入待测血清后，若血清中含有 p24 抗原则与包被抗体形成抗原 - 抗体复合物，再加入辣根过氧化物酶（horseradish peroxidase，HRP）标记的 HIV 抗体，在抗原上又结合了酶标记的抗体，加底物显色后，在酶标仪上读结果。

为提高检测血清中 p24 抗原的敏感性，将血清中免疫复合物解离（immune-complex disassociate，ICD）后再进行测定，发展了 ICD p24 抗原测定试剂，用于 HIV p24 抗原测定。

2. HIV 核酸检测　随着分子生物学方法不断被应用到 HIV 的检测中，HIV 的实验室诊断方法取得了很大的进展，核酸检测已经成为了 HIV 实验室检测的发展方向。HIV 核酸检测常用于：①早期诊断；如新生儿的 HIV 感染早期诊断，因为新生儿体内有来自母体的抗体，血清学检测结果具有很大的不确定性；②在 HIV 抗体未产生之前（窗口期）辅助诊断原发感染，为阻断窗口期 HIV 经血传播，有些发达国家已将 HIV RNA 的 RT-PCR 检测纳入血源检测；③疑难样本的辅助诊断；④遗传变异监测，可用于 HIV 分子流行病学监测，包括 HIV-1 和 HIV-2 感染的鉴别诊断、HIV 感染传播链的分析、HIV 基因亚型和重组病毒的鉴定和分析以及人群 HIV 遗传变异趋势的监测；⑤病毒耐药性的检测和监测；⑥病程监控及预测：HIV 感染后病毒载量变化具有一定规律，这种变化与疾病的进程有着密切的相关性，因此定期进行病毒载量检测有助于确定疾病发展的阶段，以确定相应的治疗方案；⑦监测临床药物治疗反应。

应用 PCR 技术检测外周血淋巴细胞中 HIV 的前病毒 DNA 序列，或用反转录 PCR（RT-PCR）法检测血浆中游离 HIV RNA。HIV 核酸检测有定性和定量两类：

（1）HIV 核酸定性测定：定性检测用于 HIV 感染的辅助诊断，HIV 核酸检测阴性，只可报告本次实验结果阴性，不可排除 HIV 感染，HIV 核酸检测阳性，可作为诊断 HIV 感染的辅助指标，不单独用于 HIV 感染的诊断。

检测方法为商品化试剂盒和实验室自建方法，商品化试剂盒应严格按说明书操作；实验室自建方法使用反转录 PCR（RT-PCR）法时包括核酸提取、反转录合成 cDNA，PCR 扩增反应、扩增产物分析等步骤。

（2）HIV 核酸定量测定：对感染或患者体内游离病毒核酸 RNA 含量的定量测定。HIV 核酸定量检测的意义：监测 HIV 感染者的病程进展、HIV 感染早期诊断以及抗病毒治疗效果等。目前常用定量 RT-PCR 检测血浆（清）标本中 HIV RNA 的拷贝数或国际单位来表示（c/ml 或 IU/ml），亦称病毒载量（virus load），即患者血浆（清）中 HIV RNA 的数量，比 CD4$^+$ T 细胞计数更能反映抗病毒治疗效果。目前使用的病毒载量测定技术主要基于靶核酸扩增 RT-PCR 和信号放大扩增两种方法。测定结果小于最低检测限时，注明最低检测限水平。低于最低检测限的结果不能排除 HIV 感染。

HIV RNA 水平测定应避免在患者急性感染期（如细菌性肺炎、结核感染、卡氏肺孢子菌肺炎等）和免疫接种期进行，因此时（2~4 周）血浆 HIV RNA 可升高。血浆 HIV RNA 的测定应在同一实验室用同一方法进行，并在决定开始治疗或调整方案时重复验证。

（三）HIV 抗体检测

检测血清中 HIV 抗体可作为判定 HIV 感染的证据。HIV 抗体检测是一种间接试验，通过发现抗体而确定感染的存在。这种证据不能确定病毒的存在。HIV 抗体检测可用于诊断、血液筛查、监测等。大多数人从 HIV 感染到测到抗体大约需要 6~12 周的时间，在这段时间，HIV 抗体检测不能识别出在抗体形成前即处于窗口期的感染者。窗口期的存在，使患者输入HIV抗体阴性的血液后仍可感染HIV。HIV感染6个月后所有感染者均抗体阳性。检测抗体的假阳性和假阴性率都很低,准确率可达99%,且价格低廉,可以应用于整个病程的监测,HIV抗体在病毒感染后的整个感染过程中长期稳定地存在并可被检测到。

HIV抗体检测程序分为筛查试验(包括初筛和复检)和确证试验。根据检测目的选用符合要求的初筛试剂对样品进行初筛检测,对呈阴性反应的样品,可出具HIV抗体阴性(-)报告;对呈阳性反应的样品,需要进一步做复检试验和确证试验。复检试验应使用原有试剂和另外一种不同原理(或厂家)的试剂,或另外两种不同原理或不同厂家的试剂进行。如两种试剂复检均呈阴性反应,则报告HIV抗体阴性(-);如均呈阳性反应,或一阴一阳,须送艾滋病确证实验室进行确证试验。艾滋病检测初筛实验室复检判定为阳性反应的样品,确证实验室可以直接进行确证试验。

1. HIV抗体筛查试验 用于筛查试验的方法要求敏感性高,不能出现假阴性,但允许有少量假阳性。常用以下几种方法:

(1)酶联免疫吸附试验(enzyme-linked immunosorbent assay,ELISA):是最常用的初筛方法,能同时检测大量样品,适应于大规模普查。可使用血液、唾液、尿液样品,ELISA多为单纯HIV抗体检测试剂。HIV抗原抗体联合检测试剂可同时检测血液中的HIV p24抗原和HIV-1/2抗体。HIV抗原或抗体包被于固相载体,加入待检样品和酶标记的HIV抗原或抗体,加底物显色,用酶标仪测定结果。

(2)化学发光或免疫荧光试验:这类试剂采用发光或荧光底物,既可检测抗体,也可联合检测抗原抗体。HIV抗原或抗体包被于固相载体,加入待检样品和酶或荧光标记的HIV抗原或抗体,加发光或荧光底物,用发光或荧光仪测定结果。

(3)快速检测(rapid test,RT)试验:这类试验简便快速,一般可在10~30分钟内得出检测结果,标本容易采集,只需较少的实验设备,可以直观的判定和解释结果,适用于应急检测、门诊急诊检测。HIV快速检测试验按原理不同可分为以下三类:

1)免疫渗滤试验:斑点ELISA和斑点免疫胶体金(或胶体硒)快速试验,均以硝酸纤维膜为载体,HIV抗原点状固定在膜上,加入待检样品后,阳性结果在膜上抗原部位显示出有色斑点。反应时间在10分钟以内。有效试验的质控点必须显色。

2)免疫层析试验:以硝酸纤维膜为载体,HIV抗原线状固定在膜上,加入待检样品(血液或唾液)后,待检样品沿着固相载体迁移,阳性结果在膜上抗原部位显示出有色条带。有效试验的质控带必须显色。

3)明胶颗粒凝集试验:是HIV血清抗体检测的一种简便方法。将HIV抗原致敏明胶颗粒作为载体,加入待检样品。当待检样品含有HIV抗体时,明胶颗粒与抗体发生凝集反应,根据凝集情况判读结果。明胶颗粒凝集试验的试剂有两种:同时检测HIV-1和HIV-2抗体以及分别检测HIV-1和HIV-2抗体。

2. HIV抗体确证试验 依据《全国艾滋病检测技术规范(2009年版)》,HIV确证方法有免疫印迹试验(Western blot,WB)、条带免疫试验、放射免疫沉淀试验(RIPA)及免疫荧光试验(IFA)等。

免疫印迹试验是目前最常用的方法,原理是显示待测血清中特异的HIV抗体蛋白。将HIV裂解后,其不同的蛋白成分通过十二烷基硫酸钠-聚丙烯酰胺凝胶(SDS-polyacrylamide gel)电泳,使HIV蛋白按其分子量大小不同,分为不同的区带,排列于凝胶上,形成若干条特异的HIV蛋白区域。通过印迹技术转移到硝酸基纤维膜上,将硝酸基纤维膜切成细的试纸条,加入待测血清共同孵育,抗 HIV 的特异蛋白抗体与其对应的抗原蛋白结合。漂洗掉非特异结合的血清成分,加入酶标抗人 IgG 共同孵育,使酶标抗体与被结合的待测血清抗体结合,漂洗后与酶底物反应,显色。不同的特异抗体在硝酸基纤维膜上的特异 HIV 蛋白区域形成颜色沉淀带,通过肉眼可以观察反应部位上的颜色反应,来判断结果。由于不同的抗原蛋白在诊断中有不同的意义,因此不同带型的出现,可以为诊断提供较准确的信息。

(四)病毒分离培养

HIV-1 分离培养的意义:HIV 抗体不确定或 HIV-1 阳性母亲所生婴儿的鉴别诊断;HIV 表型耐药检测及其他 HIV 生物学特征的研究;HIV 感染的辅助诊断 HIV 感染窗口期。

(1)实验动物:敏感动物为恒河猴,在分离病毒时,多不采用此法。但在研究疫苗和药效试验时,可用此动物模型。

(2)细胞培养:细胞培养与血清学方法相比,专一性很强,不会出现假阳性。但其敏感性不如血清学和分子生物学,因为必须有一定数量的感染细胞存在才能培养出病毒来。细胞培养方法的最大好处是能得到最原始的临床毒株,其重要意义在于确认对 WB 不确定的疑似感染者及母婴传播、婴幼儿 HIV 感染者。毒株可供药物筛选、耐药性及其生物学特性等研究。

一般采用 HIV 阴性者外周血淋巴细胞(PBMC)与受检者标本(PBMC、全血、血浆、精液及其他体液)共培养的方法,最常用的方法是 PBMC 共培养,适当周期培养后测定培养液 HIV p24 抗原或反转录酶(RT),进而判断患者的淋巴细胞是否受到 HIV 感染。

也可用传代淋巴细胞系如 HT-H9、Molt-4、CEM 细胞来做分离及传代。培养 2~4 周后,如出现不同程度细胞病变效应(CPE),则说明有病毒增殖,特征性的细胞病变是有融合的多核巨细胞。无论是否出现 CPE,都需要再用免疫学方法检测 HIV p24 抗原,或用生化方法测定培养液中反转录酶的活性,也可用电镜检测 HIV 颗粒进行鉴定,确定患者标本中是否有 HIV。

(五)免疫缺陷实验检查

HIV 选择性地侵犯 $CD4^+$ 细胞,主要是 $CD4^+$ T 淋巴细胞和表达 CD4 分子的单核 - 巨噬细胞、树突状细胞等,引起多种免疫细胞损伤,导致机体免疫系统的进行性破坏,$CD4^+$ T 细胞减少,免疫力低下,免疫调节功能紊乱和缺陷。准确可靠的 $CD4^+$ T 淋巴细胞检测可为评价 HIV 感染者免疫状况、判断疾病进程、评价抗病毒药物治疗效果和估测预后提供重要指标。世界卫生组织(WHO)和欧美等国家均推荐:HIV 感染者应每 3~6 个月检测一次 $CD4^+$ T 淋巴细胞水平,并以该指标决定是否开始预防卡氏肺孢子菌肺炎和其他机会性感染,以及开始抗反转录病毒治疗。

1. $CD4^+$ 和 $CD8^+$ T 淋巴细胞计数 计数方法分为两大类,一类是应用流式细胞仪测定法,另一类是非流式细胞仪测定法。

2. 外周血淋巴细胞计数 外周血淋巴细胞数减少可作为 HIV 感染病情进展的标志之一。如果不能进行 CD4 细胞计数,则可以此代替。

3. CD4/CD8 比值 HIV 感染者 $CD8^+$ T 淋巴细胞数量增加,$CD4^+$ T 淋巴细胞数量减少,导致 CD4/CD8 比值下降,CD4/CD8 比值 <1。

(六)耐药性检测

HIV-1 耐药检测和监测用于 HIV-1 感染人群和抗病毒治疗人群,可以了解耐药性病毒株流行的态势以及指导临床医生判断抗病毒治疗效果和修改抗病毒治疗方案。

HIV-1 耐药检测的方法可分为两大类：基因型检测法和表型检测法。常用的检测方法为基因型检测法，其优势在于周期短、操作简便、重复性好，且花费较少。

1. HIV-1 耐药基因型检测法　是基于对耐药相关基因（如编码蛋白酶和反转录酶基因区的基因）突变的检测，利用耐药基因型解释系统判断是否耐药以及耐药的程度。通常使用反转录 PCR（RT-PCR）和测序方法，商品化试剂盒一般采用一轮 PCR 扩增，实验室自建方法一般使用套式 PCR 方法两轮扩增。

2. HIV-1 耐药表型检测法　是基于体外培养技术，通过检测抑制病毒生长所需的药物浓度（IC50 或 IC90），并与参考株进行比较，判断病毒对药物的敏感程度。

（七）实验方法的选择与报告

1. 实验方法与结果报告　HIV 的实验室检测需要根据不同的检测目的选择合适的实验方法。HIV 感染窗口期时的早期诊断和 18 个月以内婴幼儿的诊断用直接检测 HIV 的方法，包括检测抗原、检测病毒核酸等；从 HIV 感染窗口期后至艾滋病患者死亡的整个病程中，可以用检测 HIV 抗体的检测方法，这也是最常用的艾滋病实验室诊断方法；在检测 HIV/AIDS 免疫学指标来判定疗效及预后时，用检测 CD4$^+$ 细胞计数的方法。结果的报告依据《全国艾滋病检测技术规范（2009 年版）》。

2. 诊断原则　应依据国家有关艾滋病和 HIV 感染的诊断标准。HIV/AIDS 的诊断原则是以实验室检测为依据，结合临床表现和参考流行病学资料综合进行。流行病学资料有一定的参考价值，临床表现特异性不强，需与其他病因引起的类似症状相鉴别，但有些特殊的机会性感染和肿瘤可作为诊断和临床分期的指征。

3. 诊断标准

（1）HIV 感染者：符合下列一项者即可诊断：① HIV 抗体确证试验阳性或血液中分离出 HIV 毒株；②有急性 HIV 感染综合征或流行病学史，且不同时间的两次 HIV 核酸检测结果均为阳性。

（2）艾滋病患者：符合下列一项者即可诊断：① HIV 感染和 CD4$^+$ 细胞 <200/μl；② HIV 感染和至少一种艾滋病指征性疾病。

四、预防与治疗

（一）预防

预防措施包括：①加强健康教育，开展艾滋病预防教育宣传，普及艾滋病预防知识；②提倡安全性行为，积极预防治疗性病；③捐献血液、血浆、器官、组织及精液者进行 HIV 的筛查，防止医源性感染；④远离毒品，对吸毒人群进行行为干预；⑤ AIDS 或 HIV 感染者应尽量避免妊娠，出生婴儿应避免母乳喂养，阻断母婴传播；⑥建立全球和地区性 HIV 感染和 AIDS 的监测系统，掌握流行动态；⑦对高危人群实行监测，严格管理艾滋病患者及 HIV 感染者。

（二）治疗

艾滋病尚无满意、特效的病因疗法。治疗原则主要为抗感染、抗肿瘤、杀灭或抑制 HIV、增强机体免疫功能。目前还没有能够治愈艾滋病的药物，但可使用药物抑制 HIV 复制，可提高 CD4 细胞数，减缓疾病的进程，延长患者的存活时间，减少机会性感染，降低死亡率。目前，临床上用于治疗艾滋病的药物分为以下几类：

1. HIV 反转录酶抑制剂　能干扰 HIV 合成，抑制病毒增殖。包括两类药物：①核苷类反转录酶抑制剂,如齐多夫定(zidovudine,叠氮胸苷)、扎西他滨(zalcitabine,双脱氧胞苷)等;②非核苷类反转录酶抑制剂,如奈韦拉平(nevirapine),地拉韦平(delavirdine)等。

2. 蛋白酶抑制剂 能抑制 HIV 蛋白水解酶,使大分子前体蛋白不能裂解为成熟蛋白,影响病毒的成熟,如沙奎那韦(saquinavir)、茚地那韦(indinavir)等。

3. 整合酶抑制剂 能抑制病毒基因组整合至靶细胞基因组中。如雷特格韦(raltegravir),2007 年批准应用于临床。

4. 膜融合抑制剂 能阻断 HIV 包膜与靶细胞膜融合,如多肽类融合抑制剂恩夫韦肽(enfuvirtide)T-20。

由于 HIV 极易发生变异,使用单一抗 HIV 药物往往不能取得较好的治疗效果,并容易促使病毒耐药株的产生,临床上多采用多种药物联合使用,通常是同时给予 2 种反转录酶抑制药和 1 种蛋白酶抑制药的三联治疗,可有效地抑制病毒复制,使血浆中的病毒载量降到低于可检测水平,也能降低淋巴器官中病毒含量,使机体针对条件致病病原体的免疫反应得以恢复,延长患者的存活期,并且能大大延长病毒产生耐药性的时间,这一治疗方案被称为高效抗反转录病毒治疗(highly active antiretroviral therapy,HAART),俗称"鸡尾酒疗法"。然而,HAART 却不能将患者体内的 HIV 彻底清除,病毒在感染细胞中持续存在,一旦中断治疗或治疗失效,潜伏的病毒又会大量增殖。

其他免疫调节药物有干扰素、白细胞介素 -2 和丙种球蛋白等,都具有抗病毒、抗细菌感染和增强免疫调节的作用。其中白细胞介素 -2 还可使患者淋巴细胞数增加,改善人体免疫功能。目前科学家正将目光瞄准中药领域,力图找到能有效抑制病毒、修复人体免疫力,同时又很安全的药物。

研制安全、有效的 HIV 疫苗是最有前景的控制 AIDS 全球流行的策略。疫苗研究取得了一定的进展,但目前尚无有效疫苗上市,HIV 疫苗研制仍在探索之中。疫苗研制困难可能主要是由于以下原因:① HIV 的高变异性;②融合细胞的形成和潜伏感染的方式阻断了抗体的作用;③缺乏合适的动物模型评价疫苗效果等。

第二节 人类嗜 T 细胞病毒

人类嗜 T 细胞病毒(HTLV)是第一个被发现的与人类癌症相关的反转录病毒,可分为 HTLV-1 型和 HTLV-2 型。HTLV-1 是 1978 年从人类 T 淋巴细胞白血病患者的淋巴结及外周血淋巴细胞中分离到,HTLV-1 型主要感染 CD4$^+$T 淋巴细胞并在其中生长,使受感染的 T 淋巴细胞转化,最后发展成为 T 淋巴细胞白血病,是成人 T 淋巴细胞白血病(adult T cell leukemia,ATL)的病原体。HTLV-2 型是从一例毛细胞白血病患者的外周血中分离到的一种嗜 T 细胞病毒,是毛细胞白血病和慢性 CD4$^+$ 细胞淋巴瘤的病原体。

一、临床表现与标本采集

(一)临床表现类型

HTLV-1 多感染 40 岁以上的成人,感染潜伏期长,大多数无临床症状,只有约 5% 的感染者发生急性或慢性 ATL,急性 ATL 主要表现为白细胞数增高、全身淋巴结及肝、脾的肿大、并可出现皮肤红斑、皮疹等皮肤和神经系统损伤等症状,预后不良。慢性 ATL 除白细胞增多和皮肤症状外,仅少数病例有淋巴结及肝、脾肿大症状。HTLV-1 型还可引起热带下肢痉挛性瘫痪和 B 淋巴细胞瘤。

HTLV-2 型主要引起毛细胞白血病和慢性 $CD4^+$ 细胞淋巴瘤。

（二）标本类型与采集

同 HIV。

二、生物学和流行病学特征

（一）生物学特征

1. 病毒形态与大小　电子显微镜下 HTLV 呈球形颗粒,直径为 100~120nm,成熟的病毒颗粒中心有一电子密度较高的圆形结构(图 13-4)。病毒的核心内含两条相同的单链 RNA、反转录酶等,外有衣壳蛋白包绕,核心和衣壳蛋白组成核衣壳;最外层是病毒包膜,包膜上有糖蛋白刺突,gp46 为表面糖蛋白(surface glycoprotein,SU),位于包膜表面,能与靶细胞表面的 CD4 分子结合,p21 为跨膜蛋白(transmembrane protein,TM)。

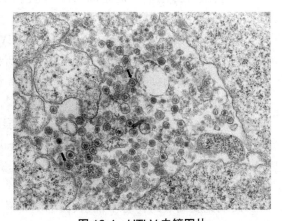

图 13-4　HTLV 电镜图片

细胞外成熟的 HTLV 病毒颗粒,可见病毒中心有一圆形结构(黑色箭头所示)

2. 病毒的基因与蛋白　HTLV 基因组为两条相同的单正链 RNA,其中 HTLV-1 基因组长约 9.0kb。HTLV 基因组 RNA 两端为 LTR(分为 2 个部分:两端均有短重复序列 R,5′ 端独特序列 U5/3′ 端独特序列 U3),中间有 3 个结构基因(*gag、pol、env*)和 2 个调节基因(*tax、rex*),见图 13-5。

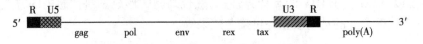

图 13-5　HTLV RNA 基因组结构示意图

单正链 RNA,3′ 端 poly(A),中间为结构基因 *gag、pol、env*,以及调节基因 *tax、rex* 等,R 为重复序列,U5 和 U3 为独特序列。

（1）结构基因

1）*gag*:编码聚合蛋白 Gag(前体蛋白 p55),经蛋白酶切割形成 3 种结构蛋白:基质蛋白 MA(p19)、衣壳蛋白 CA(p24)、核衣壳蛋白 NC(p15)。3 种蛋白均具有抗原性,在感染者体内会出现相应的抗体。但 p15 量少且存在于病毒核心,故在感染者血清中通常含有抗 p19 和抗 p24 抗体,偶然出现抗 p15 抗体。

2）*pol*:编码聚合蛋白,经切割后形成反转录酶、RNase H 和整合酶。反转录酶的抗原性较强,在感染者血清中常含有抗反转录酶抗体。

3）*env*:编码糖蛋白前体,经蛋白酶切割形成包膜表面糖蛋白 gp46 和跨膜蛋白 p21,构成包膜表面的刺突。在感染者血清中,通常含有抗 gp46 抗体,能中和病毒的感染性。

（2）调节基因

1）*tax*:编码蛋白 Tax(p40),分布于感染细胞核内,属于反式激活蛋白,一方面能活化 HTLV 的 LTR,激活前病毒 DNA 的转录;另一方面,可活化宿主细胞 IL-2 及其受体基因,发挥细胞促生长作用,诱导肿瘤的形成。

2)*rex*:编码两种蛋白 p27 和 p26,均为磷酸化蛋白,存在于感染细胞的核内,能与病毒 mRNA 的特定结构结合,阻止 mRNA 的剪接和促进不完全剪接的 mRNA 从细胞核转运至细胞质,其重要作用是使该病毒在体内处于潜伏期状态。

tax 和 *rex* 编码的蛋白在病毒复制中起重要的调控作用,能够促进病毒基因复制和调节病毒蛋白的表达,与 HTLV 的致病性有关。与 *tax* 编码的蛋白不同的是,*rex* 编码的蛋白在转录后水平调控蛋白的表达。

3. 病毒的分型与变异 HTLV 可分为 HTLV-1 型和 HTLV-2 型,两型的基因组约有 65% 同源性。

HTLV 基因组相对稳定,病毒株间变异小,对疫苗的成功开发提供了希望。

(二)流行病学特征

HTLV 主要通过输血、注射、性接触等方式传播,亦可通过胎盘、产道或哺乳等途径垂直传播。

HTLV-1 型感染最初在日本发现,现在全世界都有报道。HTLV-1 型主要在日本西南部、加勒比海地区、非洲、南美洲的部分地区、中东地区以及美拉尼西亚的部分地区呈地方性流行。全球感染 HTLV-1 型的估计有 1500 万 ~2500 万人,我国在部分沿海地区发现少数病例。HTLV-2 型感染趋向于在一定人群中流行,集中在全球范围的静脉药瘾者人群、美洲的印第安人群及亚洲的部分地区流行。

三、实验室检测

目前 HTLV 感染的实验室检测主要依靠血清中 HTLV 特异性抗体的检测以及细胞中 HTLV 前病毒 DNA 的检测。

(一)病毒核酸的检测

PCR 法可用于检测外周血单个核细胞中前病毒 DNA,而且能区分 HTLV 的型别,是最为敏感的分子生物学方法,可协助确定诊断,对无临床症状的 HTLV 感染者也可提高检出率。

(二)HTLV 特异性抗体的检测

检测特异性抗体是 HTLV 感染实验室诊断的主要依据。检测程序为先进行初筛试验,初筛试验阳性血清需经 WB 试验确认。目前初筛试验常用方法是 ELISA 法和间接免疫荧光法。

1. ELISA 法 用 HTLV-1 型病毒裂解物或裂解物 + 重组 p21 蛋白作为抗原,与患者血清反应后再加酶标记的抗人 IgG,最后加酶底物显色来检测血清中的 HTLV-1/2 抗体;HTLV-1 型和 HTLV-2 型有血清交叉反应,常规血清学方法不能区分,可使用重组 Env 蛋白或型特异性合成肽抗原检测相应抗体,区别 HTLV-1 型和 HTLV-2 型感染。ELISA 检查 HTLV 抗体快速、敏感,但缺乏特异性,可出现假阳性反应。经 ELISA 初筛后阳性血清需用 WB 试验确认。

2. 间接免疫荧光法 以 HTLV-1/2 感染的 T 细胞株作靶细胞抗原制成细胞涂片,加入患者血清反应后再加荧光素标记的抗人 IgG,荧光显微镜下观察荧光阳性细胞,判定患者血清中有无特异性 HTLV-1/2 抗体。阳性血清需经 WB 试验确认。

HTLV 的血清学检测与 HIV 无交叉反应。

（三）病毒分离与鉴定

患者新鲜外周血分离淋巴细胞,经 PHA 处理后,加入含有 IL-2 的营养液培养 3~6 周,检测细胞培养液上清中的反转录酶活性,阳性标本用电镜观察细胞中的病毒颗粒,同时用抗 HTLV 免疫血清或单克隆抗体进行病毒鉴定。但一般不做病毒的分离鉴定。

四、预防与治疗

目前,尚无有效的疫苗预防 HTLV 感染,也无特效的抗 HTLV 药物。

预防 HTLV 感染的措施与预防 HIV 感染相同,包括对血液和血液制品进行筛检,保证血源的安全性;加强卫生知识的宣传,避免与患者的体液尤其是血液或精液等接触;强化对 HTLV 感染的监测,及时了解流行状况,采取应对措施等。

抗病毒药物中反转录酶抑制剂齐夫多定对 HTLV 感染有一定疗效,也可选用 IFN-α 等药物进行综合治疗。

本 章 小 结

反转录病毒是一类含有反转录酶的 RNA 病毒,其中对人致病的主要有人类免疫缺陷病毒(HIV)和人类嗜 T 细胞病毒(HTLV)。反转录病毒在病毒形状、基因组结构和组成、复制等方面具有共同的特性。HIV 分为 HIV-1 型和 HIV-2 型;HTLV 分为 HTLV-1 型和 HTLV-2 型。HIV 是一种高度易变异的病毒;HTLV 基因组相对稳定,病毒株间变异小。

HIV-1 型呈全球性流行,是引起人类 AIDS 的主要病原体,HIV-2 型呈地域性流行,主要分布在西非,感染者也相对较少。HTLV-1 型全世界都有报道,主要在部分地区呈地方性流行,我国在部分沿海地区发现少数病例。HTLV-2 型感染趋向于在一定人群中流行。

HIV 诊断原则是以实验室检测为依据,结合临床表现和参考流行病学资料综合进行。HIV 检测最常用的标本是血液,包括血清、血浆和全血;唾液或尿液有时也可作为测试样品。实验室诊断方法有两大类:一类是直接检测病毒,包括抗原检测、核酸检测、病毒分离培养,另一类是检测抗体,是目前最常用的方法。HIV 抗体检测方法分筛查试验和确证试验,后者阳性时才能确定为 HIV 感染。HTLV 实验室检测方法主要是检测病毒核酸和特异性抗体,其中特异性抗体检测是 HTLV 感染实验室诊断的主要依据。

从传染源、传播途径和易感人群三个方面采取措施预防 HIV/HTLV 感染。尚无有效的疫苗预防 HIV/HTLV 感染。

思考题

1. HIV 的主要传播途径有哪些?
2. HIV 感染的实验室检测项目和方法有哪些?
3. 可以从哪些方面进行艾滋病的防控?

（李迎丽）

第十四章 朊粒及其检验

朊粒（Prion，PrP^{Sc}）又名朊病毒、朊毒体，是一类由宿主细胞基因编码，构象异常的蛋白，其不含核酸，抵抗力强，具有自我复制能力和传染性，可引起多种哺乳动物发生传染性海绵状脑病（transmissible spongiform encephalopathies，TSEs），如羊瘙痒病、克雅病、库鲁病、疯牛病等。目前在人类及20余种动物中发现有10多种自然发生或感染的朊粒病，如表14-1所示。

该病原于1982年被Stanley B.Prusiner证实是一种传染性蛋白颗粒，且传染过程没有核酸参与。朊粒的发现，提示在传统病原微生物之外，还存在一种全新的病原因子。因在朊粒研究中的卓越贡献，Prusiner获得1997年诺贝尔生理学或医学奖。该奖是继1976年Daniel C.Gajdusek因证明库鲁病传染性而获得诺贝尔生理学或医学奖后，在朊粒研究领域的又一殊荣。

表 14-1　人类及动物朊粒病

分类	病名
人类朊粒病	库鲁病（Kuru disease）
	克雅病（Creutzfeldt-Jakob disease，CJD）
	变异型克雅病（variant CJD，vCJD）
	格斯综合征（Gerstmann-Straussler Syndrome，GSS）
	致死性家族失眠症（fatal familial insomnia，FFI）
动物朊粒病	羊瘙痒病（scrapie of sheep and goat）
	水貂传染性脑病（transmissible mink encephalopathy，TME）
	鹿慢性消瘦症（chronic wasting disease of deer，CWD）
	牛海绵状脑病（bovine spongiform encephalopathy，BSE）
	猫海绵状脑病（feline spongiform encephalopathy，FSE）
	异国有蹄类脑病（Exotic ungulates encephalopathy，EUE）

第一节　临床表现与标本采集

一、临床表现类型

传染性海绵状脑病（TSEs）即朊粒病，是一种慢性退行性、致死性中枢神经系统疾病。不同来源的朊粒可呈现出明显的"毒株"差异，如在潜伏期、临床特征、神经病理表现以及朊粒的分子特征等方面有所不同。一般来说，朊粒病共同特点包括：①潜伏期长，可达数年或数十年;②发病后呈慢性、进行性发展,死亡率 100%;③临床表现以痴呆、震颤、共济失调等中枢神经系统症状为主;④病理学特点表现为中枢神经系统神经元死亡,弥漫性神经元缺失,星状胶质细胞增生,脑皮质疏松呈海绵状变性并有淀粉样斑块形成,脑组织无炎症反应。

(一)常见人类朊粒病

1. 克雅病(Creutzfeldt-Jakob disease,CJD) 潜伏期较长,为 10~15 年,也可长达 40 年以上。患者表现为迅速进展的痴呆,伴肌阵挛,皮质盲,小脑共济失调,运动性失语,偏瘫、癫痫甚至昏迷,大多病例有明显的脑电图异常,呈周期性同步慢波。近 90% 的患者于 1 年内死于感染或自主神经功能衰竭。部分病例缺乏典型的临床表现,且需要与其他神经退行性疾病进行鉴别诊断。

2. 变异型克雅病(variant CJD,vCJD) 与典型 CJD 相比,该病在发病年龄、临床症状、病程、脑电图、影像学及病理改变等方面与典型 CJD 有明显不同。vCJD 的患者为年轻人,临床特征为进行性的神经紊乱和精神错乱所导致的共济失调、痴呆和不自主的运动;不出现典型CJD 病的脑电图,脑磁共振成像显示后部丘脑核双侧具有高强度影像。vCJD 与典型 CJD 的比较见表 14-2。

表 14-2 vCJD 与典型 CJD 的特征

疾病特征	vCJD	CJD
死亡年龄的中位数	29 岁	66 岁
病程的中位数	13 个月	4 个月
主要的临床体征和症状	显著的精神和行为异常 早期出现的感觉异常 精神病理体征出现缓慢	痴呆、早期神经病理性体征
周期性异常的脑电波图	通常不出现	经常出现
磁共振特殊征象	出现于 75% 的病例	没有报道
神经组织的淀粉样斑块	大量存在	罕见或缺失
组织的免疫组化检测	明显的 PrP^{Sc} 聚集	可见 PrP^{Sc} 聚集

(二)常见动物朊粒病

1. 羊瘙痒病(scrapie of sheep and goat) 该病潜伏期为 1~3 年,发病年龄多见于 2~5 岁的羊,因患病羊感到瘙痒,在羊圈围栏或树干上摩擦身体而得名(可引起羊皮损失和皮肤溃疡)。临床表现主要为患病羊瘙痒、消瘦、脱毛、水代谢失调(频繁喝水和频繁排尿)、步态不稳、共济失调、麻痹等。

2. 牛海绵状脑病(bovine spongiform encephalopathy,BSE) 又称疯牛病(mad cow disease,MCD),大多数病牛在 1 岁内被感染,平均潜伏期为 60 个月,发病年龄一般在 4~6 岁,病程一般为 14 天到 6 个月。临床表现主要为共济失调、步态不稳、高度敏感、震颤、痴呆、恐惧及狂乱等。

二、标本类型与采集

(一)脑组织标本

目前朊粒病确诊的金标准是检测到对蛋白酶 K 耐受的 PrP^{Sc},检测朊粒的标本主要取自尸体脑组织。脑组织采集与尸检同步,应在死亡后 48~72 小时内进行。将头部固定后,用电锯锯开,使脑部暴露,剪刀剪开脑膜,切断与脑部连接的血管和神经,取出整脑,立即冷藏于干冰中,送回实验室后迅速放入 –80℃冻存。

(二)外周组织及体液

对淋巴结、扁桃体等外周组织中 PrP^Sc 的测定有望成为无症状 vCJD 患者的筛查手段,而对脑脊液、血液、尿液等体液中朊粒生物标记物的筛查,也可能实现早期预警和风险评估。①脑脊液采集:腰脊髓穿刺采集脑脊液。最初收集的 2ml 脑脊液弃之,随后收集 2~5ml,避免出血。迅速放入 –70℃冻存、待检。②活检组织、血液、尿液等体液的采集见相关章节。

第二节 朊粒的生物学和流行病学特征

一、生物学特征

朊粒的一些生物学特征与传统概念上的病毒类似,而在某些方面却与经典病毒差异很大,两者的比较如表 14-3 所示。

表 14-3 朊粒与典型病毒的比较

	典型病毒	朊粒
大小及滤过性	约 100nm,可通过滤器	30~50nm,可通过滤器
已知主要成分	蛋白 + 核酸	蛋白
电镜观察	有病毒样颗粒	无病毒样颗粒
复制方式	以核酸为模板	以蛋白为模板
增殖场所	宿主细胞内	宿主细胞内
生物合成	无生物合成所需要的能量代谢系统,依靠宿主细胞	无生物合成所需要的能量代谢系统,依靠宿主细胞
干扰	可诱生干扰素 受干扰素和其他病毒影响	不诱生干扰素 不受干扰素和其他病毒影响
抵抗力	一般	极强
免疫性	有	无
传染性、致病性	有	有
宿主范围特异性	有	由宿主基因序列决定

(一)朊粒的化学组成及结构

1. 朊粒的化学组成　朊粒由单一糖蛋白组成,分子量 27~30kD。氨基酸序列分析显示朊粒与正常细胞朊蛋白(cellular isoform of PrP,PrP^C)的氨基酸序列相同,但正常脑组织朊蛋白无感染性,对蛋白酶K敏感,可溶于非变性去污剂。PrP^Sc 与 PrP^C 在 mRNA 水平无任何差异,且有相同的氨基酸序列,两者在二级结构却存在明显差异,PrP^Sc 富含 β- 折叠结构,PrP^C 富含 α- 螺旋结构(图 14-1)。PrP^Sc 和 PrP^C 的区别见表 14-4。

表 14-4 PrP^{Sc} 与 PrP^C 的比较

	PrP^C	PrP^{Sc}
分子量	33~35kD	27~30kD
蛋白的立体构型	α-螺旋 42%，β-折叠 3%	α-螺旋 30%，β-折叠 43%
位置	细胞表面	细胞内
对蛋白酶 K 的抵抗力	易被降解	有较强抵抗力
去污剂（SDS）	不聚合，易溶解	大量聚合，不易溶解
糖基化比率	高	低
感染性	无	有
致病性	不致病	致病

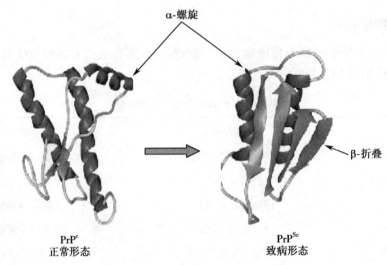

图 14-1　PrP^C 和 PrP^{Sc} 的三维空间结构

2. 朊粒的形态结构　朊粒缺乏单元结构，是其与病毒在超微结构上的一个重要区别。朊粒感染的脑组织淀粉样病变区可见纤维样蛋白结构，成簇交叉排列，直径 10~20nm，长 100~200nm。这种纤维是朊粒的聚积，由于最先是从羊痒病的脑组织中发现的，因此称之为羊痒病相关纤维（scrapie associated fibrils，SAF）。

（二）编码朊粒的基因

1. *PrP* 的基因结构　根据 *PrP* 基因在哺乳动物不同种属间初始转录子结构的差异，可以分为两大类：第一类由三个外显子和两个内含子组成，如牛、羊、小鼠等；第二类只包含两个外显子和一个内含子，如仓鼠、人等。人 *PrP* 基因位于 20 号染色体的短臂，为单拷贝基因，长 20kb。*PrP* 基因启动子区和蛋白编码区基因高度保守，正常情况下，编码一个含 253 个氨基酸的前体蛋白，经修饰后产生约含 142 个氨基酸的成熟的糖基化膜蛋白，即 PrP^C（图 14-2）。

2. *PrP* 基因突变与多态性　*PrP* 基因在某些位点上可产生突变，这种基因突变可能促使 PrP^C 转变为 PrP^{Sc}，并具有特定的临床症状和病理学改变。目前已发现，人类 *PrP* 基因的 10 多种点突变以及一系列插入突变都与遗传性朊粒病有关，如第 102,105,117,129,148,

178,180,198,200,217 及 213 位等密码子突变,第 51~91 位密码子的插入突变等。*PrP* 基因存在多态性,如第 129 位、219 位密码子多态性,特别是第 129 密码子位点上的多态性与朊粒病关系密切。

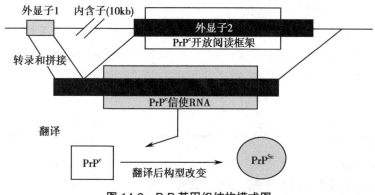

图 14-2　PrP 基因组结构模式图

(1)第 129 位密码子的多态性:许多人类朊粒病中,编码朊粒的第 129 位密码子在不同的个体中常常表现出不同的类型,这种 129 密码子的多态性对散发性和家族性朊粒病的基因表型影响很大,并与特定的临床疾病类型有关。如 CJD 至少有 6 种由 129 密码子构成的基因表型,基因的第 129 位密码子编码甲硫氨酸(methionine,M)或缬氨酸(valine,V),在等位基因上可表现为甲硫氨酸纯合子(MM)、缬氨酸纯合子(VV)、甲硫氨酸与缬氨酸的杂合子(MV)。根据朊粒糖基化修饰的程度不同,可有两种分子量,一种分子量为 20(20.5 ± 0.3)kD,为朊粒 1 型;另一种分子量为 19(18.7 ± 0.2)kD,为朊粒 2 型。故第 129 位密码子等位基因表型可有 MM1,MM2,VV1,VV2,MV1,MV2。目前临床资料表明,在散发性 CJD 病例中,绝大多数患者 129 位氨基酸为纯合子(MM & VV),而杂合子(MV)发生的危险性最低,MM:VV:MV 的风险比例为 11:4:1。在现有 vCJD 病例中,已知的 vCJD 患者均为 129 位 MM 纯合子。

(2)*PrP* 基因其他位点的突变:除了第 129 位密码子的多态性,在克雅病、格斯综合征和致死性家族失眠症的病例中还存在其他基因位点的突变,见表 14-5。

表 14-5　人朊粒性疾病与基因的多态性

疾病名称	129 位密码子基因型	其他基因突变位点
散发性克雅病(sCJD)	MM,MV,VV	A178A,V180I,G200L,A208H,V210I,M232A
家族性克雅病(fCJD)	MM,MV	R148H,G200L
新变异型克雅病(vCJD)	MM	
格斯综合征(GSS)	MM	P102L,P105H,A117V,P198S,G217A
致死性家族性失眠症(FFI)	MM,MV	D178N

(三)理化特性

朊粒对蛋白酶 K、核酸酶、高温高压、紫外线、一般化学消毒剂具有很强的抵抗力,但可被一些蛋白质变性剂或氨基酸化学修饰剂灭活。其理化特性见表 14-6。

表 14-6　朊粒理化特性

具有抵抗性或部分抵抗性	失去感染性
蒸汽 121℃ 30 分钟,煮沸	高压蒸汽 134℃,至少 2 小时,134~138℃ 1 小时
甲醛、乙醇、戊二醛	5.25% 次氯酸钠,1~2mol/L NaOH,0.01mol/L 过氧酸钾
非离子去污剂	6mol/L 尿素,蛋白变性剂(SDS)
紫外线和电离辐射	氢氧化胍,异氢酸胍,硫氰酸胍
蛋白酶 K、DNase、RNase、羟胺	
pH 3.0~7.0	
二价阳离子	

（四）致病机制

朊粒的致病机制尚未完全阐明,目前"模板学说"和"种子学说"可解释 PrP^{Sc} 生成过程(图 14-3)。两种学说均以 PrP^C 与 PrP^{Sc} 之间的相互作用作为 PrP^{Sc} 生成的前提条件。①"模板学说"认为正常细胞 PrP^C 在随机摆动过程中可发生部分构象变化形成 PrP$^★$,PrP$^★$ 既可形成 PrP^{Sc},又能回复到 PrP^C 状态。正常情况下,PrP^C 变成 PrP^{Sc} 的过程是一个解折叠与重折叠的过程,需要较高能量,通常不会发生。但在特殊情况下(基因突变或外源性 PrP^{Sc} 感染),PrP^{Sc} 可作为模板,在特定酶(又称"伴侣蛋白")参与下,降低转化所需能量,并催化 PrP^C 转变为 PrP^{Sc},形成 PrP^{Sc} 二聚体。二聚体解离后,PrP^{Sc} 单体又可作为模板继续与 PrP^C 结合,经多轮扩增,产生大量内源性 PrP^{Sc},从而引起神经细胞

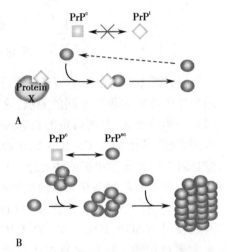

图 14-3　PrP^{Sc} 增殖机制示意图
A. "模板学说"模型;B. "种子学说"模型

死亡和脑组织海绵样变性。目前对这些"伴侣蛋白"的本质尚不清楚,因此将其称为 X 蛋白(protein X,PrX)。②"种子学说"认为 PrP^{Sc} 以多聚体形式存在,当少量 PrP^{Sc} 与大量 PrP^C 结合后,由于两者间存在一种不对称的平衡状态,将以 PrP^{Sc} 为核心,诱导富含 α- 螺旋的 PrP^C 发生明显构象改变,转变成富含 β- 折叠的 PrP^{Sc},在此过程中由于神经细胞无法正常切割、分解 PrP^{Sc},不溶性的 PrP^{Sc} 在脑组织中不断聚集。当聚合体破碎,更多的"种子"随即产生,内源性 PrP^{Sc} 的转变剧增,导致神经细胞死亡和脑组织海绵样变性。在自然条件下,"种子"的形成是小概率事件,而大量外源性 PrP^{Sc} 的进入,将有利于"种子"的形成及大量内源性 PrP^{Sc} 的迅速聚集、加快朊粒病的发展。

（五）免疫性

朊粒分子量小,免疫原性低,免疫系统不能识别氨基酸序列完全一致但构象不同的两种蛋白质。因此,PrP^{Sc} 不能刺激机体产生相应的免疫反应,被感染的人或动物不产生特异性抗体和细胞免疫反应。而 PrP^{Sc} 作为抗原免疫其他动物,可获得特异性抗体,可用于免疫学检测。目前,用牛正常朊蛋白(BoPrP^C)为抗原免疫 PrP 基因缺陷小鼠,已筛选出能与牛、人及鼠 PrP^{Sc} 特异结合的单抗 15B3,并已获得多种能与 PrP^C 结合的单抗,如 3F4、6H4、6H3、L42 等。以大肠杆菌表达的 BoPrP^C 作为抗原免疫新西兰兔,获得了多克隆抗体 T1。

二、流行病学特征

朊粒可引起人类以及牛、羊等 20 余种动物发病,易感性与 *PrP* 基因突变及多态性有关。朊粒病一般只在物种内传播,但由于物种间 PrP 蛋白序列的相似性,也可突破"种间屏障"在物种间传播(如疯牛病)。朊粒可通过消化系统、血液循环系统、外周神经系统或淋巴系统进行复制并传播,最终进入中枢神经系统引发疾病。主要感染途径包括食用被污染的食品或饲料,垂直传播,医源性感染。发病无季节性,宿主一旦发病,一般在 6 个月至 1 年内死亡,死亡率为 100%。

人类朊粒病中,20 世纪 20 年代发现的克雅病(CJD)是人类最常见的朊粒病。此病发病率约为百万分之一,呈世界性分布,以中老年为主,发病年龄多在 50~75 岁。根据病因不同,可将 CJD 分为散发性(约占 85%)、家族性(占 10%~15%)和医源性(约占 5%)三种。散发性 CJD 病因不明,可能与宿主体细胞基因突变或 PrP^C 自发性转变成 PrP^Sc 有关;家族性 CJD 表现为常染色体显性遗传,与 *PrP* 基因的多个点突变和重复片段插入有关;医源性 CJD 由临床诊疗过程偶然感染引起,如医疗器械消毒不严、器官移植、角膜移植、脑深部电极,或使用从尸体提取的含朊粒的生长激素和促性腺激素等。此外,20 世纪 90 年代发现的变异型克雅病(vCJD)多累及年轻人,vCJD 多发于 18~40 岁人群,中位年龄仅为 29 岁。流行病学调查及实验室研究均提示 vCJD 的出现和牛海绵状脑病高度相关:绝大多数患者出现在疯牛病暴发的英国,与病牛接触或食用病牛肉是主要病因。由于大多数病牛在 1 岁内被感染,牛海绵状脑病潜伏期为 3~5 年,而食用牛大多在 2~3 岁被宰杀,许多肉牛尚未活到发病年龄就被屠宰了。

动物朊粒病中,羊瘙痒病于 1732 年在英国首次发现。后来亚、欧、美洲及大洋洲也发现该病,均由英国直接或间接传入。该病易在绵羊和山羊中流行,但传播机制尚不清楚,一般认为水平传播和垂直传播均可能发生。目前,新西兰、澳大利亚等一些国家因采取严格的检测和捕杀政策,已有效的控制和消灭了该病。牛海绵状脑病于 1986 年在英国首次发现,1993 年达到最高峰,此时约有 1% 的成年育种牛受到影响,至 2008 年欧洲共 21 个国家出现疯牛病,仅英国确诊牛海绵状脑病的病牛就超过 18 万头。目前,欧洲、北美洲、亚洲均有牛海绵状脑病报道,我国尚未发现此病。该病与牛食用被朊粒污染的动物肉骨粉饲料有关。主要感染奶牛和肉牛。自英国禁止用反刍动物来源的饲料喂养牛之后,其发病率已逐步下降,但暴发风险尚未完全消失。

第三节 实验室检测

朊粒病的临床诊断可根据流行病学特征、临床表现、病理学检查、生物标记物 14-3-3 蛋白以及基因检测等进行判断。但朊粒病的确诊离不开病原学检查,目前主要通过免疫组织化学法(immunohistochemistry,IHC)、免疫印迹法(Western blot,WB)检测脑组织中 PrP^Sc。由于目前尚缺少可区分 PrP^C 和 PrP^Sc 的特异性抗体,根据 PrP^Sc 对蛋白酶 K 消化耐受,而 PrP^C 易被蛋白酶 K 消化的理化特性,PrP^Sc 的常规鉴定需要用蛋白酶 K 将 PrP^C 消化殆尽,然后通过酶联免疫吸附、免疫印迹等技术,用广谱 PrP 单抗(Pananti-PrP McAb)来检测保留下来的具有蛋白酶抗性的 PrP^Sc。

一、标本类型与处理

实验前,取出冻存脑组织,室温解冻后,在生物安全柜中,用采样器在脑干一侧采集神经组织,称重定量。因朊粒病病原及其引起的损害的重点部位在脑干的延髓(脑闩),故采样部位最好为延髓;也可分别采集多部位(延髓、脑桥、中脑、丘脑、大脑皮质、小脑组织)同时检测。采样完后另一半脑组织需完整保存于 –80℃,用于复检和确诊。在待测样本中加入 PBS 缓冲液,通过匀浆、超声处理,使之成为 10%(W/V)的脑组织悬液。将一定量上述脑组织悬液与等体积预冷裂解缓冲液混匀,低速离心后,取上清液(即"样品$^{-pk}$")进行蛋白酶 K 处理(如 37℃消化 1 小时),以破坏对蛋白酶 K 敏感的 PrP^C。用苯甲基磺酰氟(PMSF)终止蛋白酶 K 反应后所获得的样品即为"样品$^{+pk}$"。此外,还可采用甲酸、SDS 等处理标本提取物,以促进 PrP^{Sc} 分子表位的暴露,再进行抗原抗体反应。

注意:①所有样品的处理过程均需遵守相关生物安全规程,如标本处理需要在 2 级或 3 级生物安全柜中进行;操作中尽量避免气溶胶产生,避免刺伤、划伤。②由于不同类型朊粒病的脑组织 PrP^{Sc} 含量不同,对蛋白酶 K 的抵抗力也不相同。因此,除了对蛋白酶 K 消化条件进行优化外,还应在实验前对样本进行初步判断,以确定蛋白酶 K 的用量。例如:对于 sCJD 患者,蛋白酶 K 工作浓度一般为 20μg/ml,时间为 1~2 小时,而对于 FFI 患者,蛋白酶 K 的工作浓度一般为 5μg/ml,且消化时间不超过 30 分钟。③待测样本应与阳性对照(疯牛病牛脑组织)、阴性对照(健康牛脑组织)同时处理。

二、检测方法

朊粒病的主要检测方法包括利用电镜直接观察羊瘙病相关纤维;通过免疫学方法检测 PrP^{Sc} 和生物标志物;利用分子生物学方法检查 PrP 基因的多态性和突变;通过动物接种实验用于判断感染因子的传染性、致病性等。

(一)电镜检查羊瘙病相关纤维(SAF)

尽管在电镜下观察不到病毒颗粒,对 SAF 的电镜检查仍是一种较准确的辅助诊断手段,特别是在待测样本不适合作组织病理学检查时(如死后已发生自溶的组织),电镜检查尤为重要。该方法通过电子显微镜负染色法处理病变标本后,在镜下可观察到大量纤维状物质,如发现存在一种管丝状颗粒含有单股 DNA,中心有一螺旋状,大小为 4~6nm 的原纤维核,这种原纤维核即为 SAF。需要说明的是,SAF 能从新鲜或冻存的待测样品中检出,但难以从甲醛固定的组织中检出。

(二)免疫学方法检测 PrP^{Sc}

目前 PrP^{Sc} 免疫学检测方法主要包括免疫组织化学法、免疫印迹和酶联免疫吸附等。

1. 免疫组织化学法(IHC)　该方法不仅能够检出 PrP^{Sc},还能体现 PrP^{Sc} 在脑中的组织分布特点,是目前确诊朊粒病最可靠的诊断方法。其原理为组织切片上的抗原抗体反应。IHC 检测脑组织中 PrP^{Sc} 的基本步骤如下:①醋酸处理→②甲醛固定→③包埋、切片→④高压蒸汽处理→⑤内源性过氧化物酶去除→⑥切片抗原抗体反应(一抗、二抗)→⑦显色→⑧淡染细胞核→⑨脱水封片,镜检。在样品固定阶段,选择适当的固定时间、固定液浓度和体积以最大限度地保存组织细胞的抗原性;在高压蒸汽处理阶段,通过热效应来充分破坏 PrP^C 并暴露 PrP^{Sc},使抗原决定簇暴露。高压蒸汽处理对实验结果至关重要,关键因素包括:①温度:>100℃;②时间:3~15 分钟;③修复液 pH:7.5~8.5。接下来,再利用 PrP 单抗与组织中的 PrP^{Sc} 结合。在显色阶段，因样品不同，抗原含量不等，显色时间可有一定差异。最后，分别在低倍、高倍镜下观察 PrP^{Sc} 蛋白沉积，凡在灰质区出现成片的暗红色染色颗粒的判为阳性。

2. 免疫印迹法（WB） WB 是目前确诊朊粒病的常用方法。通过检测脑组织和脊髓匀浆中与广谱 PrP 单抗结合的 PrP 蛋白对蛋白酶 K 的抵抗力和分子量大小来判定诊断结果，并可实现对不同类型（毒株）进行分型，是目前多家国际机构认可的 PrP^{Sc} 常规检测方法。该方法具有良好的灵敏度和特异性，但受到如蛋白酶 K 的浓度和作用时间、所用抗体种类等因素的影响，其中样品采集和蛋白提取是确保实验结果的关键。这种方法不仅可以对 PrP^{Sc} 进行特异性检测，还能测 PrP^{Sc} 在不同糖基化状态下的分子量，结合基因序列分析，对朊粒病进行基因分型。

3. 酶联免疫吸附法（ELISA） ELISA 主要用于脑组织和脑脊液中 PrP^{Sc} 的筛查。借助不同种属动物产生针对人 PrP 蛋白的特异性抗体，检测患者标本中的 PrP^{Sc}。目前常用 ELISA 夹心法或 ELISA 化学发光法对脑组织悬液或脑脊液中存在的 PrP^{Sc} 进行检测。

（三）基因检测

基因检测是朊粒病实验室检测技术的重要组成部分，因目前用于治疗 TSEs 的药物只能在发病前起作用，TSEs 发病后，中枢神经系统即开始不可逆的退行性病变。因此，基因诊断作为一项发病前诊断技术，对早期干预治疗具有重要意义。由于基因诊断的前提是要有家族史，所以对 sCJD 和 vCJD 等意义不大。而对于由 *PrP* 基因发生特定区域或位点突变引起的遗传性 CJD，如家族性 CJD、FFI、GSS 等，找出血液样本中 *PrP* 基因的异常，是其重要诊断依据。基因检测通过 PCR 方法特异性扩增朊蛋白的开放阅读框，再经过等位特异性杂交或基因序列分析，确定是否存在插入、缺失或点突变，判断 129 位密码子基因型和其他关键性密码子的突变类型。这大大减少了检测成本和时间，降低了结果错误的可能。需要注意的是，在基因检测中防止核酸污染是质量控制的关键。

（四）生物标志物的检测

与诊断标记物 PrP^{Sc} 检测不同的是，此类生物标记物随病理过程的发展而变化，其优势在于预测风险，这就要求高灵敏度的而非高特异性的指标。这些生物标记物包括 14-3-3 蛋白、S100 钙结合蛋白等。这些蛋白质在 sCJD 患者脑脊液中含量增高，代表了中枢神经系统损伤和神经元死亡的情况。

14-3-3 蛋白的检测：该蛋白是一组真核细胞内高度保守的具有调节作用的蛋白质，广泛分布于真核生物细胞内，在哺乳动物脑中主要位于神经元，约占脑蛋白总量的 3%。正常脑脊液中测不到 14-3-3 蛋白，但当一些神经系统疾病发生时，神经元损伤使得 14-3-3 蛋白进入脑脊液，从而可在脑脊液中检测到 14-3-3 蛋白。14-3-3 蛋白在脑脊液中的含量可能与神经元被破坏程度有关。用 14-3-3 蛋白检测典型的 sCJD 患者敏感性较高。据统计，sCJD 患者的脑脊液 14-3-3 蛋白检出率约为 85%。因此，脑脊液中 14-3-3 蛋白的检出已成为 sCJD 临床诊断标准之一。在非典型的 sCJD 和 vCJD 患者中，脑脊液中 14-3-3 蛋白的检出率较低。在散发性单纯疱疹性脑炎的脑脊液中 14-3-3 蛋白可有一过性增高现象，在诊断中应注意鉴别。目前多采用 WB 检测脑脊液 14-3-3 蛋白，其中脑脊液质量是实验的关键。患者需排除其他神经系统疾病，没有脑出血症状，脑脊液不能变黄，不能出现白细胞和红细胞。否则可能出现假阳性结果，导致误诊。此外，还应设置阳性对照，如使用 10% 的羊脑匀浆。患者脑脊液 14-3-3 蛋白测定的阳性结果，结合患者脑电图检查的异常波形，将有力支持 CJD 的诊断,但脑脊液 14-3-3 蛋白阴性不能排除 CJD。CJD 实验室确诊要依赖于 WB、IHC 对脑脊液或脑组织中 PrP^{Sc} 的检测。

(五)动物接种实验和细胞接种实验

动物接种实验用于判断感染因子的传染性、致病性,目前仍然是检查 TSEs 传染性和致病性的金标准。这种方法是将通过倍比稀释的感染因子接种易感动物,观察实验动物的发病情况。可通过终点滴定法或潜伏期法来评估其感染性(用平均潜伏期与接种剂量曲线来计算)。由于人或动物 TSEs 在野生型小鼠不能引起 PrP^{Sc} 沉积,目前通常采用转基因技术将人或动物 PrP 基因转入小鼠,使其表达宿主的 PrP 蛋白,进而产生对 CJD 或牛海绵状脑病的易感性。将人或动物 PrP^{Sc} 接种此类转基因小鼠,其囊状树突样细胞可出现 PrP^{Sc} 聚集,30 天后,在小鼠脾脏中即可检测到感染性 PrP^{Sc} 蛋白,为人类 TSEs 感染性的生物学检测提供了敏感、可靠的方法。目前,针对多种已知的朊粒病,已建立了感染动物模型。其中,大鼠、小鼠、仓鼠、田鼠及转基因鼠对朊粒比较敏感,常作为实验动物模型。动物接种具有结果可靠、说服力强的优点,但由于受到实验费用、实验时间、种间屏障、标本病变情况、接种剂量、接种次数以及朊粒毒株、潜伏期等多种因素影响,动物接种实验成功率差异较大,且不适用于快速检测。

与动物实验相比,细胞接种实验因实验费用低,耗时短,重复性高等优势,作为快速诊断依据,更容易被多数实验室接受。目前常用于朊粒体外增殖的细胞,主要是一些起源于神经组织的细胞系,如鼠嗜铬细胞瘤细胞(PC12)、鼠神经母细胞瘤细胞(N2a)等。感染细胞可以采用蛋白酶抵抗试验、动物试验来检测。但是由于尚未建立起理想的体外 PrP^{Sc} 繁殖体系,迄今为止细胞实验仍未广泛用于朊粒病研究和诊断。

(六)蛋白质错误折叠循环扩增技术

该技术的原理是根据 PrP^{Sc} 增殖的模板学说,以类似于 PCR 的体外扩增 PrP^{Sc} 的方法,将待测样品与大量 PrP^{C} 共同孵育,样品中微量的 PrP^{Sc} 可作为模板,促使正常的 PrP^{C} 错误折叠转变为聚集性的 PrP^{Sc},通过超声处理后,分散出更多的 PrP^{Sc} 小单位,经过孵育、超声等多次循环处理后,标本中的 PrP^{Sc} 含量大幅度增加,经过蛋白酶消化后,再用 WB 等方法检测蛋白酶抗性的 PrP^{Sc}。该方法极大地提高了检测的灵敏度,使血液等体液中 PrP^{Sc} 的检测成为可能。

(七)毛细管电泳技术

目前传统方法难以用于血清中 PrP^{Sc} 的检测,而毛细管电泳作为一种高效分离检测技术,已在血清中 PrP^{Sc} 的检测表现出可行性。其基本原理是将抗原抗体竞争试验与毛细管电泳结合起来。对 PrP 同源的合成多肽进行荧光标记,加入与 50% 荧光标记多肽结合的兔抗体,共同孵育后,向该混合物中加入待检血清,使血清中的 PrP 与合成多肽竞争结合抗体。经毛细管电泳分离,游离多肽与结合多肽可被激光诱导的荧光区分开。通过结合多肽与游离多肽的峰高之比来间接检测血清中的 PrP^{Sc}。当血清中无 PrP^{Sc} 时,结合多肽与游离多肽的峰高比例基本不变;当血清中存在 PrP^{Sc} 时,结合多肽减少,游离多肽增多,导致结合多肽与游离多肽的峰高比例降低。该方法的关键在于:①样品的复杂前处理,②合成多肽、抗体试验。目前毛细管电泳技术在 TSEs 生前诊断的应用研究尚处于起步阶段。该方法已能检测出羊和麋鹿血清中的 PrP^{Sc},但尚未实现标准化,且结果判定依靠结合多肽与游离多肽的信号比,而不是实际的 PrP^{Sc} 含量。

第四节　预防与治疗

一、朊粒病的防治原则

目前对于朊粒病缺乏有效的疫苗和治疗方法,主要针对朊粒病可能传播途径采取预防措施。

对牛海绵状脑病及 vCJD 的预防,主要采取:①避免直接接触和食用污染 PrP^{Sc} 的食品;②禁止用动物骨肉粉作饲料喂养牛羊,防止致病因子进入食物链;③为防止输入性感染,对从有牛海绵状脑病的国家进口的活牛或牛制品,必须进行严格特殊的检疫。

对医源性朊粒病的预防,主要采取:①严禁朊粒病患者和任何退行性神经系统疾病患者的组织和器官用于器官移植;②检验人员、医护人员应在诊疗过程中严格遵守安全规程,注意生物安全;③对污染物品高压蒸汽灭菌时需要将通常使用的 121℃ 提高到 134℃,处理 2 小时;对可耐受的实验用品及废弃组织使用 1mol/L NaOH(2mol/L NaOH)浸泡消毒 2 小时(1 小时),或用 5.25% 次氯酸钠处理 2 小时;此外,废弃物还可选择焚烧法处理;④目前虽然尚无足够的证据说明朊粒可通过气溶胶传播,但在朊粒动物实验和使用组织匀浆器处理患者标本时,预防和避免气溶胶的吸入和产生是非常必要的。

二、朊粒病的治疗

朊粒病至今仍尚无有效的治疗手段,患病的人和动物终将死亡。因此,朊粒病的治疗是国际上的研究热点。由于朊粒病的发病过程伴随着 PrP^{C} 向 PrP^{Sc} 的转化,因此,目前朊粒病治疗的总体思路是通过抑制转化、降低 PrP^{Sc} 的稳定性或抑制 PrP^{Sc} 的积累等手段来达到治疗的目的。目前已经发现了一些能够在细胞模型上抑制 PrP^{Sc} 积累的药物,如多阴离子化合物如右旋糖苷、多烯类抗生素如两性霉素 B 及其衍生物、溶酶体刺激剂和半胱氨酸蛋白酶抑制剂等。此外,还发现奎纳克林和氯丙嗪能缓解朊粒病的早期症状,延缓病程,但是,上述药物仍在实验阶段。

本 章 小 结

朊粒病是一种慢性退行性、致死性中枢神经系统疾病。人类及多种动物可通过遗传因素、后天环境或自身行为感染朊粒病。其潜伏期较长,病程进展迅速,死亡率 100%,临床表现以痴呆、震颤、共济失调等中枢神经系统症状为主。该病的传染因子是自身表达的结构异常的朊粒蛋白。正常朊蛋白 PrP^{c} 广泛存在,主要以 α-螺旋结构存在,病变后朊粒 PrP^{Sc} 发生构象变化,大量 α-螺旋转变为 β-折叠,PrP^{Sc} 具有很强稳定性,可快速聚集并感染附近组织,引起错误折叠扩散,并最终导致脑组织海绵样变性。朊粒病检测样本类型包括脑组织、脑脊液等。其临床诊断可根据流行病学特征、临床表现、病理学检查、生物标记物 14-3-3 蛋白以及基因检测等进行判断。目前朊粒病的确诊主要通过免疫组化、免疫印迹检测脑组织中的 PrP^{Sc}。目前对于朊粒病缺乏有效的治疗方法,也没有有效的疫苗供免疫预防。现阶段主要还是针对朊粒病可能传播途径,如食用被污染的食品、饲料,垂直传播,医源性感染等方面采取预防措施。针对此类疾病开展的相关研究工作受到高度重视,尚有许多谜团有待揭晓。

思考题

1. 朊粒与其他疾病的病原有什么根本性的不同？
2. 传播性海绵状脑病的主要传播途径有哪些？
3. 现有针对PrP^Sc的检测技术有哪些？
4. 如何预防朊粒的实验室感染？
5. PrP^Sc检测技术的发展方向主要有哪些？

（左浩江）

参考文献

1. 方美玉,林立辉,刘建伟.虫媒传染病.北京:军事医学科学出版社,2005.
2. 郭晓奎,潘卫庆.病原生物学:医学微生物学.第 2 版.北京:科学出版社,2012.
3. 洪涛.传染性与非传染性痴呆症:朊粒病与阿尔茨海默病.北京:科学出版社,2011.
4. 黄留玉.PCR 最新技术原理、方法及应用.第 2 版.北京:化学工业出版社,2011.
5. 黄敏,张佩.医学微生物学.第 2 版.北京:科学出版社,2010.
6. 黄文林.分子病毒学.第 2 版.北京:人民卫生出版社,2002.
7. 黄孝天,彭宜红.医学微生物学.北京:世界图书出版社.2011.
8. 贾文祥.医学微生物学.第 2 版.成都:四川大学出版社,2009.
9. 李凡,徐志凯.医学微生物学.第 8 版.北京:人民卫生出版社,2013.
10. 李洪源,王志玉.病毒学检验.北京:人民卫生出版社,2006.
11. 刘艳芳,张勇建,苏明.临床病毒学检验.北京:军事医学科学出版社,2009.
12. 罗恩杰.病原生物学.第 4 版.北京:科学出版社,2011.
13. 戚中田.医学微生物学.北京:科学出版社,2009.
14. 邵义祥.医学实验动物学教程.南京:东南大学出版社,2003.
15. 宋文刚,孙玉芹.细胞培养技术.长春:吉林大学出版社,2011.
16. 王毓三,武建国.临床检验操作规程.南京:东南大学出版社,2005.
17. 闻玉梅.精编现代医学微生物学.上海:复旦大学出版社,2002.
18. 谢纳.生物芯片分析.张亮等译.北京:科学出版社,2004.
19. 杨新建.动物细胞培养技术.北京:中国农业大学出版社,2013.
20. 张惟材,朱力,王玉飞.实时荧光定量 PCR.北京:化学工业出版社,2013.
21. 张正.检验与临床诊断:病毒学分册.北京:人民军医出版社,2007.
22. 张卓然.实用细胞培养技术.第 2 版.北京:人民卫生出版社,2012.
23. Murphy FA. The Foundations of Virology. West Conshohocken:Infinity Publishing,2012.
24. Jerome RK. Lennette's Laboratory Diagnosis of Viral Infections. 4th ed. New York:Informa Healthcare USA, Inc,2010.
25. Knipe DM. Fields Virology. 5th ed. Philadelphia:Lippincott Williams & Wilkins,2007.
26. Cann AJ. Principles of Molecular Virology. 5th ed. Waltham:Academic Press,2011.
27. John K. Electron Microscopy Methods and Protocols. Totowa:Humana Press,2007.
28. King AMQ,Adams MJ,Carstens EB,et al. Virus Taxonomy:Classification and Nomenclature of Viruses. Ninth Report of the International Committee on Taxonomy of Viruses. San Diego:Academic Press,2011.

中英文名词对照索引